艾扬格瑜伽学院教材系列

YOGA

Geeta S. Iyengar's
Guide to a Woman's Yoga Practice

[美] 洛伊丝·斯坦伯格 著

王春明 译

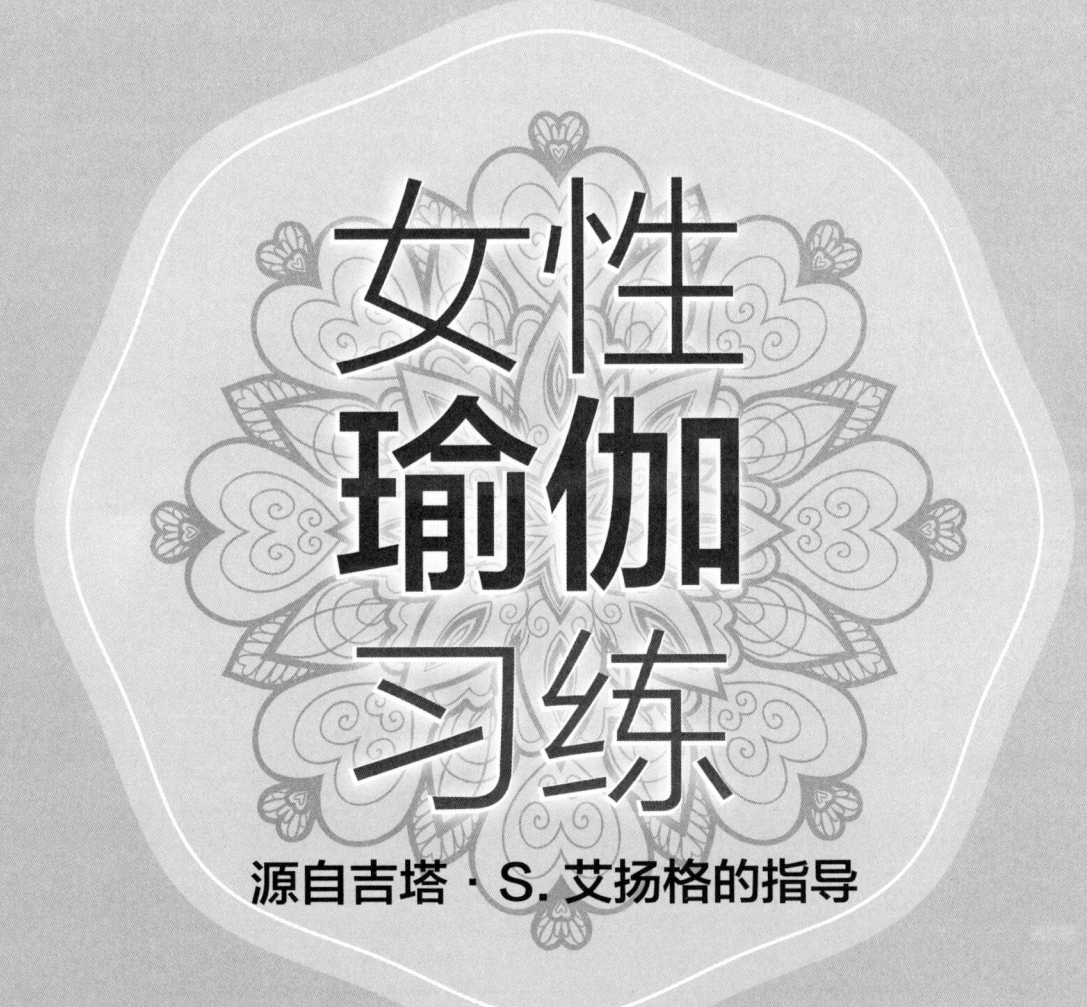

女性瑜伽习练

源自吉塔·S.艾扬格的指导

大连理工大学出版社
DALIAN UNIVERSITY OF TECHNOLOGY PRESS

No part of this book may be reproduced or utilized in any form or by any means, mechanical or electronic, including, but not limited to photocopying, scanning and recording by any information and retrieval system, without permission in writing from the author.
Copyright © 2006 by Lois Steinberg
简体中文版 ©2022 大连理工大学出版社
著作权合同登记 06-2021 年第 40 号

版权所有·侵权必究

图书在版编目（CIP）数据

女性瑜伽习练：源自吉塔·S.艾扬格的指导 /（美）洛伊丝·斯坦伯格著；王春明译．-- 大连：大连理工大学出版社，2022.4
书名原文：Geeta S. Iyengar's Guide to a Woman's Yoga Practice
ISBN 978-7-5685-3381-2

Ⅰ．①女… Ⅱ．①洛…②王… Ⅲ．①女性－瑜伽－基本知识 Ⅳ．① R793.51

中国版本图书馆 CIP 数据核字 (2021) 第 243353 号

出品：广州龙象文化传播有限公司

女性瑜伽习练：源自吉塔·S.艾扬格的指导
NÜXING YUJIA XILIAN：YUANZI JITA·S.AIYANGGE DE ZHIDAO

大连理工大学出版社出版
地址：大连市软件园路 80 号　邮政编码：116023
发行：0411-84708842　邮购：0411-84708943　传真：0411-84701466
E-mail:dutp@dutp.cn　URL:http://dutp.dlut.edu.cn
辽宁星海彩色印刷有限公司印刷　大连理工大学出版社发行

幅面尺寸：185mm×260mm	印张：24	字数：554 千字
2022 年 4 月第 1 版		2022 年 4 月第 1 次印刷
项目统筹：刘新彦		责任编辑：张　泓　初　蕾
责任校对：裘美倩		封面设计：冀贵收　张秋雯

ISBN 978-7-5685-3381-2　　　　　　　　　　定　价：168.00 元

本书如有印装质量问题，请与我社发行部联系更换。

献给我们的上师B.K.S.艾扬格

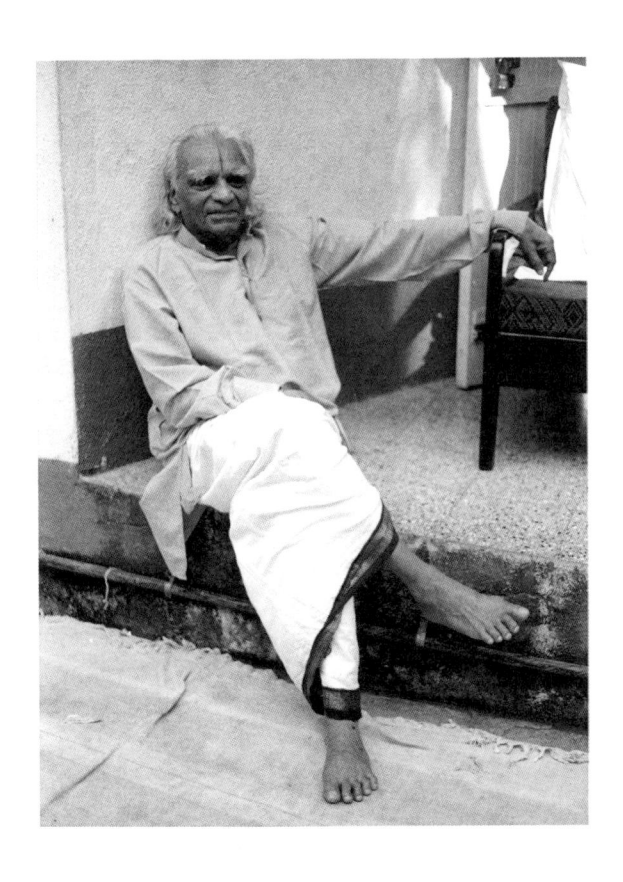

我双手合十向帕坦伽利致敬

他给予我们瑜伽,让心意平静圣洁

他给予我们语法,让言语清晰纯净

他给予我们阿育吠陀,让身体健康完美

Foreword to Chinese Version

中文版序言

希望本书成为你习练中的一缕光。

自本书英文版出版以来，我验证了它对艾扬格瑜伽习练者的作用，这种作用不限年龄。习练者很多不适的症状都可以通过各章给出的体式得到缓解。第三章中的经期后体式序列也同样适用于更年期和激素水平失衡问题。第四章和第五章涵盖了不同种类的体式，我们针对多重问题对这些体式进行了调整。在常规课堂上，瑜伽教师可以将这些调整用在不同的学员身上。

得知我的《女性瑜伽习练——源自吉塔·S.艾扬格的指导》一书中文版即将面世，我十分欣喜。愿它为每一位习练者带来健康和希望。

最后，为各位读者送上我的爱与关怀。

洛伊丝·斯坦伯格博士
艾扬格瑜伽认证教师
瑜伽理疗认证教师

Foreword

序言

瑜伽作为一门普遍适用的学科，可以被个体及全体采用。确定无疑的是，瑜伽不能被机械地习练，同时习练者还要明白，瑜伽习练不可盲目。瑜伽实为一门实践性学科，习练者必须谨慎，并考虑周到。尽管这个学科是普遍适用的，但每一个体都应该调动其自身的智性及辨别力，根据自身水平进行习练。每一个体都不同于其他个体，瑜伽习练者在主观上是独特的。尽管如此，对学科内容的客观理解是核心知识，以此为基础才能形成周到的（习练）方法。本书主要关注实践方面，以及个体应该如何开始瑜伽习练。

自儿时起，我就对瑜伽有着天然的喜爱。对孩子来说，学习的第一步是模仿父母和老师，这是一种心理模式，我也不例外。我模仿着我的父亲，在儿时就开始了体式习练，尽管疾病也一直陪伴着我。儿时的瑜伽习练是妙趣横生的，但是作为一个十几岁的孩子，我还是注意到了自己在习练中的起伏，尽管不懂得背后的原因。这种变化性的扰动给我的习练提供了巨大的线索，当时，我的母亲是我的上师（Guru）。在 7 岁时，我得了急性肾炎。我 14 岁开始了月经周期，医生总算放心了。这个医生告诉我的父母，我可能会苦于痛经，或遭遇精神障碍，或是严重的关节炎。幸运的是，前两个问题一直没有找上门，虽然第三个问题出现了（不那么严重），但迄今为止，仍然可控，这要感谢瑜伽。

在我的学生时代，我获得了一个教同学们体式的机会。我的老师负责校际体式比赛，要我帮忙在三个月的时间里训练我们学校的女生，训练内容是从简单到复杂的各种瑜伽体式。我充分抓住了这次机会，这带给我许多经验。在她们的经期，这些女孩子会就她们的问题和可能的解决办法向我提问，她们的问题对我很有挑战。我的经验之旅从那时开始了。我的母亲要求我非常规律地习练倒立体式及其变体。她还给出了明确的经期习练线索，她的指导给我带来极大的帮助，同时也帮助我开始仔细思索一些女性方面的严肃问题。作为一名持续习练瑜伽50年的习练者和教授瑜伽45年的教师，我对我的女性学生进行了多年的观察，我观察了她们在身体上、心意上以及精神层面经历的种种波动。通过这些观察，我不仅考虑到女性的日常习练，还考虑到当她们经历突发状况时所需要的即时性习练调整。

女性会在生命的不同阶段经历诸多内在的变化，这些变化会影响我们的身心，有时也会给我们带来痛苦。我们或许非常苦恼却不能与别人分享这些问题，或许以为没有什么解决办法。经历着持续疼痛的女性常常耐性已失，或不再进行任何努力。这些痛苦和怀疑让我们忧虑，但也促使我们去寻找解决办法。

有了早年在学校的教学经验之后，我从1961年开始授课。我的女性学生处于不同的年龄段，下至7岁，上至80岁，还有少数男性学生。毫无疑问，这些丰富了我的经验。到1997年的（女性）密集课程时，我成熟且自信地与大家分享了我的经验性知识。洛伊丝·斯坦伯格以一种干净、缜密的方式将这些经验性的产出纳入她的这本书。

洛伊丝·斯坦伯格，一位经历过女性问题的瑜伽习练者，将整个习练方法用其科学的头脑和理解框架呈现出来，瑜伽教师及习练者皆能从本书中大大受益。

本书所专注讨论的内容能够在瑜伽教师处理女性问题时为其提供帮助。我建议瑜伽教师都要阅读、研习并掌握书中的基本要点，这些要点中包含着大量的习练上的观点。本书分为两卷[①]。第一卷包括五章，涵盖了有关生理周期的内容；第二卷将会涉及孕期、产后和更年期，并给出术前、术后的瑜伽习练建议，洛伊丝还将女性密集课程中的问答部分纳入本书。

本书收录了800余张照片，这些照片能指导习练者在辅具的协助下恰当地做出体式。不同辅具的安排和使用方式及身体不同部位在辅具上的放置方式能导向正确的体式。这些辅具减轻了压力、紧张和错误的挤压。我想提醒读者注意的是，不要在正确的体式习练上有所让步，要努力将体式做得精确、有效且舒适。

一个人无法度量自己的能力。身体的僵硬、心中的恐惧、对身体动作的不熟悉、对灵巧的动作或调整缺乏认识都会阻碍习练者进步及康复。瑜伽教师应启发习练者使用辅具，因为辅具能帮助其创造信心和勇气。借助辅具的体式变体能迅速带来帮助，细微且必要的调整能增加一个体式的有效性和活力。瑜伽教师和习练者应仔细而巧妙地阅读整本书的技术、内容及照片，并在习练中敏锐地进行调整。

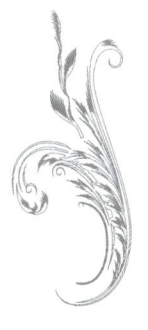

---

① 作者计划写作两卷，第一卷即本书，第二卷尚未出版。——编者注

我很高兴洛伊丝·斯坦伯格将完整的信息汇入本书。本书极具教育意义和建设性，尤其对艾扬格瑜伽习练者，对那些热爱瑜伽并正在寻求指导的人们亦是如此。本书为女性习练者指出了瑜伽之路的方向，这是一条健康、和谐和幸福之路。

我能肯定的是，本书将会有效地服务女性的生活之旅。

吉塔·S. 艾扬格

2006 年 7 月于印度普纳

Acknowledgement

致 谢

我要向我的老师们表达谢意，他们是B.K.S.艾扬格、吉塔·S.艾扬格和普尚·S.艾扬格。他们在瑜伽习练和教学中的奉献、虔诚和努力至高无上。他们将自己在瑜伽艺术中的才华无私地与世人分享，数以千计的习练者因他们的慷慨得以提升。能成为他们学生中的一员，我无限感激。

我还要向其他几位优秀而特别的人致谢。在成书过程中，每一名贡献者皆是潜心的艾扬格瑜伽习练者。若非如此，本书不会有如今的丰硕呈现。

与艾扬格家族的教授如出一辙，我的主编，鲍勃·惠廷希尔（Bob Whittinghill）为了让书中的语言清晰、严谨、精确，付出了远超其职责范围的努力。我十分欣赏他为本书所付出的时间和能量，对此我感激不尽。我还要感谢鲍勃那令人钦佩的正直，从中我备受启发，获益良多。伊兹丁·阿西罗（Ezzealdin Alhilou）在大部分照片的拍摄过程中尤为重要。我试用了几名专业的摄影师，但他们都没有捕捉到瑜伽体式的特点。伊兹丁的父亲曾经营过一家相机店，伊兹丁意外地发现了我那台近30岁高龄的照相机，于是学着用它拍摄；与此同时，对拍出的体式照片给予反馈，并给出如何进一步提升的建议。唐·古拉（Don Gura）的友善和耐心让我有了出版本书的信心。我们的团队还幸运地有了克里斯汀·韦斯利（Kristine Vesley）的全程参与。她那富有批判性的眼光和珍贵的建议，以及她的坚持不懈提升了最终版本的质量。我还要感谢厄尔家的女孩们（The

Earl Girls）、切丽（Cherie）、翠西（Tracey）、萨拉·迪万（Sara Devine）和苏普里娅（Supriya），感谢她们在体式拍摄中付出的时间。伊娃-琳·贾戈尔（Eva-Lynn Jagoe）简直堪称好中之好。我还要感谢肖-吉恩（Shaw-Jiun）、莎莉提奥斯-王（Chalitios-Wang）、托德·豪威尔（Todd Howell）、茱莉亚特·戴德（Juliette Dade），他们各个随时待命，毫不推辞。我要感谢艾米丽·劳杰森（Emily Laugesen）、马特·米切尔（Matt Mitchell），他们对最初的书稿进行了编辑。莫顿·桃乐丝（Morton Dorothy）在本书的提议、构思和规划上功不可没。感谢加里·麦吉（Gary Magee）在我需要的时候慷慨相助。感谢与我志趣相投的斯坦福妮·夸克（Stephanie Quirk）、凯伦·莱纳·厄弗（Karen Lena Ufer）、戴维·厄弗（David Ufer），感谢他们在所有层面——身体层面、情感层面和精神层面——的全面支持。

Preface

前言

起初，本书计划囊括从月经初潮至更年期及之后的瑜伽习练。随着写作的进展，这个工作不得不分成几部分完成，否则，成书之后恐怕会沉得都拿不起来了！普尚·艾扬格明确说过，针对女性的瑜伽本身便是一个单独的分支。

本书是第一卷，涉及经期及整个生理周期。本书专为艾扬格瑜伽教师和女性习练者所写，意在呈现一种习练方法，也是为了让瑜伽教师能够合理地指导学生，且对女性的经期给予关注。这些内容并不适用于新手。刚刚接触艾扬格瑜伽的人需要在一名艾扬格瑜伽认证教师的指导下，经过至少 12 周的入门课程学习，才会从书中受益。持续在一名瑜伽教师的指导下学习才是明智之举。

很多女性对如何在排卵期、经期、经期前和经期后[①]进行瑜伽习练并不熟悉。有些女性知道经期要避免倒立习练，应该练习前屈和仰卧体式。但是，女性的瑜伽习练方法应该更为周全。对于女性而言，整个生理周期中都伴有激素水平的变化，当女

[①] 艾扬格瑜伽女性课堂中经常将女性的生理周期分成经期前（1天、2~7天）、经期（4~7天）、经期后（1~4天），每一个时段都会有相应的习练方式，以帮助女性顺利应对生理周期中激素水平起伏带来的身心影响。读者可以将"经期后""经期前"当作专有名词，让阅读通畅无碍。——译者注

性能用心对待经期及经期后习练时，才能保持内分泌系统的健康。经期后至经期前之间这段时间（长短因人而异）可以习练所有类别的体式；不过，器官体仍然需要特殊的关注和照料。我热爱这样的习练方式，并欣然享受着自己的生理周期，在接近更年期高峰时，哪怕我注意到了一些变化，也依然能够乐享。

本书的写作是我 1993 年在拉玛玛妮艾扬格纪念瑜伽学院（印度普纳）跟随艾扬格家族学习的延续。当时，我刚刚完成伊利诺伊大学营养学博士学位的学习——研究了一个颇具挑战的课题，持续了整整 9 年。在那段时间里，我将办公室设在一个没有窗户的地下室里。清早，我会在家里完成调息（pranayama）和体式（asana）的习练，然后闷在地下室里工作一整天。傍晚和周末，我会出去教授瑜伽，然后再返回地下室继续马拉松式的工作。我所处的环境、过度的工作以及糟糕的睡眠习惯对健康很不利。

当我到达普纳时，（瑜伽）阿查尔雅[①]B.K.S. 艾扬格（艾扬格大师）和他的女儿吉塔·S. 艾扬格看到了我身心灵上的变化。这些变化正纠缠着我，对我产生了严重影响。我忍受着子宫肌瘤引起的长期疼痛，感觉腹部好像被扎进了一把刀，再横着划了一下。我那有问题的甲状腺，一度通过瑜伽得到了控制，现在却无法发挥全部功能了。我的精神彻底垮了！幸运的是，在艾扬格和吉塔两位老师的指导下，我康复了。

吉塔将我纳入了她的羽翼之下。几周之后，子宫肌瘤引起的疼痛有所缓解，我的甲状腺也恢复功能了。最重要的是，我的精神又飞扬起来。吉塔教会我作为一个女人要如何习练瑜伽。我愿意将这些知识与大家分享。

1994 年，我向吉塔提议开设女性密集课程（体式及调息）。这一梦想于 1997 年成真，吉塔、艾扬格大师列席在侧，在总院开设了为期三周的国际女性密集课程。其中一节课上，吉塔解答了我们关于女性瑜伽习练方面数不清的问题。随后，我又在吉塔的指导下，笔头回答了一些课程中没有覆盖的问题。这一问答部分将呈现在第二卷中。第二卷中还将包含关于孕期、产后、更年期，以及生殖器官术后恢复的习练。

---

① Yogacharya或Acharya，（瑜伽）阿查尔雅，又译作"阿阇梨"，意译为"轨范师""教授""智贤"等，在瑜伽语境中，可理解为瑜伽师。在印度，只有德高望重的瑜伽大师才会被授予"Yogacharya"的称号。——译者注

本书包含了有关生理周期的体式序列，涉及处在孕龄期的女性。我发现当按照自己的周期习练时，即遵循经期前、经期及经期后习练，我是健康的。而当我偏离此方向时，经期会变得不适，所以我很少偏离方向。

第一章包含了一个适用于正常经期的体式序列。第二章包含的多个体式序列针对的是几种有问题的经期。第三章给出了一套经期后体式序列，还给出了一些如何将常规习练融入该体式序列的观点。第四章呈现的是经期前的几天应该如何对一些体式进行调整和改变。第五章是案例研习，案例中的女性有着复杂的生理周期问题。这一章需要参考前面的章节，呈现的多个体式序列展示了在应对多重问题时，如何构建适宜的习练课程。

在《瑜伽：女性之瑰宝》（*Yoga：A Gem For Women*）一书中，吉塔说，瑜伽不同于体育锻炼，瑜伽将健康带给核心器官。本书将在关于女性生殖器官及其相关系统方面的习练上给出建议。希望习练者的习练能够得到深化，理解能够得到进一步发展。通过对本书的学习，瑜伽教师将能够引导习练者保持健康，也能帮助有特殊需求的习练者减轻不适，这样才能取得进步，并达到一种最佳的身心健康态。

洛伊丝·斯坦伯格博士
艾扬格瑜伽认证教师
瑜伽理疗认证教师

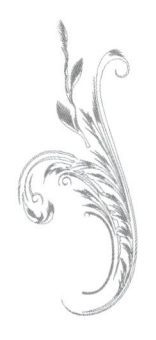

重要说明

　　使用本书的瑜伽习练者应该具备一定的艾扬格瑜伽基础，并跟随一名艾扬格瑜伽认证教师学习。请参考以下书籍，获得艾扬格瑜伽方法的完整指导：*Light on Yoga*（《瑜伽之光》，B.K.S. 艾扬格，George Allen & Unwin，1966），*Yoga: A Gem for Women*（《瑜伽：女性之瑰宝》，吉塔·S. 艾扬格，Allied，1983），*Light on Pranayama*（《调息之光》，B.K.S. 艾扬格，Crossroad Publishing Co.，1981），以及 *Preliminary Course Book*（《艾扬格瑜伽基础教程》，吉塔·S. 艾扬格，YOG，2002）。

　　本书展示了艾扬格瑜伽的部分方法，不仅仅包括在关注生理周期的基础上如何习练，还包括如何使用辅具以达到特殊的目的。大部分照片都呈现了艾扬格瑜伽辅具的使用方法，这让本书具有了较强的技术性和参考性。可参见附录 A 艾扬格瑜伽辅具。这并非期待每个人都开始制作或购买这些辅具，附录中提到了 *Iyengar Yoga Props*（《艾扬格瑜伽辅具手册》，Lozier，1994），书中列出了辅具的制作规格及安装指导。但是，这并非只是一个简单地使用标准规格辅具的问题。本书中有多个体式使用了一些典型的家具做辅具。使用辅具的目的是获得某个体式正确的形态和功效，并辅助调息习练。

Contents

目 录

第一章　经期体式序列 / 1

　　体式序列 / 4
　　体式序列图示小结 / 54
　　调息习练指南 / 57

第二章　应对不规律经期的体式序列 / 61

　　月经稀少的体式序列 / 64
　　月经过量的体式序列 / 64
　　经期超过十天的体式序列 / 93
　　延长过短生理周期的体式序列 / 121
　　缓解经期头痛的体式序列 / 124

第三章　经期后体式序列 / 131

　　体式序列 / 134
　　体式序列图示小结 / 192
　　调息习练体式 / 195

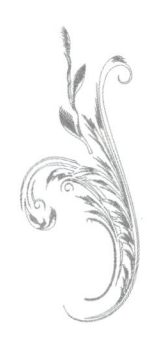

第四章　经期前习练 / 203

　　习练体式 / 206
　　体式序列 / 238

第五章　案例研习：多重问题关照 / 269

　　伊娃－琳的修复及拉长体式序列 / 273
　　伊娃－琳的正位及疤痕组织体式序列 / 286
　　伊娃－琳的经期前体式序列 / 301
　　伊娃－琳的经期体式序列 / 306
　　伊娃－琳的经期后体式序列 / 314
　　伊娃－琳的下背部、颈部及肩部体式序列 / 318

附　录 / 331
　　附录A　艾扬格瑜伽辅具 / 332
　　附录B　体式序列总表 / 341
　　附录C　体式总表 / 350

译者后记 / 360

第一章
经期体式序列

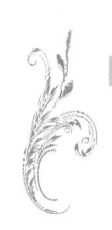

本章序列中的体式能减轻与经期相关联的不适。与经期相关联的一系列特征包括腹部痉挛、水肿、腹部及下肢沉重和（或）胀气、消化不良、下背部疼痛或痉挛、情感起伏以及身心疲惫等。这一推荐课程有一个预先的假定：即读者对艾扬格瑜伽有一定的理解，所以体式的详细描述并未包含在本书中。要获得体式及调息的完整描述，可参考以下书籍：《瑜伽之光》、《调息之光》、《瑜伽：女性之瑰宝》以及《艾扬格瑜伽基础教程》。

体式应保持的时长取决于习练者的经验及能力。如果头脑出现不安，身体变得难以稳定，或哪里出现麻木，就应结束此体式。初学者，十几岁的女孩和二十几岁的年轻女士应该保持推荐时长范围的短时长，并且不要去尝试那些对她们而言太难的体式。中级习练者也要保持较短的时长，但要重复习练一次。高级习练者可以保持较长的时长，且中途不间断。基本要点在于，面部肌肉、颈部和腹部在整个习练过程中要保持柔软。这是习练者内在探索、发现，以及在习练中体验到序列作为一个整体时，其内在的愉悦的关键，如此才能获得书中所描述的巨大收益。

若出现下列情况则不要习练这个序列：头痛、大血块或经量过多、经期超过10天、严重的腹部痉挛。第二章给出了应对这些不适的序列。不过，最好能够跟随一位经验丰富的艾扬格瑜伽认证教师规律地学习，这位教师能够帮助调整习练者的习练。

所有年龄段的女性都可以习练这个序列。但是，四十岁及以上的女性会出现一些不一样的经期。有些女性的经量会减少，有些会增多。两次经期的间隔或许更长，或许更短。因为更年期接近尾声，这些都是正常现象。第二章给出了经量过少、过多的体式序列，以及应对其他常见问题的序列。

教师应在课程开始之前询问学生们是否处在经期。学生们未必总会明确告知这一信息，所以在开始倒立体式之前要求处在经期的女性不要做倒立体式。教师可以把经期序列教给学生们；但是，入门级的学生们不具备足够的知识或技巧，她们会发现经期序列太难。她们可以参加常规课程；可以用更多的支撑来帮助自己在体式上做出改变。比如，让整班学生后方脚蹬墙，手推砖习练站立体式。随后，当其他学生做Sālamba Sarvāṅgāsana（有支撑的所有肢体式）时，她们可以做有支撑的Supta Baddha Koṇāsana（仰卧束角式）、Supta Svastikāsana（仰卧万字符式）、Supta Vīrāsana（仰卧英雄式）、交叉抱枕或Setubandha Sarvāṅgāsana（桥形所有肢体式）。如果一个入门级的学生在课前告诉教师，她的腹部痉挛和（或）其他不适的感觉很严重，让她做Ardha Candrāsana（半月式，图1.1.13, 10页）和 Supta Pārśva Padaṅguṣṭhāsana（仰卧侧手抓大脚趾式，图1.1.20, 14页）。完成这些体式之后，习练者的不适往往能得到缓解。若是如此，她便可以加入课程并使用支撑进行体式习练。

　　序列中的前5个体式是可选体式。一般而言，在天气较冷或腹部痉挛正在发作时，都可以习练这些体式。

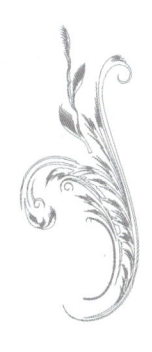

体式序列

1. Adho Mukha Śvānāsana（下犬式）

辅具（及其用法）：若条件允许，使用下墙绳（图1.1.1）或门把手和伸展带（图1.1.2、图1.1.3）。如果绳子直接作用在身体上时会引起不适，那么可以在绳子上放置一张毛毯。替代做法是将手放在两块贴墙摆放的瑜伽砖（以下简称"砖"）上，大拇指和食指抵墙（图1.1.4）。用一块瑜伽砖、一张毛毯和（或）抱枕支撑头部。

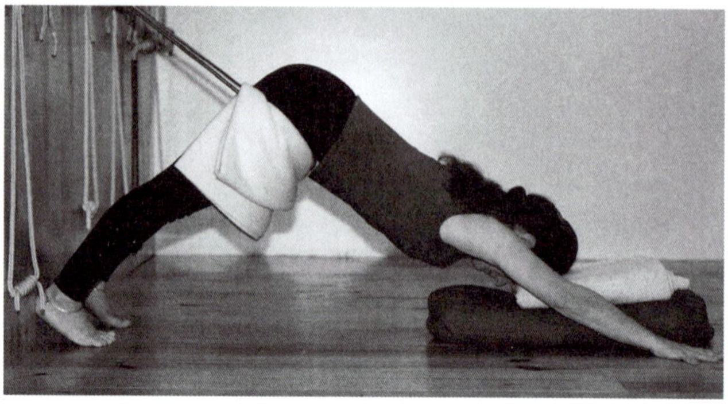

图1.1.1

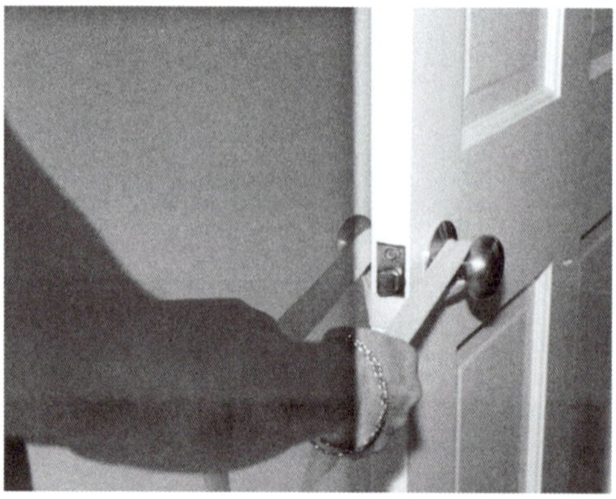

图1.1.2

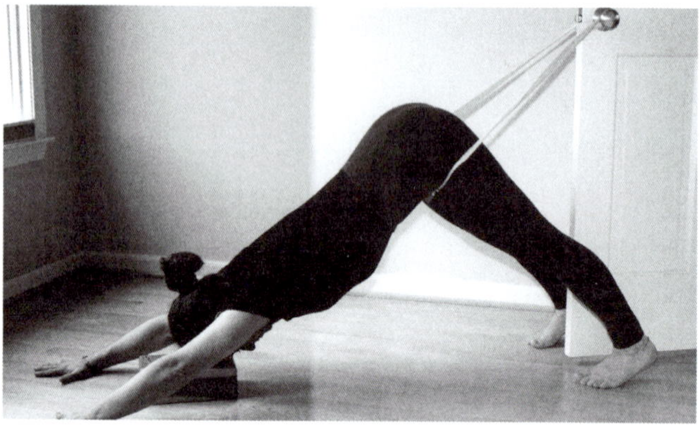

图1.1.3

姿势说明：为安全起见，绳子的放置和取出都要从头部这一边进行，不要用脚跨进、跨出。双脚分开与髋部同宽；如果腿部僵紧，则双脚分开得再略微宽一些。双手分开与肩部同宽。脚跟抬起，置于墙面，离地3～5厘米；前脚掌落地。如有背部疼痛，则将脚跟外转，脚趾内扣。绳子放置于大腿上端，腹部以下（距离腹部有一定的距离）。要支撑头部，调节支撑物的高度去适应头部，不要强迫头部向下。支撑物不能干扰鼻腔的通畅，放置在额头下方即可。

时长：1～5分钟，根据个人能力。

（体式中的）力[1]：髌骨上提，大腿收紧。手肘伸直，手臂向前伸展。侧躯干拉长。释放腹部肌肉。头部和颈部放松。

功效：尽管此体式或被当作一个倒立体式，但是下腹部的放松或许可以减轻痉挛，并强化子宫活动，促进经血排出。习练者的内心变得平静，精神紧张得到缓解。在寒冷的天气中，此体式会让人感觉温暖。

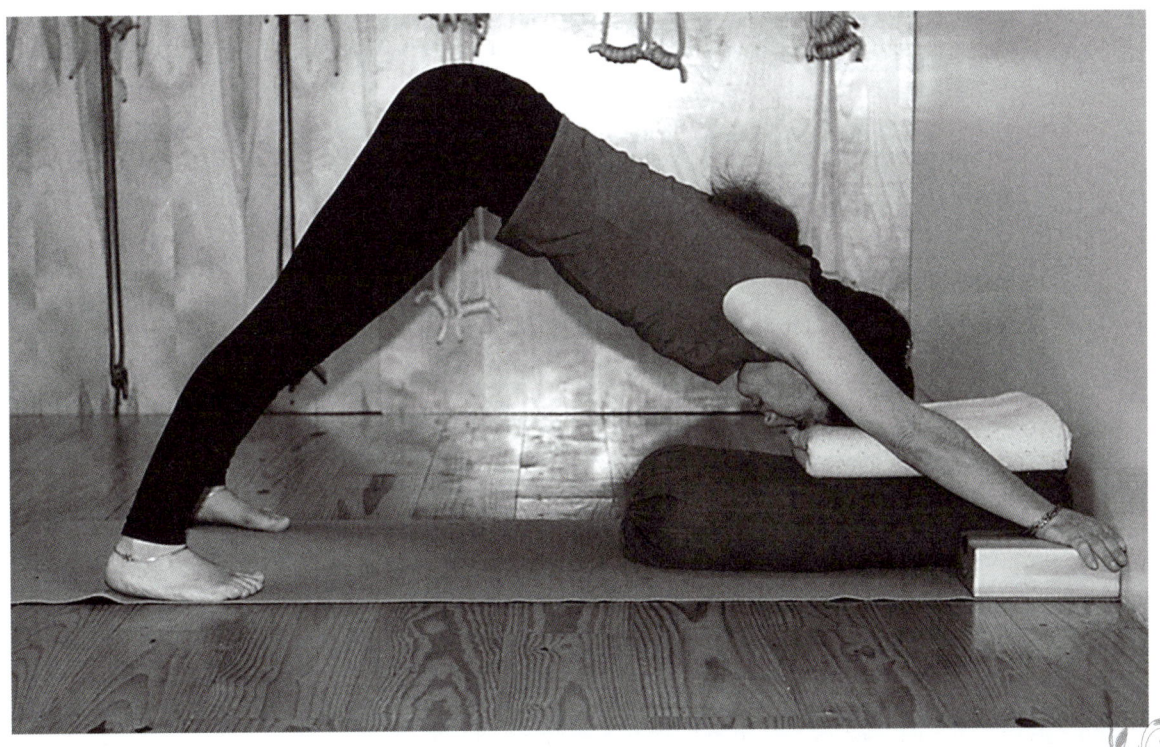

图1.1.4

---

[1] 原文为Action。一方面，在体式课中，指行为中的力。在体式的保持中，体式中的力是否存在表现为该体式是否呈现出一种生命力。有生命力的体式给人的感觉是鲜活的，而摆个样子，做个动作，则缺少其中的力，体式是毫无生机的。有些力很精微，于外在甚至是看不出来的；但于内在，于习练者自身的感受而言，却有着巨大的差异。另一方面，在瑜伽的规范和哲学层面，可以理解为行为或行动。具体如何翻译，可按照课堂内容进行。——译者注

2. Uttānāsana（强烈式）

辅具（及其用法）：若条件允许，使用下墙绳、犁式盒或椅子和一个抱枕。三张毛毯：一张搭放在绳子上，以防绳子勒进大腿；一张用于支撑前额；若腹部需要支撑，可以将一张折叠起来放在腹部下方。如果没有下墙绳，则可用墙面支撑臀部。

姿势说明：绳子置于大腿上端，双脚分开略宽于髋部。用犁式盒或一把椅子和一个抱枕支撑手臂和头部（图1.1.5）。如果脊柱无法伸展，向后拱起或外凸，则在椅子或犁式盒上增加支撑物的高度。如果习练者的情绪不高，可用一块砖支撑下巴，眼睛向上看（图1.1.6）。这一变体也适用于甲减和甲亢症状。不过，如果头痛正在发作，则不要做此变体。如果需要一点压力，可用另一个犁式盒和毛毯卷支撑腹部，这可以减轻腹部痉挛或背部疼痛。如果没有墙绳，则可将臀部靠在墙上，双脚向前移，离墙约30厘米（图1.1.7）。

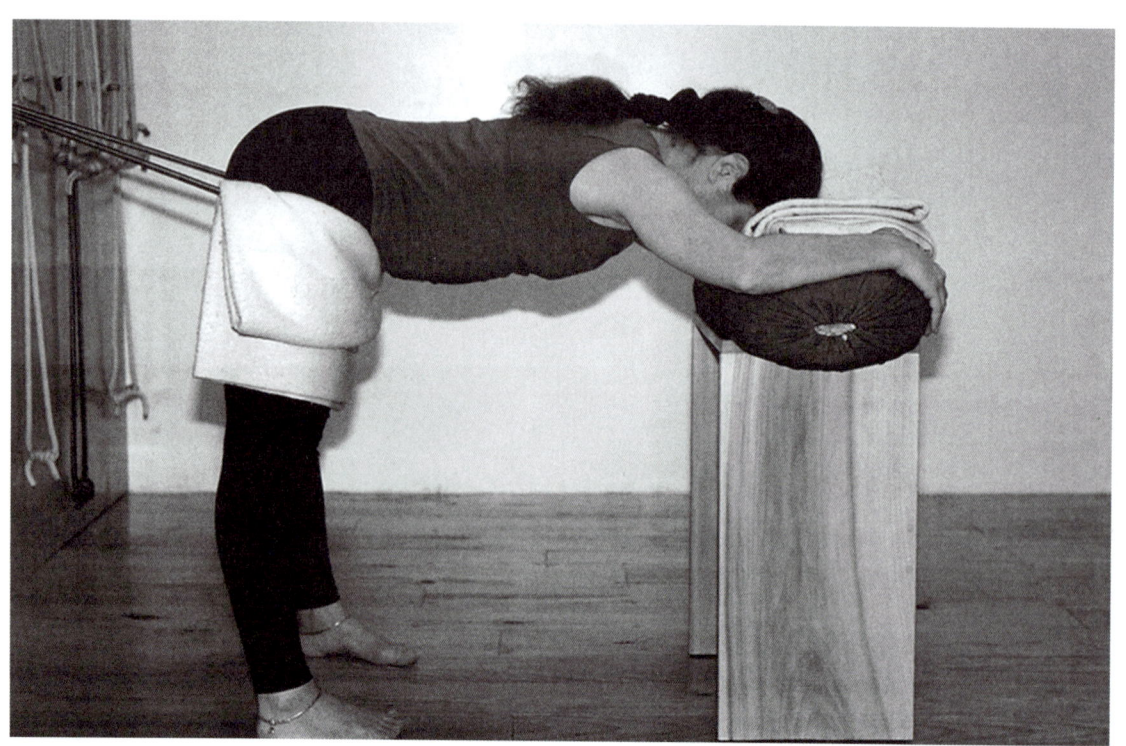

图1.1.5

时长：2～5分钟，根据个人能力。

（体式中的）力：以腹部不变硬为前提，髋骨收紧，大腿从两膝上提至髋部。大腿前侧从外向内旋，大腿后侧从内向外旋。坐骨上提并向两侧分开。释放腹部区域的任何抓握①。脊柱前侧向前拉长。斜方肌及其表层的皮肤去向腰部。面部肌肉柔软。

功效：脊柱前侧的长度促进身体调节至其自然状态，进而消除腹胀。背部的伸展能促进体内产生热。腹部痉挛和头痛或许能在此体式中得到消除。

图1.1.6

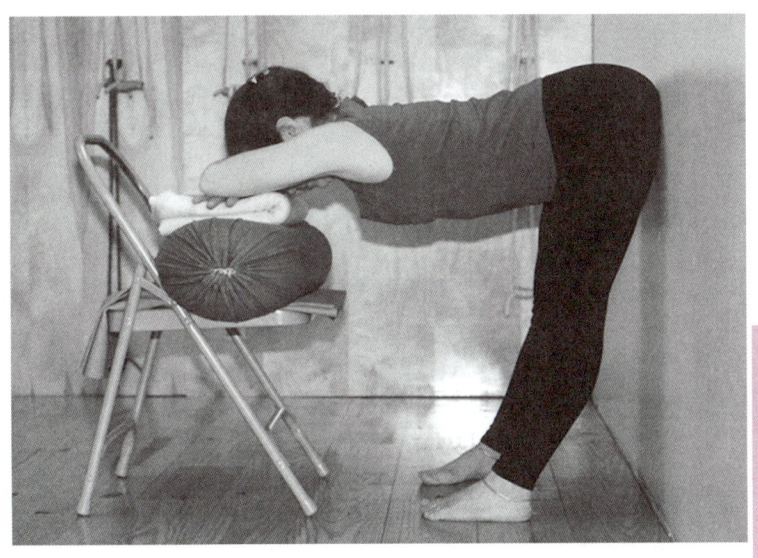

图1.1.7

① 在习练中，尤其是在女性瑜伽习练中，大部分体式都要求腹部随呼气向两侧展开，且向下沉向后方的脊柱，这一过程要求腹部内在柔软、放松，没有紧张感，没有硬块。课堂常用语为"不要抓握（grip）"这个词生动形象，且与习练感受十分相应，需要习练者体悟。——译者注

3.Utthita Hasta Pārśva Pādāṅguṣṭhāsana（站立侧手抓大脚趾式），屈膝和（或）直腿变体

辅具（及其用法）：使用犁式盒（图1.1.8、图1.1.9）、椅子（图1.1.10）、木马（图1.1.11），或窗台来支撑上升腿。如果有带墙绳的墙，则用墙支撑背部，手抓墙绳（图1.1.8）。四分之一圆砖或长方砖可以放在站立腿的脚跟下方，来加强此侧髋部的上提（图1.1.9）。如果不用绳墙，可借助一条伸展带来抓脚（图1.1.11）。上升腿的脚放在绳钩上时，手可以抓着上墙绳（图1.1.12）。

姿势说明：这里有几种变体。如果髋部很紧，则屈膝最好；如果骶骨或下背部疼痛，则背靠墙最好；如果正在经受腹痛，则要尽可能地打开向侧面伸展那条腿的髋关节，这或许会解除痉挛。腹股沟展开，但不要让屈膝那一侧的臀部向上，这一侧臀部要向下，远离腰部。否则，会出现相反的效果。根据自己的需要和能力来选择相应的变体。在所有变体中，站立腿都要与地面垂直，髋置于脚踝的正上端。上升腿的脚和膝与髋或躯干对齐；如果髋部或骶骨疼痛正在发作，上升腿则稍微往前一些。使用带有墙绳的墙支撑背部时：首先，手臂伸直向上，手抓上墙绳来拉长躯干（图1.1.8）；然后，保持着躯干的高度，手握下方的绳钩，以向两侧展宽胸腔和腹部（图1.1.9）。

时长：每一边30秒～1分钟。重复两三次会提高体式的功效。

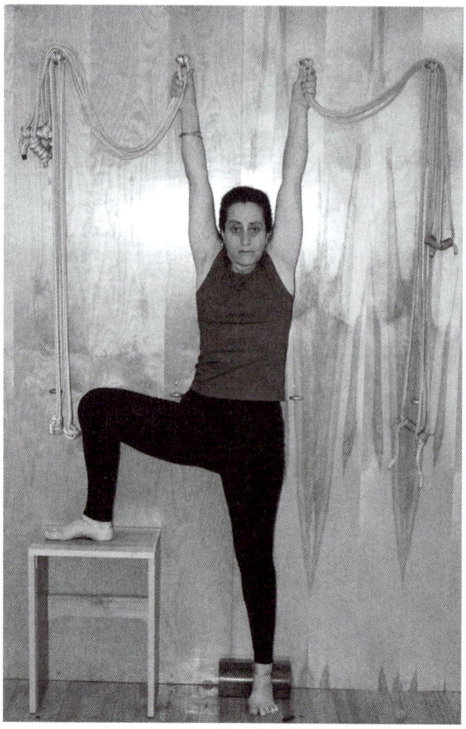

图1.1.8

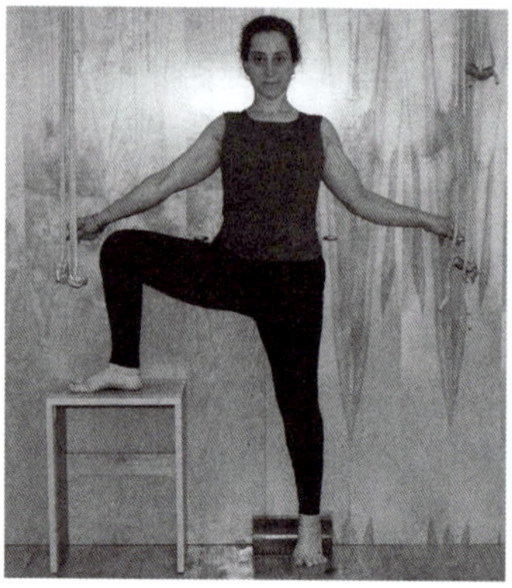

图1.1.9

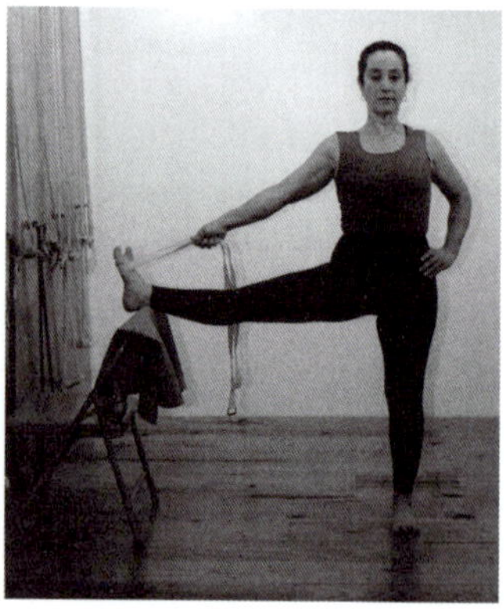

图1.1.10

（体式中的）力：站立腿脚跟向下，膝盖收紧，大腿紧实。大腿前侧肌肉贴向骨骼。大腿前侧从外向内旋。内腹股沟拉长。如果上升腿是屈膝状态，则从腹股沟到膝内侧伸展大腿内侧，大腿从内向外旋。如果上升腿是伸直状态，则腿内侧继续伸展至脚内侧。脚外侧向膝外侧伸展，大腿外侧去向外髋。在两种变体中，上升腿一侧的臀部向下远离腰部，臀部下端和坐骨向前。随着上升腿的髋部向下，站立腿向上，让骨盆端正，好像骨盆正处于山式（Tāḍāsana）中。胸腔向上，从上升腿一侧转向站立腿一侧。脊柱前侧向上。下巴与地面平行，温和地凝视前方。

功效：髋部和大腿内侧能够打开，骨盆区域的循环得到加强。腹部痉挛或许会减轻。改善经血排出不畅的症状，令其更顺畅。背痛会得到缓解。此体式还能让骶骨、膝盖、脚踝和双脚位置更端正。

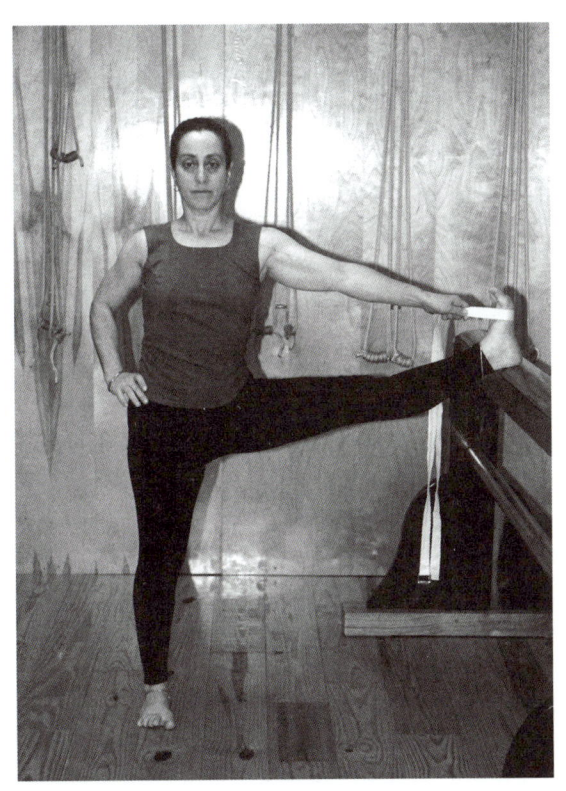

图1.1.11

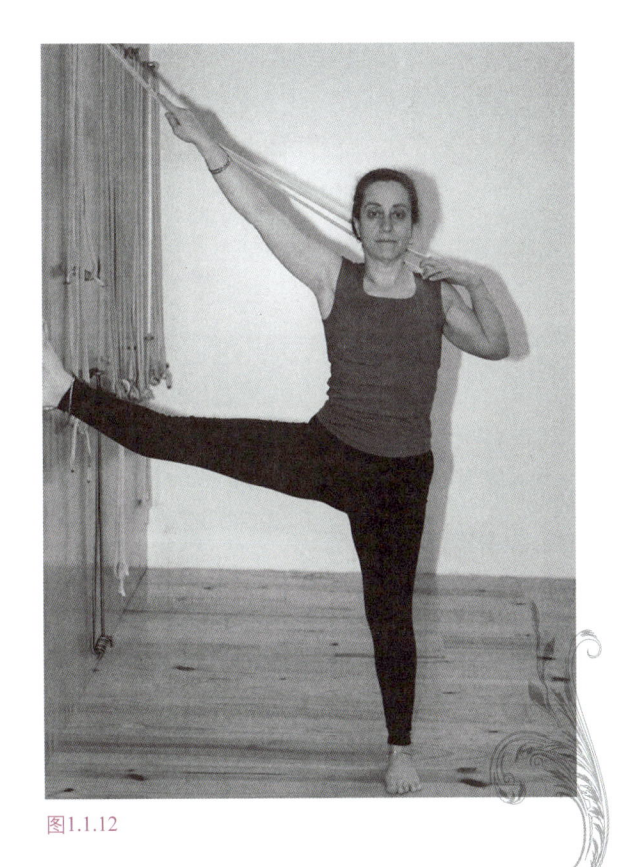

图1.1.12

4. Ardha Candrāsana（半月式）

辅具（及其用法）：木马（图1.1.13）、案台、一面墙或一面装有墙绳的墙（图1.1.14）、一块砖。

姿势说明：用上述辅具支撑背部，下方手下放砖。站立腿的髋置于脚踝正上端，下方手放在肩的正下方。下巴与胸骨对齐，头部居中。

时长：每一边30秒～1分钟。从右侧开始，右脚在地上，左腿向上放在支撑物上。

（体式中的）力：在木马或墙的支撑下，伸展上升腿的脚内侧。从骨盆处，拉长上升腿向外。同时，将大腿外侧上端的肌肉向内贴向骨骼。站立腿髌骨向上，大腿向上。膝后侧向上，不令其"坐在"关节上。站立腿脚跟内侧向后，从足弓处伸展向脚跟后侧。两髋均匀地向远离两侧腰的方向伸展。从胸骨正中向两侧打开胸腔，胸骨下端提向胸骨上端。伸展侧肋去向手臂，以此来创造更多的空间。胸腔下端向上转，转向天花板。保持专注，让腹部逐层释放，彻底柔软腹部。双眼放松，凝视前方。伸展颈部两侧，颈部没有任何紧张。颈部前侧不要向前凸出。舌头放松向下，置于下颚。

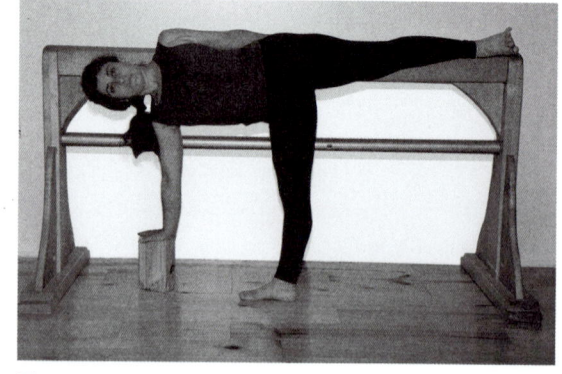

图1.1.13

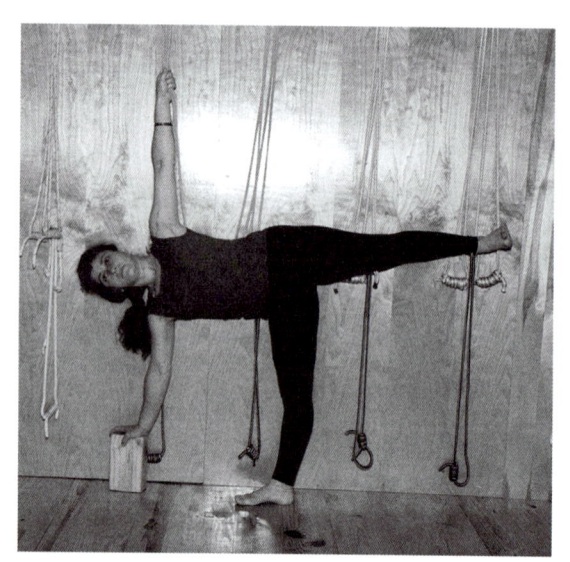

图1.1.14

功效：骨盆开始打开，变得柔软。沉重感和腹部痉挛开始得到缓解，骨盆区域的轻盈感开始出现。上升腿大腿外侧上端的力有益于缓解骨质疏松。

5. Prasārita Pādōttānāsana（分脚强烈式）

辅具（及其用法）：祛风式凳（Pavana Muktāsana）①，一到两个抱枕支撑躯干，一到两张毛毯支撑腹部和头部；或者一个讲台、一个抱枕、一张毛毯、一块砖；或者两把椅子、两个抱枕、一张毛毯。

姿势说明：分腿站立（Utthita Padāsana），耻骨贴在抱枕的一端。在躯干向前折叠之前，双手向下推着抱枕，以此获得向上的伸展（图1.1.15）。进入体式之后，或许需要将双脚向两侧分开更多来展开骶骨。双脚或许还要向前移动，与髋部对齐（图1.1.16）。如果情绪不高，将下巴放在砖上（图1.1.17）。图1.1.18示范了两把椅子的用法，图1.1.19示范了讲台的用法。

（体式中的）力：双膝和大腿充分地收紧，让双腿紧实，但不要过度用力。在抱枕上完全放松躯干，保持胸骨拉长去向下巴。让骶骨展开，允许抱枕给腹部施加柔和的压力。

功效：骶骨的展开和腹部柔和的压力有助于解除下背部疼痛和腹部痉挛。有支撑的背部凹陷对中枢神经系统具有冷静作用，能减少体内的热，缓解身体紧张，使头脑彻底放松、安静。

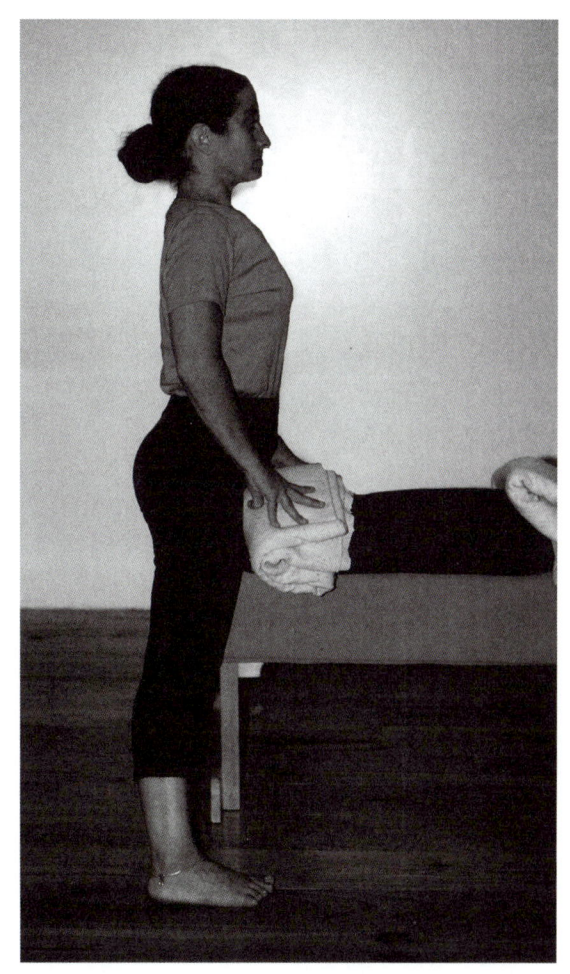

图1.1.15

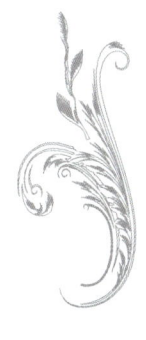

① 比桥式凳要高一些。——译者注

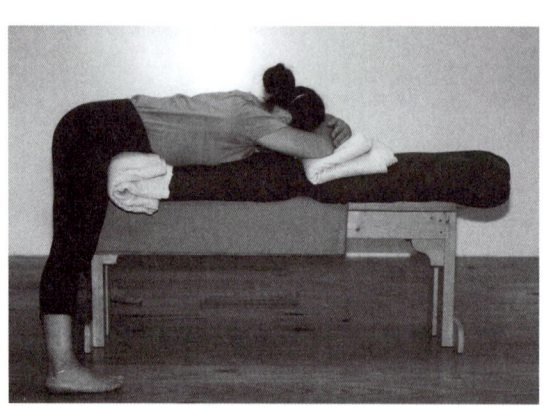

图1.1.16

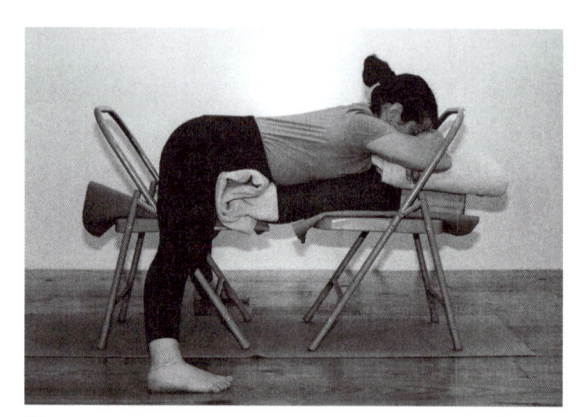

图1.1.18

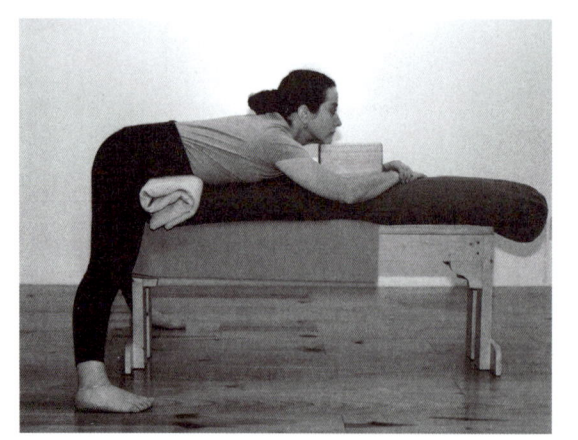

图1.1.17

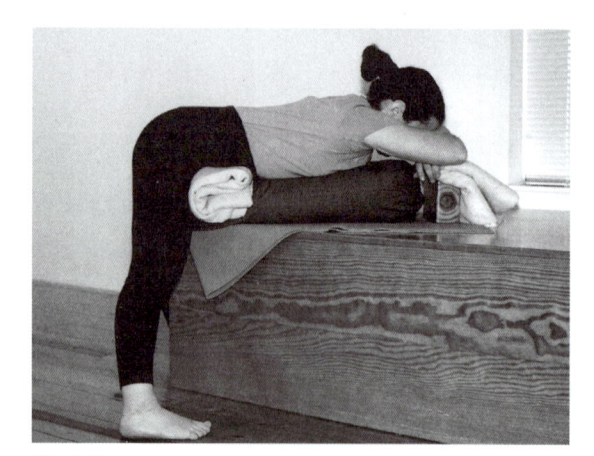

图1.1.19

6.Supta Pārśva Padaṅguṣṭhāsana［仰卧侧手抓大脚趾式］

辅具（及其用法）：不论上升腿是屈膝还是伸直都要有支撑，支撑物可以是木马（图 1.1.20、图 1.1.21）、墙和砖（图 1.1.22）或抱枕（图 1.1.23）。重物可以放在伸展腿的髋部或大腿上端（图 1.1.22）。头部下方可以放一张毛毯。在所有变体中，地面伸展腿的脚都要抵墙。

姿势说明：上升腿不要过度伸展。腿部肌肉和韧带不应有拉扯感。如果出现拉扯感，则习练屈膝变体（图 1.1.20）。地面上的腿的脚跟外侧与外髋对齐，小脚趾与脚跟外侧对齐。为进一步释放拥塞感，可以将地面上的腿向外移动 5 厘米左右。髋部或大腿上端的重物有助于释放腹部的紧绷感。

时长：每一边 2～5 分钟。先做右侧，右腿向侧面打开；然后做左侧。

（体式中的）力：左腿在地面上，脚跟和脚掌抵墙，脚跟内侧伸展，用力蹬墙。左侧大腿上端从腿外侧向腹股沟的内侧边缘转动。大腿前侧沉向大腿后侧，皮肤沉向肌肉，肌肉沉向骨骼。大腿后侧贴向地面伸展，骨骼沉向肌肉，肌肉沉向皮肤。左侧骶骨沉向地面，腹部不要变硬。将专注和伸展放在侧躯干的几个点上，让侧躯干更端正（这会发展侧躯干的正位）。左脚跟内侧、左膝内侧、左内腹股沟、左侧耻骨、肚脐左侧和左乳形成一条线，将这些点连接起来，沿着这条线伸展。在能量层面上，连接这些点并拉长点与点间的距离。左内腹股沟或左侧大腿内侧的伸展要多于右侧上升腿腹股沟的伸展。从一侧到另一侧，展宽盆底和骨盆。将右侧胸腔向上提向天花板并转向左侧胸腔。

上升并向右侧打开的右腿，如果是屈膝状态，则从内腹股沟伸展向膝内侧；如果是伸直状态，则伸展至脚内侧。同时，若是屈膝状态，伸展膝外侧至外髋；若是伸直状态，则从脚外侧伸展至外髋。尽管一条腿是向外展开的，但两髋和臀部应该保持平衡。上升腿的外髋远离腰部。为了骨盆的进一步正位，向内专注于耻骨后方的子宫，以及子宫两侧的卵巢。

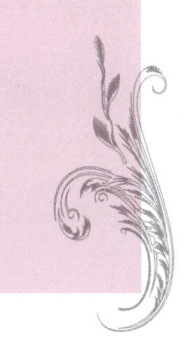

功效：半月式中的疏通的力（消除拥塞）在这一体式中持续有效。整个骨盆底部得到打开，在排出经血的过程中，子宫会减轻其收缩程度。肠道蠕动功能紊乱趋于平衡。沉重感和腹部痉挛减轻，轻盈感开始出现。对生殖系统的觉知得到加强。

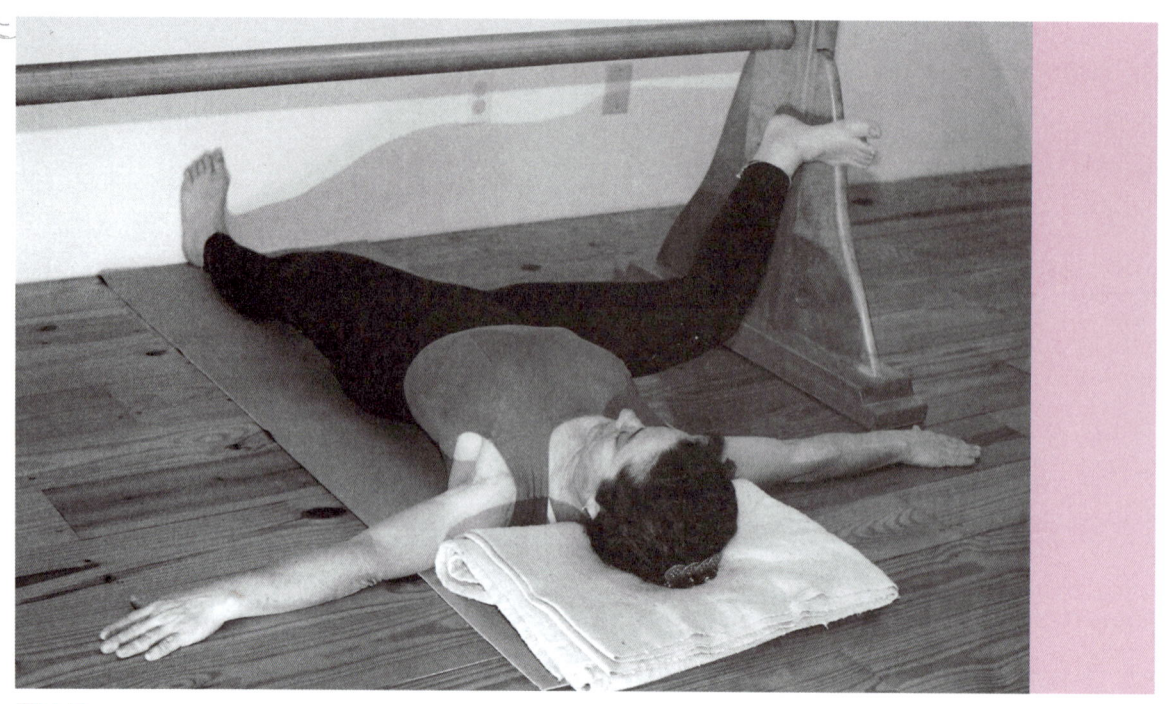

图1.1.20

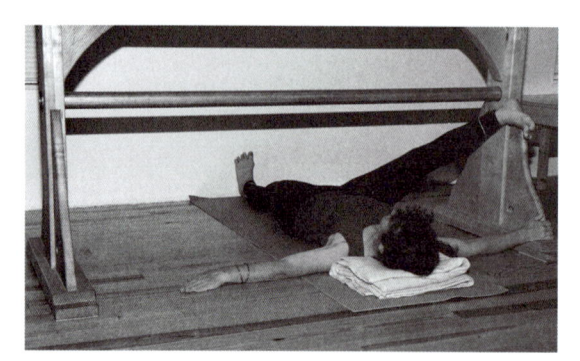

图1.1.21

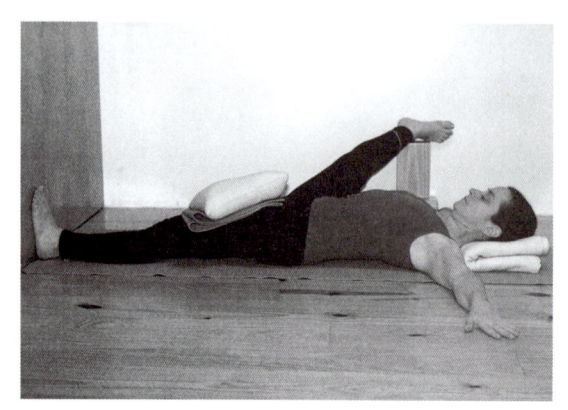

图1.1.22

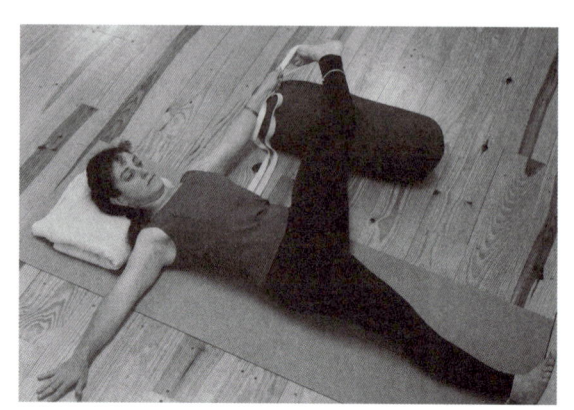

图1.1.23

7. Adho Mukha Vīrāsana（面朝下的英雄式）

辅具（及其用法）：抱枕的放置要保证腹部获得支撑，胸骨能够拉长。如果上背部是向后拱起的，则加一个抱枕或一张毛毯。用一张毛毯来支撑交叠的手臂，另一张毛毯支撑臀部（图1.1.24）。针对头痛，可用桥式凳支撑向两侧伸展的手臂，前额放在抱枕或毛毯上。腹部下方放一个抱枕，臀部下方放一张毛毯（图1.1.25）。如果情绪不高，将下巴放在砖上或折叠的毛毯上（图1.1.26）。可在所有的前屈体式中使用这一方法。不过，头痛时，不要以这种方式支撑下巴。

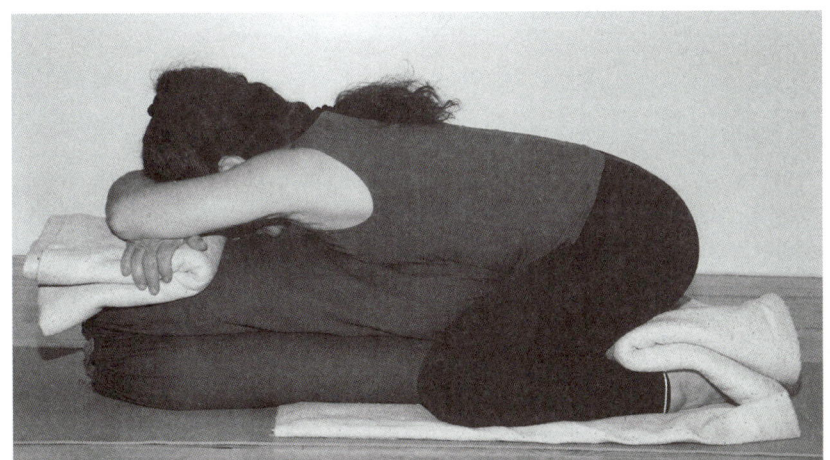

图1.1.24

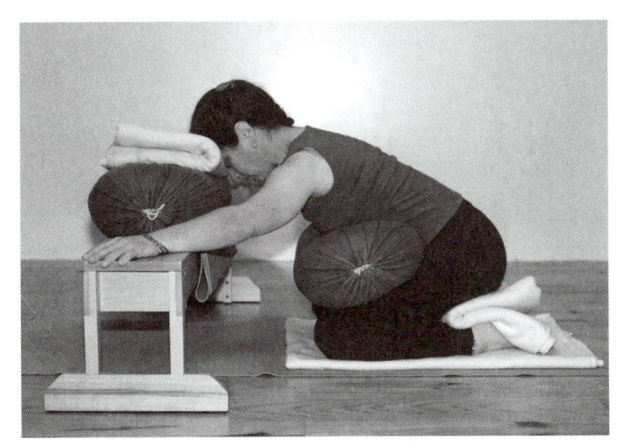

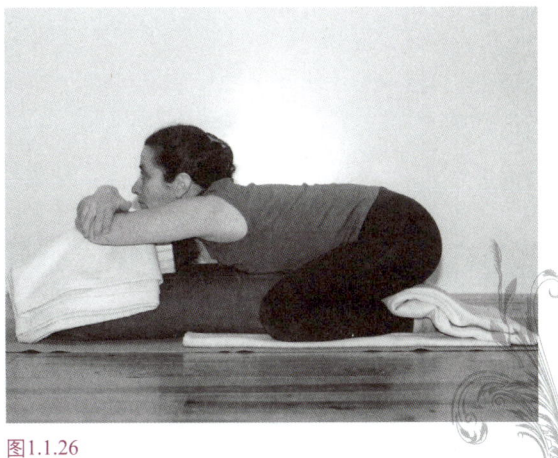

图1.1.25

图1.1.26

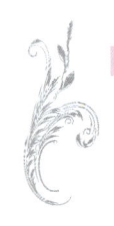

姿势说明：手臂弯曲，双手抱着对侧手肘，小臂放在毛毯上。前额应置于小臂之上，这样，头的后侧和颈部后侧能够伸展，远离双肩。两眼与地面平行。手臂不要向下垂放，以免带来心思怠惰以及胸腔和腹部的沉重。当下巴有支撑时，不应挤压颈部后侧，喉咙前侧也不能变硬。头痛时，向两侧展宽锁骨。移动斜方肌，柔软肌肉，移动皮肤去向腰部。在 Parivṛtta Adho Mukha Vīrāsana（扭转的面朝下的英雄式，体式8）之后，重复此体式。

时长：2～5分钟。

（体式中的）力：前额在小臂上休息。放松面部肌肉，眼睛柔软，彻底释放颈部。斜方肌远离颈部。通过展宽锁骨来拓宽双肩。拉长侧躯干、肚脐和耻骨。释放内腹股沟。观察那些在 Supta Pārśva Padaṅguṣṭhāsana（仰卧侧手抓大脚趾式）中学习到的能量点：脚跟内侧、膝内侧、大腿内侧上端、耻骨两侧、肚脐、两乳，视神经中心。让这些点端正，点与点之间伸展并相互连接。专注于这些点，让腹部向两侧展开并彻底放松。

功效：随着下背部的拉长和展宽，加深放松的程度。腹部得到安歇，心变得安静，深化向内的专注。

8. Parivṛtta Adho Mukha Vīrāsana（扭转的面朝下的英雄式）

辅具（及其用法）：一到两张折叠的毛毯置于臀部下方，一到两个抱枕支撑躯干，一张折叠成小块的毛毯支撑头的侧面①（图1.1.27）。替代方法为一把椅子和一张毛毯，可用以支撑躯干（图1.1.28）。此体式或可缓解头痛和偏头痛。头痛发作时，手臂向两侧伸展，用桥式凳（图1.1.29）或叠放在一起的抱枕（图1.1.30）来支撑展开的手臂。若是针对中耳炎以及耳鸣症状，则不论向左转还是向右转，都只将有问题那一侧的耳朵放在支撑物上。比如，问题在左耳，则即使向左转，也要将左耳放在抱枕上（图1.1.31）。Parivṛtta Adho Mukha Svastikāsana（扭转的面朝下的万字符式）也有这些变体，具体描述只在这里给出。

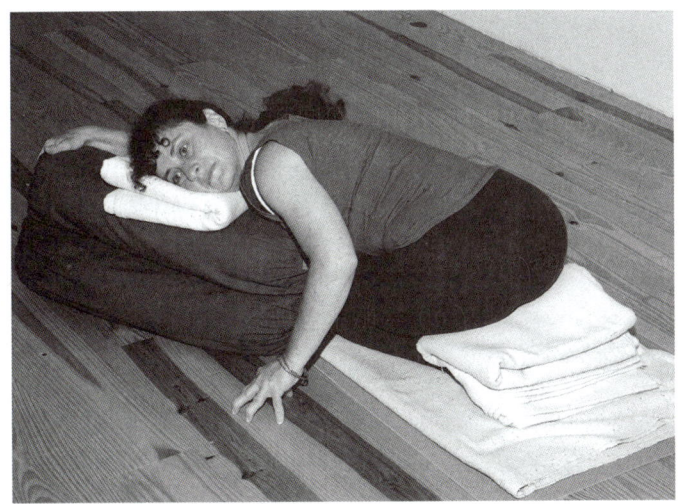

图1.1.27

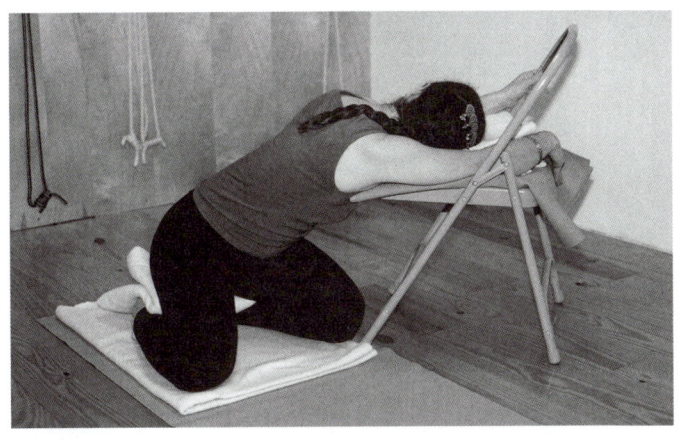

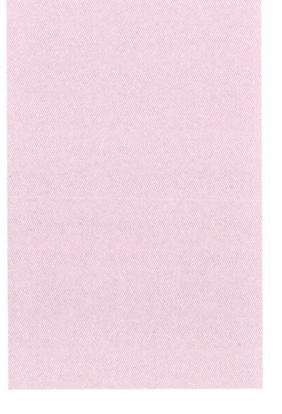

图1.1.28

① 折叠的毛毯是指将头部平衡式所用毛毯对折一次，折叠成小块的毛毯是指在这个折叠的基础上再对折一次。——译者注

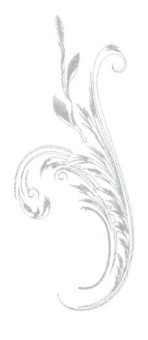

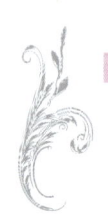

姿势说明：在严重背痛的情况下，此体式或许会令人不舒服。如果这样，可以舍去这一体式，直接进入下一体式的习练。大脚趾贴合，双膝分开至躯干的两侧。躯干前侧不应内陷，背部也不应拱起。如果出现以上情况，则增加一张毛毯或一个抱枕。让头的侧面在支撑物上休息，耳朵与地面平行。如果耳朵无法和地面平行，可多加一张毛毯。此体式完成之后，重复前一体式。

图1.1.29

时长：每一边 1～2 分钟，先向左转，再向右转。

（体式中的）力：在左侧，通过伸展右臂来延展并拉长右侧躯干。在手肘处弯曲左臂，将左臂当作杠杆，上提左侧躯干，进而从右向左转动胸腔。释放右侧竖脊肌远离脊柱，并向下去向侧躯干。重新建立前面几个体式中学到的对子宫和卵巢的专注。随着躯干动作的进行，拉长子宫的右侧，并在能量层面将子宫从右向左转。

图1.1.30

功效：缓解下背部疼痛。释放盆腔中那些支撑子宫的韧带的张力（拉力）。减少颈部和肩部的僵硬。减轻头部，尤其是耳朵和下颌的压力。

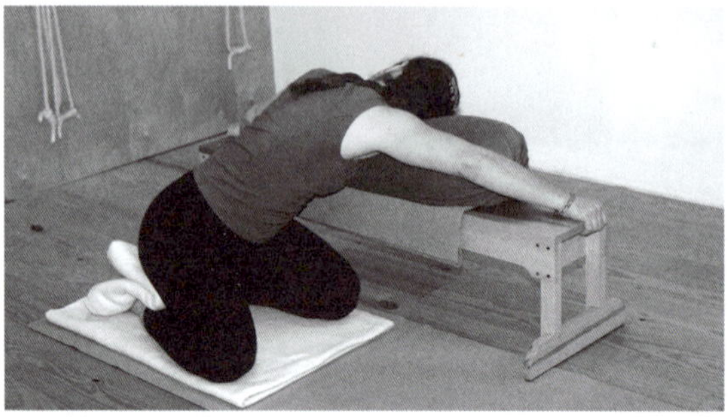

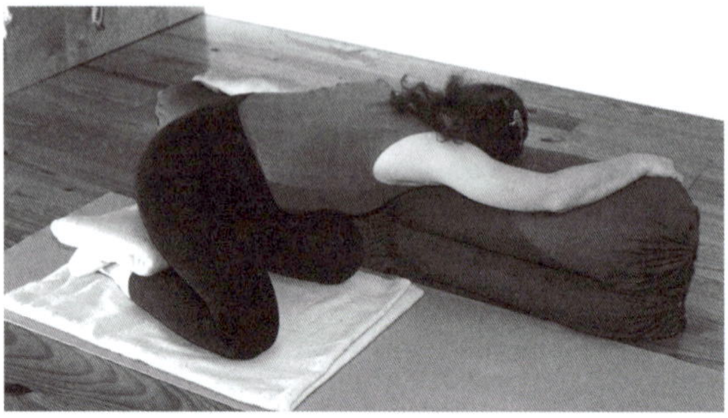

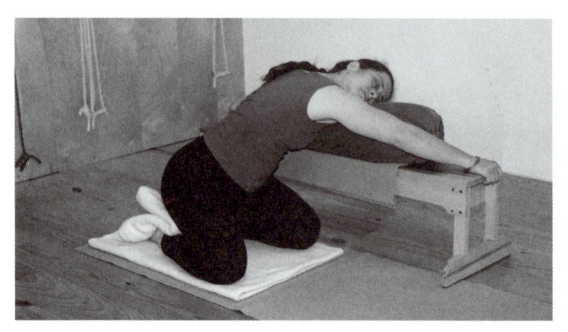

图1.1.31

9. Adho Mukha Svastikāsana（面朝下的万字符式）

辅具（及其用法）：两张折叠的毛毯置于臀部下方，一到两个抱枕支撑躯干，折叠成小块的毛毯支撑小臂或前额（图1.1.32）。

姿势说明：先盘右腿，再盘左腿，将左小腿放在右小腿下方。移动抱枕靠近双腿，这样抱枕能够支撑整个腹部和胸腔。如果背部拱起，则再加一个抱枕支撑躯干，或在臀部下方多加一张毛毯。不改变盘腿的方向，接着习练下一体式，Parivṛtta Adho Mukha Svastikāsana（扭转的面朝下的万字符式，体式10）；之后，再重复一次这一体式，但应先盘左腿。完成之后，再做一次Parivṛtta Adho Mukha Svastikāsana（扭转的面朝下的万字符式，体式10）。

时长：2～5分钟。

（体式中的）力：柔软面部和颈部肌肉。如果情绪不高，像Adho Mukha Vīrāsana（面朝下的英雄式）那样支撑下巴。彻底放松面部和颈部肌肉。斜方肌远离颈部，展宽锁骨。大臂内侧转向大臂外侧，以此来更完全地拓宽双肩和胸腔。拉长侧躯干、肚脐和耻骨。放松双腿向下，尤其是内腹股沟。保持内在的安静。

功效：下背部拉长，身心得到完全的休息。

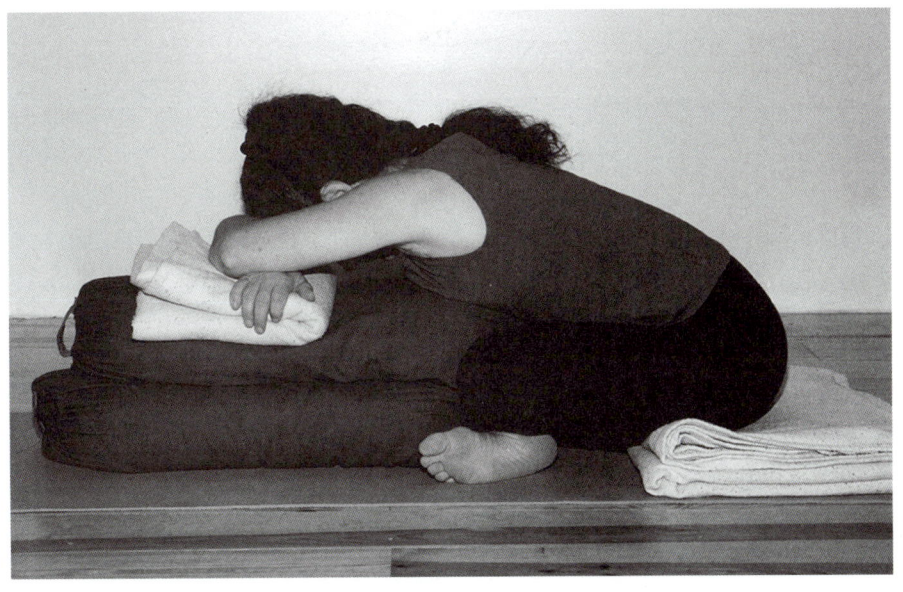

图1.1.32

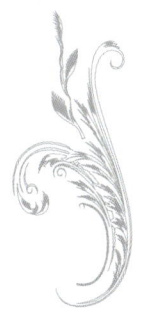

10. Parivṛtta Adho Mukha Svastikāsana（扭转的面朝下的万字符式）

辅具（及其用法）：两张折叠的毛毯放在臀部下方，一到两个抱枕支撑躯干，折叠成小块的毛毯支撑头的侧面（图1.1.33）。

姿势说明：做完 Adho Mukha Svastikāsana（面朝下的万字符式，体式9）之后，保持右腿在内，左脚放在右大腿下方，不要改变盘腿的方向，做此体式的扭转式。首先，将抱枕放在左大腿外侧，倾斜摆放，伸展右臂，右手抓住抱枕的一端。左手落地，左臂屈肘来协助躯干的转动。完成右侧之后，坐直，解开双腿至 Daṇḍāsana（手杖式）；然后，先盘左腿，右腿放在左腿下方。先重复 Adho Mukha Svastikāsana（面朝下的万字符式，体式9），躯干向前落在抱枕上。然后先左后右，再次习练此体式的扭转式。

时长：每一边1～2分钟。

（体式中的）力：见体式8，Parivṛtta Adho Mukha Vīrāsana（扭转的面朝下的英雄式）。

功效：在此体式中，侧躯干的伸展较 Parivṛtta Adho Mukha Vīrāsana（扭转的面朝下的英雄式，体式8）的程度更深，能释放任何残留的背痛，更深入地伸展源自反侧更大的扭转阻力。

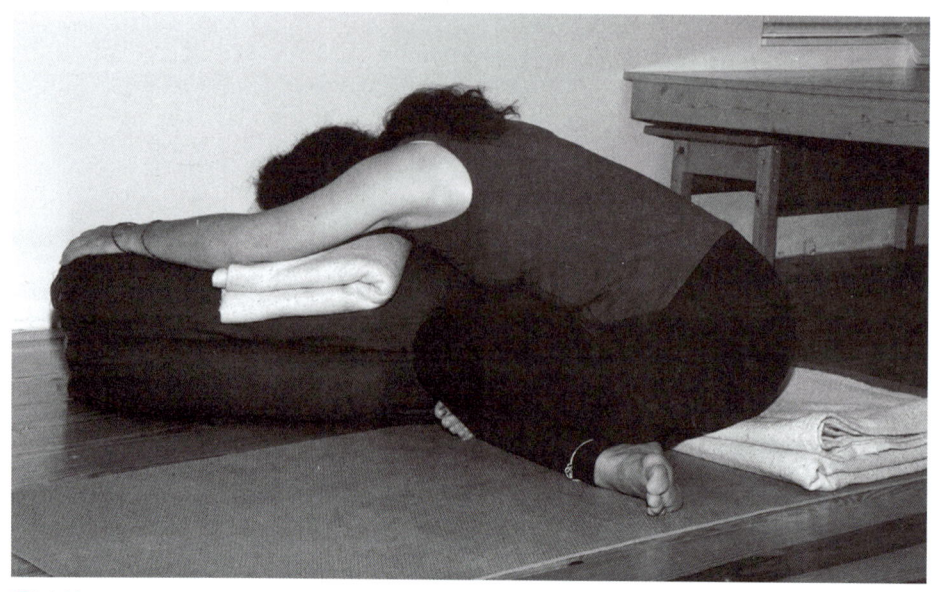

图1.1.33

11. Parvatāsana（山式）①

辅具（及其用法）：一张折叠成小块的毛毯放在一张折叠的毛毯上面，毛毯贴墙放好。

姿势说明：如果不能完成 Padmāsana（莲花式），则习练体式 12，采用 Svastikāsana（万字符式）的盘腿方式。进入 Padmāsana（莲花式），先盘右腿（右脚放在左大腿上端），再盘左腿（左脚放在右大腿上端）。进入 Padmāsana（莲花式）之后，如果膝盖高于骨盆，则在臀部下方增加支撑物的高度。现在，双腿已经盘好，在伸展手臂之前，躯干向前，双手落地，手臂伸直，背部凹陷（图 1.1.34）。然后，挪动臀部，以使其更贴近墙面。保持背部的凹陷状态，依次用单手来调整同侧臀部，让臀部展宽的同时更接近墙面（图 1.1.35）。慢慢坐直，不要让胸腔向内，肩的外侧贴墙（图 1.1.36）。骶骨要抵在墙上（图 1.1.37）。十指相扣，右侧食指在上。重复这一过程，交换盘腿的方向，先将左脚放在右大腿上端，左手食指在上，十指相扣。大拇指指尖相触，保持住手指的相扣，尤其是小拇指一侧（图 1.1.38）。

时长：每一边 20～30 秒。

（体式中的）力：双脚有力下压大腿。伸展脚跟内侧。大腿下沉，胫骨外侧向天花板上提。侧胸腔及乳房外侧边缘有力上提。使头部、颈部、腹部和大腿内侧上端保持平静。如果手臂不能完全伸直，先让手臂回落一些，离开墙面，然后伸直手臂，努力让伸直的手臂更靠近墙面。如果手肘再次弯曲，则不必贴墙。斜方肌向下。二头肌向上，腋窝向上。三头肌向下，双肩向下。肩胛上端收进身体。侧胸腔向上。

功效：完成 Adho Mukha Vīrāsana（面朝下的英雄式）、Adho Mukha Svastikāsana（面朝下的万字符式），以及它们的扭转式之后，在继续接下来的向前伸展体式之前，此体式在整个腹部区域创造出了更多的空间。前面的习练释放了腹部的紧张，此时，腹腔内的器官更向内，贴近脊柱。在接下来的向前伸展习练中，能够一直保持一种美好、强健的感受。Padmāsana（莲花式）的腿部习练完成之后，直接习练体式 13。

---

① Parvata，意为山，所以 Parvatāsana 即为山式；Tada，也是山。为了进行区分，有时将前者译为坐山式，后者译为山式。（参考《瑜伽之光》第 50 页和 105 页，世界图书出版公司，2006 年 8 月第二版）——译者注

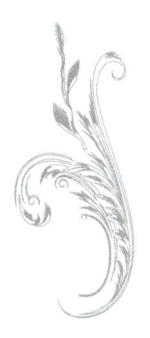

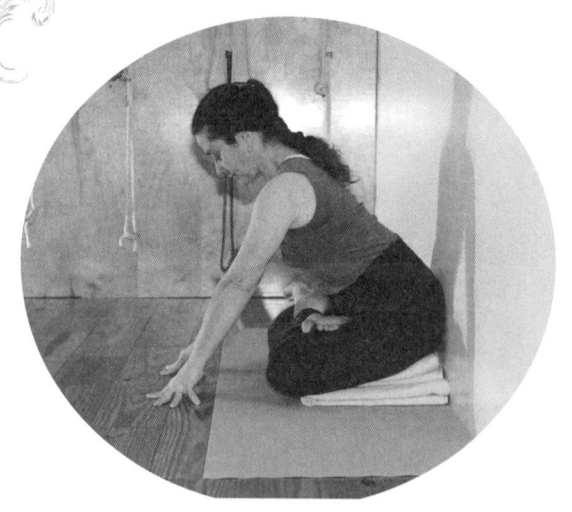

图1.1.34

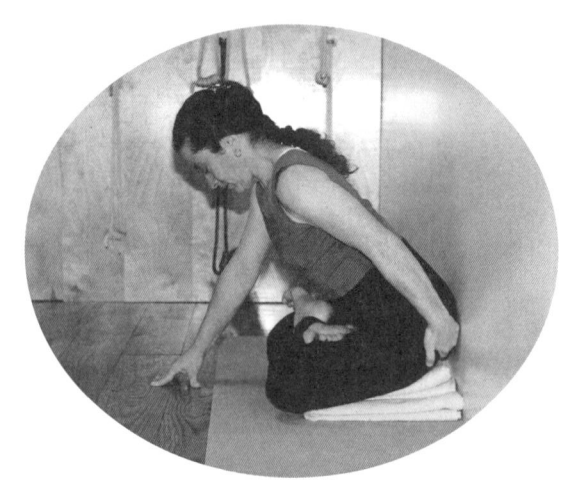

图1.1.35

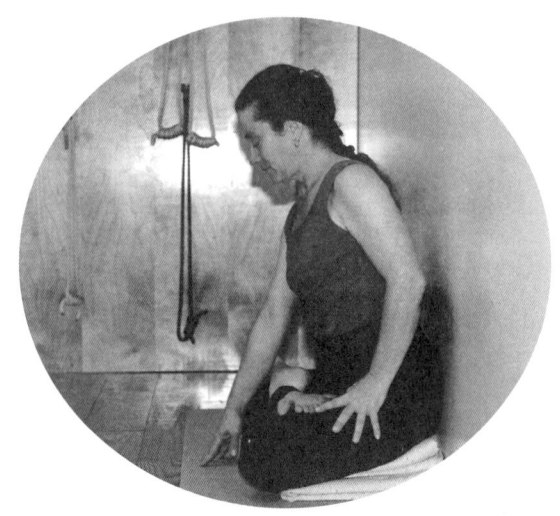

图1.1.36

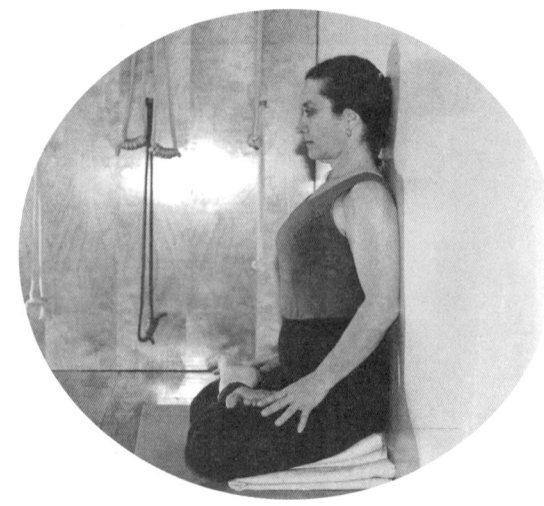

图1.1.37

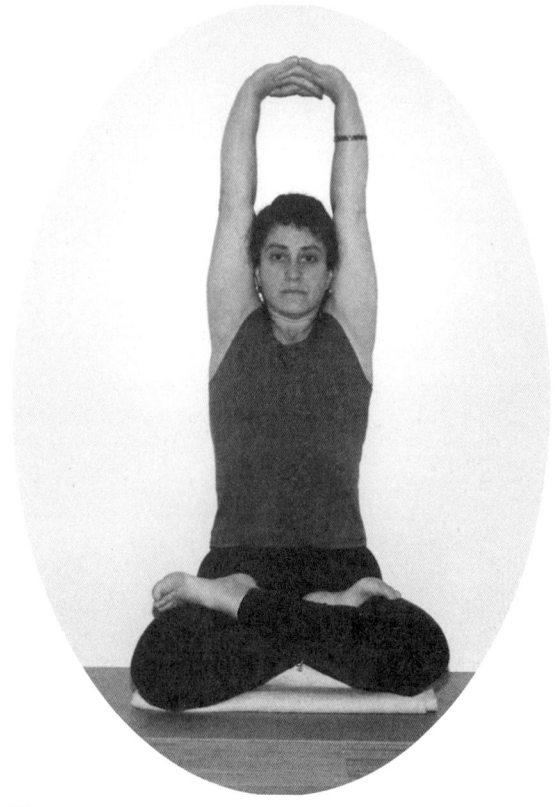

图1.1.38

12. Parvatāsana（山式），变体

辅具（及其用法）：同体式 11。

姿势说明：具体信息参考体式 11。但是双腿进入 Svastikāsana（万字符式），先盘右腿，然后将左脚放在右腿下方（图 1.1.39）。

时长：同体式 11。

（体式中的）力：同体式 11。

功效：同体式 11。

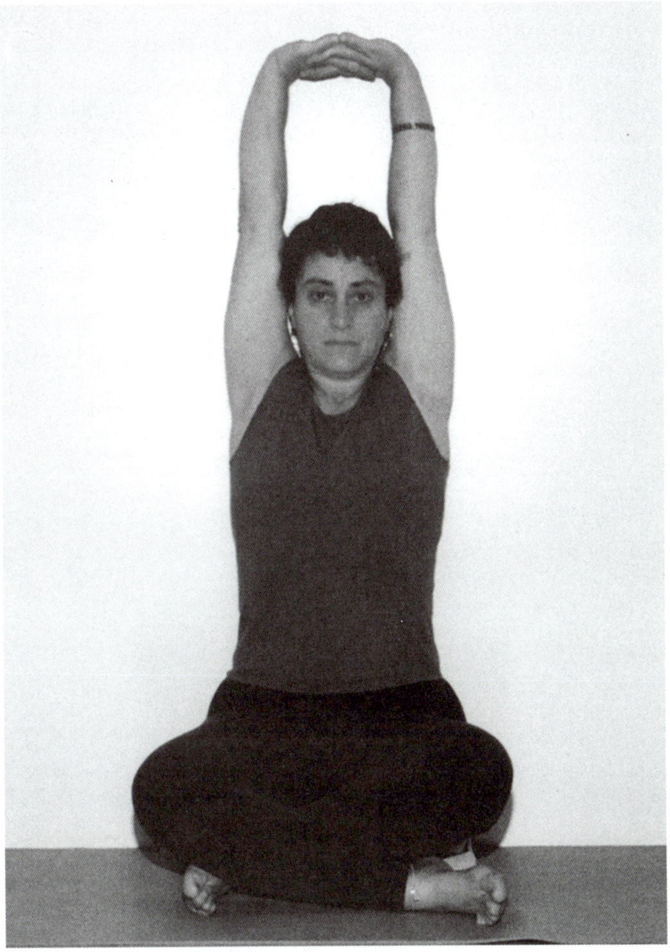

图 1.1.39

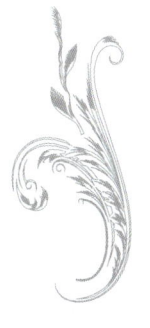

13. Jānu Śīrṣāsana(膝盖头式)

辅具(及其用法):两张折叠的毛毯放在臀部下方,抱枕横放在胫骨上方支撑头部(图1.1.40)。为了使双肩和胸腔扩展得更宽,在脚底放斜木板,并用双手抓住斜木板两端(图1.1.41)。如果背部无法保持凹陷,或者是正在经历更年期的女性,可以用椅子和抱枕来支撑(图1.1.42)。对于身体僵硬者,可以拿第二个抱枕纵向放在躯干前侧,额头下再放一张毛毯支撑(图1.1.43)。如果情绪不高,抬头,将下巴放在一块砖上(图1.1.44),向前看。如果屈腿一侧膝盖疼痛,则在这侧脚与伸直腿之间放一块砖,并在屈腿的膝后侧夹一条绳子,并且(或)在膝外侧用一块砖或毛毯支撑(图1.1.45)。在接下来的向前伸展体式序列(一直到体式17)中应做出合适的选择。

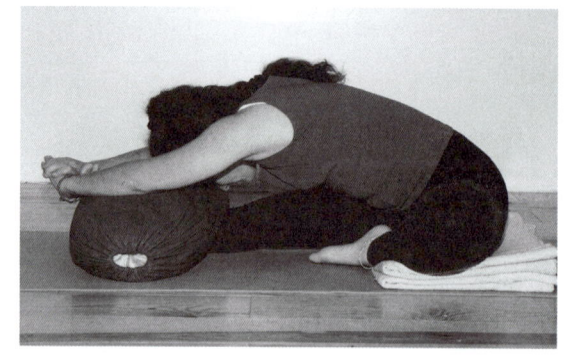

图1.1.40

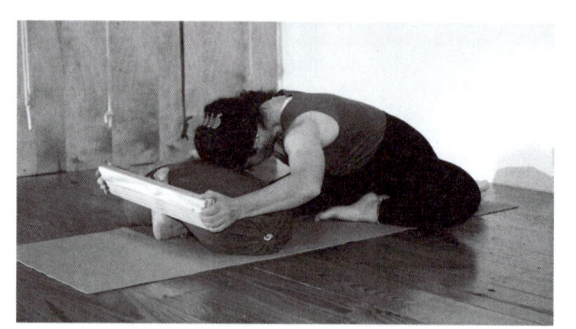

图1.1.41

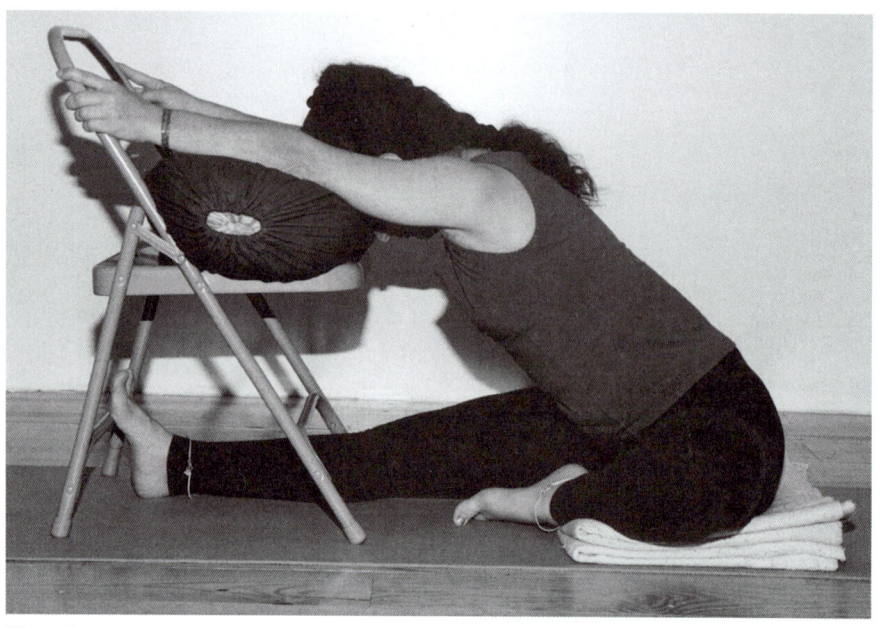

图1.1.42

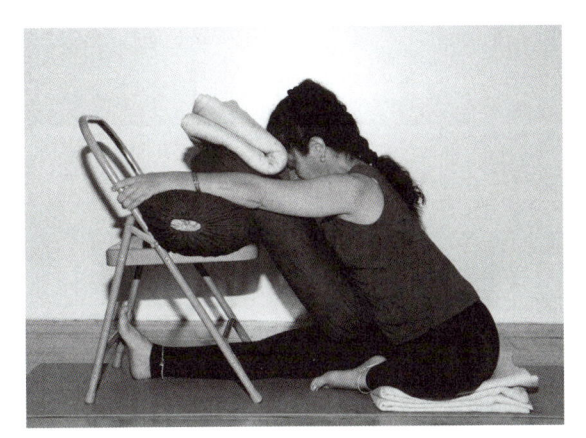

图1.1.43

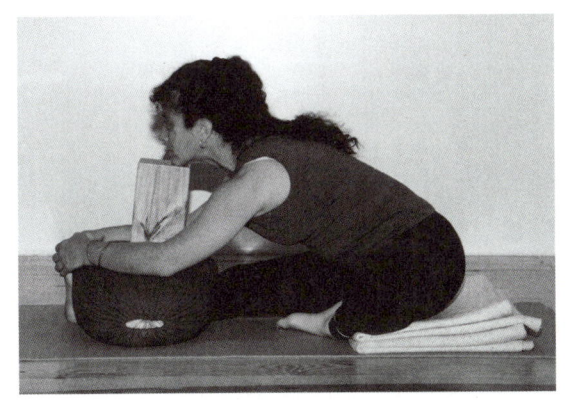

图1.1.44

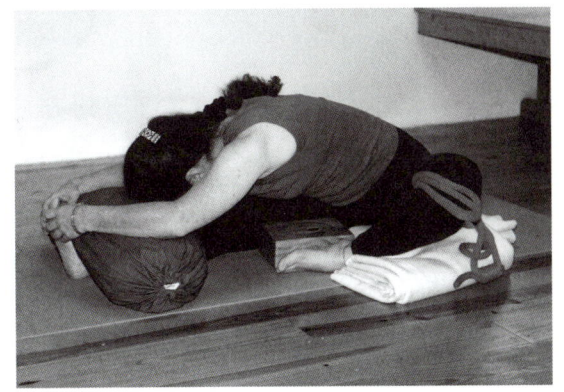

图1.1.45

姿势说明：即便头部能轻松地放到抱枕上，背部也能伸展，仍要试一下椅子支撑的做法，并观察在哪一个变体中习练者能得到更好的休息。

时长：每一边1～2分钟，首先伸直左腿。

（体式中的）力：头的后侧沉向前额。通过放松下颌远离耳朵，舌头离开上颌、放松向下，让口腔柔软。柔软面部肌肉，释放颈部和喉咙。移动胸骨去向下巴，以此来拉长并展宽胸腔；将后胸腔，即胸椎区域，向下沉向地面。展宽锁骨，释放斜方肌远离头的后侧。释放腹部任何残留的紧张。伸直腿从内腹股伸展至脚跟内侧。屈腿一侧的大腿外侧向下，然后从屈腿一侧向直腿一侧转动下腹部。

功效：前面的体式释放了腹部的痉挛和其他经期的紧张，减轻了经血排出的不适感。通常来讲，向前伸展体式可增强骨盆和下肢循环。于是，腿部抽筋和（或）小腿、脚踝或者双脚的肿胀或许会减轻。Jānu Śīrṣāsana（膝盖头式）中弯曲的膝盖打开了骨盆。子宫能积极地排出经血，腹部痉挛会很轻或不出现。腹部器官在被动、不紧张的状态中更强健，肠道系统的平衡得到还原。头部向下的状态让头脑彻底放松。有月经淋漓现象的女性会发现前屈习练能释放（身心的紧张）并改善经血的流动。

14. Trianga Mukha Eka Pāda Paścimottānāsana（三肢面朝单腿西方强烈式）

辅具（及其用法）：两到三张折叠的毛毯放在伸直腿一侧的臀部下方（图1.1.46）。如果腿部或髋部非常僵紧，臀部则坐在抱枕上，将另一个抱枕放在椅子上（图1.1.47）。像 Jānu Śīrṣāsana（膝盖头式）中描述的那样支撑头部和躯干。

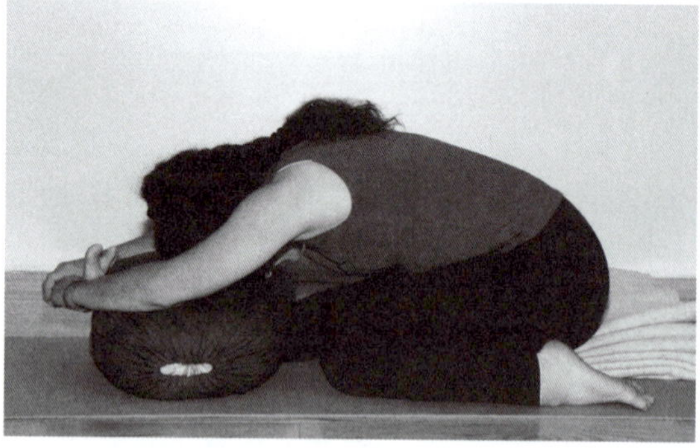

姿势说明：如果 Vīrāsana（英雄式）一侧的膝或脚不舒适和（或）为了让躯干居中，增加伸直腿一侧臀部下方支撑物的高度，比如用抱枕。用一把椅子，椅面上加一个抱枕来支撑头部，以此来拉长背部。两大腿对齐，彼此平行，从髋部观察，两膝端正。

时长：每一边1～2分钟，首先伸直左腿。

（体式中的）力：胸腔从正中向两侧展开。肚脐从中心向两侧展宽。伸直腿脚跟（后侧）中心点落地并下压地面。脚趾拉长并展开。伸展腿内侧至脚（内侧）。通过脚跟内侧和大脚趾球骨向远离身体的方向伸展来延续腿内侧的伸展。髌骨向上提向大腿，然后将膝盖和大腿沉向地面。弯曲腿一侧的脚、膝和大腿向下沉向地面。拉长弯曲腿的大腿面去向膝盖，胫骨去向脚踝。胫骨内侧向下，胫骨外侧去向胫骨内侧。专注于内在的宁静和柔和。

图1.1.46

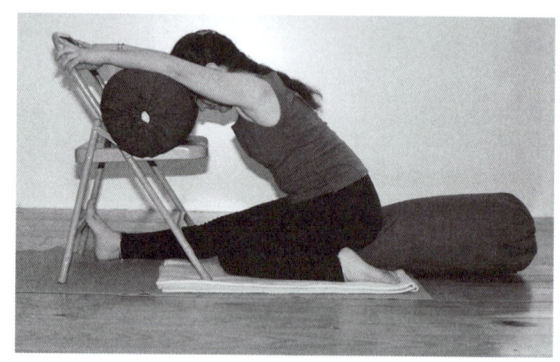

图1.1.47

功效：Jānu Śīrṣāsana（膝盖头式）的腹部扭转之后，在此体式中，腹部在居中位置展宽。Vīrāsana（英雄式）中腿的摆放可促进腿、脚的血液循环，减轻腿、脚的肿胀和抽筋现象。

15. Ardha Baddha Padma Paścimottānāsana（半莲花西方强烈式）

辅具（及其用法）：两张折叠的毛毯放在臀部下方。像体式 13 那样支撑头部和躯干。如果无法完成莲花式，重复体式 13 Jānu Śīrṣāsana（膝盖头式）。

姿势说明：胸腔越过弯曲腿一侧的脚，这样脚不会挤压肋骨（图 1.1.48）。这只脚不应超过伸直腿的大腿外侧。如果习练莲花式的一侧的膝盖疼痛，则增加臀部下方的支撑物高度，并用砖或毛毯支撑膝盖。另外，可以像 Jānu Śīrṣāsana（膝盖头式）那样，将一根墙绳夹在莲花式腿的膝后侧（图 1.1.49）。

时长：每一边 1~2 分钟，首先伸直左腿，右腿采用莲花式；然后伸直右腿，左腿采用莲花式。

（体式中的）力：从伸直腿的大腿内侧伸展至脚跟内侧。髌骨收紧，将大腿面紧紧贴向大腿股骨。内膝的后侧向地面打开。伸展莲花式一侧的脚跟去向腹部。将莲花式一侧的腿沉向地面。同时，将同侧腿胫骨外侧向上提，远离地面。所有力的实施都要保证腹部的柔软。柔软面部肌肉和颈部。展宽锁骨，释放斜方肌远离两耳。

功效：此体式可深度强健腹部器官，进一步平衡消化系统。

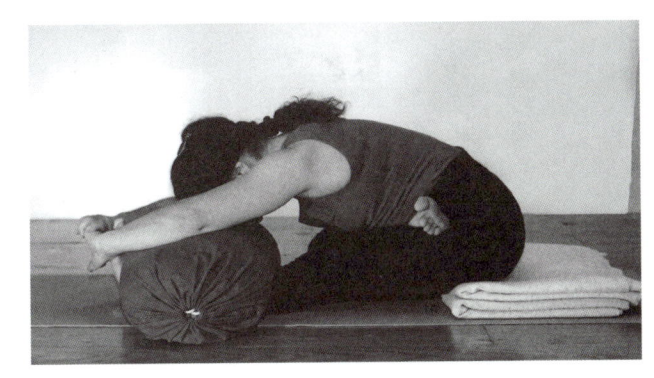

图 1.1.48

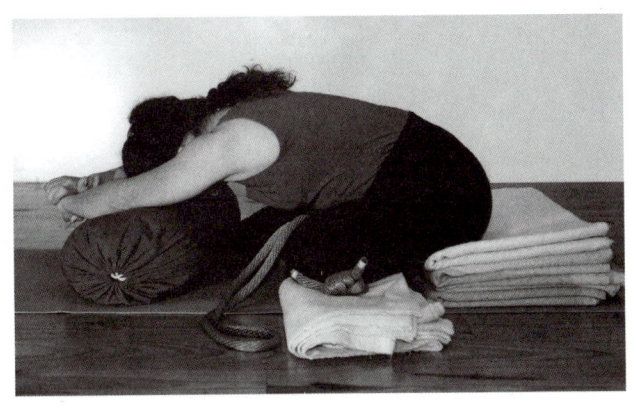

图 1.1.49

16. Marīchyāsana Ⅰ（圣马里奇一式）

辅具（及其用法）：两张折叠的毛毯支撑臀部；头部和躯干的支撑和体式13一样。

姿势说明：如果双手无法在背后抓握（图1.1.50），可以抓伸直腿的脚（图1.1.51），或者使用斜木板或椅子，参考体式13 Jānu Śīrṣāsana（膝盖头式）中的描述。屈膝一侧的脚和同侧的大腿对齐，以使腹部获得更多的空间。

时长：每一边1～2分钟，首先伸直左腿，然后伸直右腿。

（体式中的）力：在此体式中，要避免使用腹部肌肉前屈的倾向，柔软腹部，屈腿一侧的脚跟下压，移动膝盖向前。上提屈腿的大腿外侧。释放朝向屈腿的侧躯干。持续拉长伸直腿。

功效：按摩并强健肠道，尤其是升结肠、降结肠和横结肠。

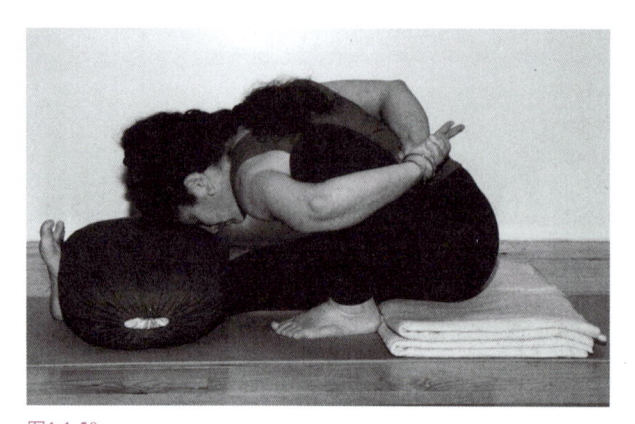

图1.1.50

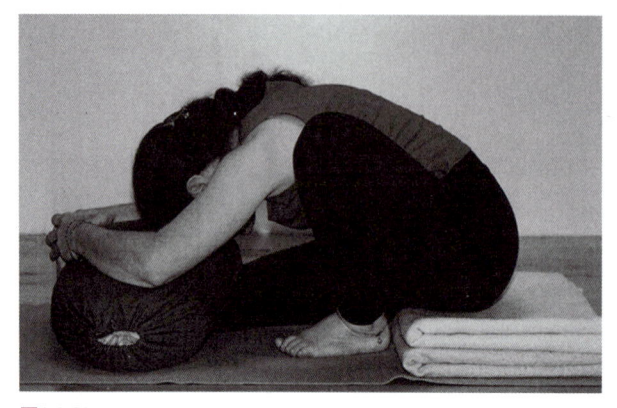

图1.1.51

17. Paścimottānāsana（西方强烈式）

辅具（及其用法）：同体式 16。

姿势说明：如有必要，臀部下方和（或）头部下方使用更多的支撑物，因为双腿伸直状态中的前屈或许会更难。习练这一体式时，也可以将双腿分开，与髋部同宽（图 1.1.52）。

时长：1～5 分钟。

（体式中的）力：随着髌骨和大腿收紧并沉向地面，脚跟的中点向下。从内腹股沟伸展大腿内侧至双脚内侧。脚外侧延展至两髋。胫骨内侧稳定地向下压向地面。脚踝外侧和胫骨外侧向内去向双腿之间的中线。膝后侧从内向外打开。膝后侧的皮肤向下沉向地面。大腿内侧上端向外去向大腿外侧，股骨头外侧向内对抗这个力。不要让股骨头向外。大腿外侧的皮肤向后。从两髋到腋窝拉长侧躯干。腋窝外侧向前。手肘向上向外屈，以此将胸腔从中心向两侧展开，展宽锁骨。移动胸骨向前去向下巴，下巴远离胸骨。柔软腹部区域。允许腹部从中间向两侧展开。延长耻骨两侧向前。柔软面部和颈部肌肉。觉知内在。从脚跟内缘到两眼的视神经，观察身体两侧的能量线。巧妙地进行必要的调整，改善能量线上各点的正位和平衡。观察子宫两侧卵巢的平衡。在不干扰坐骨的情况下，尾骨向内收，然后延展脊柱前侧向上去向头部。脊柱后侧从头的后方向下去向尾骨。

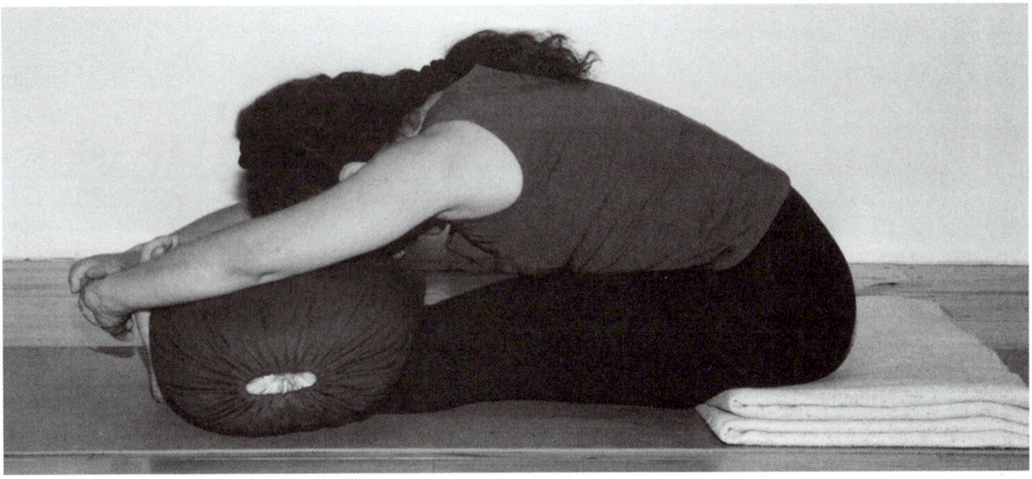

图 1.1.52

功效：双腿并拢，均匀放置，头下有支撑的姿势促进身心的平衡和安静。除上述前屈体式中所描述的解剖学和生理学上的益处以外，Paścimottānāsana（西方强烈式）深入内在的觉知，令其渗透至意识层、智性层以及喜乐层（身、心的不同层或鞘）。

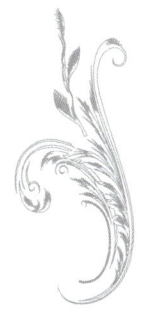

18. Pārśva Upaviṣṭa Koṇāsana（侧坐角式）

辅具（及其用法）：两张折叠的毛毯放在臀部下方，抱枕横向放在一侧胫骨上方支撑前额（图1.1.53），也可以像之前几个体式那样用椅子来支撑。

姿势说明：在此体式中，柔韧性较好的女性尤其要谨慎，注意双腿应该分开的角度大小。处于经期的女性，体内分泌的松弛素会增加，身体更为柔软，因此更易拉伤肌肉或韧带。双腿分开的幅度要舒适，应为90°～160°。

时长：每一边1～3分钟，先做左腿一侧，再做右腿一侧。

（体式中的）力：更多地伸展反方向腿[①]。保持反方向腿大腿后侧和臀部去向地面，不令其上提，同时将骨盆、下腹部、双肩转向另一条腿。让躯干落在腿的正上方。肋腔的一侧会倾向于远离脊柱，另一侧则倾向于靠近脊柱，为了躯干两侧的均匀伸展，远离的一侧肋腔贴近脊柱，靠近的一侧远离脊柱。

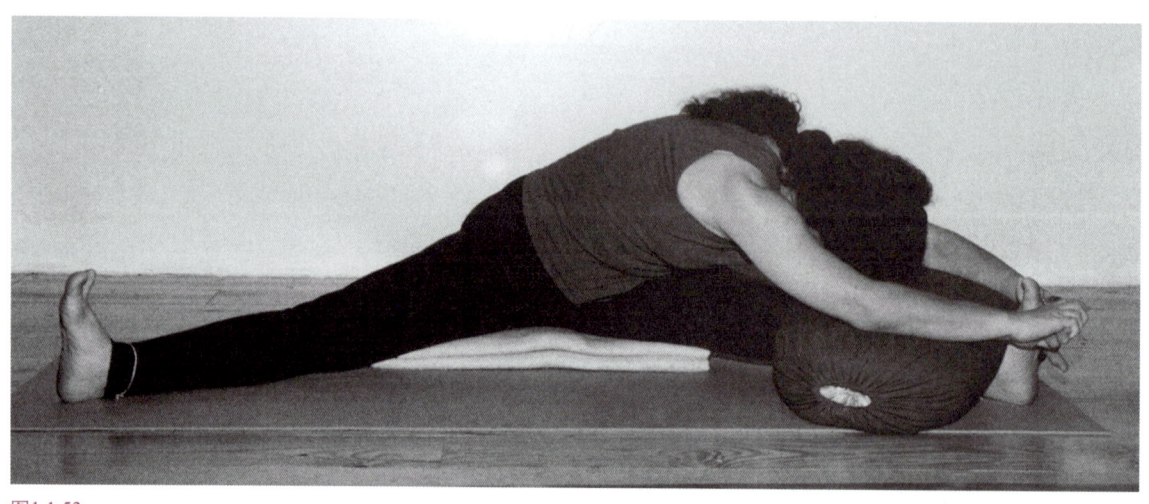

图1.1.53

功效：双腿大幅度打开会促进骨盆区域的循环，进而滋养生殖系统。两腿和双脚的循环也得到加强。

[①] 该体式中，习练者将躯干置于一条腿之上，另一条腿即反方向腿。——译者注

19. Adho Mukha Upaviṣṭa Koṇāsana（面朝下的坐角式），纵向抱枕

辅具（及其用法）：臀部下方用折叠的毛毯支撑，一到两个抱枕支撑躯干，一张折叠的毛毯放在前额下方（图1.1.54）；也可以用一把椅子和一个抱枕进行支撑（图1.1.42，24页）。

时长：1～5分钟。

（体式中的）力：脚跟中点向下，脚趾伸展向上。伸展双腿内侧。两坐骨彼此远离，并伸展坐骨去向脚跟。脚外侧去向股骨头外侧，整条腿的外侧去向腿内侧。胸骨下端向胸骨上端伸展，并且从胸骨的正中向两侧展开，以此来保持胸腔的完全打开。放松脑细胞，休息于前额之上。观察整个腹部的放松状态。

功效：像前面几个体式一样，此体式促进了骨盆、双腿、双脚区域的循环。腹部完全柔软，在抱枕上休息。

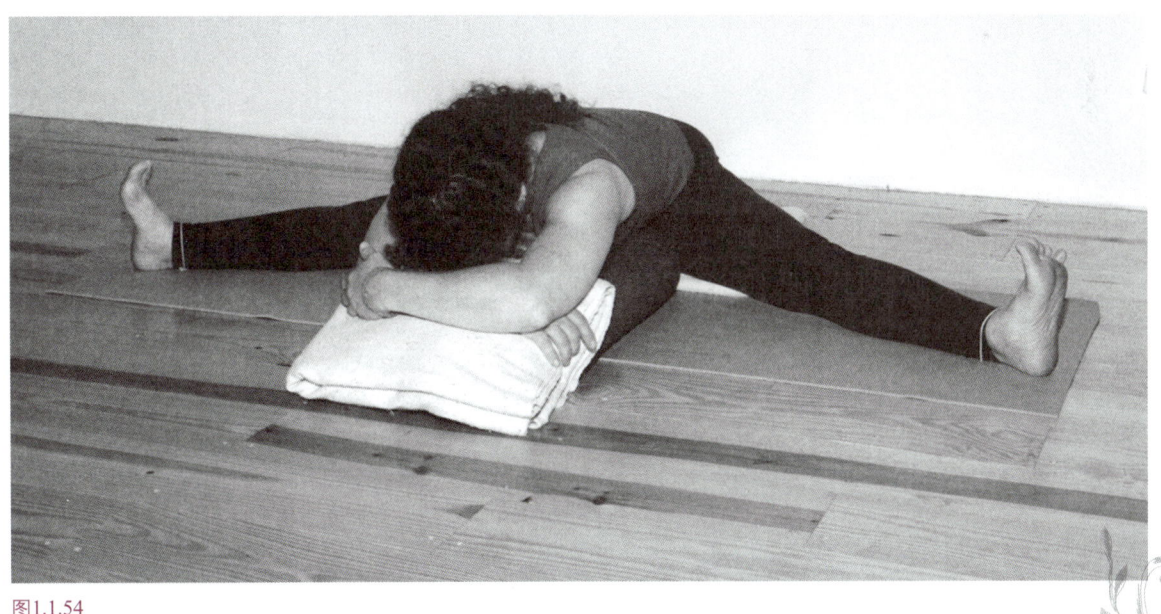

图1.1.54

20.Adho Mukha Upaviṣṭa Koṇāsana（面朝下的坐角式），横向抱枕

辅具（及其用法）：完成上一体式后，能够轻松前屈的习练者可以用抱枕在双腿之间横向支撑，更深入地进入此体式，抱枕尽可能往里放，支撑到耻骨（图1.1.55）；无法轻松前屈的习练者，直接进入下一体式。

姿势说明：如果抱枕不能完全放进两腿之间支撑整个腹部，就不要习练这一变体。经由 Baddha Koṇāsana（束角式）、Daṇḍāsana（手杖式）出体式。

时长：1～5分钟。

（体式中的）力：像体式19所描述的那样伸展双腿。允许腹部和胸腔成圆弧形①放置于抱枕之上，不要产生任何不必要的收缩。保持向内的专注。在抱枕的横向支撑中，观察盆腔器官是如何向后去向脊柱的。

功效：在前一个纵向抱枕的变体中，腹部能够完全放松。放松了腹部之后，器官在其正确的位置变得强健。

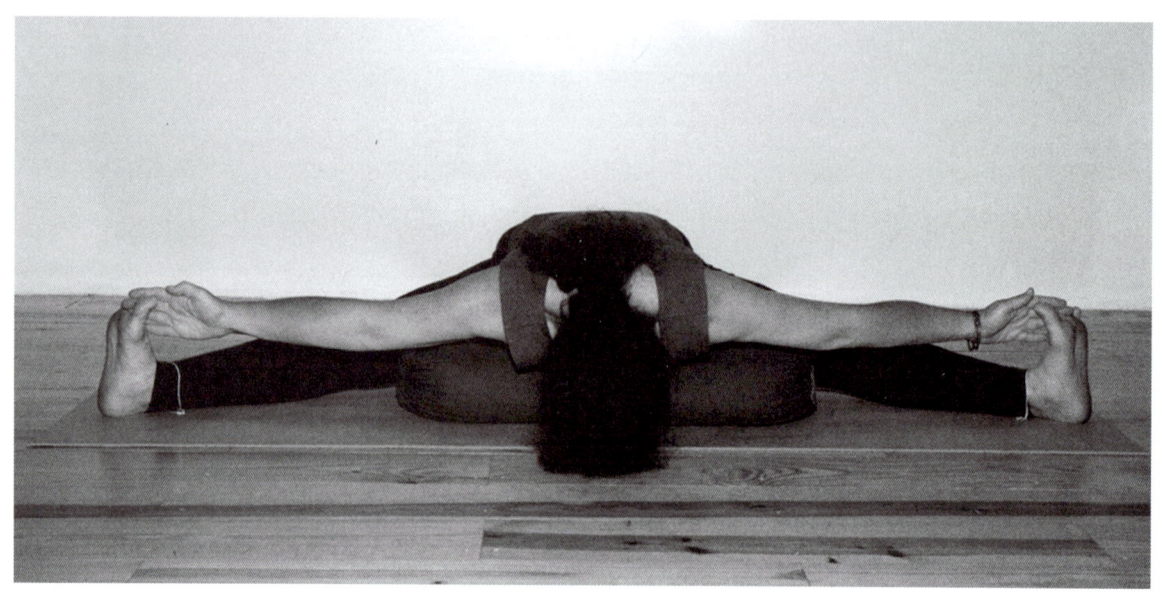

图1.1.55

① 让躯干自然契合抱枕的形态。——译者注

21. Upaviṣṭa Koṇāsana（坐角式）

辅具（及其用法）：臀部下方放抱枕，脚内侧贴墙或讲台一侧，下墙绳套在胸椎处（图1.1.56），或者手臂在讲台或椅子上支撑（图1.1.57）。习练者也可以把椅子拉向大腿，以保持双腿的打开（图1.1.58）。

时长：1～5分钟。

姿势说明：坐在会阴的正中心，既不要后仰至肛门口，也不要前倾至阴道口。避免骨盆前倾，避免下背部、肾脏区域的僵硬。耻骨应垂直于地面，不要前倾。骨盆上端的四个角与肋腔下端的四个角对齐。如有背痛，则背靠墙坐在抱枕上，用伸展带套在脚上，手抓伸展带（图1.1.59）。

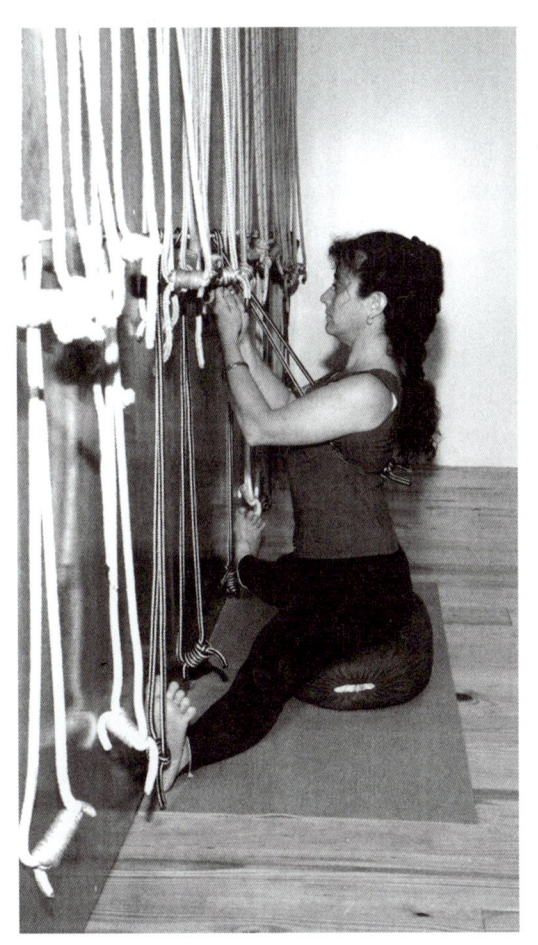

图1.1.56

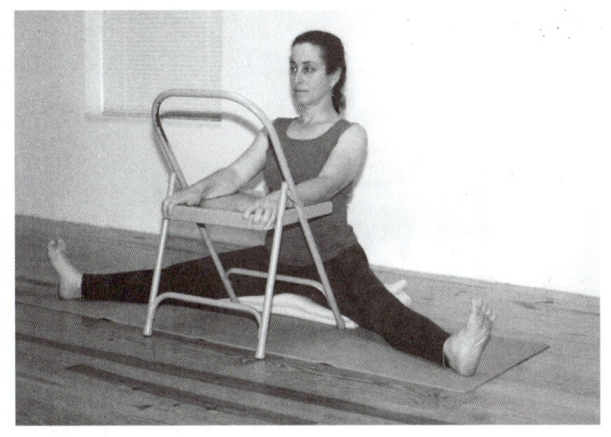

图1.1.57

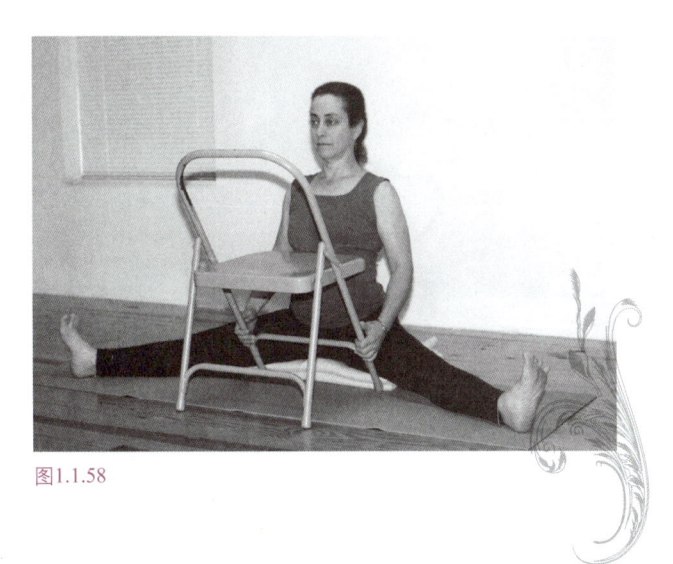

图1.1.58

（体式中的）力：脚跟中点向下，脚趾向上。拉长腿内侧去向双脚，脚内侧远离腿内侧。双脚外侧和腿外侧收回至髋部。胫骨外侧向内，胫骨内侧向下去向地面。两坐骨分开去向各自的脚跟。在不干扰坐姿的情况下，平衡于坐骨前侧和会阴正中。尾骨去向耻骨，脊柱前侧向上。随着骶骨的前侧向上，将骨盆前侧的皮肤向上提，骶骨区域的皮肤向下。臀部上端向下、向外远离骶骨。保持臀部的方向不变，大腿外侧上端收紧向内贴近股骨头，大腿外侧皮肤向下沉。大腿内侧上端向内、向下，同时大腿内侧皮肤上提。胸椎上提。通过手臂创造出的阻力打开胸腔，手臂可以拉着墙绳，也可以向下压着讲台或椅子，不要制造任何紧张感。二头肌向后去向三头肌。侧胸腔向上。观察腹腔的安静，意识专注于内在，专注于骨盆的下端。骨盆下端从一侧到另一侧，从前向后展宽，打开。让自己居中，让自己的存在无处不在[①]，照亮内在的空间。

功效：大腿内侧、外侧与地面垂直，给身体创造出一种"站立"的支撑。躯干的框架打开，给内在的器官创造了空间。从身体的外层逐层向内，意识变得专注于内在；习练者体验到一种宁静的状态。

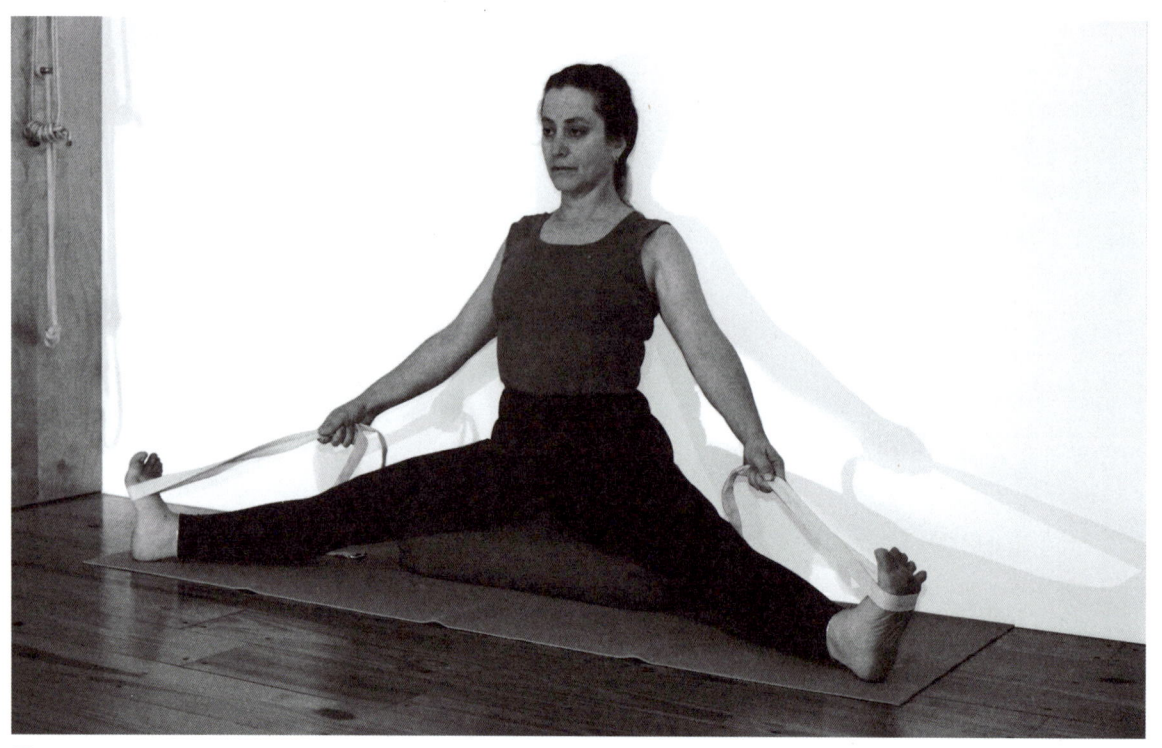

图1.1.59

[①] 吉塔在 Yoga In Action-Preliminary Course（《艾扬格瑜伽入门教程》）一书中，讲到体式 Tāḍāsana（山式）时说："学会纵览整个身体，感受其存在。"说到存在或存在感，在瑜伽习练中是指一种觉知，一种感受，一种专注于周身各处的定力，专注于一点是 Dharana（专注），而同时专注于多处乃至无限处则为 Dhyana（禅定、冥想）。体式中这样的描述和体验，也恰恰表明艾扬格瑜伽通过 Asana（体式），修习八支的独特之处。——译者注

22. Baddha Koṇāsana（束角式）

辅具（及其用法）：坐在抱枕上，同体式21。

姿势说明：在 Upaviṣṭa Koṇāsana（坐角式）中，手抓膝内侧，双膝同时弯曲，脚底贴合，脚趾回勾贴在墙上。习练者或许需要将抱枕挪到离墙更近的位置。这一体式可以在装有墙绳的墙边（图1.1.60）、讲台边（图1.1.61）或椅子边（图1.1.62）习练。习练者也可以在胫骨与墙壁之间用砖来支撑，以此获得骨盆更好的打开（图1.1.63）。如果背痛正在发作，靠墙坐在抱枕上，伸展带套在脚上，手握伸展带（图1.1.64）。

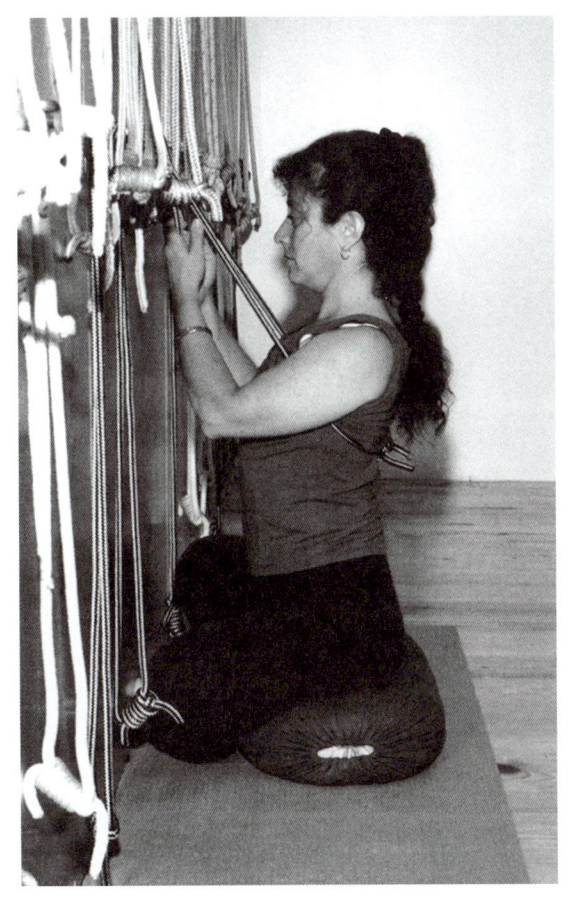

图1.1.60

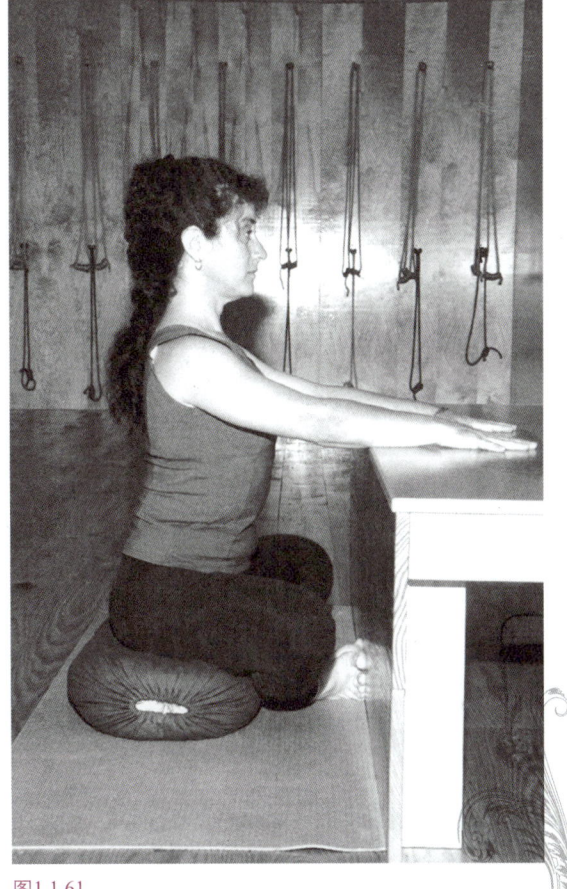

图1.1.61

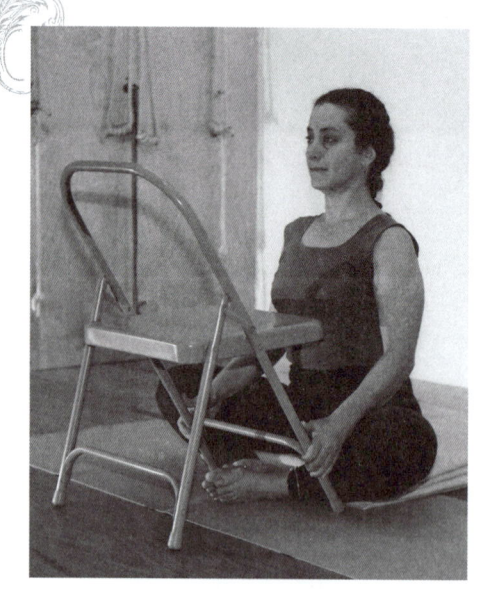

图1.1.62

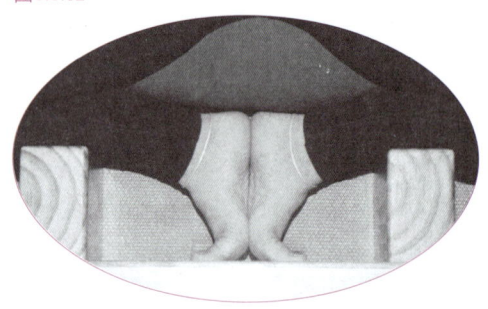

图1.1.63

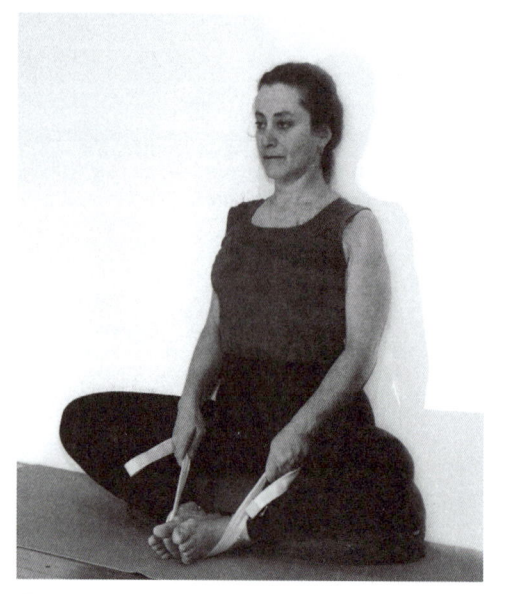

图1.1.64

时长：1～5分钟。

（体式中的）力：两坐骨分开，脚跟均匀对推；拉长内腹股沟去向膝内侧。同时，大腿外侧向内去向骨盆，股骨外侧向上去向天花板。小腿①外侧向上提，提向骨骼。脚踝外侧向内，去向骨骼（远离地面）。大腿内侧和胫骨内侧从内向外转。膝内侧转向膝外侧。像在 Upaviṣṭa Koṇāsana（坐角式）中那样，从身体的外层做功，逐层趋向核心，同样的，照亮内在的空间。

功效：与 Upaviṣṭa Koṇāsana（坐角式）不同，在此体式中，大腿的内外侧与地面平行，骨盆打开，器官体上提。

---

① 原文为胫骨，感觉逻辑上有矛盾，不过习练上可行。——译者注

23. Dwi Pāda Viparīta Daṇḍāsana（双腿倒手杖式）[①]，倒手杖凳

辅具（及其用法）：使用倒手杖凳支撑身体，抱枕或毛毯卷支撑头部和颈部（图 1.1.65）。大腿下方区域放一张折叠的瑜伽垫，为接下来的 Viparīta Daṇḍāsana（倒手杖式）中的 Baddha Koṇāsana（束角式）做好准备（腿的变化会在接下来的体式 24 中描述）。如果没有倒手杖凳，则可改用椅子来支撑，见体式 26（第 42 页）。通读至体式 25 的讲解，因为这几个体式是按顺序进行的。

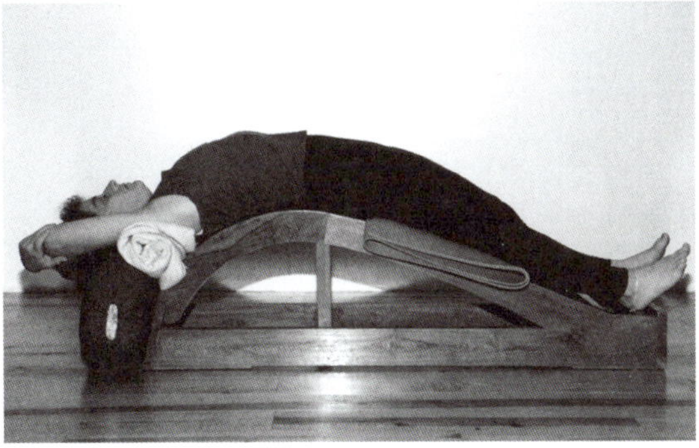

图1.1.65

姿势说明：如果肩部僵硬，手臂位于过头这一位置可能会导致手臂发麻。在这种情况下，则将十指交扣，双手放在腹部（图 1.1.66）。体式的最高处是胸腔，而不是骨盆。如果背部疼痛，则用抱枕支撑双脚（图 1.1.67）。习练者也可以用伸展带将大腿上端绑好。如果抱枕和伸展带都使用了，背痛仍没有解除，则检查胸腔的打开状态，确定胸腔是体式的最高点。在重力作用下，骨盆应更多地去向双脚的方向，而不是头部方向。如果胸腔的打开仍不能纠正背痛，那就屈膝习练。对于那些没有使用药物治疗的高血压习练者以及容易产生潮热的习练者，头部要用抱枕和毛毯支撑。没有这些顾虑的习练者，以及有抑郁情绪的习练者，可以头部后仰，且无须支撑（图 1.1.68）。如果颈部疼痛，或有甲状腺问题，则在颈部后方用毛毯卷支撑（图 1.1.69）。如果情绪低沉，保持眼睛睁开。否则，体式中可以闭眼。若是焦虑或紧张，可以用眼纱（第 124～125 页）。这适用于所有的仰卧体式。

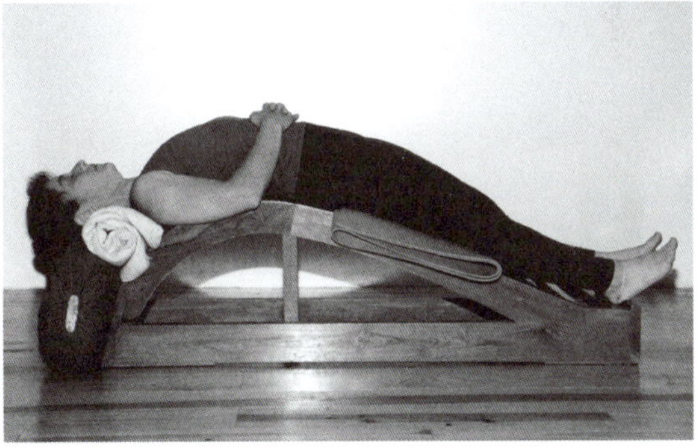

图1.1.66

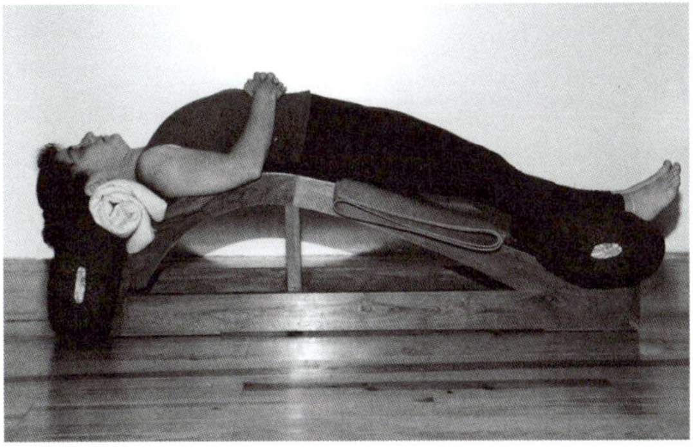

图1.1.67

[①] Pāda 意为脚、腿。瑜伽课上，印度老师讲述的 "leg" 或 "legs" 往往既表示腿，又表示脚，需要习练者或翻译者随情境理解正确指向。本书中 Dwi Pāda Viparīta Daṇḍāsana 统一译为双腿倒手杖式。——译者注

时长：3～10分钟。

（体式中的）力：随着自然呼气的发生，让肚脐两侧下沉，拉长并展宽。放松头部和颈部，让头颈远离双肩。下颌柔软，远离耳朵。

功效：此体式是向后伸展（后弯）的开始。向前伸展的习练让意识向内展开。而在此体式中，随着拉长和释放，种种紧张的感觉被消除。腹部器官和盆腔器官中的压力被解除，毒素被排出。隔膜释放了其对腹部的抓握。身体前侧在后侧休息。胸腔完全打开，因而有益于心脏、肝脏、胃、脾、膀胱和胰腺。在打开的胸腔中，呼吸能积极地发生。呼吸系统中的毒素被排出，两肺得到新鲜的养分。受抑郁困扰的习练者能大大受益于此体式，尤其在头部后仰的时候。

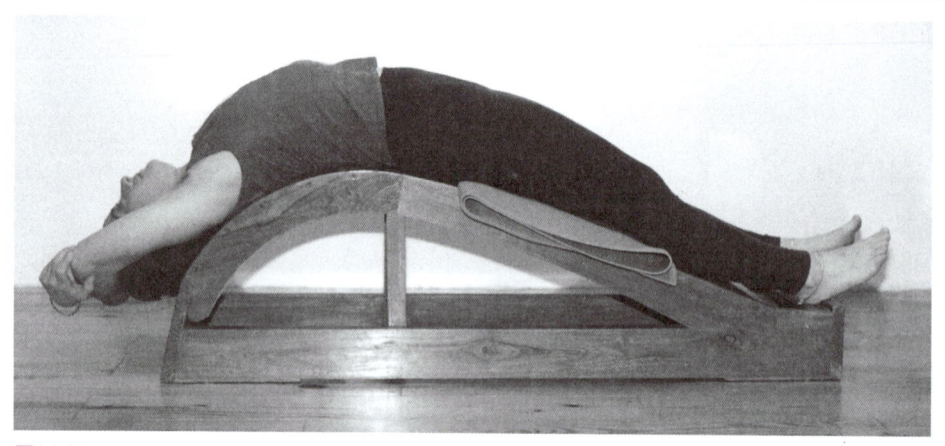

图1.1.68

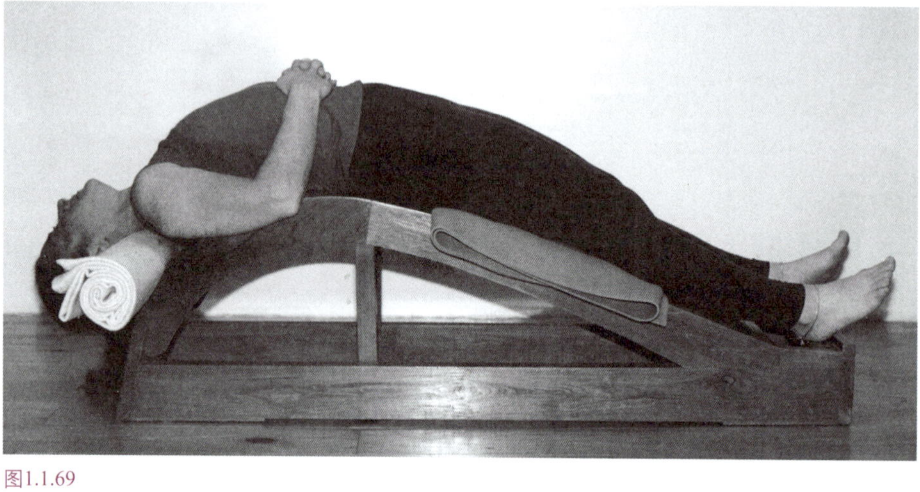

图1.1.69

24. Dwi Pāda Viparīta Baddha Koṇāsana（双脚倒束角式），倒手杖凳

辅具（及其用法）：倒手杖凳与一张瑜伽垫，防止双脚打滑。如果髋部或大腿区域不适，则用毛毯支撑大腿外侧（图1.1.70）。

时长：2～5分钟。

（体式中的）力：允许骨盆的下端向两侧打开，腹部彻底沉向身体的后侧。像体式23那样，在每一次呼气中，让腹部进一步下沉。

功效：下腹部区域在此体式中变得非常柔软。像体式23一样，躯干和腹部的拉长得到强化。

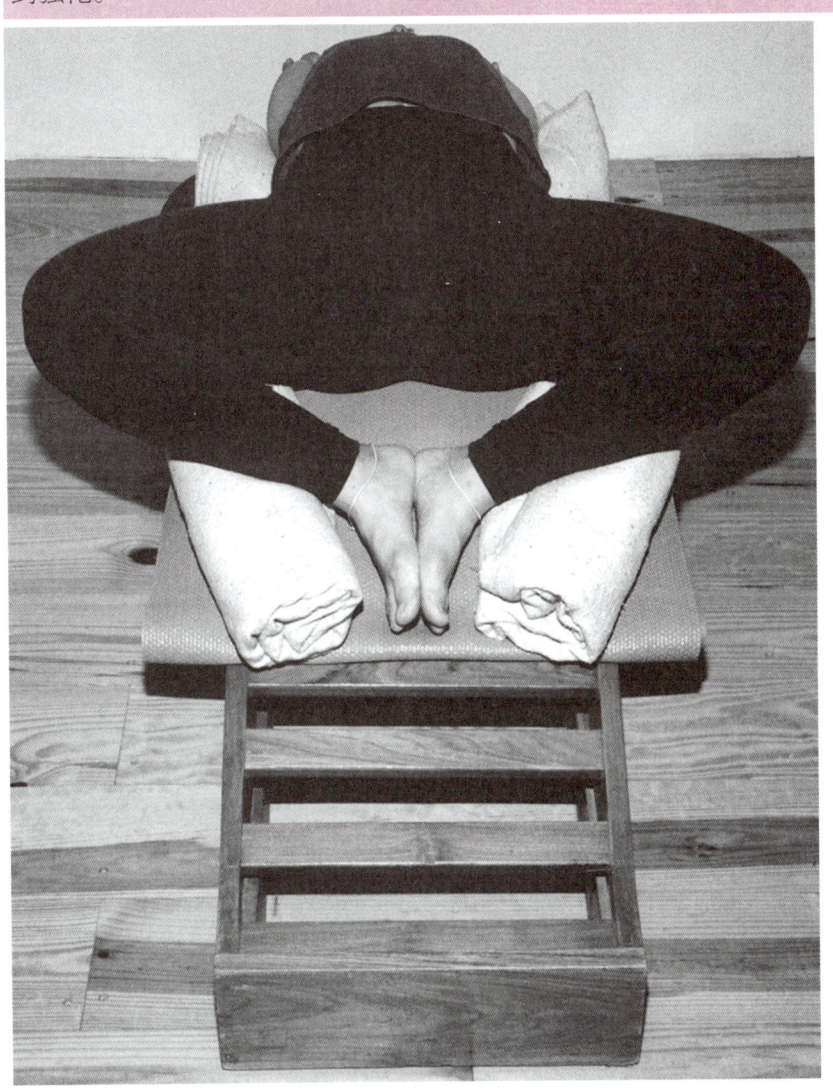

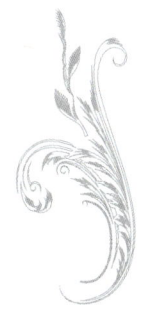

图1.1.70

25. Dwi Pāda Viparīta Padmāsana（双脚倒莲花式），倒手杖凳

辅具（及其用法）：与体式24一样。准备一个抱枕，如果腿无法落到倒手杖凳上，则将抱枕放在大腿下方支撑。一条伸展带套在膝盖以上大腿的位置，防止盘好的腿松开。

姿势说明：此体式的完成需要常规的全莲花式习练。膝盖、腹股沟或髋部不应有尖锐的疼痛感。如果双腿还无法舒适地完成莲花式，则跳过此体式，直接习练体式27。如果将双腿盘成莲花式之后，腿无法落在倒手杖凳上，可以加一个抱枕（图1.1.71）。调整缠绕膝部的伸展带，其将位于上方的膝盖向中间拉动。另外，伸展带的一头要放在手够得到的位置，这样能够在出体式的时候将双腿拉起来并解开（图1.1.72）。从倒手杖凳上下来时，屈膝，向头部方向滑落到地面上，臀部落地（图1.1.73～图1.1.75）。完成此体式之后，接着习练体式27[①]。

时长：每一边30秒～1分钟。

（体式中的）力：释放内腹股沟。水平和纵向地展宽并拉长肚脐。柔软腹部、头部和颈部。彻底放松面部肌肉。

功效：从内腹股沟向骨盆内壁、直达上腹部的拉长感美好而强烈，能够彻底消除任何残存的痉挛。这个深度延展还有益于子宫内膜异位症、卵巢囊肿，以及消除因手术或骨盆区域及肾脏炎症导致的疤痕组织。

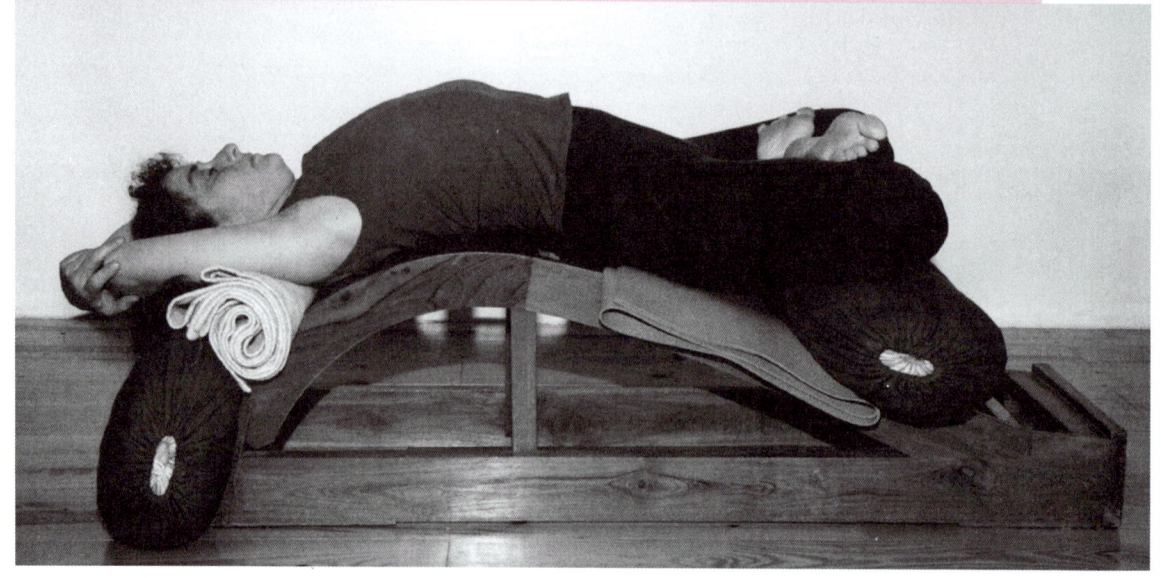

图1.1.71

[①] 体式25和26在习练中可任选其一，完成所选体式之后，直接进入体式27；或者，如果无法舒适地完成Padmāsana（莲花式），可直接跳过该体式，直接习练体式27。——译者注

第一章
经期体式序列 | 41

图1.1.72

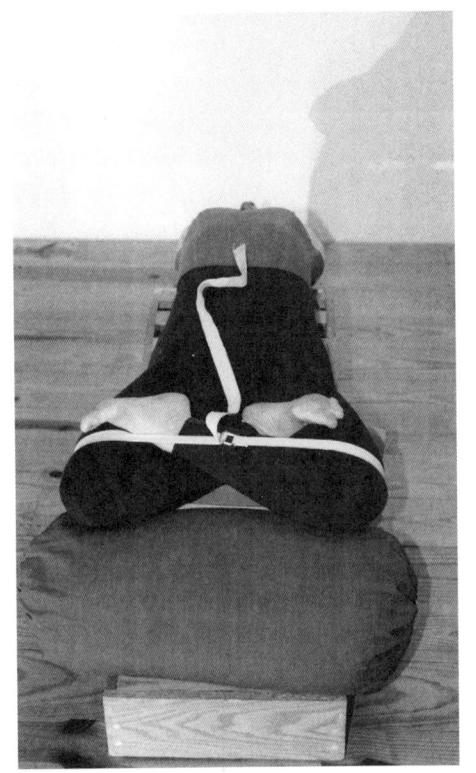

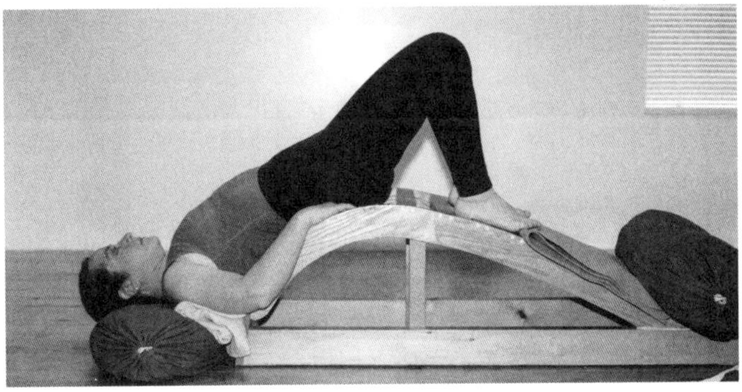

图1.1.73

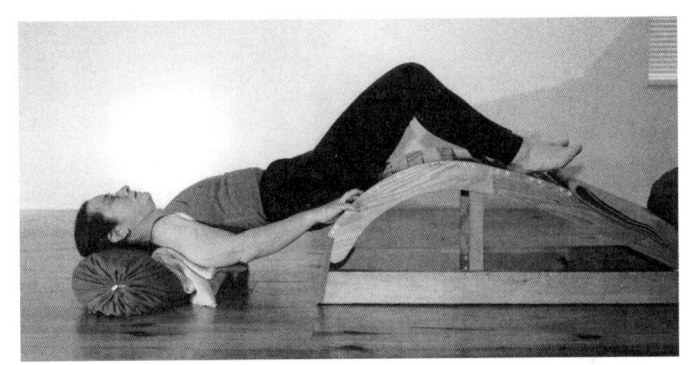

图1.1.74

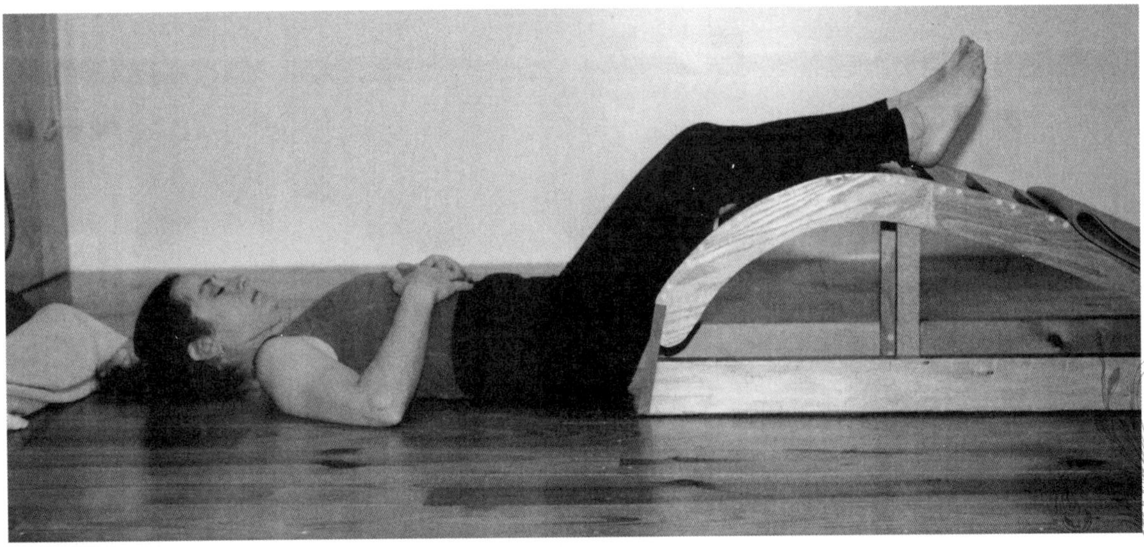

图1.1.75

26. Dwi Pāda Viparīta Daṇḍāsana(双腿倒手杖式),椅子

辅具(及其用法):一把椅子支撑躯干,一块砖支撑双脚,伸展带绑住大腿上端,一个抱枕和一到两张毛毯支撑头顶。

姿势说明:胸椎区域的上背部、肩胛骨的下端,在椅面前端的边缘处弯曲,弯曲的位置不是腰部或下背部(图 1.1.76)。如有背痛,则双脚落地,屈膝习练(图 1.1.77)。双手可以抓握椅背的两侧,屈肘,手肘置于椅面以下。和倒手杖凳上的习练一样,双手可以十指交扣,置于腹部,或互抱手肘伸展过头。不要即刻就开始习练抱肘过头的这一变体,经过一段时间的习练,胸腔能完全打开之后再做。

时长:同体式 23。

(体式中的)力:同体式 23。

功效:同体式 23。

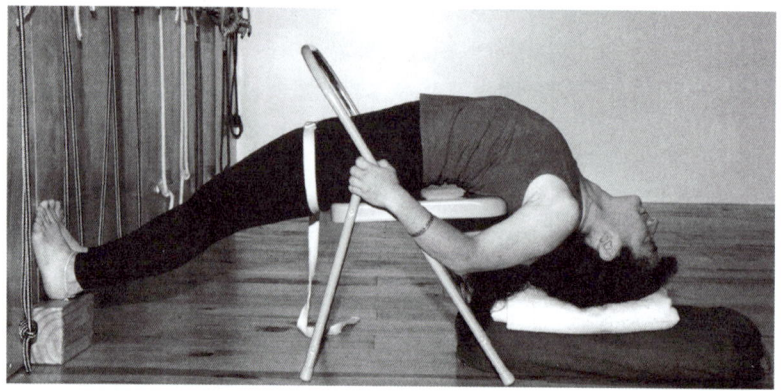

图1.1.76

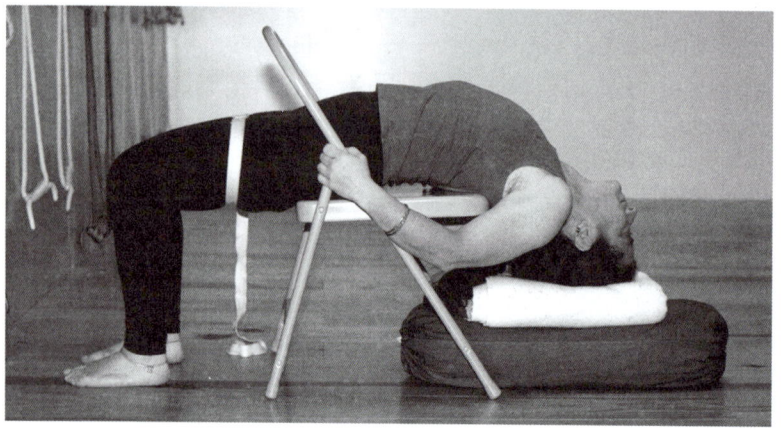

图1.1.77

27. Supta Vīrāsana（仰卧英雄式）

辅具（及其用法）：一到两个抱枕纵向摆放支撑脊柱。折叠成小块的毛毯支撑头部后侧和颈部。如果脊柱的姿势干扰背部，则用狮式盒和一个抱枕来支撑，臀部落在狮式盒的矮平台上。如果没有狮式盒，则用折叠的毛毯来增加抱枕的高度。双手和（或）手臂下方放上支撑物，可以用砖、抱枕或毛毯，以防使用更高的支撑物之后手臂呈悬空状态。如果膝盖不适，则在膝后侧分别放绳子，并（或）增加臀部和躯干下方支撑物的高度（图1.1.78）。

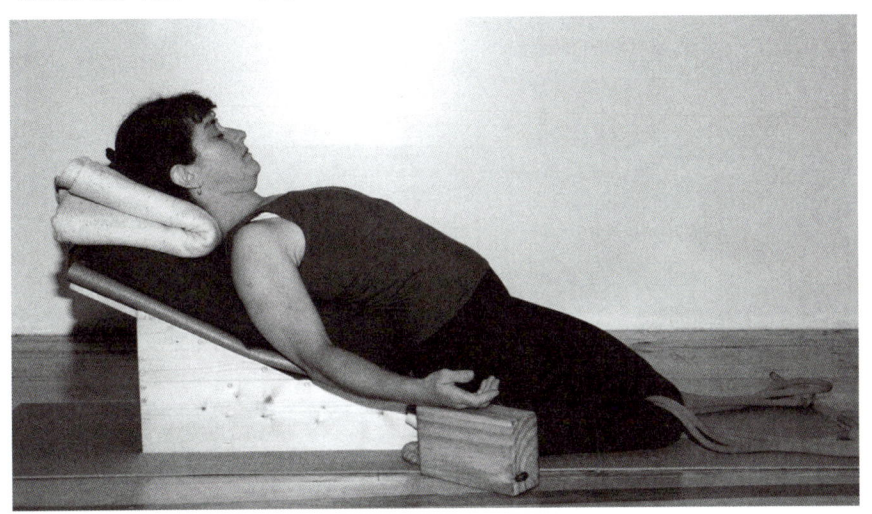

图1.1.78

姿势说明：躺下之前，在英雄式中，双手成杯状，置于身体后方的抱枕上，手指朝前，屈肘向后。胸腔上提。不要把头向后甩，提着胸腔躺下来。大腿指向正前方。若有抑郁情绪，在此体式中以及之后的仰卧体式中都不要用毛毯支撑头部后侧。

时长：2～10分钟。

（体式中的）力：第一分钟，双臂伸展过头，拉长侧躯干（图1.1.79）。第二分钟，互抱手肘，闭上双眼，休息（图1.1.80）。能够保持此体式较长时间的习练者，在第三分钟，将手臂放在身体两侧的地面上，与躯干形成大约45°的角，手背落地（图1.1.81），大臂内侧转向大臂外侧，以此将肩胛内缘向上提，进入身体里，肩胛外缘向下释放，沿着抱枕两边向下沉向地面。闭着双眼，将注意力放在胸腔正中。最后一分钟，习练者可以将双手十指交扣，落在腹部休息（图1.1.82）。将注意力进一步放在肚脐上。释放骶骨，远离腰部。臀部下端向大腿外侧展开。大腿不必刻意夹紧。让内腹股沟拉长去向膝内侧。放下所有的紧张。保持住所有这些力，然后将尾骨提向耻骨，不要收紧其他任何部位。拉长耻骨两侧。让腹部柔软。让那些习惯变得僵硬的区域柔软。

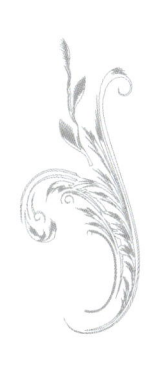

功效：腹部和头脑得到完全的休息，血压正常化。打开的胸腔能促进呼吸。此体式能缓解腹部痉挛。隔膜的释放有利于哮喘患者。手臂过头能拉长身体。手臂在两侧展宽了躯干。

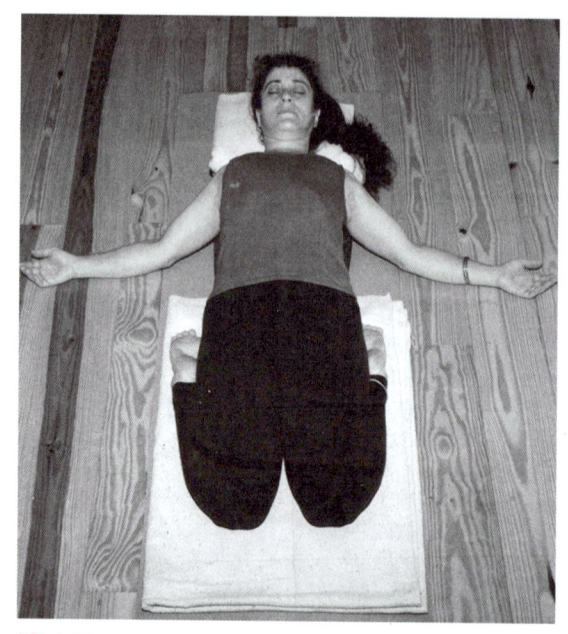

图1.1.81

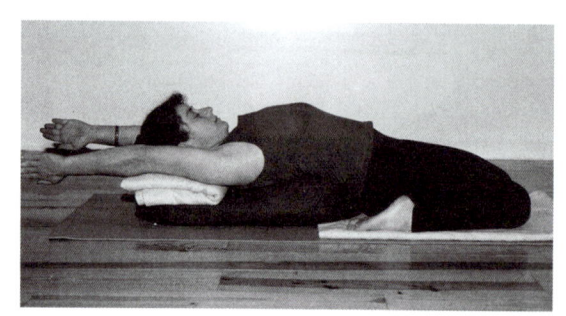

图1.1.79

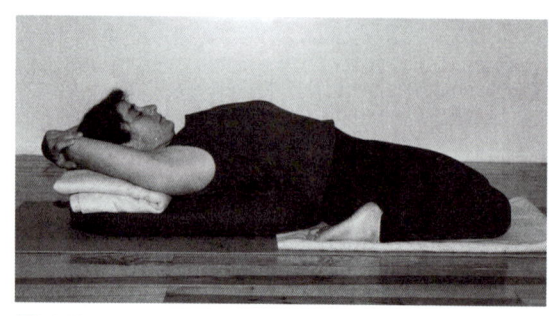

图1.1.80

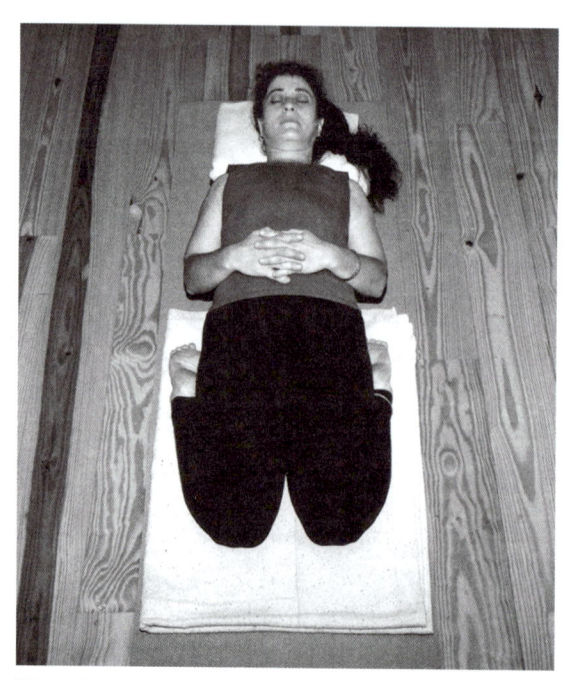

图1.1.82

28. Matsyāsana（鱼式）

辅具（及其用法）：同上一体式一样，用抱枕和毛毯进行支撑。一条伸展带缠绕大腿，位于膝盖上方处，防止双腿打滑松开（图 1.1.83）。如果无法完成全莲花式，则做 Bhadrāsana（吉祥式）[①]，一条腿为莲花式，另一条腿为万字符式，置于莲花式腿的下方。在这种情况下，采用 8 字法绑伸展带（图 1.1.84）。如果两个变体都做不到，则跳过此体式，习练体式 29。

姿势说明：先盘右腿。调整好伸展带的尾端，拉紧伸展带时，将置于上方腿的膝盖拉向中心线的方向。如果下背部疼痛，则在臀部下方垫一张毛毯来减轻腰椎的弯曲度，或者只把胸腔放在抱枕上支撑（图 1.1.85）。重复体式 27 Supta Vīrāsana（仰卧英雄式）中展示的几个手臂位置。能够完成此体式的习练者，跳过下一体式，接着习练体式 30。

时长：每一边 2～10 分钟。

（体式中的）力：将注意力放在大腿内侧的上端。观察呼吸，它甚至存在于大腿内侧上端。让呼气彻底释放并拉长腹股沟。

功效：髋的打开增进了通往骨盆的循环。通过腹股沟的深入拉长带来的骨盆的打开让腹部获得了深度释放。腹部的深度释放让思绪非常平静。

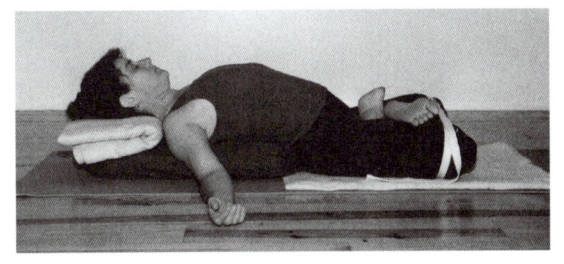

图1.1.83

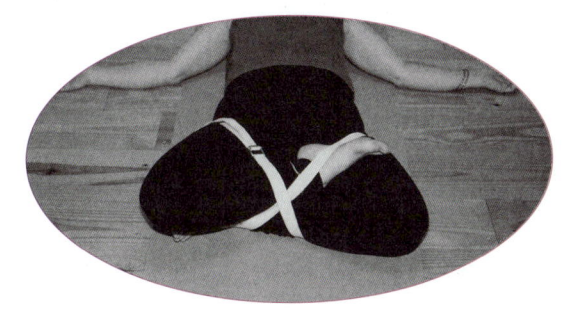

图1.1.84

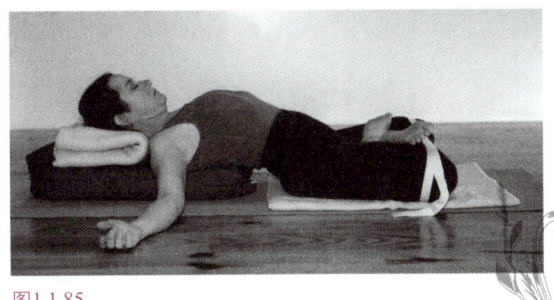

图1.1.85

---

① 又称半莲花式。——译者注

29. Supta Svastikāsana（仰卧万字符式）

辅具（及其用法）：同体式 28 一样，用抱枕和毛毯进行支撑。伸展带不是必需的。

姿势说明：如果习练了鱼式（Matyāsana），则跳过此体式，习练体式 30。双腿做简易盘（图 1.1.86）。如果下背部在抱枕一端的弯曲度太大，则在臀部下方垫一张毛毯，并（或）将尾骨向上提。重复体式 27 Supta Vīrāsana（仰卧英雄式）中展示的几种手臂位置。

时长：每一边 2 ~ 10 分钟。

（体式中的）力：同体式 28。

功效：Svastikāsana（万字符式）中的盘腿强度要低于 Matsyāsana（鱼式）的。尽管如此，大腿还是能够放松，并且腹部肌肉不再有内在的抓握感，头脑得到休息。

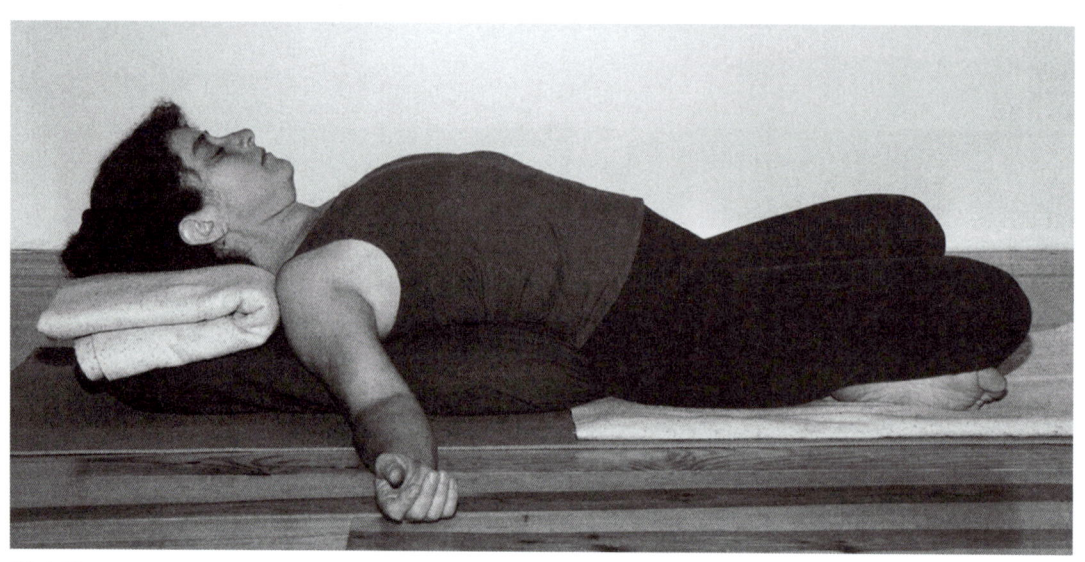

图 1.1.86

30. Supta Baddha Koṇāsana（仰卧束角式）

辅具（及其用法）：同体式 28 一样，用抱枕和毛毯进行支撑，一条伸展带用于捆绑双腿（图 1.1.87）。如果腿或髋不舒服，则将毛毯放在大腿下方（图 1.1.88）。

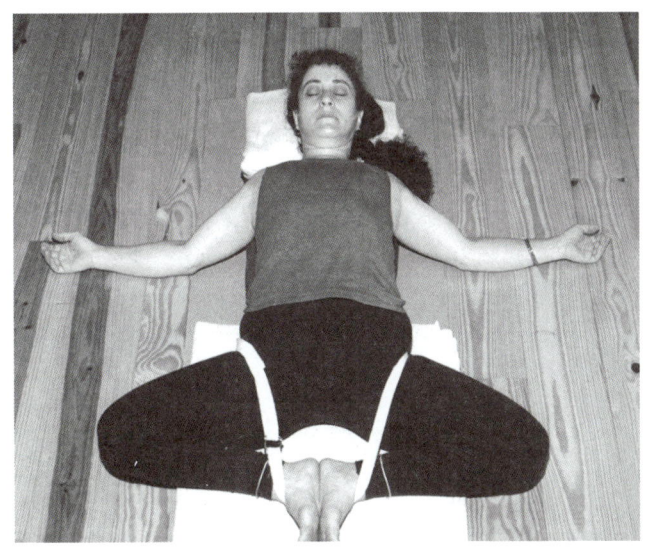

图1.1.87

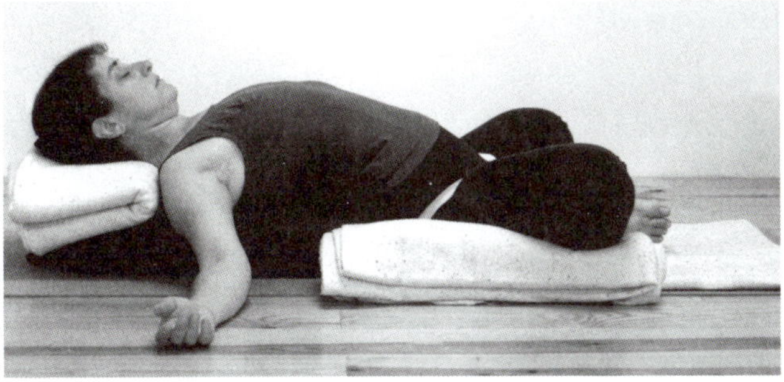

图1.1.88

姿势说明：确保伸展带在背部的位置足够低，低到尾骨的位置，侧面低到髋部，以此让大腿向下。用力拉伸展带的一端，将伸展带收紧。骶骨不要往抱枕上靠；尤其骶骨处的皮肤要释放向下，同时尾骨向上去向耻骨。重复体式 27 Supta Vīrāsana（仰卧英雄式）中展示的几种手臂位置。

时长：2～10 分钟。

（体式中的）力：在开始时，如体式 27 Supta Vīrāsana（仰卧英雄式）中所示伸展手臂过头时，脚跟对推，拉长大腿内侧向膝内侧，以此获得骨盆的良好打开。之后，改变手臂的位置，休息；柔软腹部、颈部和头部。放松眼窝和双眼。闭着眼睛，将注意力放在胸腔正中。感受身体内在的稳定。

功效：骨盆下端真的打开了，生殖器官获得了更好的循环。身心都得到休息时，习练者便获得了一种内在的稳定和宁静。

31.Setubandha Sarvāṅgāsana（桥形所有肢体式），桥式凳

辅具（及其用法）：准备一个桥式凳和一个倒箭盒（Viparīta Karaṇī box），一张瑜伽垫铺在上面，肩下放一个抱枕，大腿上端用一条伸展带绑住（图1.1.89）。如果肩够不到抱枕，则在抱枕上放毛毯以支撑肩部和头部。如果下背部不适，可以用抱枕或毛毯垫在双脚下方。也可用四个抱枕代替桥式凳和倒箭盒，两两搭放，纵向接在一起（图1.1.90），或将抱枕和毛毯任意组合摆放，以支撑中背部、下背部、双腿和双脚，脚的支撑还可采用双脚踩墙的方式。若有抑郁情绪，将一个毛毯卷放在颈部后侧，让前额低于下巴（图1.1.91）。伸展带绑住大腿上端。通读至体式34，后面的体式都是从这里继续进行的。

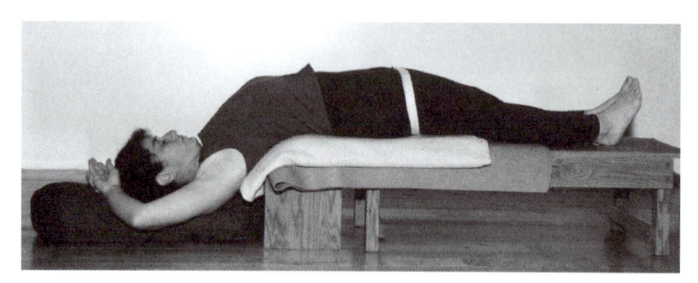

图1.1.89

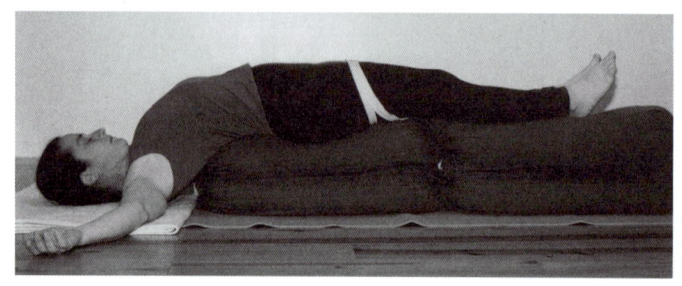

图1.1.90

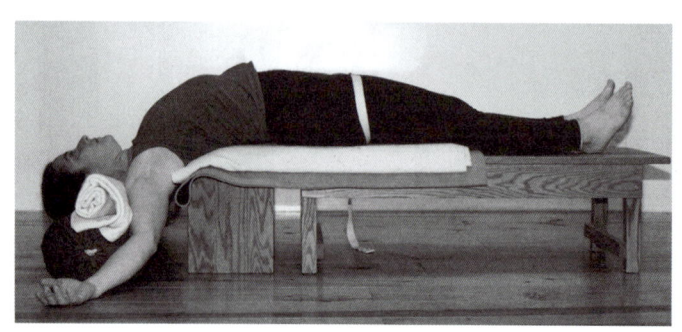

图1.1.91

姿势说明：胸腔要得到完全的支撑并打开。不要从桥式凳上沉下来；这并不是砖上的 Setubandha Sarvāṅgāsana（桥形所有肢体式），不要让骶骨成为体式的顶点或支点。胸腔是体式的顶点，其被支撑物弧形的一端完全支撑。锁骨要从中心向两端保持展开。可以将手放在身体两侧的地面上，或者上下交叠，在头部上方的抱枕上休息。不要互抱手肘，以免使锁骨缩短，胸腔正中下沉。头的后侧躺在毛毯上，与地面平行。确保下巴没有上扬。

时长：2～5分钟。

（体式中的）力：闭着双眼，柔软面部肌肉，将注意力放在胸腔正中。感受胸腔的内在，感受呼吸如何动作。温和地将呼吸引导至侧肋区域，展宽胸骨。柔软颈部，完全释放腹部。让身心完全"臣服"于内在的宁静。

功效：所有的系统（心血管系统、内分泌系统、肌肉骨骼系统、神经系统、呼吸系统和消化系统等）在此体式中都得到支撑，获得平衡。胸腔的展开创造了空间，给心、脾、肝、胰腺、膀胱、肺和隔膜提供了最佳环境。肾脏和肾上腺得到按摩。腹部器官放松休息于身体的后侧。骶骨端正，双腿得到休息。肌肉和组织中的毒素被排出体外，因为流经肝脏的血液进一步代谢之后进入肾脏，毒素进而以尿的方式排出。情绪不稳定、压抑、士气低落和信心缺失等状态得以缓解。

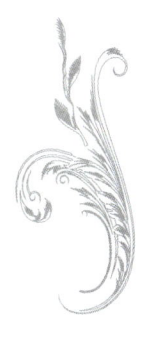

32.Setubandha Baddha Koṇāsana（桥形束角式）

辅具（及其用法）：辅具支撑方式同体式31，束角式的腿要用伸展带绑住。大腿下方可以用毛毯支撑。

姿势说明：从上一体式中，屈双膝，把伸展带松开成一个大环，滑动伸展带向上至尾骨处。脚底相合，膝向两侧分开。将双脚放在伸展带里，膝向外。伸展带调至束角式合适的松紧度，束角式的做法见图1.1.92～图1.1.97。

时长：1～5分钟。

（体式中的）力：允许骶骨向脚跟的方向延展，展宽骨盆。闭上双眼。

功效：骨盆的打开促进了这一区域的循环，并滋养了生殖器官。

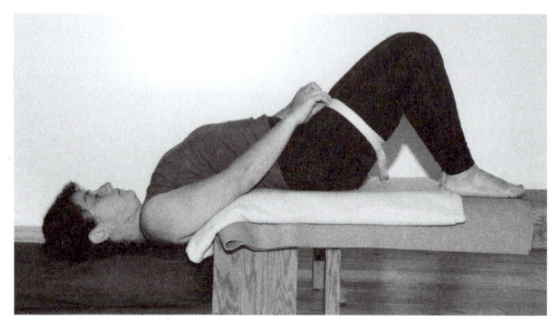

图1.1.92

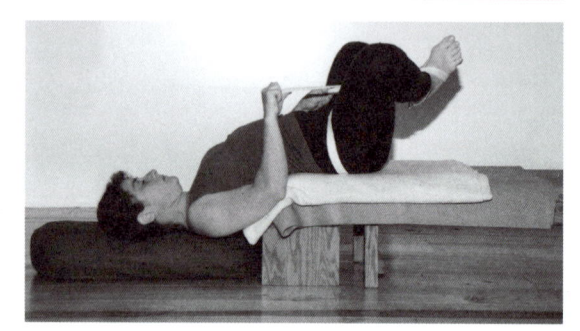

图1.1.95

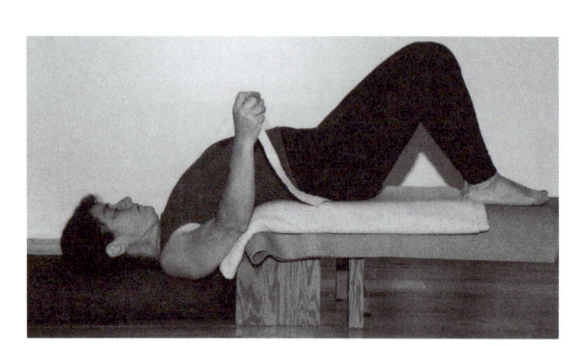

图1.1.93

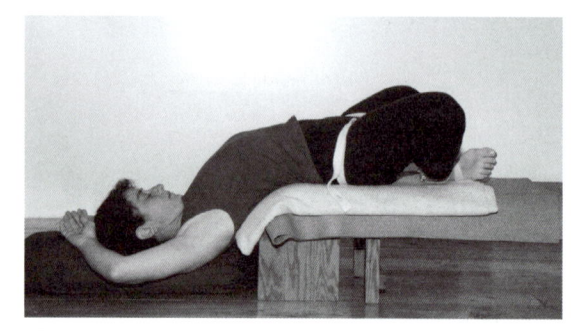

图1.1.96

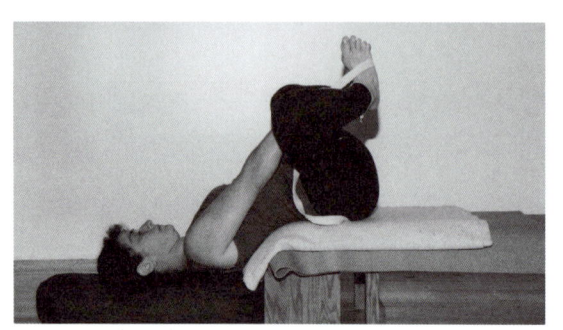

图1.1.94

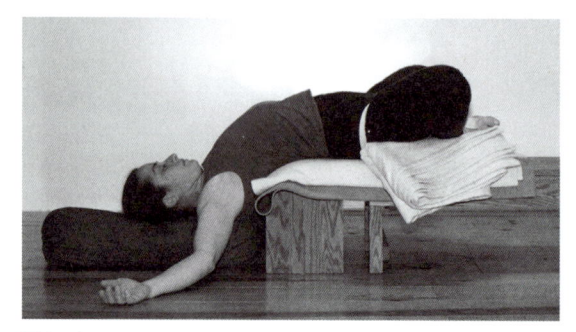

图1.1.97

33. Setubandha Padmāsana（桥形莲花式）

辅具（及其用法）：辅具支撑方式同体式 32，伸展带绑在大腿下端的位置，让双腿保持在莲花式中。可以在膝下方用抱枕支撑，以免双腿悬空。

姿势说明：先盘右腿，将右脚置于左大腿上端；再盘左腿，将左脚置于右大腿上端（图 1.1.98）。然后，改变盘腿的方向，先盘左腿。如果不能完成莲花式，则跳过此体式，习练体式 34。

时长：每一边 1～2 分钟。

（体式中的）力：向双腿的方向伸展髋部、臀部、骶骨和肛门，阴道去向躯干。

功效：除了 Setubandha Sarvāṅgāsana（桥形所有肢体式）的功效外，这一体式能更深入地按摩肾脏和肾上腺。疤痕组织和卵巢囊肿或能被缓解。

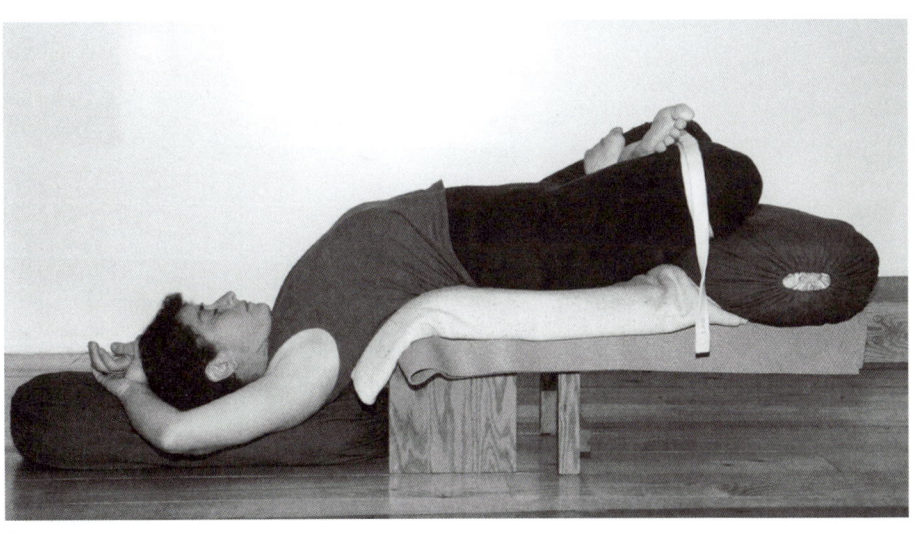

图1.1.98

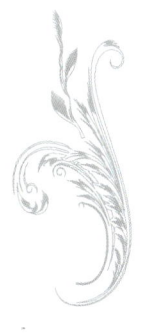

34. Pavana Muktāsana（祛风式）

辅具（及其用法）：辅具支撑方式同体式 32。如果需要更高的支撑，可在抱枕上加一张毛毯。

姿势说明：骨盆区域及大腿后侧腘绳肌比较灵活的人，可坐在桥式凳的一端，也就是前一体式中胸腔所在的位置。面朝抱枕，双脚分开，落在抱枕两侧的地面上，略宽于髋部。脚外侧彼此平行，两膝置于双脚的正上方。前屈，曲臂抱肘。将小臂安放于抱枕或毛毯之上。前额在小臂上休息（图 1.1.99）。那些柔韧性不够好的人，可坐在桥式凳上，转身朝向相反的方向。将抱枕放在桥式凳上，在抱枕上前屈（图 1.1.100）。

时长：3～5 分钟。

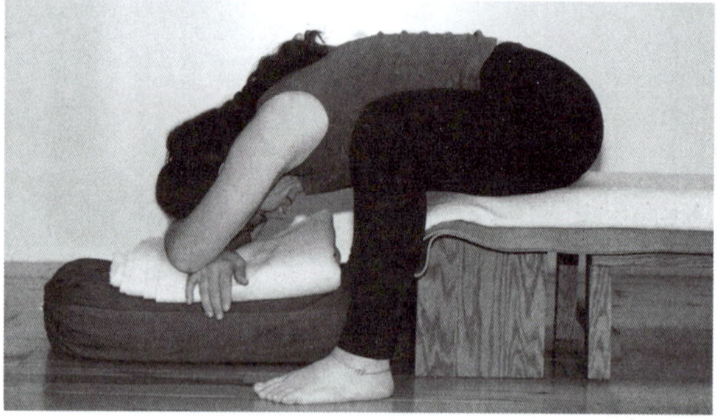

图1.1.99

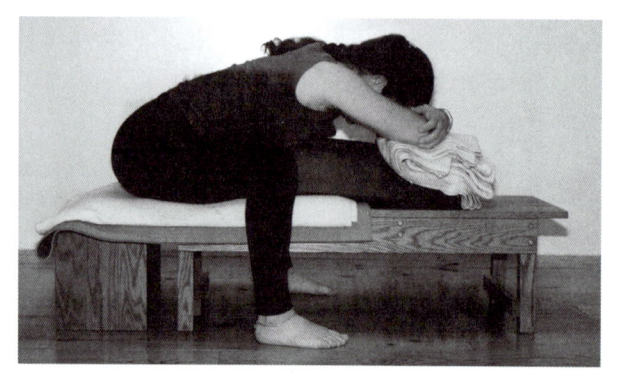

图1.1.100

（体式中的）力：释放下背部，拉长内腹股沟，头部放松向下。

功效：完成向后伸展体式之后，这个姿势能拉长下背部、肾脏和肾上腺。下背部疼痛、头痛和内腹股沟的疼痛能得到缓解。

35. Śavāsana（挺尸式），重物

辅具（及其用法）：折叠成小块的毛毯支撑头的后侧和颈部。将一个抱枕横放在大腿上，抱枕上方压上沙袋或杠铃片。如果此重物超过 4.5 千克，则需要请辅助者来放上去。

姿势说明：将自己沿着身体的中线摆正。双腿、双脚分开。如有背痛，则把腿分开宽一些，双脚放在垫子边缘处。调整手臂的位置，两臂与身体约呈 45° 角。大臂内侧向大臂外侧转动，让手的大拇指一侧更接近地面。肩胛的内缘向上进入身体里。锁骨从中心向两端展宽。肩的外侧下沉。拉长头的后侧和颈部后侧远离双肩（图 1.1.101）。

时长：5～10 分钟。

（体式中的）力：在重物的作用下，释放大腿，进而放松腹部。腹部的放松让面部区域更为柔软。通过柔软下巴、耳朵下方、颧骨及人中来释放颌骨。不要咬牙，放松舌头至下颚，让口腔彻底柔软。眼窝深入向内，柔软眼睑，双眼下沉。将注意力放在身体内部，保持这种缜密的寂静。

功效：这一系列的体式创造出轻盈、稳定和宁静。整套序列到了尾声。身心得到了补给。经期得到了完全的关照。

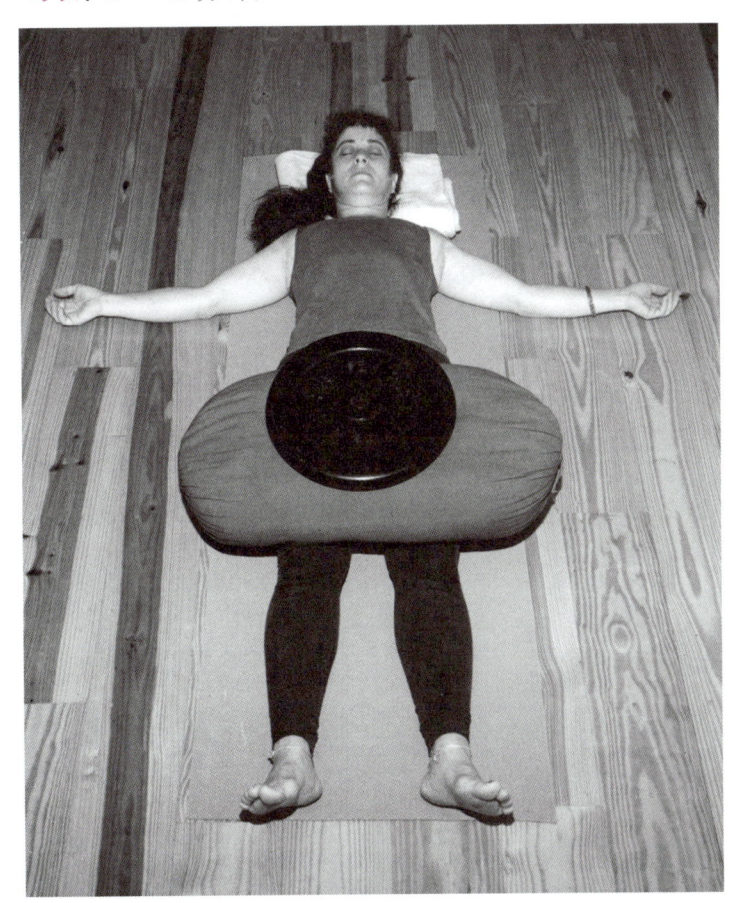

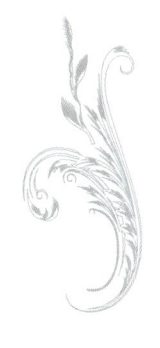

图 1.1.101

体式序列图示小结

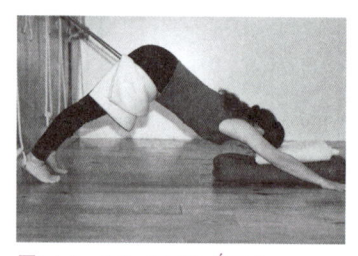

图1.1.1　Adho Mukha Śvānāsana（下犬式）

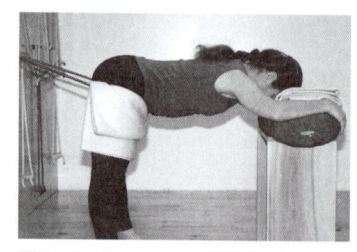

图1.1.5　Uttānāsana（强烈式）

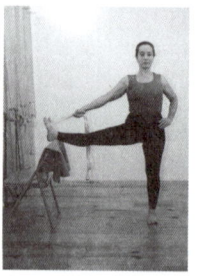

图1.1.10　Utthita Hasta Pārśva Pādāṅguṣṭhāsana（站立侧手抓大脚趾式），屈膝和（或）直腿变体

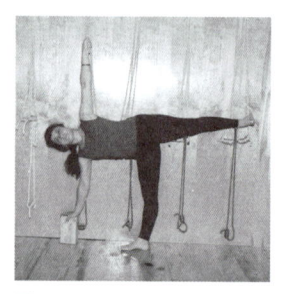

图1.1.14　Ardha Candrāsana（半月式）

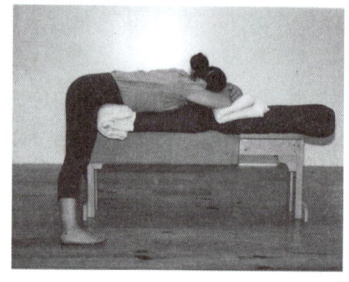

图1.1.16　Prasārita Pādōttānāsana（分脚强烈式）

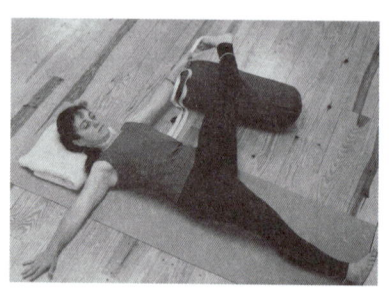

图1.1.23　Supta Pārśva Padāṅguṣṭhāsana（仰卧侧手抓大脚趾式）

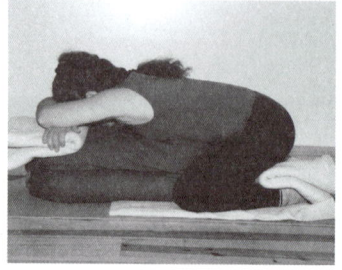

图1.1.24　Adho Mukha Vīrāsana（面朝下的英雄式）

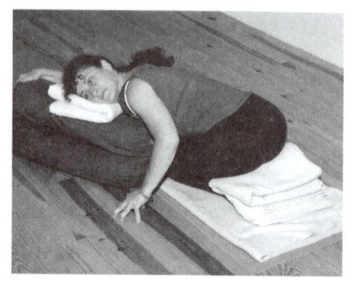

图1.1.27　Parivṛtta Adho Mukha Vīrāsana（扭转的面朝下的英雄式）

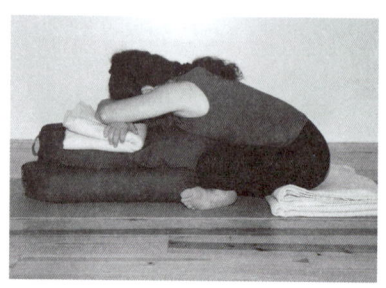

图1.1.32　Adho Mukha Svastikāsana（面朝下的万字符式）

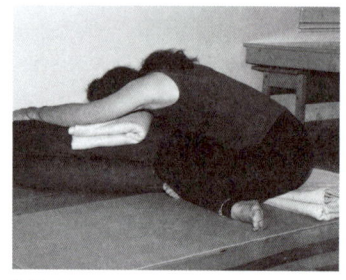

图1.1.33　Parivṛtta Adho Mukha Svastikāsana（扭转的面朝下的万字符式）

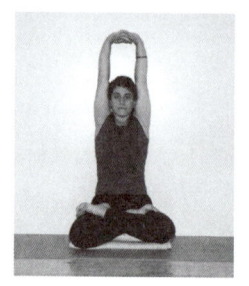

图1.1.38　Parvatāsana（山式）

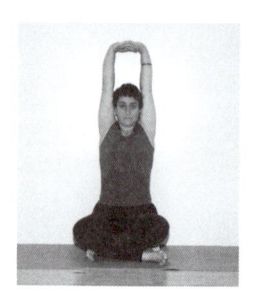

图1.1.39　Parvatāsana（山式），变体

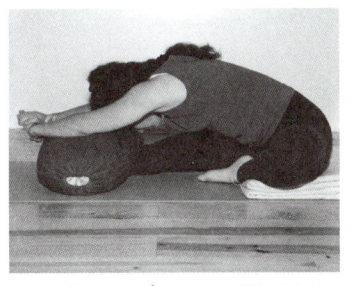

图1.1.40 Jānu Śīrṣāsana（膝盖头式）

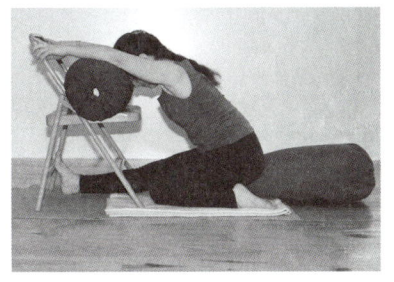

图1.1.47 Trianga Mukha Eka Pāda Paścimottānāsana（三肢面朝单腿西方强烈式）

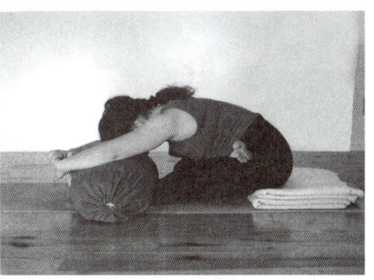

图1.1.48 Ardha Baddha Padma Paścimottānāsana（半莲花西方强烈式）

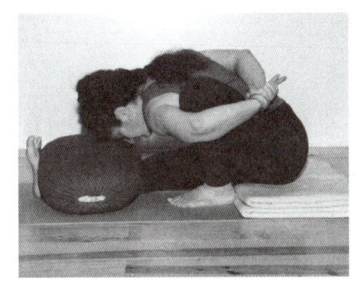

图1.1.50 Marīchyāsana Ⅰ（圣马里奇一式）

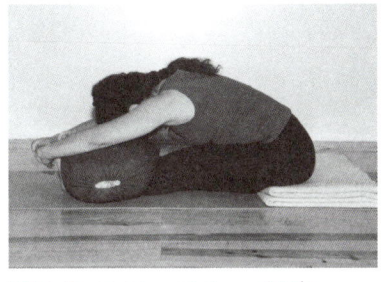

图1.1.52 Paścimottānāsana（西方强烈式）

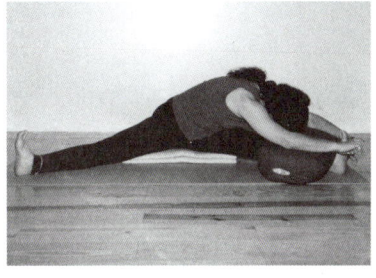

图1.1.53 Pārśva Upaviṣṭa Koṇāsana（侧坐角式）

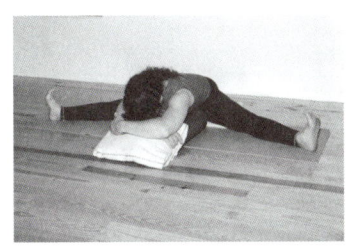

图1.1.54 Adho Mukha Upaviṣṭa Koṇāsana（面朝下的坐角式），纵向抱枕

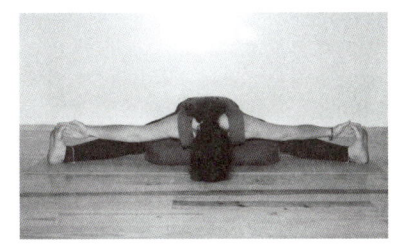

图1.1.55 Adho Mukha Upaviṣṭa Koṇāsana（面朝下的坐角式），横向抱枕

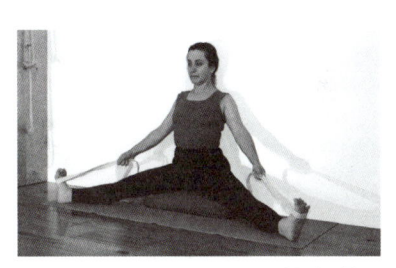

图1.1.59 Upaviṣṭa Koṇāsana（坐角式）

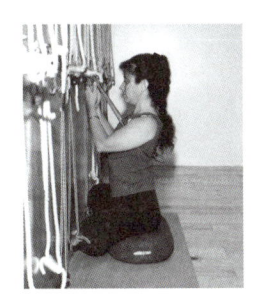

图1.1.60 Baddha Koṇāsana（束角式）

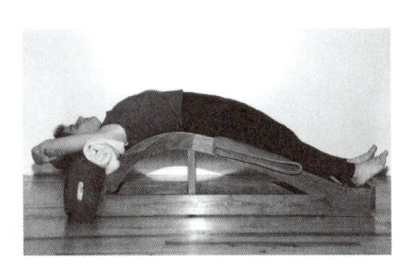

图1.1.65 Dwi Pāda Viparīta Daṇḍāsana（双腿倒手杖式），倒手杖凳

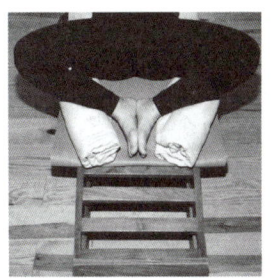

图1.1.70 Dwi Pāda Viparīta Baddha Koṇāsana（双脚倒束角式），倒手杖凳

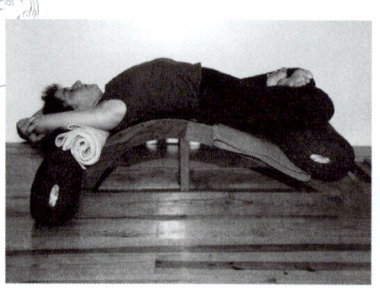

女性瑜伽习练
源自吉塔·S. 艾扬格的指导

图1.1.71　Dwi Pāda Viparīta Padmāsana（双脚倒莲花式），倒手杖凳

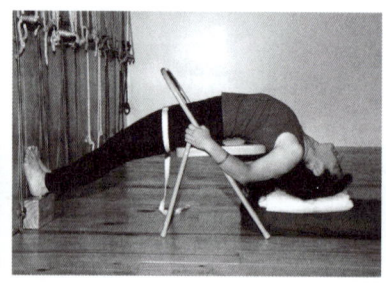

图1.1.77　Dwi Pāda Viparīta Daṇḍāsana（双腿倒手杖式），椅子

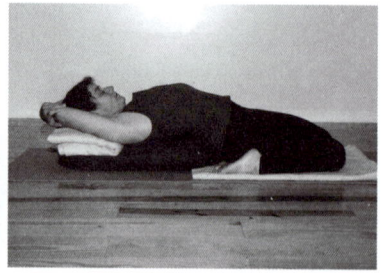

图1.1.80　Supta Vīrāsana（仰卧英雄式）

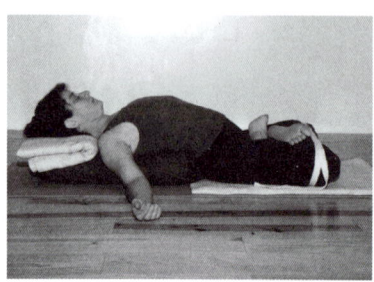

图1.1.83　Matsyāsana（鱼式）

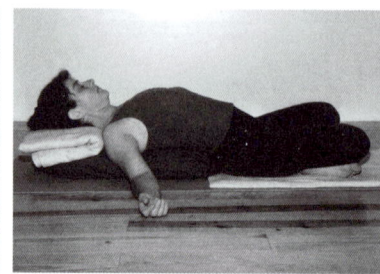

图1.1.86　Supta Svastikāsana（仰卧万字符式）

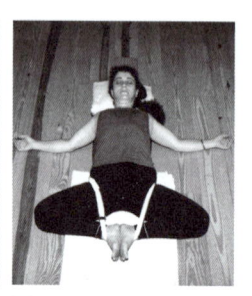

图1.1.87　Supta Baddha Koṇāsana（仰卧束角式）

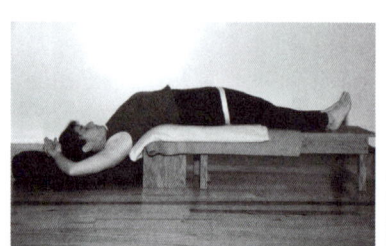

图1.1.89　Setubandha Sarvāṅgāsana（桥形所有肢体式），桥式凳

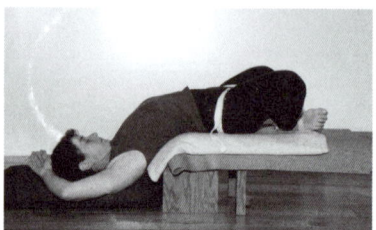

图1.1.96　Setubandha Baddha Koṇāsana（桥形束角式）

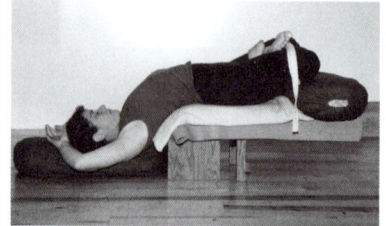

图1.1.98　Setubandha Padmāsana（桥形莲花式）

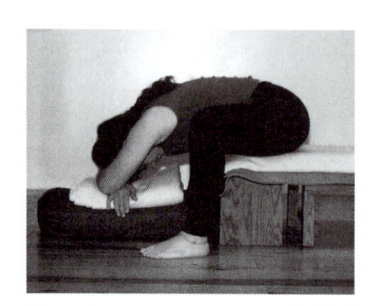

图1.1.99　Pavana Muktāsana（祛风式）

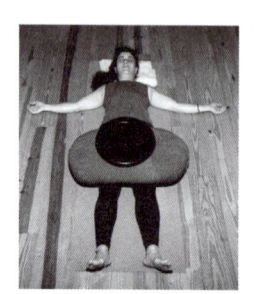

图1.1.101　Śavāsana（挺尸式），重物

调息法习练指南

调息法的最佳习练时间是日出时分。这是一天的能量由黑夜向白昼转化（阴阳交替）的时刻。身体节奏随地球节奏而变化。调息法的习练让身体节奏与地球节奏相合。哪怕只是五分钟的仰卧习练，此间平衡身体、安静头脑、观察呼吸，都有助于获得一种健康幸福之感。如果习练更长时间，就能够渗透至意识的内层，去探索更高境界的意识状态。调息之后、体式习练之前要留出 30 分钟的休息时间。也可以在经期体式序列之后习练调息法。不过，在调息法习练开始之前，要保证 10 分钟的 Śavāsana（挺尸式）。在经期中，建议习练仰卧中的 Bahya Ujjayi（延长的呼气）和（或）Bahya Viloma（间断式呼气）。这两项习练具有清凉和舒缓的功效。

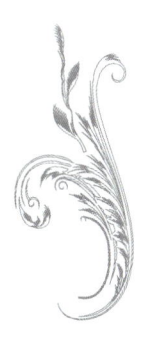

Sālamba Śavāsana（有支撑的挺尸式）

辅具（及其用法）：基本辅具是一个用于纵向支撑躯干的抱枕，头下铺一张毛毯。如果抱枕太厚实，则在臀部下方垫一张毛毯（图1.3.1）。肩胛下方可以垫一块斜木板，以更多地打开上胸腔（图1.3.2）。后肋下方可以垫一块泡沫板，让胸腔提得更高，腹部进一步下沉（图1.3.3）。也可以将抱枕向上移动，远离臀部，只支撑肋骨，不支撑腰椎，彻底释放腹部，让腹部远离胸腔，并沉向身体后侧（图1.3.4）。如果眼睛紧张，按照第二章中针对头痛的习练部分，用眼纱（第124～125页）。眼枕并不适用，因为眼枕会给眼睛施加过多的压力。

姿势说明：释放双脚，大脚趾沉向小脚趾。如有必要，用手调整臀部，让臀部远离腰部。将大臂内侧转向大臂外侧，让大拇指比小拇指更靠近地面。移动后胸腔去向腰部。释放颈部后侧和头部后侧。下巴既不要僵硬地下压，也不要上扬。注意力放在胸腔的正中，将头脑专注于此。

时长：5分钟～1小时，根据个人能力。

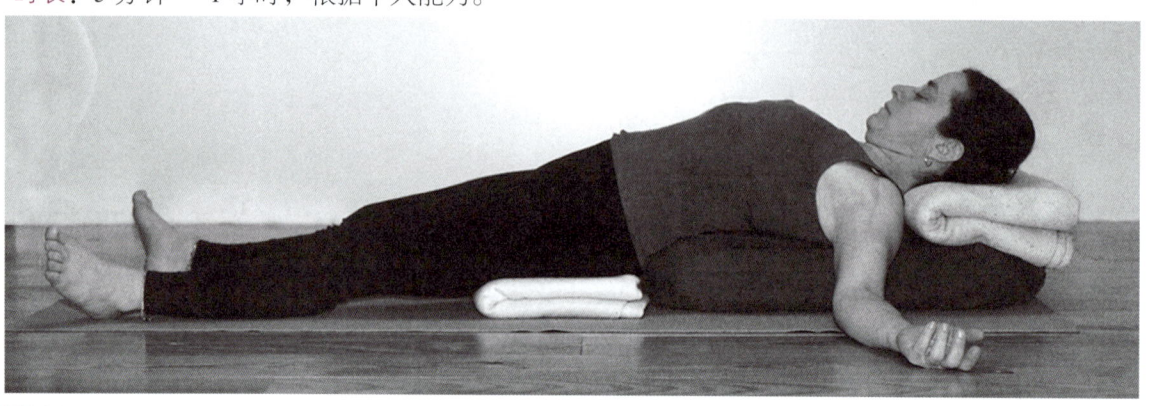

图1.3.1

（体式中的）力：让大腿内侧上端放松下来，以进一步放松双腿和双脚。释放小腿肌肉和大腿肌肉，并让腿骨在更接近地面的状态中休息。放松骨盆和耻骨向下。在自然呼气中，彻底柔软腹部，让腹部沉向背部。在自然吸气中，让胸骨向上提向天花板。从下向上拉长胸骨，并将胸骨展宽至胸腔两侧。胸腔前侧皮肤去向面部，同时让胸腔后侧皮肤沉向腰部。释放颈部所有的面，并放松喉咙。通过下巴去向颈部彻底放松下颌。释放耳朵下端、颧骨和鼻腔的下端。放松舌头向下，令其离开上颚，靠近下颚，用这种方式彻底柔软口腔，柔软上下唇和嘴角。前额皮肤从发际线柔软向下，沉向眼眉。放松眉心，让太阳穴变得柔软。放松上下眼睑。瞳孔稳定居中，放松向下。感受大脑是否只碰触着颅骨的一侧。若是如此，调整头部，不要让头部倾斜，使头部后侧均匀地安放在毛毯上。释放头部后侧皮肤，令其柔软并展宽向两耳。柔软耳后的折痕，并放松两耳向地面。感受耳朵内在的空间，柔软耳鼓向内。再一次将瞳孔放松向下，专注于胸腔的正中。觉知内在的空间，让意识安住在那里。进入内在的广阔，保持寂静、醒觉。完整地感受呼吸，检查每一处，找寻不必要的压力并将其放下。

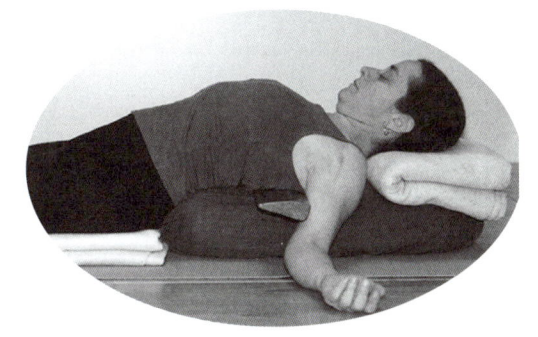

图1.3.2

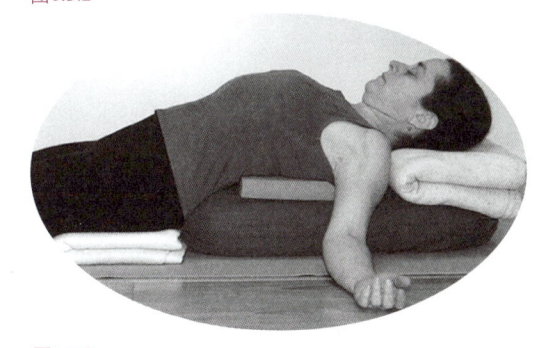

图1.3.3

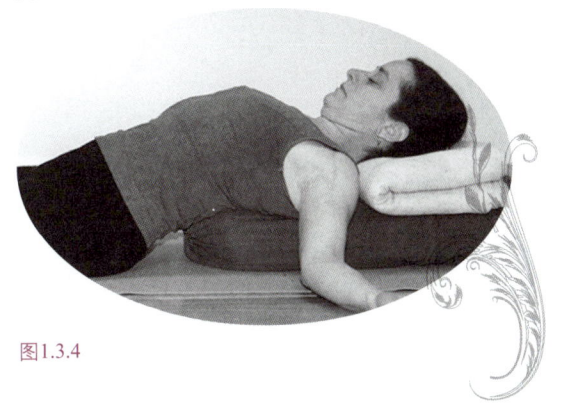

功效：平静与健康。在经期，仰卧式最能让内在的身心躁动安静下来。安抚神经系统。消除恐惧情结。

图1.3.4

第二章
应对不规律经期的体式序列

任何年龄段的女性都可能经历不规律的生理周期。从初潮开始，走过二十几岁、三十几岁、四十几岁及以上，经期以及经量都在经历着变化。一般而言，经期问题可以通过规律的瑜伽习练得以避免。闲谈中，许多学生都告诉老师，她们不再痛经了，或是她们的周期以及经量更正常了。在理想状态中，如果在少女时期就开始学习瑜伽，并且坚持在经期习练经期体式序列，那么在整个育龄期中，经期的种种问题或许不会发生。

在三十五岁左右，女性黄体酮的分泌开始减少。从某种意义上说，这也预示了许多渐次改变的来临。在这一改变过程中，女性将经历整个更年期。在四十多岁时，随着女性更接近更年期，这些变化或许会更明显；促卵泡激素、促黄体激素以及雌激素水平会逐渐趋近排卵期和经期的终止。经期一向规律的女性或许会发现她们的经期和经量都开始出现明显变化。尽管这些变化会让人心生警惕，但它们实属正常。

在四十几岁这一阶段，经量往往会朝着两个方向中的一个变化——更少或更多。两次经期之间的间隔或许更长、更短，甚至变得更有规律。从未经历过痛经的女性也许会痛经。女性需要调整自己的瑜伽习练以适应这些变化。第一章的体式序列或许不再适合四十几岁的女性习练了。

本章给出的序列是针对非正常经期的，也适用于上述在更年期来临之前经期发生变化的女性。下面列出了不规律经期术语。通读下述定义，并在困难发生的时候选定恰当的体式序列。另外，后续图书中会包含更进一步的指导。

闭经

无月经。若原发性的闭经是因为激素异常导致的，即初潮未至，月经从未发生，则参考本书第四章中平衡激素的体式序列（第251页），以及第三章中的倒立习练部分。继发性的闭经与怀孕、哺乳、剧烈运动、极度紧张以及（或）体重减轻、脂肪组织缺乏（体脂过低）相关。若是这种情况，应该每月习练三到四天第一章中的经期体式序列，就好像自己在经历经期一样。这个习练最好搭配月亮周期，在新月阶段进行习练。这套体式序列的节奏以及其带来的休息与平静的感觉都能为习练者带来很大的益处。此外，在一个知识丰富、经验充足的教师的指导下习练，还能够应对导致激素失衡的种种状况。

痛经

困难、疼痛的经期。原因可能是子宫内膜异位、卵巢囊肿、子宫肌瘤、激素失衡、炎症、疤痕组织或者解剖因素。如果这种不适表现为腹泻、痉挛，以及（或）剧烈且尖锐的腹痛，而且习练第一章中的体式序列没有效果，则习练本章给出的针对月经过量的体式序列。尤其是在出现恶心症状时，要习练针对月经过量的体式序列中讲述的坐立体式，Upaviṣṭa Koṇāsana（坐角式）、Baddha Koṇāsana（束角式）以及Dwi Pāda Viparīta Daṇḍāsana（双腿倒手杖式），这几个体式要在背后进行支撑，躯干形成直立或后倾的状态[这两种支撑方式被分别称作Samāśrāyi（直立）和Upāśrāyi（后仰）；也被称为"L形"体式]。此外，还可以习练本章中给出的缓解经期头痛的体式序列。不适往往出现在经期到来之前。第四章给出了几个缓解经期前急性或剧烈腹部疼痛的体式序列。

月经过量

经量大、丰沛，而且（或）经期持续时间较长。表现为需要频繁地更换卫生巾（几乎每小时就要更换一次），经血中有大的血块，或者经期超过8天。导致这种现象的原因可能是更年期中自然的激素水平变化、子宫肌瘤的存在或者子宫肌瘤处于"幼苗"期。过量的失血或许会导致贫血，如果不加以检查及治疗，症状可能会变得更为严重，因为身体组织会因缺少铁元素而受损。此种情况请咨询医护人员。本章中给出的月经过量的体式序列，能有效缓和月经过量并减少大血块的排出。当经期超过十天时，需要在习练中加入倒立体式。

月经频繁

周期不足26天。月经频繁或许是由于过低的黄体酮水平导致的。处于育龄早期的女性应该在经期习练那些能延缓下一个经期到来的体式，对此本章将会讲解。除非还有其他问题，接近更年期的女性还可以习练第一章中的体式序列，因为较短的生理周期是更年期的自然进程。

月经稀少

量少、淋漓的月经。或是源自子宫功能紊乱、激素分泌失调，或是自然的更年期变化。月经稀少可参考以下体式序列习练。

月经稀少的体式序列

经量少、淋漓的女性应当专注于前屈习练以促进经血的排出。这样的习练还能在非经期时缓解阴道干燥的问题。按照第一章的体式序列习练，并习练所有的前屈体式和坐立体式。不要习练体式 23 ～ 33。然后习练 Paścimottānāsana（西方强烈式），以 Śavāsana（挺尸式）结束。

月经过量的体式序列

月经过量的女性应该把有支撑的向后伸展作为习练的核心。这些体式一般能柔软腹部区域，缓解大血块排出时的不适，减轻腹部的沉重感，并将过大的经量调至更可控的程度。其中大部分体式都要特别调整尾骨和耻骨下端的位置关系，让二者彼此更接近平行。仰卧体式中一旦做到这一点，骶骨就如同一张可供子宫休息的床。在坐立体式中，脊柱支撑着子宫，而不是任由子宫重重地"挂在"脊柱上。如此，大的血块从子宫壁脱落时，痉挛和疼痛都能得到减轻。随着时间的延续，规律地习练这个体式序列。在非经期的习练中，着力去纠正尾骨和耻骨的关系，使子宫处于更平衡的位置，经量或许便正常了。如果经量能在几个月的周期中保持正常，则可重新开始习练第一章的体式序列。

这些体式对其他几种状况也有帮助。肠道系统功能紊乱，例如，腹泻、痔疮、结肠炎、肠道易激综合征（过敏性肠综合征）、克罗恩病、憩室炎都能通过这些习练得到缓解，尤其是急性发作时。对男性而言，下述体式或许会对前列腺肥大和睾丸感染有帮助，但还需要在体式序列中加上倒立体式

（参考第三章）。这些体式对骨盆区域的手术前准备以及术后创伤恢复都有作用。关于这一主题的更多信息请参考第二卷。

下面的体式序列包含四个体式[①]，每个体式又包括两种腿的摆放位置：Upaviṣṭa Koṇāsana（坐角式）和 Baddha Koṇāsana（束角式）。吉塔·S. 艾扬格（Geetaji S. Iyengar）认为，它们是姊妹式。在 Upaviṣṭa Koṇāsana（坐角式）中，腿骨伸展并分开。肌肉纤维在腿内侧的伸展中得到拉长，进而更贴近腿骨。臀部向腿部释放，右臀向右，左臀向左。习练者开始觉察到双腿，并能够感受到躯干和脊柱的伸展。内腹股沟的打开和骨盆的自由都能促进循环。双脚（底）彼此贴合进入 Baddha Koṇāsana（束角式），进一步打开腹股沟，并且比在 Upaviṣṭa Koṇāsana（坐角式）中变得更平，这让器官体获得一种自身体（躯干）下端向上提升之感。

尽管这些体式都需要使用大量的辅具，但是因为大部分辅具都需要全程使用，所以完成了最初的辅具搭建后，后续也就不怎么麻烦了。辅具为骨盆提供的有益支撑让生殖器官及周围区域得到休息。大流量以及大血块的排出导致的压力得到缓解。辅具还让胸腔能够毫不费力地打开。焦虑和恐惧都会减轻。辅具让脊柱获得弯曲，令其得以执行支撑身体的重任。中枢神经系统获得平衡，因而能克服情感层面的困扰。

这一序列中的所有体式，通过辅具的支撑，皆有利于缓解月经过量的状况，使身、心、灵获得提升。

[①] 此处的四个体式是指：1.Setubandha Sarvāṅgāsana（桥形所有肢体式，交叉抱枕）；2.Samaashrayi，躯干直立；3.Upaashrayi，躯干后仰；4.Dwi Pāda Viparīta Daṇḍāsana，双腿倒手杖式，后弯桥；1'.Setubandha Sarvāṅgāsana（桥式凳+倒箭盒）。Setubandha Sarvāṅgāsana习练了两次。第一次（体式1）使用交叉抱枕，第二次（体式1'.Śavāsana之前）使用桥式凳和倒箭盒；在体式2（躯干直立）和体式3（躯干后仰）中，一种腿的姿势贯穿两个体式，然后再换成另一种腿的姿势，即在Upaviṣṭa Koṇāsana中进行两个体式，再在Baddha Koṇāsana中进行两个体式。——译者注

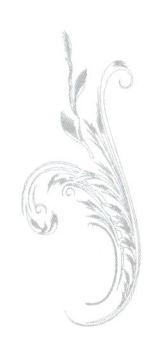

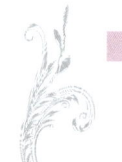

1.Setubandha Sarvāṅgāsana（桥形所有肢体式）/Dwi Pāda Viparīta Daṇḍāsana（双腿倒手杖式），交叉抱枕

辅具（及其用法）：四个抱枕，其中两个交叉放置支撑躯干，另外两个支撑大腿外侧。两条伸展带在 Baddha Koṇāsana（束角式）中固定大腿。一条长伸展带（或两条伸展带接在一起）在 Upaviṣṭa Koṇāsana（坐角式）中保持双脚直立（脚趾指向正上方）。两个沙袋或杠铃片（可选）支撑脚跟内侧，一块用瑜伽垫包裹起来的斜木板支撑尾骨。

将两块木砖（图 2.2.1）或两块四分之一圆砖（图 2.2.2）放在最下面的抱枕两侧，以支撑在上方交叉放置的抱枕。在 Baddha Koṇāsana（束角式）中，双脚之间放一块木砖。两张毛毯支撑头部和颈部，一条桥式凳支撑双脚，一块斜木板支撑尾骨。两张瑜伽垫，一张铺在地面上，另一张铺在桥式凳上垫脚。整体的辅具搭建如图 2.2.3 所示。如果没有桥式凳，可以改用两个倒箭盒（图 2.2.4）。在 Baddha Koṇāsana（束角式）中，用一个倒箭盒即可（图 2.2.5）。

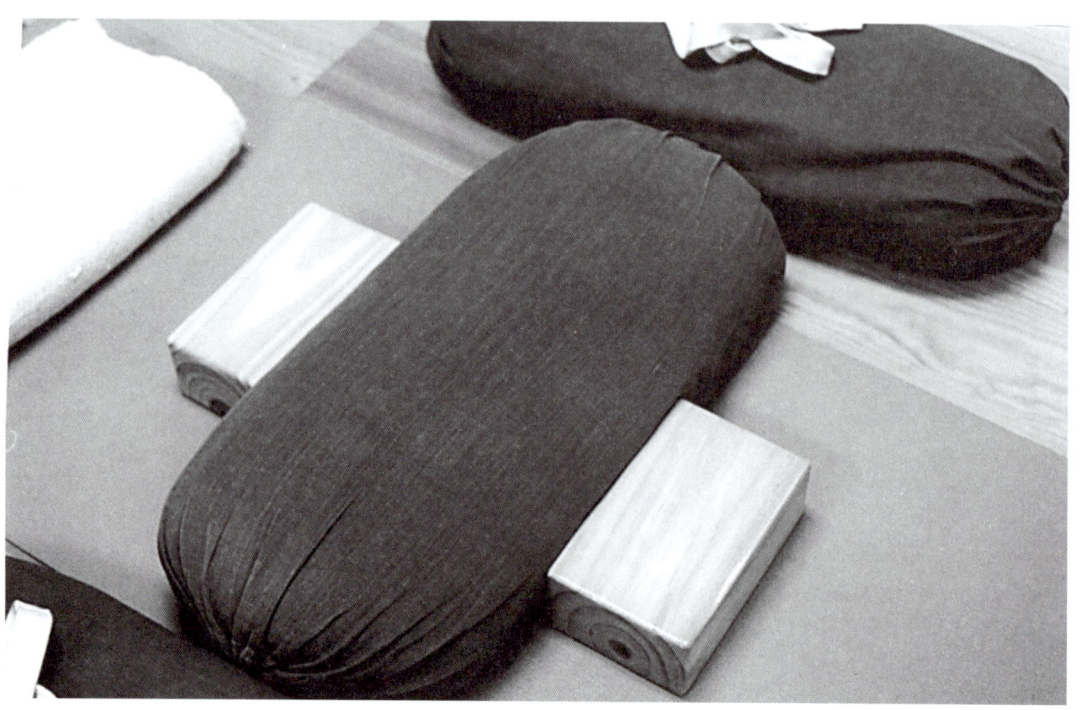

图2.2.1

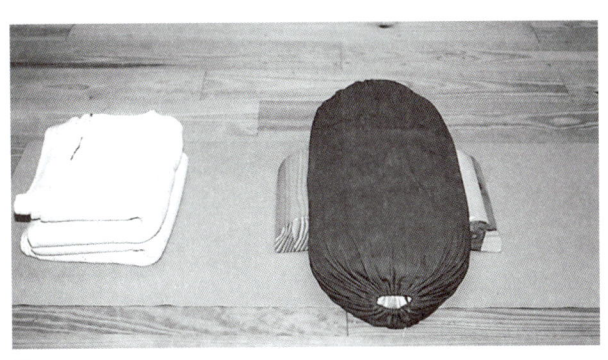

第二章
应对不规律经期的体式序列

图2.2.2

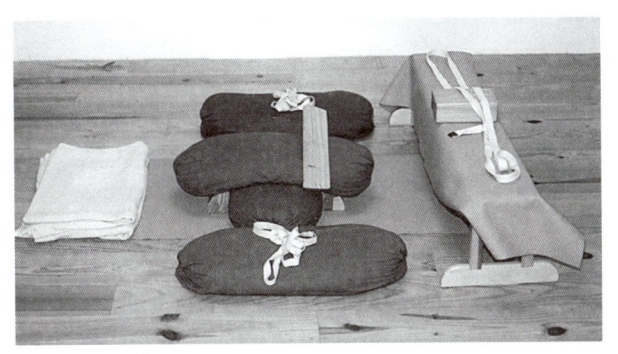

图2.2.3

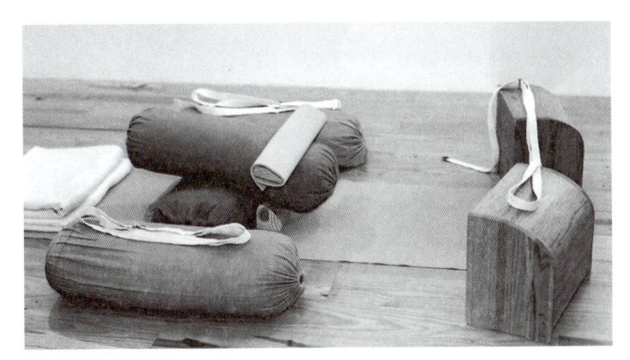

图2.2.4

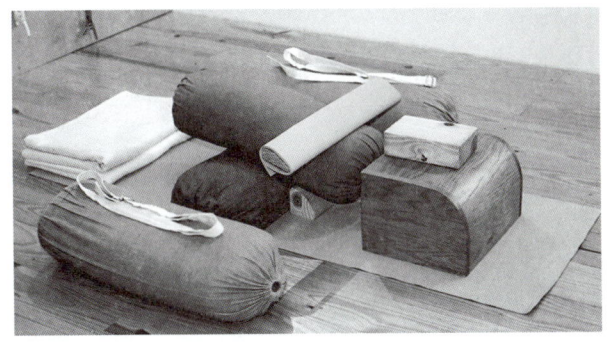

图2.2.5

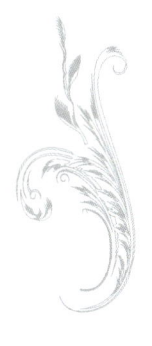

在替代方案中，可以用脚凳或者摞起来的抱枕（图2.2.6、图2.2.7）支撑双脚。根据习练者的能力，以及哪种方法能最有效地调整其尾骨，并让尾骨与耻骨平行，可选择如下支撑物：小片瑜伽垫包裹起来的斜木板（图2.2.8），卷好的眼纱（图2.2.9），斜木板和眼纱组合（图2.2.10），卷成锥形的瑜伽垫（图2.2.11～图2.2.15），或者小片的瑜伽垫卷起来并用伸展带绑好(图2.2.16)，这些都可以用在骶骨或者尾骨下方。

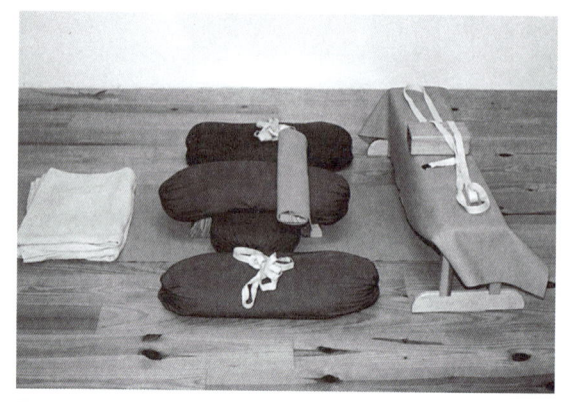

图2.2.8

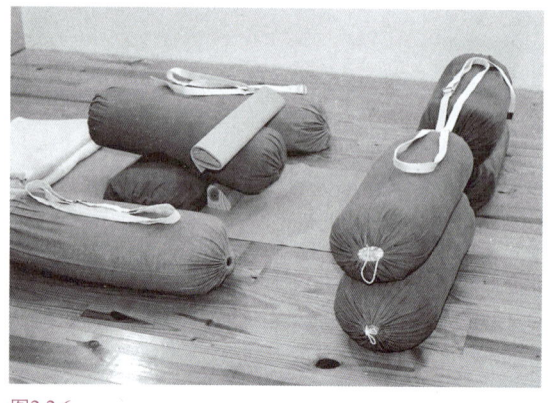

图2.2.6

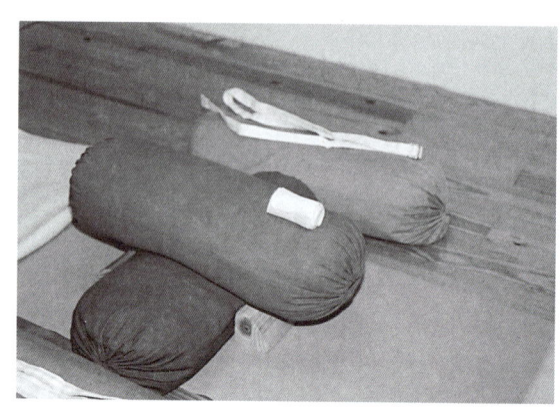

图2.2.9

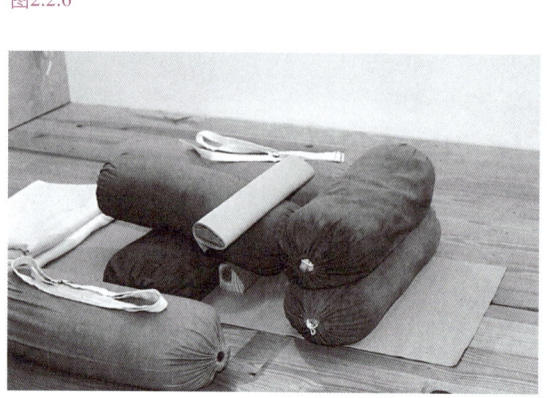

图2.2.7

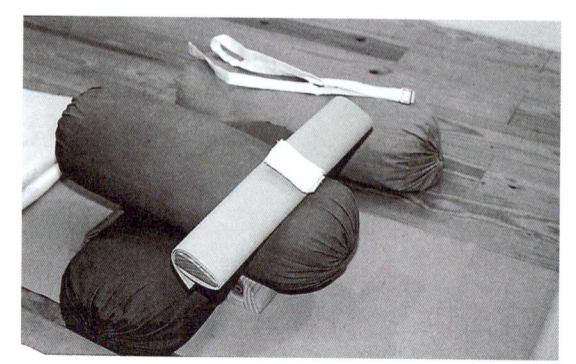

图2.2.10

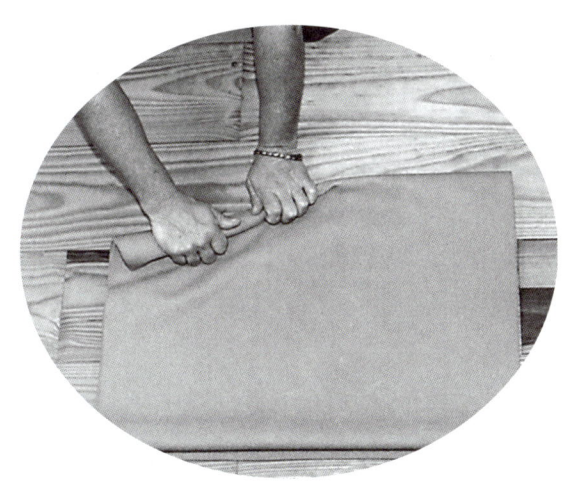

图2.2.11

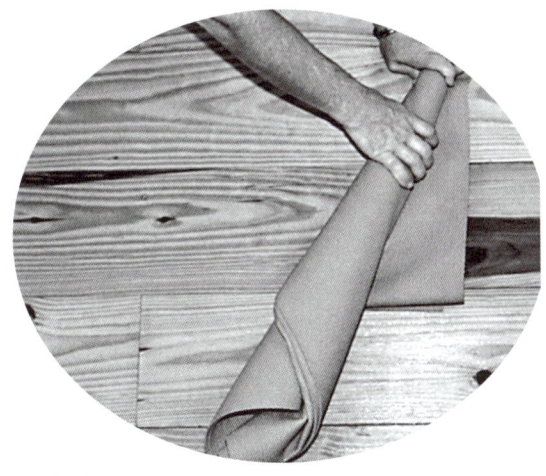

图2.2.14

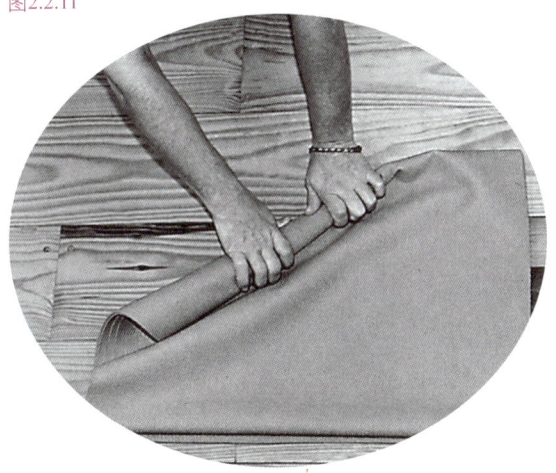

图2.2.12

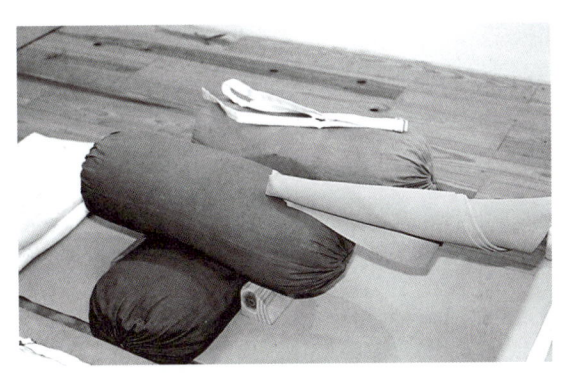

图2.2.15

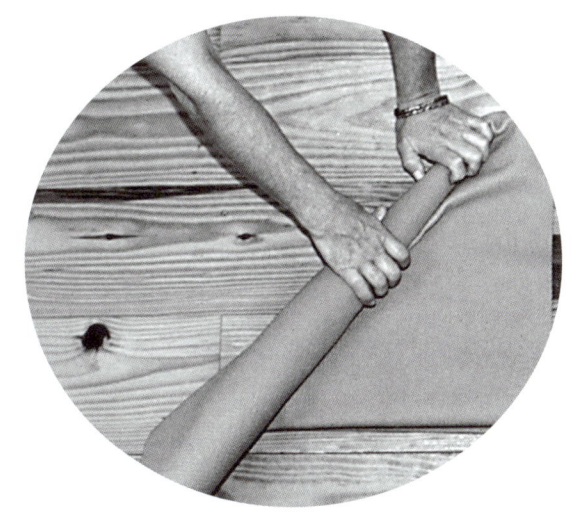

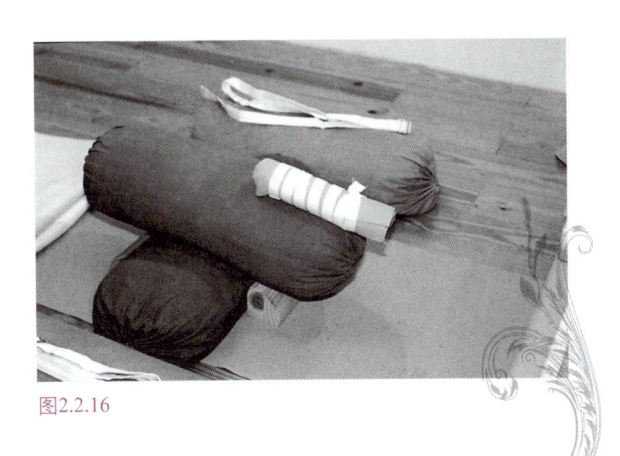

图2.2.13

图2.2.16

A. Upaviṣṭa Koṇāsana（坐角式）

姿势说明：初学者先不要尝试在骶骨或尾骨下方垫支撑物，以避免因支撑太有力而导致的过度压力。其他习练者可以依次尝试上面提到的不同辅具以及组合，进而观察哪一种最能让尾骨和耻骨下端彼此平行。辅具不应刺激到这个区域。要正确地进入此体式，面朝脚的支撑物，坐在抱枕的一端。如果选择了上述任意的尾骨支撑物，则坐在这个支撑物上（图2.2.17）。把脚依次放到桥式凳上，长伸展带套在脚的外侧，接近脚趾的位置，双脚间的距离就是正常的 Upaviṣṭa Koṇāsana（坐角式）的距离（图2.2.18）。将一会儿要用到的木砖放在桥式凳上双脚正中间的位置（图2.2.19）。如果套了伸展带双脚很容易向外转，则在桥式凳上放上沙袋或小的杠铃片来支撑脚跟内侧（图2.2.20）。

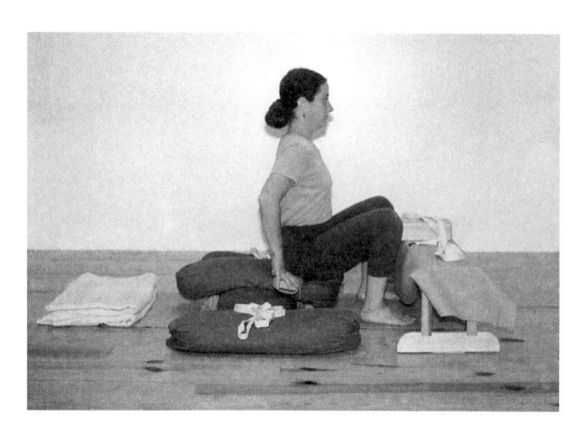

图2.2.17

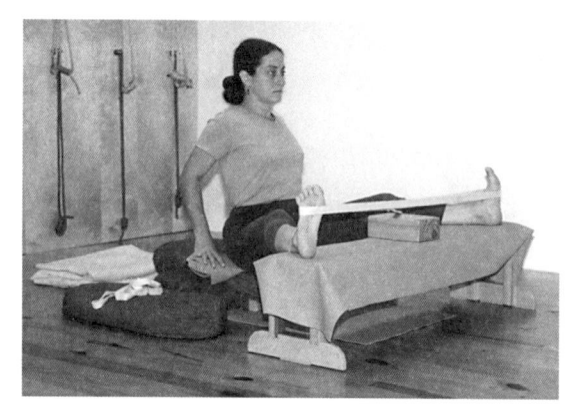

图2.2.19

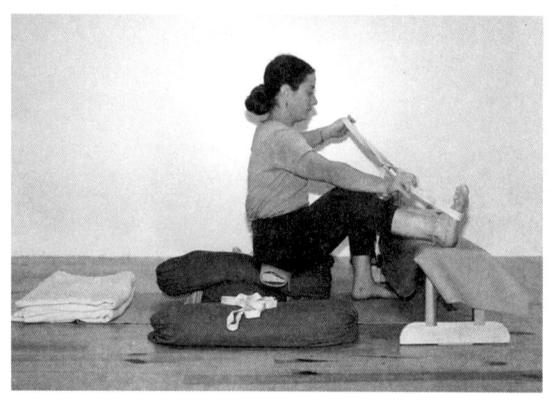

图2.2.18

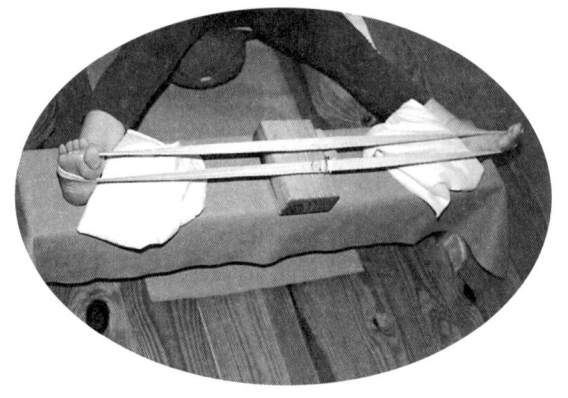

图2.2.20

双手放在身后的抱枕上，提起胸腔向上。如果尾骨下方用了支撑物，则在这个辅具上慢慢向前挪动臀部，不要打滑，（挪动的过程中）将臀部拖曳着向下远离腰部（图 2.2.21）。头部保持正直，提着胸腔，向后慢慢躺在抱枕上（图 2.2.22）。抱枕朝向头部的一侧支撑上背部的胸椎区域。毛毯支撑头部和颈部（图 2.2.23）。

最初，或许需要尝试几次才能找到恰当的位置，让辅具起到应起的作用。一旦在抱枕上完全躺好了，调整头颈部下方的毛毯，让头部后侧与地面平行，下巴略低于前额。闭上双眼。头部的位置与 Setubandha Sarvāṅgāsana（桥形所有肢体式）中的位置很接近。如果还要考虑由潮热或高血压引起的身体过热问题，就要把头部支撑得更高一些（图 2.2.24）。若有抑郁情绪，或存在未经治疗或未解决的甲状腺问题，则头部要向后，更接近 Viparīta Daṇḍāsana（倒手杖式）中头部的位置。颈部后侧放一个毛毯卷，保持颈部的柔软（图 2.2.25）。这种情况下，眼睛要睁开。颈部前侧不要凸出，学会将压力释放。如果抑郁情绪和潮热同时存在，判断哪个问题更严重，进而采用相应的头部支撑物。

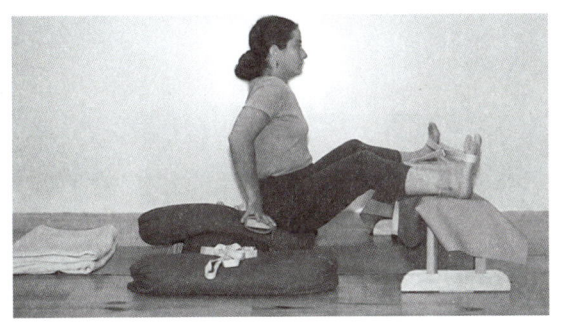

图2.2.21

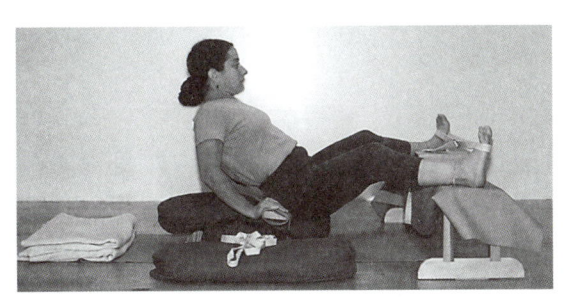

图2.2.22

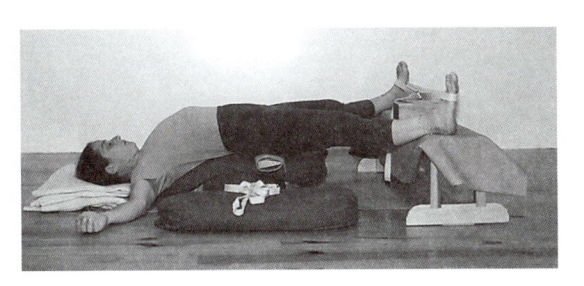

图2.2.23

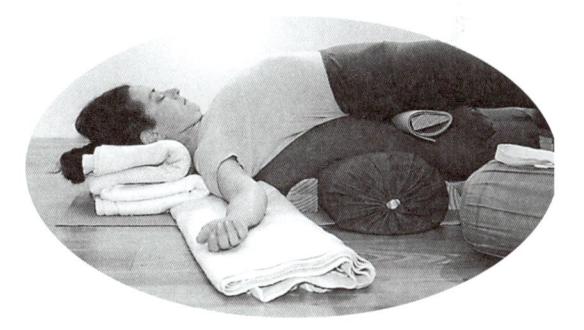

图2.2.24

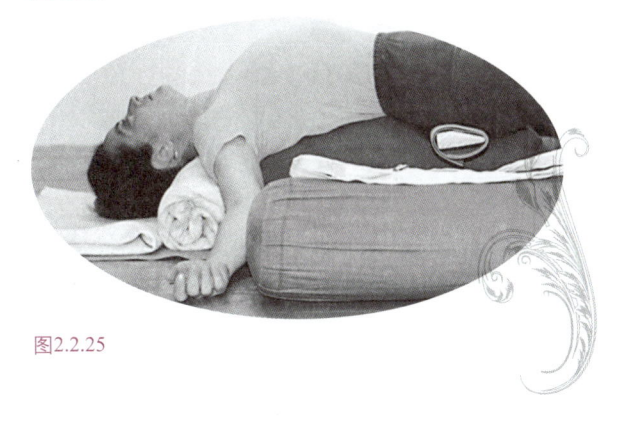

图2.2.25

观察骨盆区域。髋部或臀部不应下陷。大腿不要向上鼓起，也不要外旋。如果大腿向上鼓起，那么脚下的代替支撑物可能不够高。如有必要，在骨盆两侧分别用卷起来的瑜伽垫或斜木板支撑，以让大腿获得正确的方向，即大腿外侧向内旋，向身体中线旋。这个垫子卷或斜木板的支撑习练者自己就可以放好；不过，若有辅助者，让其帮忙（图2.2.26）效果往往会更好。如果臀部下陷，可能是抱枕太软了。在这种情况下，抱枕下的木砖可以调至第二高度（最初是平放状态，即第一高度）以获得更多的支撑。最重要的是尾骨上提，与耻骨平行。

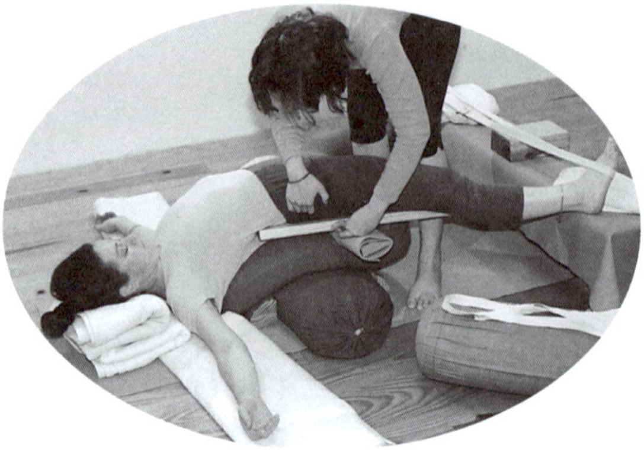

图2.2.26

胸腔要上提——支撑胸腔的这一侧抱枕下方的砖或许也需要调高一些，以确保胸腔不会下陷。如果胸腔有了正确的打开，那腹腔就会开始变得非常柔软（图2.2.27）。如果下背部有刺激感，往往是胸腔的位置和打开方式不对导致的。胸腔的调整和进一步的打开可以有人从旁协助，辅助者用墙绳或伸展带托住其胸椎后侧，（将墙绳或伸展带两端向上拉）将胸腔提起来。如果还有第二名辅助者，可以帮助习练者向下转动三角肌，以展宽锁骨（图2.2.28）。这一调整可以持续进行1分钟，直至将胸腔纠正到更好的位置，不再挤压下背部。手臂伸展向两侧，掌心朝向天花板。如果还要考虑颈部以及（或）肩部问题，手臂下方可以用抱枕支撑（图2.2.29），或使用毛毯支撑就足够了（图2.2.30）。在体式中保持，随后按下面的描述让双腿进入Baddha Koṇāsana（束角式）的位置。

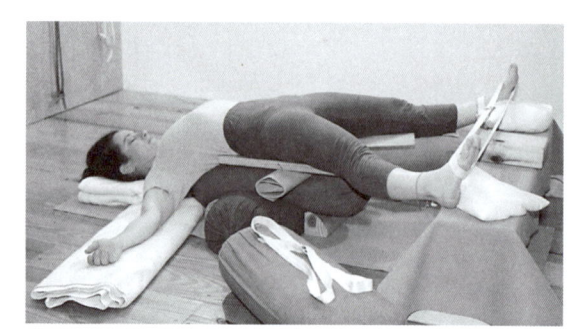

图2.2.27

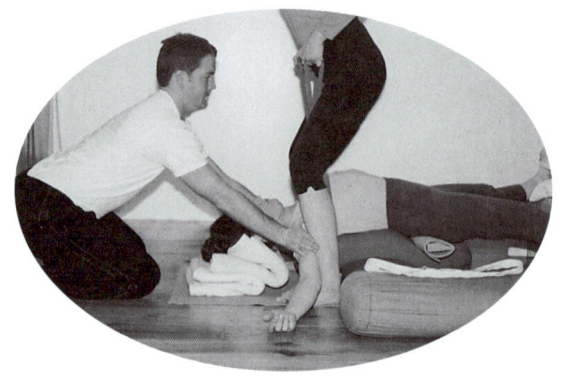

图2.2.28

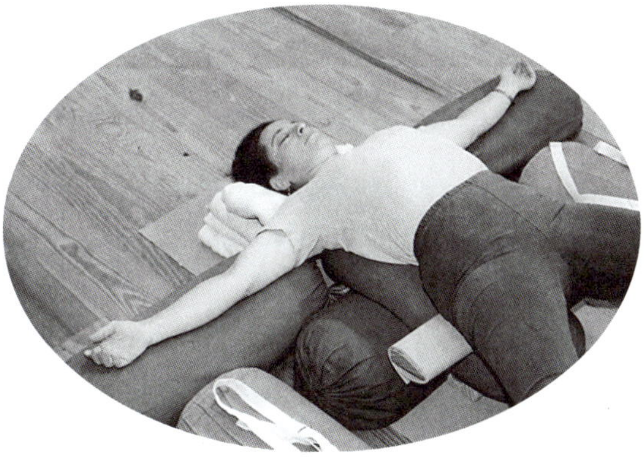

图2.2.29

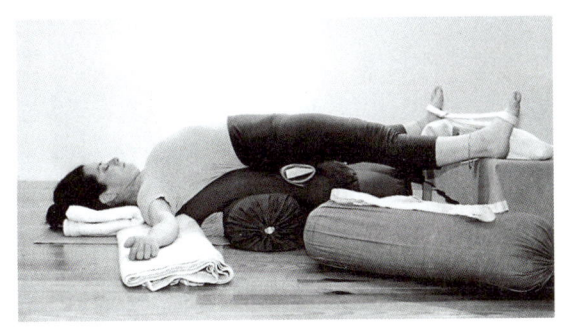

图2.2.30

时长：5～10分钟，根据个人能力。不要在体式中保持太久，否则臀部可能会发麻。

（体式中的）力：胸腔前侧的上端向下沉向地面，斜方肌上提去向背部，然后把这个力卸下来，让抱枕来保持这个上提。伸展带固定了双脚的位置，可放松双腿。释放所有不必要的紧张，尤其是大腿、腹部、颈部、头部、面部肌肉和眼睛。闭合双眼，柔软眼睑，将注意力放在胸腔正中。若有抑郁情绪，眼睛保持睁开，但仍需要专注于内在。观察下腹部区域。在自然呼气中，下腹部放松去向身体的后侧，以保持这一区域的平静。要在自然吸气中保持这样的腹部状态。

功效：胸腔的扩展和打开给器官体提供了一个"透气通风"作用。耻骨和尾骨的位置调整让子宫能够柔软地沉向骶骨。腹部区域的紧张、胀气以及僵硬得到平息，轻盈感成了主导。腹部沉重感的消除对经期状态也有帮助。头部抬高的位置尤其能有效减少体内的热，对潮热、过度紧张、高血压都有帮助，或许还能缓解头痛。头向后的位置让抑郁的情绪得以缓解，有益于缓解甲状腺问题。整个身心得到休息，器官体变得平静，焦虑消散。

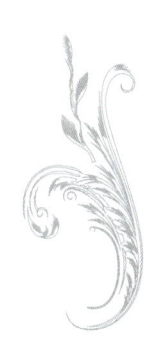

B. Baddha Koṇāsana（束角式）

辅具（及其用法）：辅具已经搭建好了，让双腿进入 Baddha Koṇāsana（束角式）位置即可。

姿势说明：屈双膝，脚从伸展带中滑出，并用脚把桥式凳或倒箭盒往臀部方向挪动一些（图 2.2.31）。为避免在调整双腿时身体打滑，用手撑地将身体往脚的方向稍微挪动一些。将脚分别放在砖的两侧，屈膝向两侧。如果用了斜木板，在调整双腿的过程中用手扶着斜木板，这样，尾骨就一直处于上提状态（图 2.2.32）。将两侧的抱枕放在大腿下方支撑双腿（图 2.2.33）。完全屈膝，每条腿上绑一条伸展带，注意铁扣要处在能够随手调节的位置，这样能把腿绑得更紧实（图 2.2.34）。再次检查，确保臀部的位置能最大限度地将尾骨向上推，去向耻骨并与之平行。重新调整胸腔的位置，保持胸腔的打开，胸腔后侧向上提向天花板，胸腔前侧释放向下，去向地面。手臂展开向两侧（图 2.2.35）。像前面的 Upaviṣṭa Koṇāsana（坐角式）一样，头部的位置无论采用哪一种，都需要有支撑。

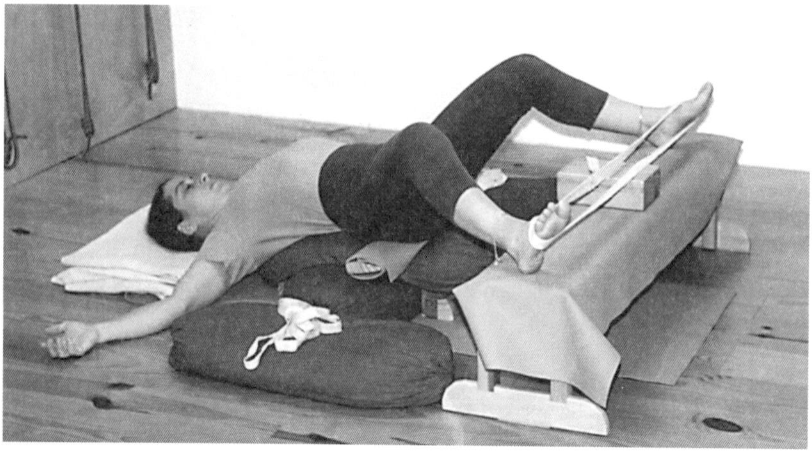

图 2.2.31

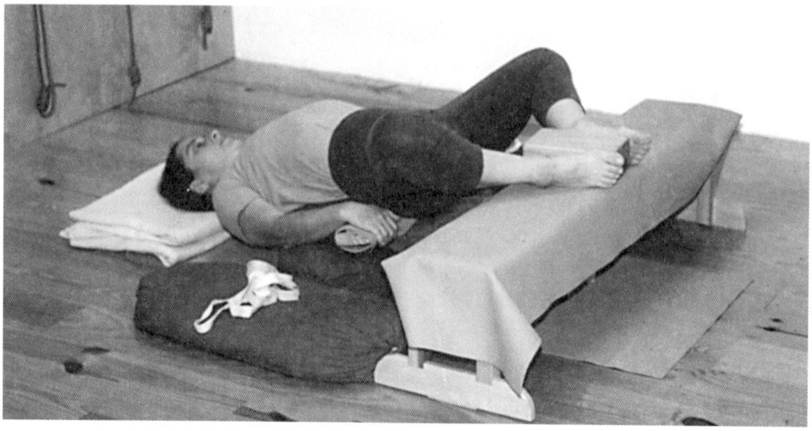

图 2.2.32

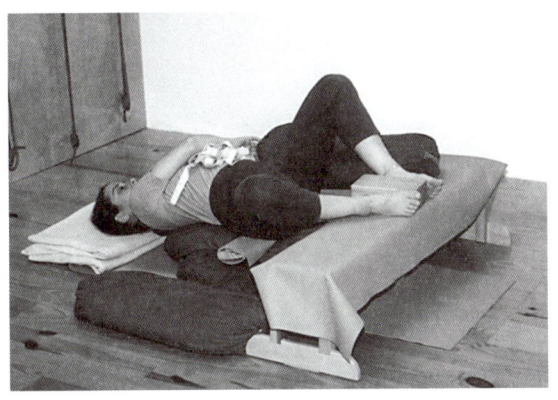

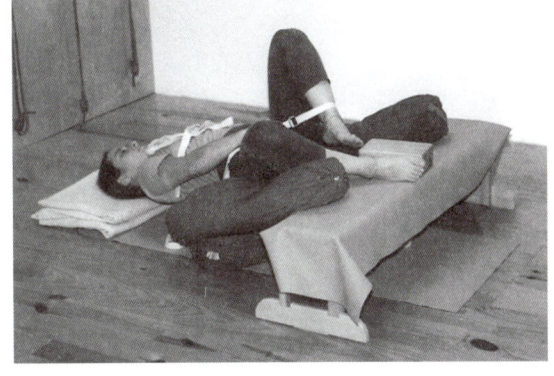

图2.2.33

图2.2.34

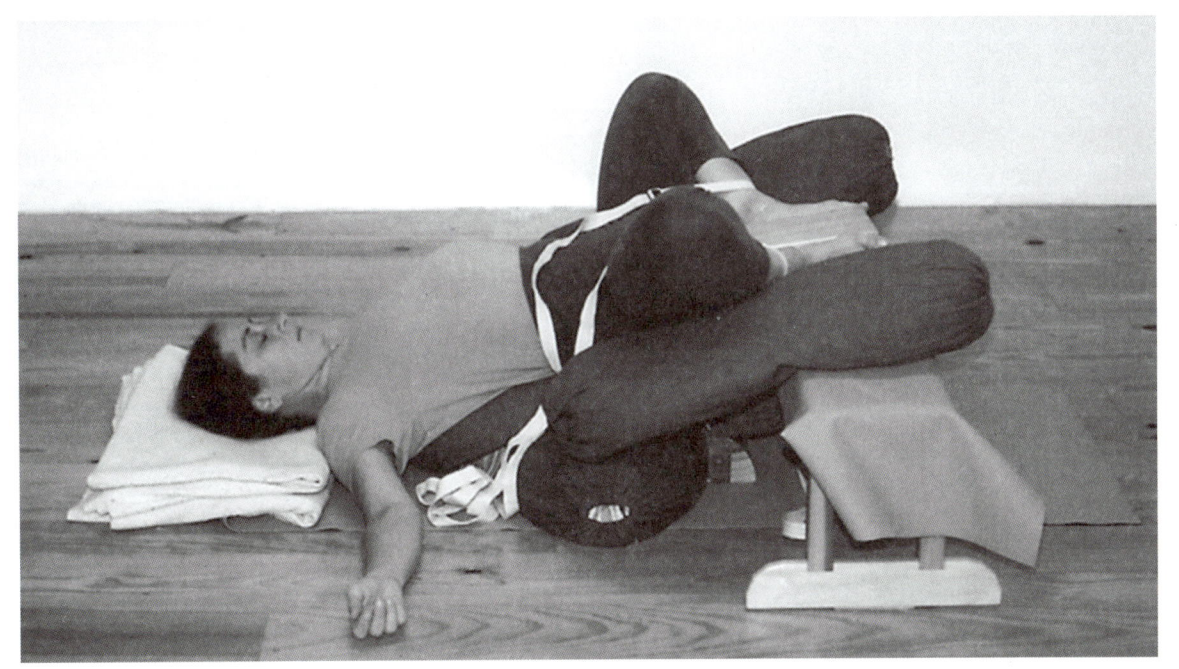

图2.2.35

时长：5～10分钟，根据个人能力。

（体式中的）力：和 Upaviṣṭa Koṇāsana（坐角式）相似，在支撑物上放松双腿，尤其是大腿内侧。释放腹部并将其下沉至身体后侧。放松面部肌肉，放松头部和颈部。

功效：除了 Upaviṣṭa Koṇāsana（坐角式）的功效外，这一腿部姿势释放了内腹股沟。在双脚之间，砖创造出来的空间打开了骨盆的下端，再加上耻骨和尾骨的位置调整，骨盆区域的循环得到加强，有助于器官体获得最佳状态。

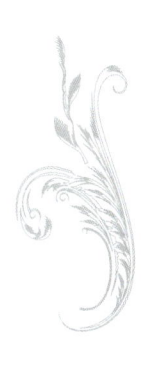

2. Samāśrāyi Upaviṣṭa Koṇāsana（直立坐角式）

辅具（及其用法）：倒手杖凳，两三个抱枕横着放在凳面上。如果没有倒手杖凳，则将一把椅子靠墙放好，椅面朝外，椅面上放一张折叠的瑜伽垫。椅子前面的地面上横向再铺一张瑜伽垫（一会儿在这张垫子上分腿坐立）。把一个抱枕竖着放在椅子前面，靠在椅子上，下端稍向椅子下方倾斜，让抱枕有一个弧度。第二个抱枕放在椅面上，一块木砖放在墙面与这个抱枕之间，防止抱枕向墙面滑动（图2.2.36）。不论使用哪一种支撑，都要将两块砖放在椅子或倒手杖凳的两侧，用来支撑双手，两张毛毯叠成小块放在臀部下端，两个毛毯卷在 Upaviṣṭa Koṇāsana（坐角式）中放在膝的下方，在 Baddha Koṇāsana（束角式）中放在大腿下方。准备一根墙绳或一条伸展带，手要拉住它。将墙绳或伸展带的一端固定在倒手杖凳的一根横杠（图2.2.37）或椅子的椅背上。在直立之后的后仰习练中，或许还要多准备几张毛毯来支撑头部和颈部后方。为了协助胸腔的打开，背部、肩部的位置或许需要放一个斜木板、泡沫垫或泡沫卷。若脚容易向外转，则在脚跟内侧放置较轻的杠铃片以保证双脚的直立状态。

姿势说明：坐在折叠的毛毯上，双腿分开稍大一些。如果膝盖疼痛，则在膝盖下方垫上毛毯卷。前屈，将双手放在地面上（图2.2.38）。分别用双手调整两侧臀部下端向后，接近支撑物（图2.2.39）。臀部向后挪动，让骶骨扎实地、完全地贴在倒手杖凳上；如果用的是椅子，则贴在抱枕上。从内向外调整大腿后侧。坐在坐骨的内边缘和大腿内侧的后边缘上，身体在会阴上居中。大臂绕过抱枕，再将手放在砖上（图2.2.40）。为了帮助胸腔打开，在胸椎或后胸腔的位置可以用斜木板（图2.2.41）、泡沫板（图2.2.42）或泡沫卷（图2.2.43）支撑。如果肩部很紧，直接双手推砖、上提胸腔就足够了（图2.2.44，膝盖下方有毛毯卷支撑）。

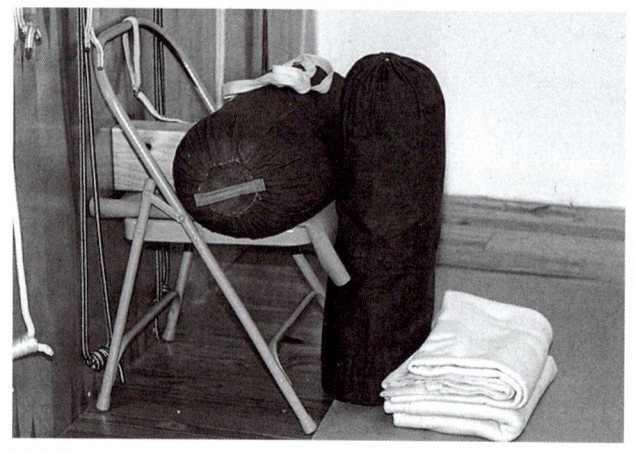

图2.2.36

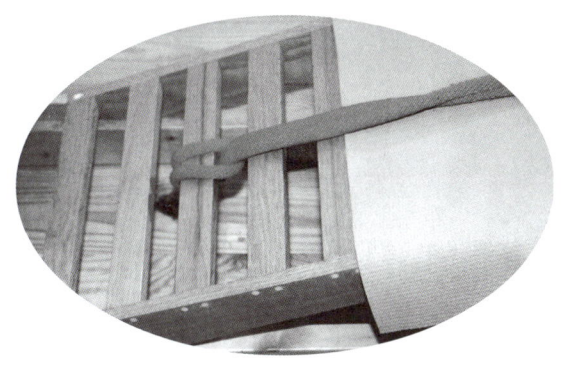

第二章 应对不规律经期的体式序列 | 77

图2.2.37

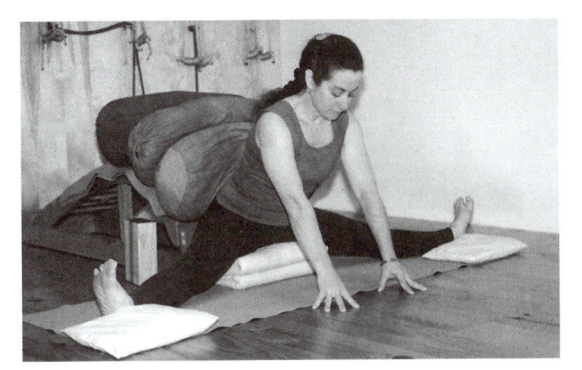

图2.2.38

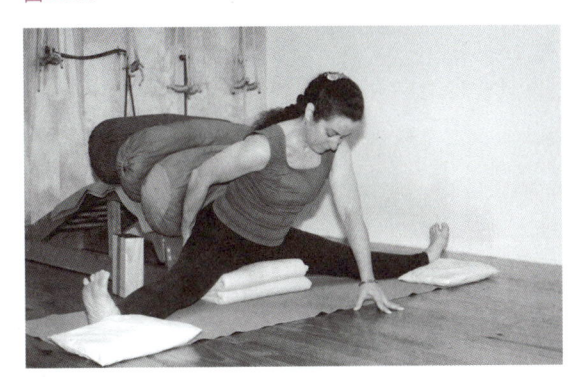

图2.2.39

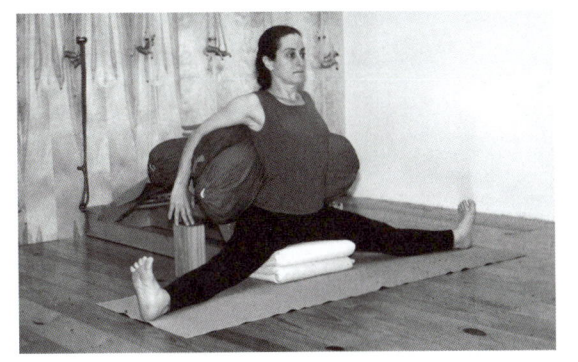

图2.2.40

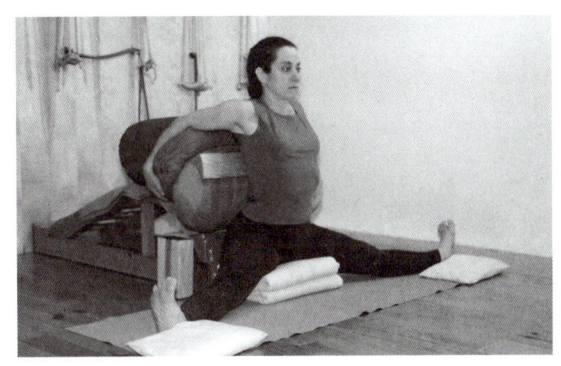

图2.2.41

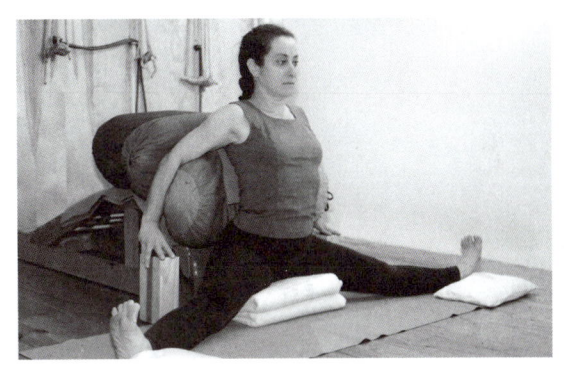

图2.2.42

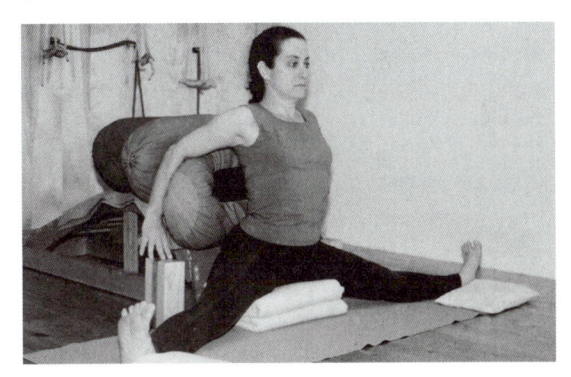

图2.2.43

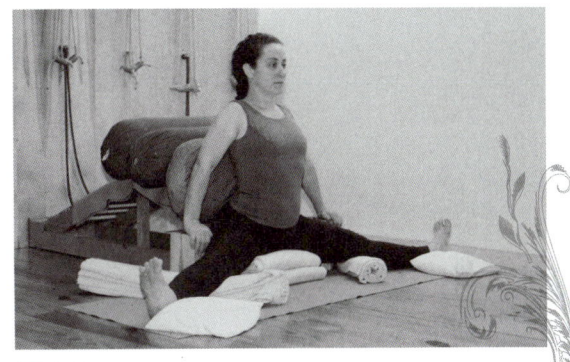

图2.2.44

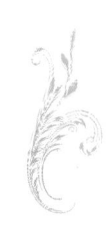

手臂过头，双手拉住墙绳可以进一步打开并上提胸腔（图 2.2.45）。如果髋部和大腿内侧非常紧，可以在大腿内侧压上杠铃片助其打开（图 2.2.46）。图 2.2.47 示范了椅子支撑的做法。在家里也可以用沙发支撑，把沙发垫取下来，在沙发的边缘上弯曲背部（图 2.2.48）。保持双腿的姿势进入下一体式。

时长：若是中度或重度疲惫的情况，手拉绳子的方法持续 30 秒就应该足以打开并上提胸腔了。其他情况下，根据个人能力保持 3～5 分钟。

（体式中的）力：脚跟中点落地并下压地面，脚趾向上伸展。有力地将膝盖和大腿压向地面。拉长脚跟内侧、足弓和大脚趾球骨远离腿内侧。伸展整条腿的内侧去向脚内侧。脚的外侧向两髋方向收回。展宽坐骨，坐骨去向脚跟。胸腔前侧向上，侧胸腔向上，观察骨盆以及胸腔中横向创造出的空间。柔软颈部、头部和面部肌肉。

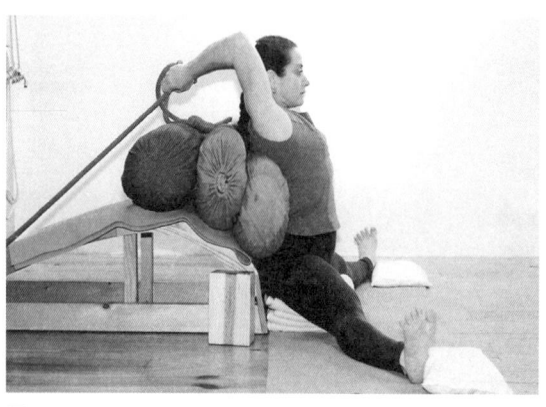

图2.2.45

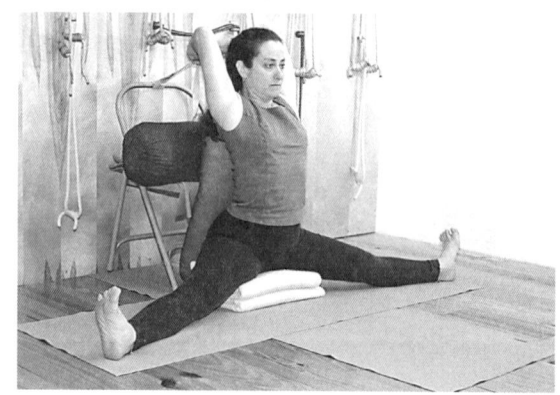

图2.2.47

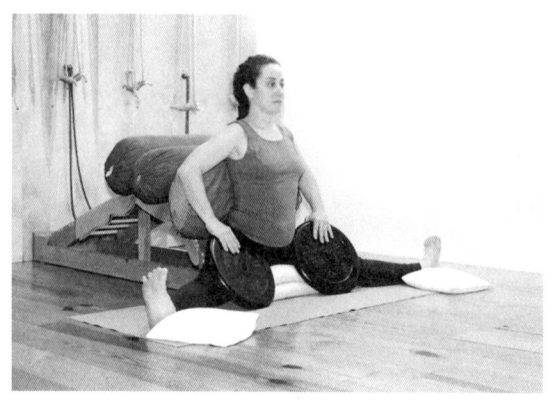

图2.2.46

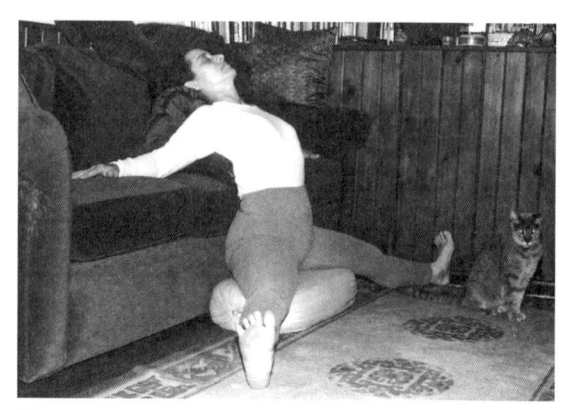

图2.2.48

3.Upāśrāyi Upaviṣṭa Koṇāsana（后仰坐角式）

辅具（及其用法）：继续使用上一体式中已经搭建好的辅具。毛毯和抱枕或许需要进行一些调整以适应躯干和头部的后仰。一张毛毯折叠放在头部和颈部的后侧（图2.2.49）。如果颈部僵硬或颈前侧向外凸出，则在颈部后侧用一个毛毯卷支撑。另外，墙绳也可以用来提升胸腔（图2.2.50）。前面用到的任意支撑物，斜木板、泡沫板或泡沫卷都可以用在这一体式中。下一体式还要使用这套辅具。

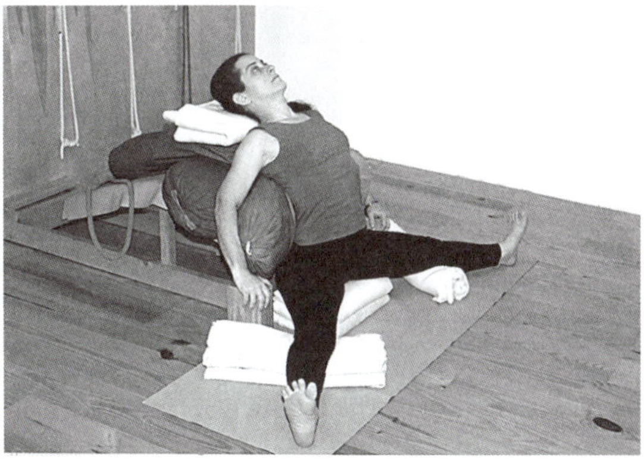

图2.2.49

姿势说明：尽管躯干是后仰状态，胸腔仍然需要被支撑向上并打开。骶骨应该贴靠着后方的倒手杖凳或抱枕，这样躯干才不会向下滑。

时长：3～5分钟，根据个人能力。

（体式中的）力：最初，先把Samāśrāyi Upaviṣṭa Koṇāsana（直立坐角式）中讲述的力做出来，之后逐渐减少肌肉对姿势的作用，让身体中的能量来保持这个姿势和胸腔的上提状态。观察身体在哪一刻能够不再借助墙绳且保持住胸腔的打开和上提。逐渐松开墙绳，将双手放在两侧的砖上。闭上眼睛，放松。

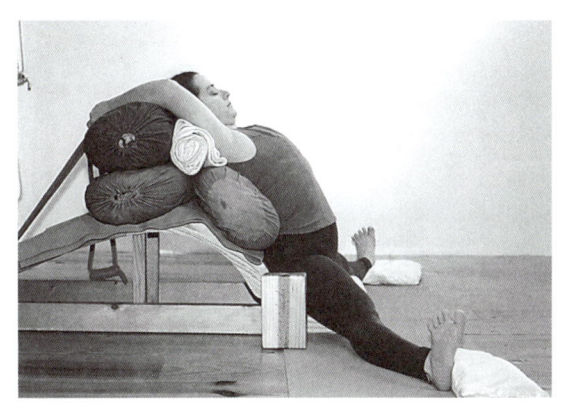

图2.2.50

功效：坐立，观察这一体式的垂直属性。腿的后侧贴地，大腿的内侧和外侧上提。尽管是一个坐姿，但习练者感觉双腿好像在站立一般。用这种方式，习练者能将脊柱提起来。器官得到舒缓，身体的内在开始体验到一种轻盈和冷静。除了对女性生殖系统有益，此体式也对裂孔疝、孕吐、头痛、呼吸问题，以及前列腺、睾丸、膀胱、肾脏、肾上腺、甲状腺、胆囊和胰腺的总体健康状况有益；另外，对体内过多的热也有帮助。

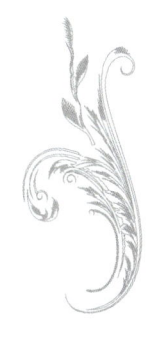

4.Samāśrāyi Baddha Koṇāsana（直立束角式）

辅具（及其用法）：辅具已经准备好，只需将腿调至 Baddha Koṇāsana（束角式）即可。

姿势说明：从 Upaviṣṭa Koṇāsana（坐角式）中，双手抓握双膝内侧，同时屈双膝，脚底彼此贴合，移动双脚，令其尽可能靠近会阴。松开双手，让两膝向侧面打开。毛毯卷支撑在大腿和小腿胫骨下方。如果膝盖高于两髋太多，则增加臀部下方支撑物的高度。略微前屈，将臀部向后移动，让骶骨牢牢地抵住后面的支撑物。再做一次这一调整，以确保骶骨真的牢固地贴在了支撑物上。若有可能，在脚前侧放一个杠铃片，脚趾向两侧勾，或让一名辅助者摆放这个重物。手臂的放置与上一体式一样。如有必要，胸腔处可以使用更多的支撑（图 2.2.51）。也可以像前一体式那样拉绳子，以伸展并拉长躯干，之后把双手放在砖上休息。保持 Baddha Koṇāsana（束角式）中腿的位置不变，进入下一体式。

时长：若有疲惫的感觉，则保持 30 秒～1 分钟。否则，根据个人能力，保持 3～5 分钟。

（体式中的）力：脚跟对推以拉长大腿内侧去向两膝。上提胸腔两侧和前侧。柔软颈部、头部和面部肌肉。

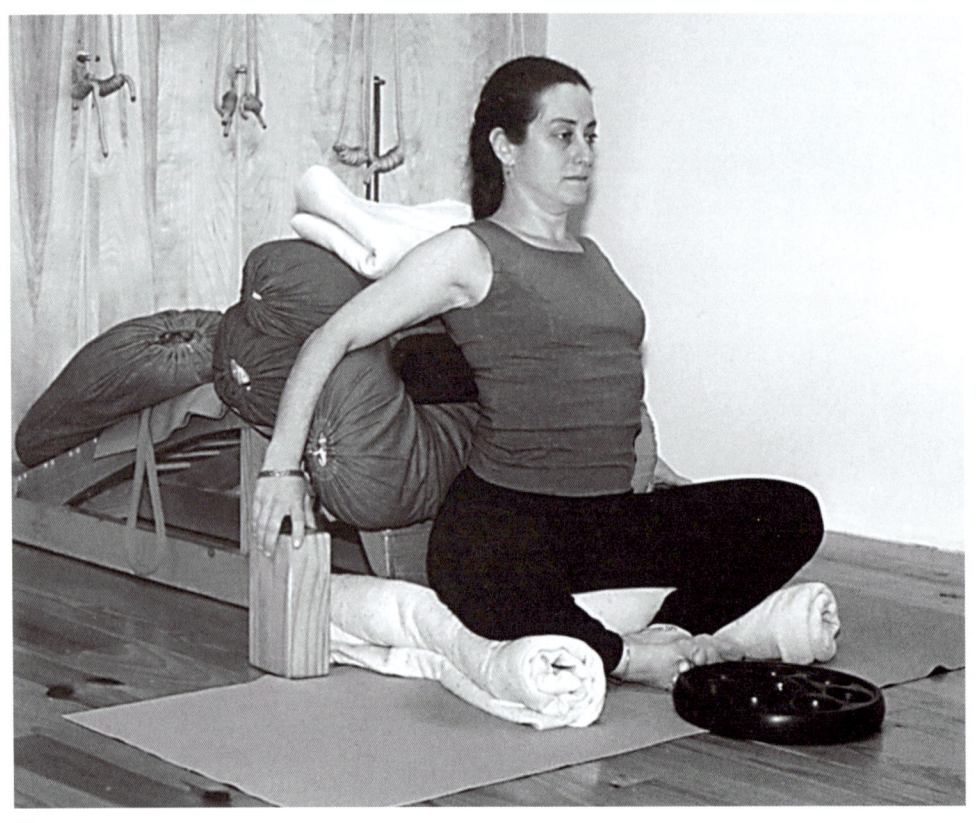

图2.2.51

5.Upāśrāyi Baddha Koṇāsana（后仰束角式）

辅具（及其用法）：同体式 4。

姿势说明：躯干向后仰。如有必要，重新摆放抱枕和毛毯。最初，可以用双手拉着后方的墙绳以拉长躯干并打开胸腔（图 2.2.52）。之后，将手放在两侧的砖上休息（图 2.2.53）。

时长：3～5 分钟，根据个人能力。

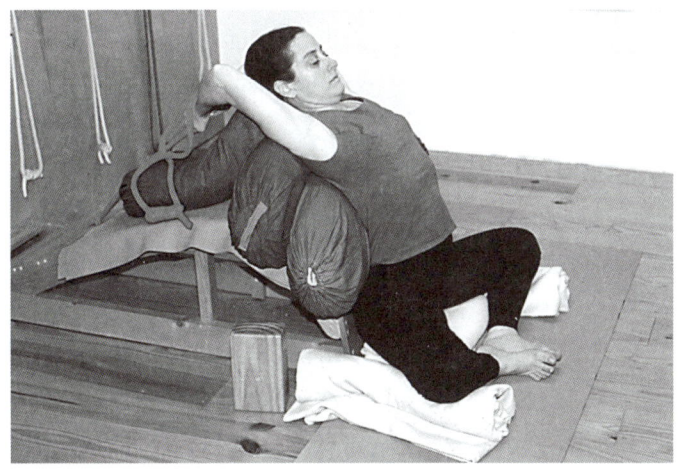

图2.2.52

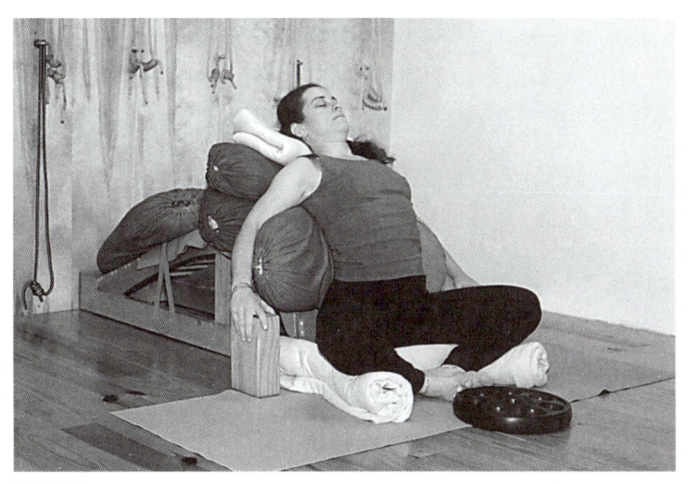

图2.2.53

功效：开始时，血块会被排出；之后经量会得到控制。内腹股沟和骨盆的打开增加了通往子宫、卵巢和膀胱区域的循环。在 Upaviṣṭa Koṇāsana（坐角式）中，耻骨比较低，于是不容易观察到位于肛门和阴道口之间的会阴的状态。在 Baddha Koṇāsana（束角式）中，耻骨上提，习练者能觉察到阴道的上升，这就减轻了阴道区域的沉重和灼热感。

6.Dwi Pāda Viparīta Daṇḍāsana（双腿倒手杖式），桥式凳、方凳或三把椅子

A.Upaviṣṭa Koṇāsana（坐角式）

辅具（及其用法）：用倒手杖凳、方凳或椅子来支撑躯干。祛风式长凳、两个方凳或两把椅子支撑双脚。在桥式凳（方凳或椅子）上铺上瑜伽垫，用来防滑。用两个小的杠铃片或沙袋稳定脚跟内侧（可选），一条长伸展带（或接在一起的两条伸展带）套在双脚的外侧，以保持双脚的直立状态。准备一块斜木板，用瑜伽垫包裹起来，如果没有斜木板，可以用折叠的瑜伽垫代替。此外，可以将剪开的瑜伽垫（小块的瑜伽垫）卷起来用伸展带绑好，或是用卷好的眼纱，竖着放在斜木板上。将骨盆提起来，才能减少生殖器官所在区域过多的流量并缓解血块排出带来的压力。为了骨盆的上提，这些额外的辅具可能很有必要。如果肩颈较硬，还需要再加一个抱枕。下一体式中，双腿形成 Baddha Koṇāsana（束角式），要提前把需要的辅具准备好：在倒手杖凳或椅子两侧的地面上各放一个抱枕，每个抱枕上各放一条伸展带，桥式凳（或倒手杖凳矮的一端）正中放一块砖，将在下一体式中夹在双脚之间。

姿势说明：坐在斜木板或叠好的瑜伽垫上。图 2.2.54 展示了在斜木板上另外放置垫子卷的方式。将脚放在桥式凳（方凳或椅子）上，伸展带套在脚的外侧（图 2.2.55、图 2.2.56）。调整伸展带的松紧，让双脚远远地分开，呈 Upaviṣṭa Koṇāsana（坐角式）的脚间距（图 2.2.57）。躺下的同时将臀部稍微向前移动，让臀部准确地落在斜木板上（图 2.2.58）。尾骨上提进入身体。手臂可以过头，互抱手肘（图 2.2.59）。若头部和颈部僵硬，可以用抱枕支撑头部，颈部后侧放毛毯卷。手臂可以屈肘置于两侧，手放在抱枕上休息；锁骨展开，在两肩之间创造更多的空间，以放松头部和颈部。颈部后侧的毛毯卷用来进一步释放颈部（图 2.2.60）。在潮热、体内过热和高血压的情况下，头部下方再多加一张毛毯，同时将双手放在腹部放松（图 2.2.61）。如果肩部僵紧，手臂有可能会发麻。在这种情况下，无论头部处于哪种位置，只需简单地将双手置于腹部即可。此体式的最高点应该是胸腔而非腹腔。最重要的是，骨盆不能下陷。习练者或许需要请一名辅助者从侧面检查一下体式，观察骨盆是否处在身体形成的整体弧形当中，且大腿是放松向下的。图 2.2.62 展示了椅子的用法。

时长：3～5分钟，根据个人能力。

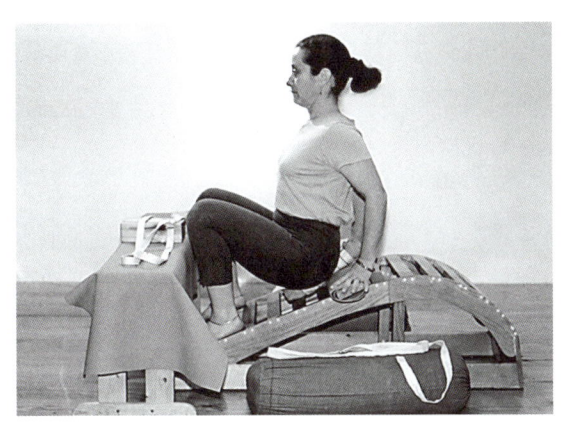

图2.2.54

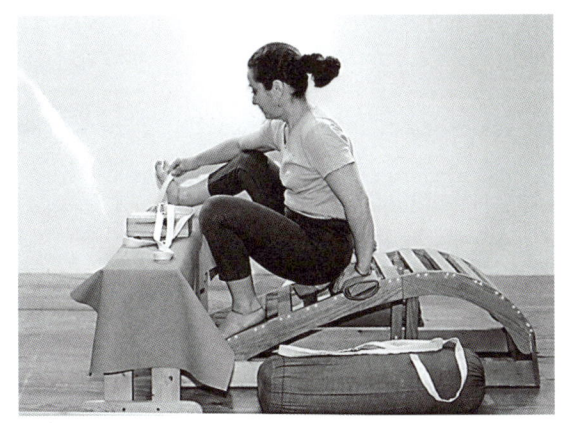

图2.2.55

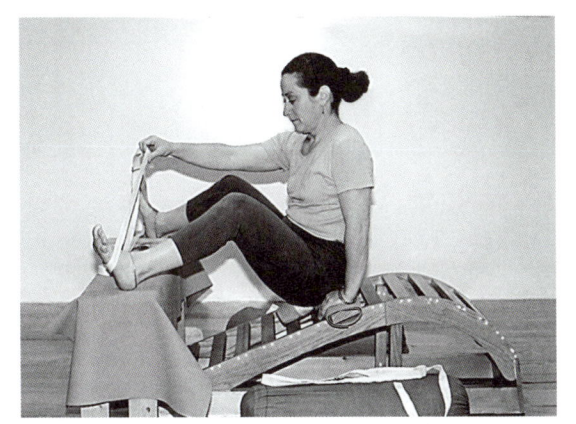

图2.2.56

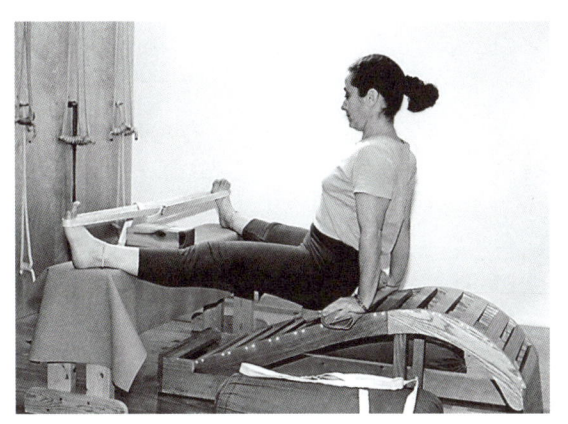

图2.2.57

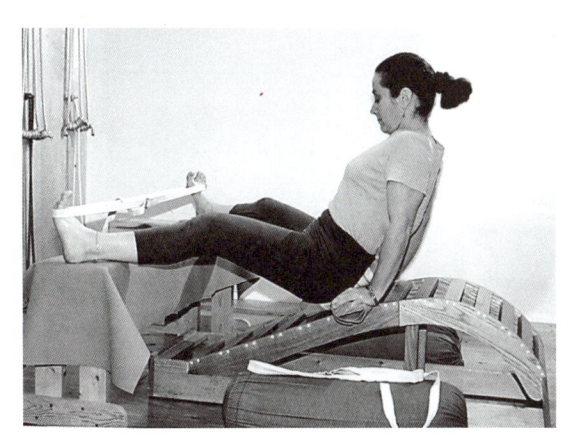

图2.2.58

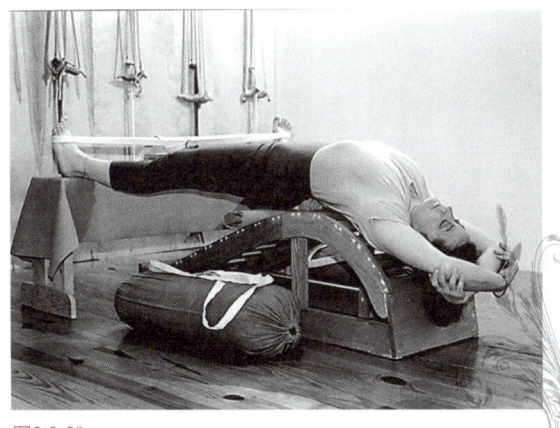

图2.2.59

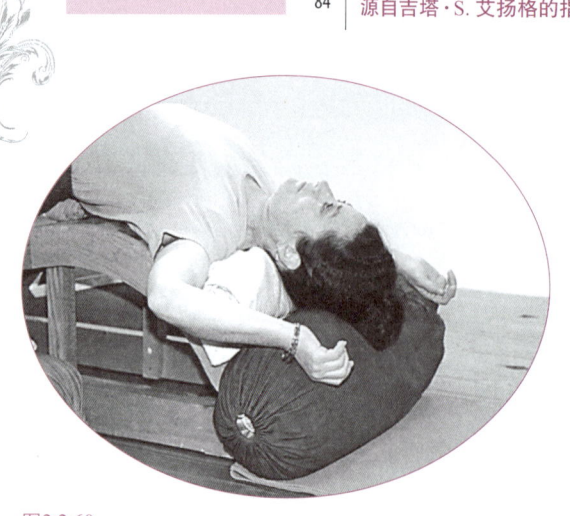

图2.2.60

（体式中的）力：让自己完全"臣服"并休息于此体式中。让腹部向下沉向身体的后侧。将骨盆、腹部、颈部、头部和面部肌肉中所有不必要的紧张完全放下。用呼气进一步释放腹部向身体后侧。感知子宫区域，子宫仿佛在骶骨这张"床"上安歇。

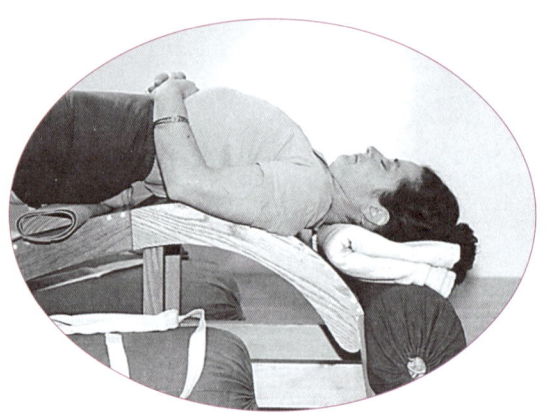

图2.2.61

功效：除了前面几个体式的功效外，胸腔的打开和腹部的放松给盆腔器官创造了更深程度的放松。此外，尾骨和耻骨若能调至恰当位置，便可以归正盆腔器官至其自然位置，使子宫放松。排出大血块时，子宫的收缩也能减轻。月经排出的痛感减轻。大血块和过多的经量或能减少。另外，胸腔的打开和头部向后的状态创造了一种醒觉、振奋却平静的头脑状态。

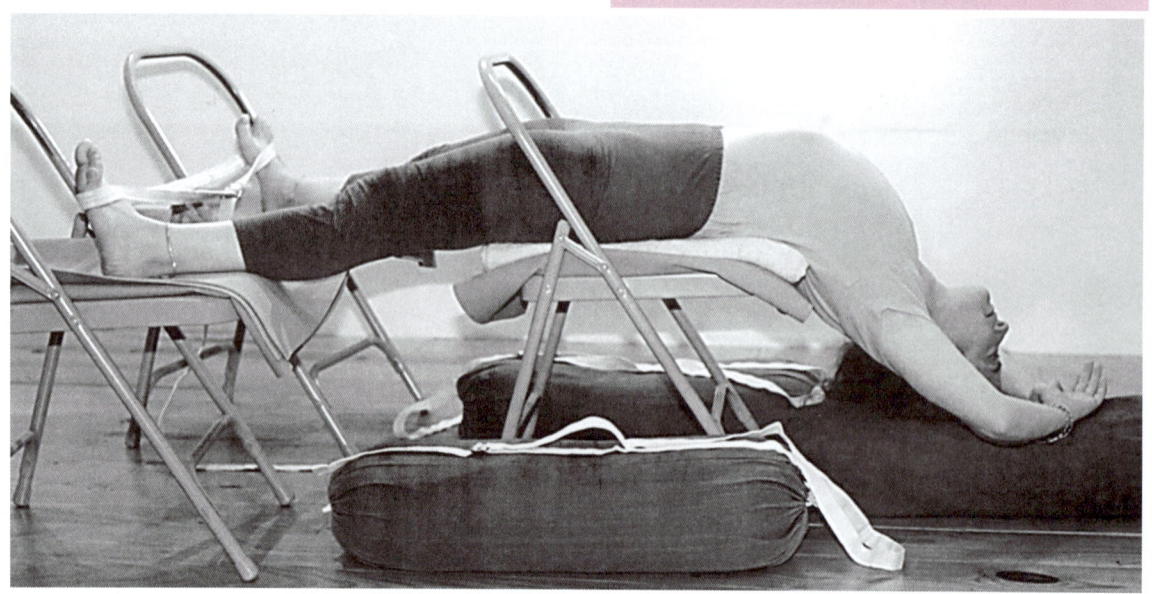

图2.2.62

B. Baddha Koṇāsana（束角式）

辅具（及其用法）：辅具已经准备好，只需将腿调至 Baddha Koṇāsana（束角式）。

姿势说明：把脚从长伸展带中拿出来。用脚把桥式凳或椅子朝着自己的方向挪动一下，令其在 Baddha Koṇāsana（束角式）中可以支撑双脚，木砖夹在双脚之间。在变换的过程中，习练者可能需要抓住倒手杖凳的两侧或斜木板，并把臀部向脚的方向挪动来防止向头这一侧打滑（图 2.2.63）。在尽量少的干扰中，拿到伸展带，依次将腿绑好（图 2.2.64）。伸展带松的一端朝向自己，这样在拉带子时才能获得恰当的松紧度（图 2.2.65）。之后，够着两侧的抱枕，将抱枕放在髋的两侧，支撑大腿和小腿胫骨外侧。斜木板和（或）桥式凳会支撑着抱枕。也可以用毛毯卷代替抱枕置于大腿下方（图 2.2.66）。重复前面体式中的手臂姿势。图 2.2.67 展示了椅子的用法。

时长：3～5 分钟，根据个人能力。

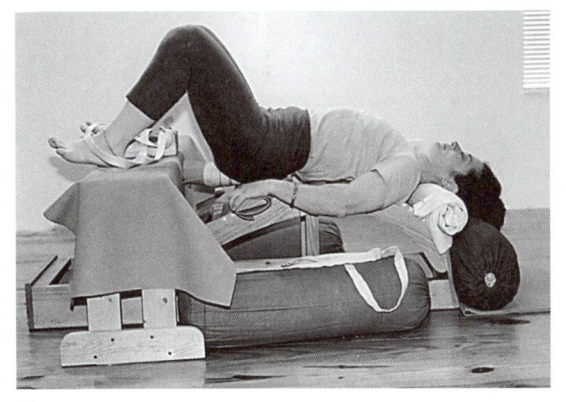

图 2.2.63

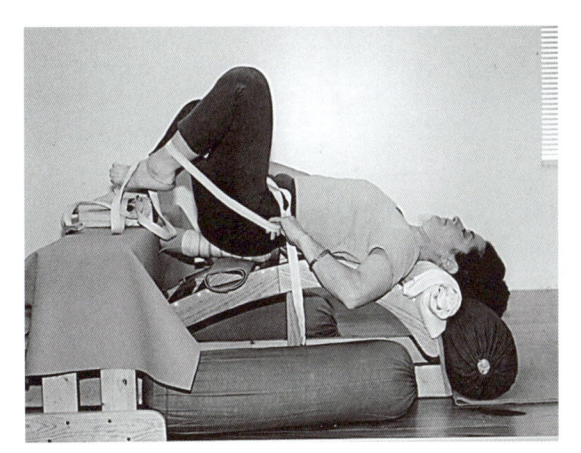

图 2.2.64

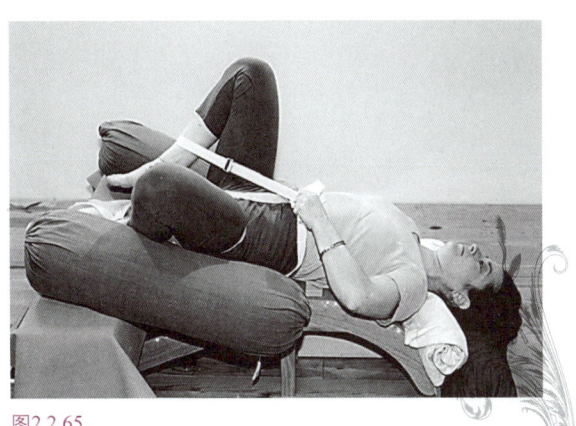

图 2.2.65

（体式中的）力：释放腹股沟，让骨盆进一步打开。

功效：前面体式中产生的腹部的柔软在这里能得到保持。这种柔软成为一种稳定状态，并开始扩展至整个身心。

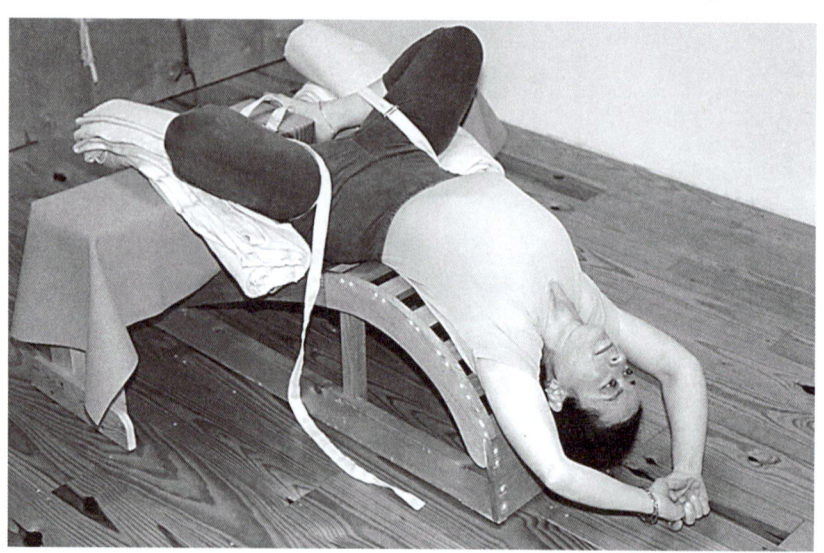

图2.2.66

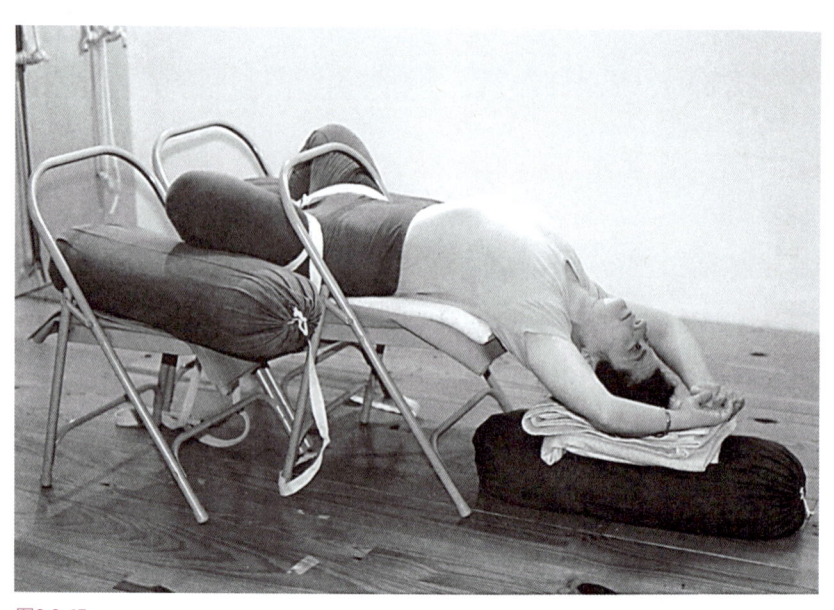

图2.2.67

7.Setubandha Sarvāṅgāsana（桥形所有肢体式），桥式凳

A.Upaviṣṭa Koṇāsana（坐角式）

辅具（及其用法）：桥式凳、狮式盒，桥式凳上放瑜伽垫和毛毯，两个矮的犁式盒或方凳垫在脚下，一条长伸展带支撑双脚。若有需要，可以在脚跟内侧分别放上重物。肩和头下方用一个抱枕支撑，若有需要，头下可以多加一张毛毯。斜木板或卷起来的瑜伽垫放在尾骨下方。此外，为了接下来的 Baddha Koṇāsana（束角式），还要准备好两个抱枕、两条伸展带和一块木砖（夹在双脚之间）（图2.2.68）。

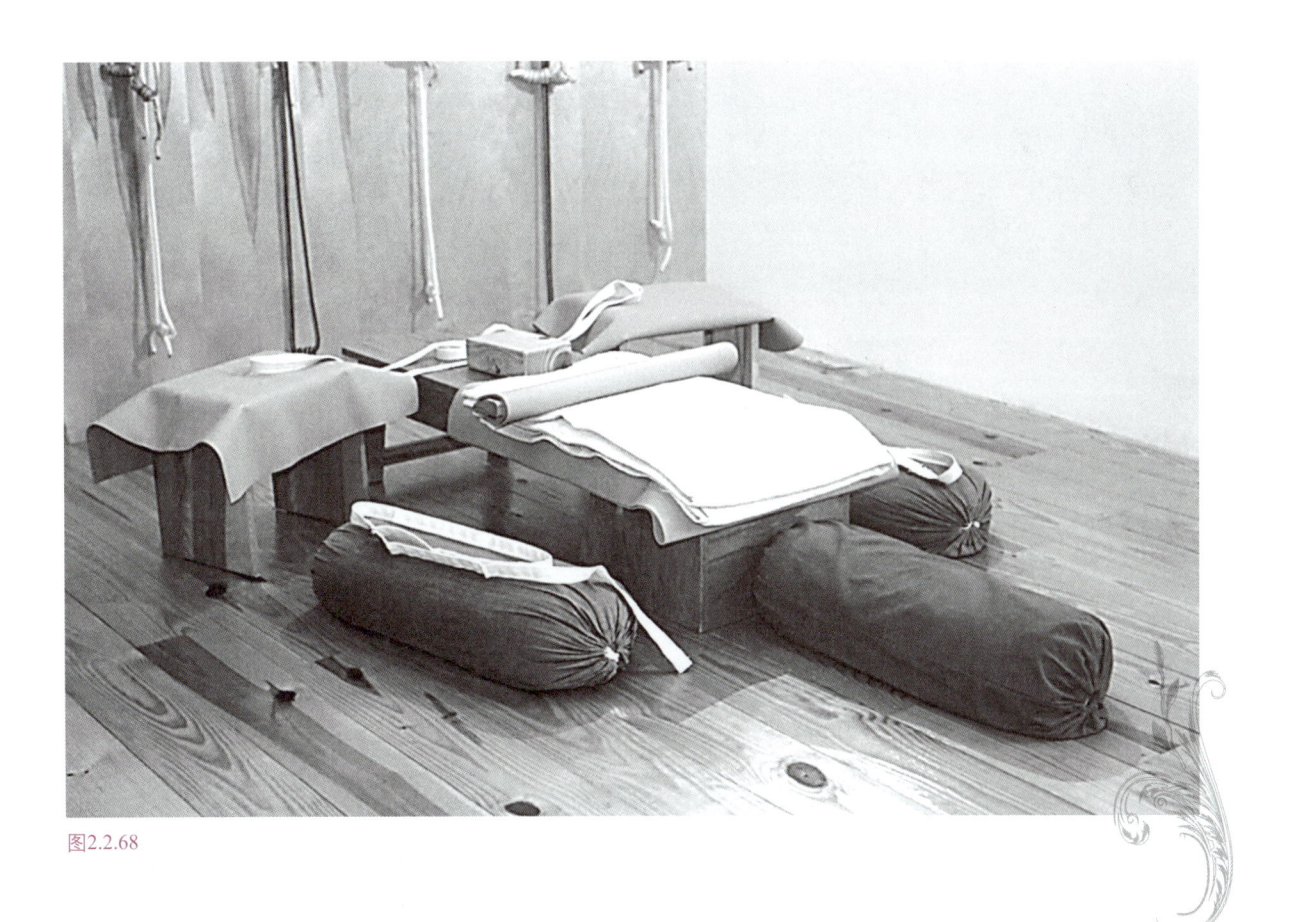

图2.2.68

姿势说明：与上一体式相似，坐在桥式凳上，把脚放在犁式盒或方凳上，调整好套在脚上的长伸展带（图2.2.69）。双手放在臀部后方的长凳上，提着胸腔向后躺（图2.2.70）。向后躺的同时，将臀部稍稍向前挪动，令骶骨或尾骨置于斜木板或垫子卷上（图2.2.71）。躺好之后，可以扶着斜木板，利用斜木板带来的阻力[①]，延展后胸腔远离腰部，这样臀部能够向远离腰部的方向滑动（图2.2.72）。

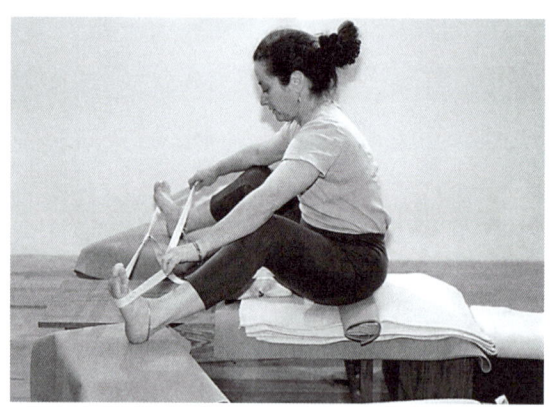

图2.2.69

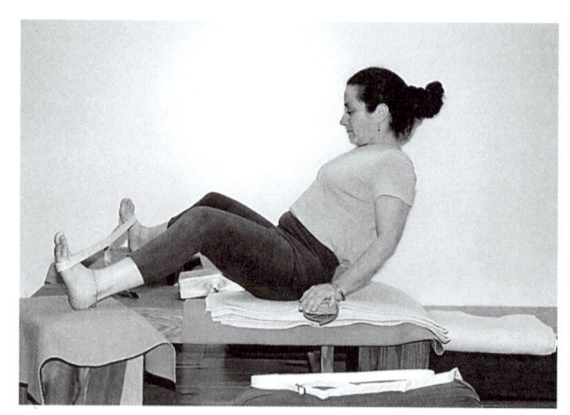

图2.2.71

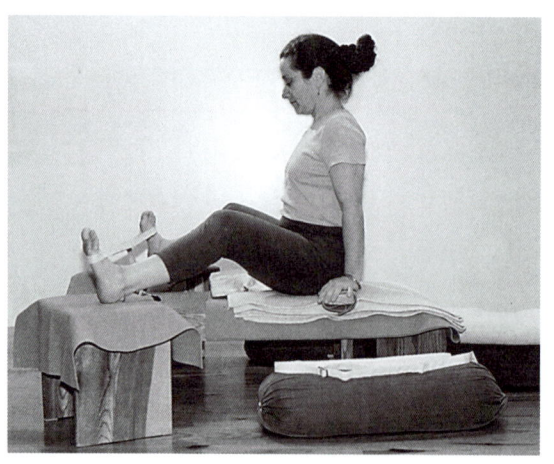

图2.2.70

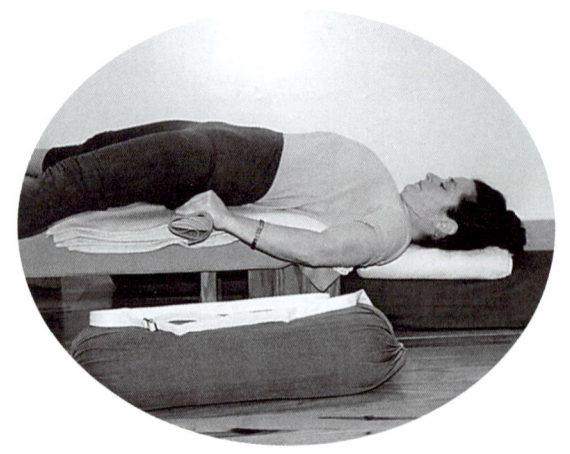

图2.2.72

① 课堂上常用拮抗力一词。——译者注

上背部在支撑物的边缘呈弧形。双肩碰触抱枕，锁骨展宽，头的后侧在抱枕上休息（图 2.2.73）。如果头的后侧和肩处于悬空状态，则依情况增加毛毯。尤其当体内过热或潮热现象正在发生时，前额应略高于下巴（图 2.2.74）。双手可以在地面上放松，如果肩部僵硬，手下可以垫砖或毛毯。若有抑郁情绪或甲状腺功能障碍，则将抱枕横放，支撑头的后侧（图 2.2.75），眼睛应该睁开。

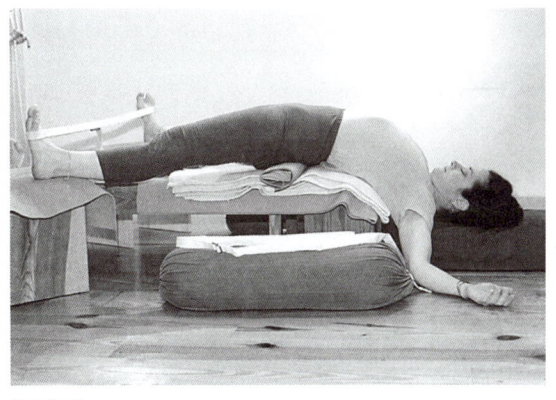

图2.2.73

时长：3～5分钟，根据个人能力。

（体式中的）力：随着每一次呼气，腹部沉向身体后侧。允许支撑物将后胸腔支撑起来，进入身体里，胸腔前侧释放向下，去向地面。放松双眼，放松面部肌肉，休息。

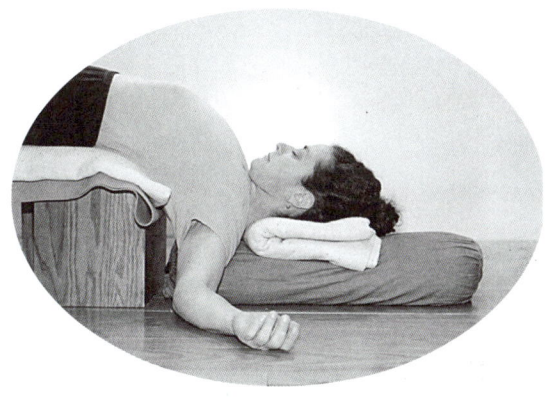

图2.2.74

功效：在此体式中，所有的身体系统都能归入一种美好的平衡中。另外，腿的姿势释放并打开了骨盆区域，子宫得以在一种平衡状态中休息。

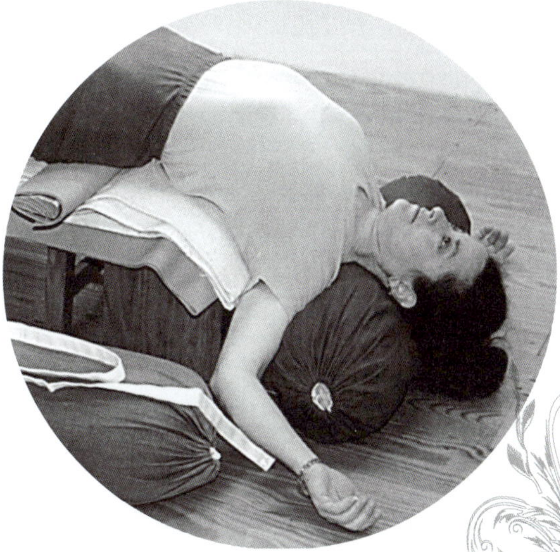

图2.2.75

B. Baddha Koṇāsana（束角式）

辅具（及其用法）：同上一体式。

姿势说明：把双脚从伸展带中拿出来，屈膝，脚底分别贴靠在砖的两侧。双腿分别套上伸展带，并调整伸展带的松紧，进入 Baddha Koṇāsana（束角式）。将抱枕放在大腿下方（图 2.2.76）。

时长：3～5 分钟，根据个人能力。

（体式中的）力：闭上双眼，休息。释放腹股沟，打开骨盆。彻底放松腹部。

功效：骨盆的进一步打开强化了 Upaviṣṭa Koṇāsana（坐角式）的功效。

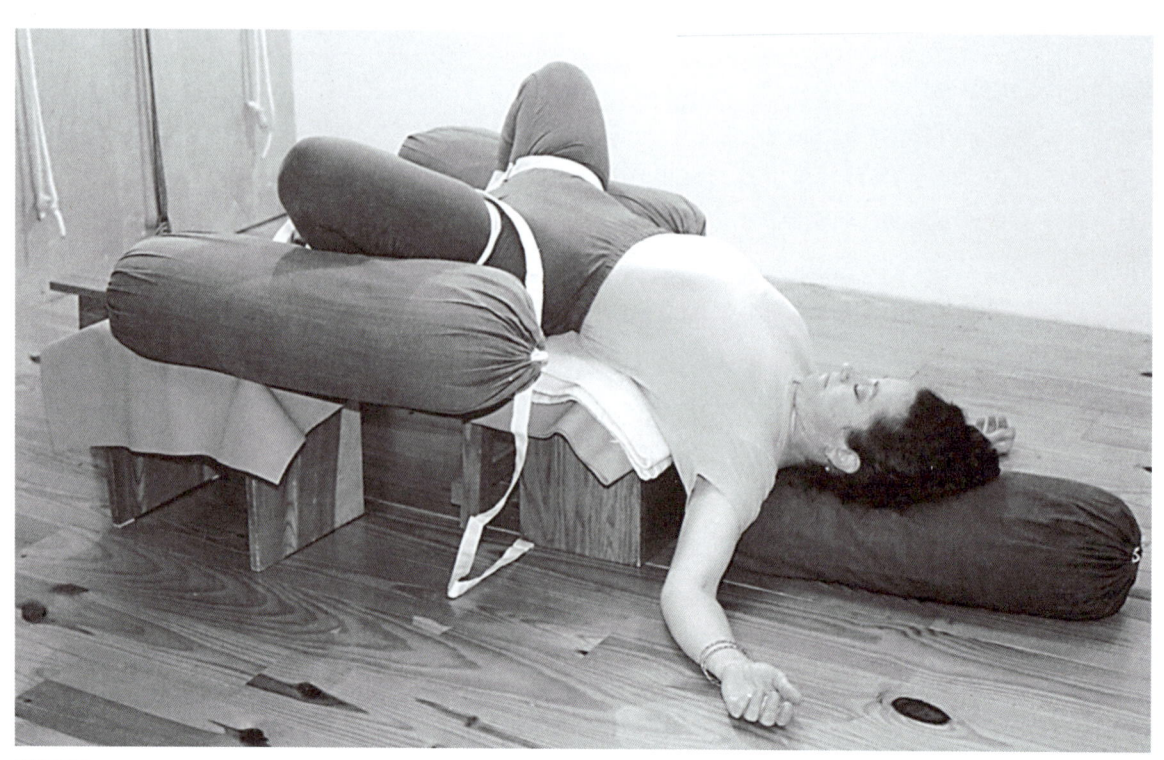

图2.2.76

8.Śavāsana（挺尸式），两把椅子

辅具（及其用法）：一张瑜伽垫，一张毛毯垫在背部，另一张毛毯支撑头部。两把椅子支撑小腿，一个卷成锥形卷的垫子用于支撑骶骨或尾骨。

姿势说明：一张瑜伽垫和一张毛毯铺在地面上，以供身体仰卧。锥形卷放在毛毯的一端，臀部所在的位置。椅面朝外，椅子略向外转。一张叠成小块的毛毯支撑头部和颈部（图2.2.77）。坐在锥形卷上，双手放在臀部后方的地面上，提起胸腔向上，屈膝，脚在地面上（图2.2.78）。躺下来，头部和颈部放在毛毯上，双肩和背部落地。小腿放在椅子上，小腿分开，略宽于髋部（图2.2.79）。骶骨放在锥形卷上，以提起尾骨去向耻骨，并与耻骨平行。最终的调整需要辅助者来完成。若有辅助者，让其拉着锥形卷的一端向下移动3～5厘米，来拉长骶骨，将尾骨和耻骨调至彼此平行。臀部不要提起来；在拉动过程中，保持臀部沉沉地压在锥形卷上（图2.2.80）。鼻子的正中、胸骨、肚脐和耻骨在一个面上（对齐）。

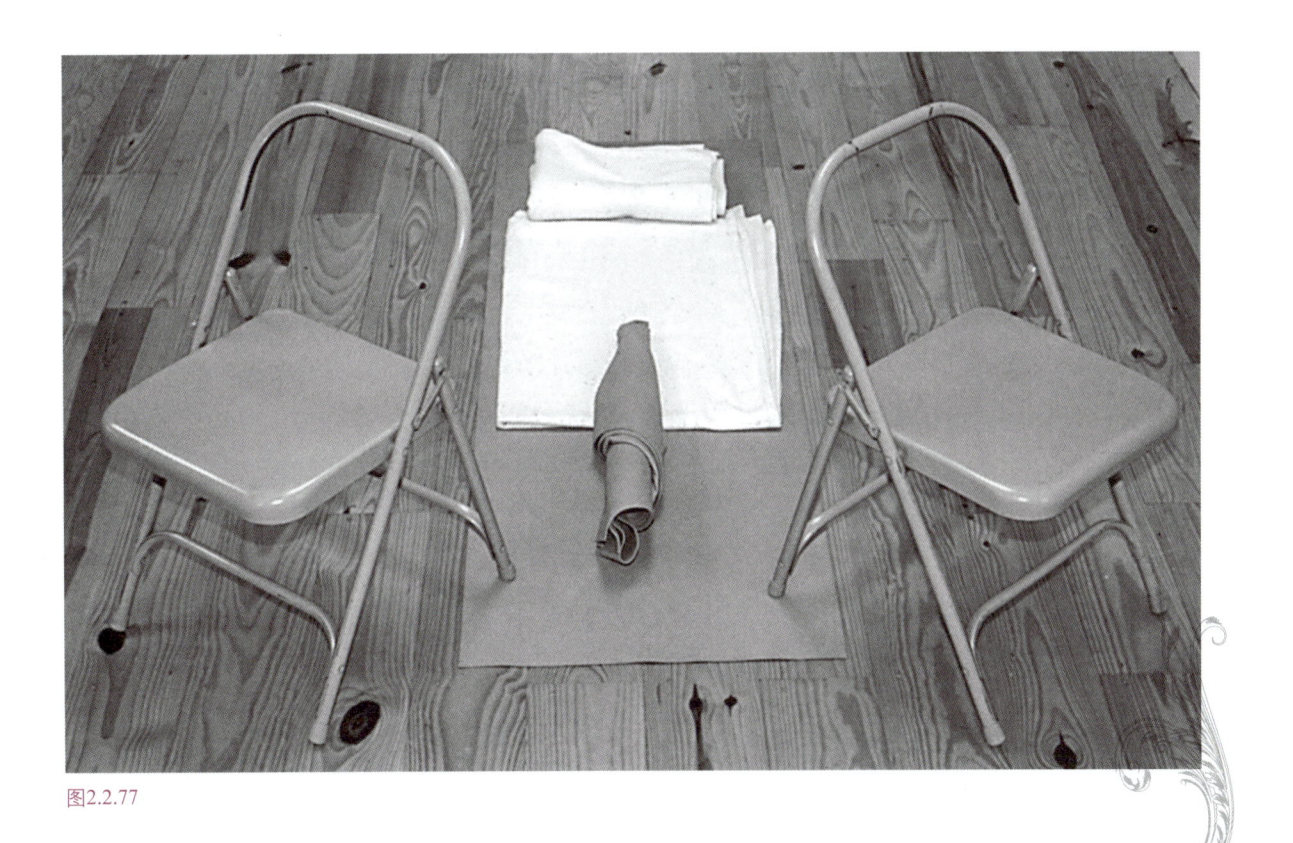

图2.2.77

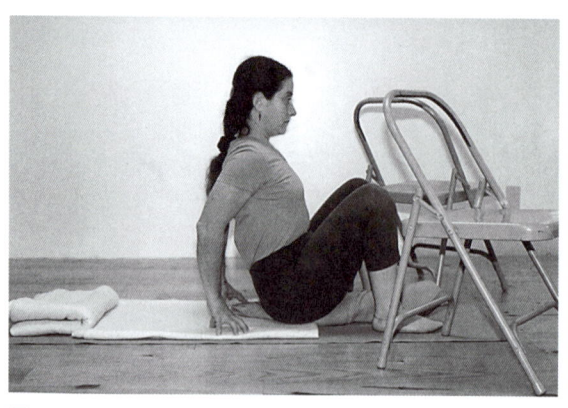

图2.2.78

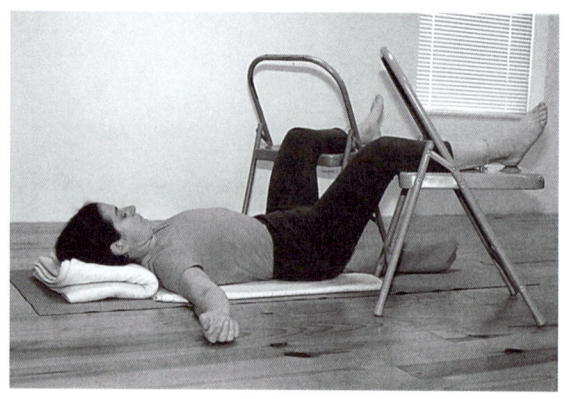

图2.2.79

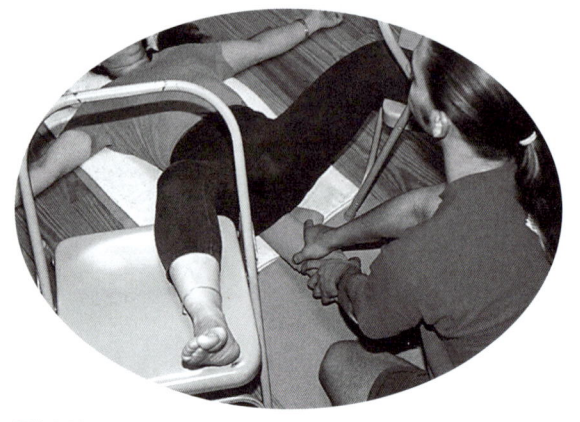

图2.2.80

时长：5～10分钟。

（体式中的）力：头的后侧平稳地躺在毛毯上，温和地拉长头后侧和颈后侧的皮肤，令其远离双肩。彻底柔软面部肌肉。舌头放松向下，松开牙齿，松解下颌。柔软眼睑，眼球居中，稳定不动，沉向头的后侧。眼窝深陷。柔软颈部的所有面，从内在放松喉咙。在没有任何压力的状态中，让背部和腹部完全向下沉向地面。

功效：即刻便能体验到骶骨调整所带来的轻松感。腹部彻底地休息于身体的后侧。过多的经量带来的紧张和焦虑得以解除。头脑和身体变得安静。身体的所有层面都进入了一种静态中，平静感居于主导地位。

经期超过十天的体式序列

经期超过十天是不健康的，不管是在身体层面，还是在精神层面，因此建议在习练中加入倒立体式。很多应对月经过量的体式都会增加一些变体，另外要加入倒立体式。下面的序列要从第十天开始习练，即使还有淋漓出血的状况。

1.Setubandha Sarvāṅgāsana（桥形所有肢体式），交叉抱枕

A. Upaviṣṭa Koṇāsana（坐角式）

辅具（及其用法）、姿势说明、（体式中的）力、时长：参考"月经过量的体式序列"第66～67页中的辅具搭建介绍，继续进入下一体式。

B. Baddha Koṇāsana（束角式）

辅具（及其用法）、姿势说明、（体式中的）力、时长：参考"月经过量的体式序列"中第74页中的辅具搭建，继续进入下一体式。

C. Daṇḍāsana（手杖式）

辅具（及其用法）：同上，加一块砖和两条伸展带。

姿势说明：Baddha Koṇāsana（束角式）之后，解开伸展带，拿开抱枕。将脚下的支撑物向远推，双腿伸直，脚跟落在支撑物上。或许需要从头这一侧滑下来，重新进入此体式。随着习练的进展，习练者能学会从一个体式直接进入下一体式，或者请一名辅助者帮忙。将一块砖纵向立着夹在大腿之间，砖要接触到会阴。在砖的下方，用伸展带把腿绑紧。第二条伸展带套在双脚外侧，以保持脚趾指向正上方。作为可选项，还可以拿第三条伸展带绑在臀部中段，伸展带前侧刚好在耻骨上端。如果习练者知道哪一侧髋习惯性外旋远离中线，就从这一侧往另一侧收紧伸展带（图 2.3.1）。大腿面要完全内旋。

时长：3～5分钟，根据个人能力。

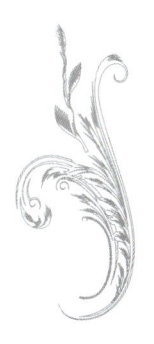

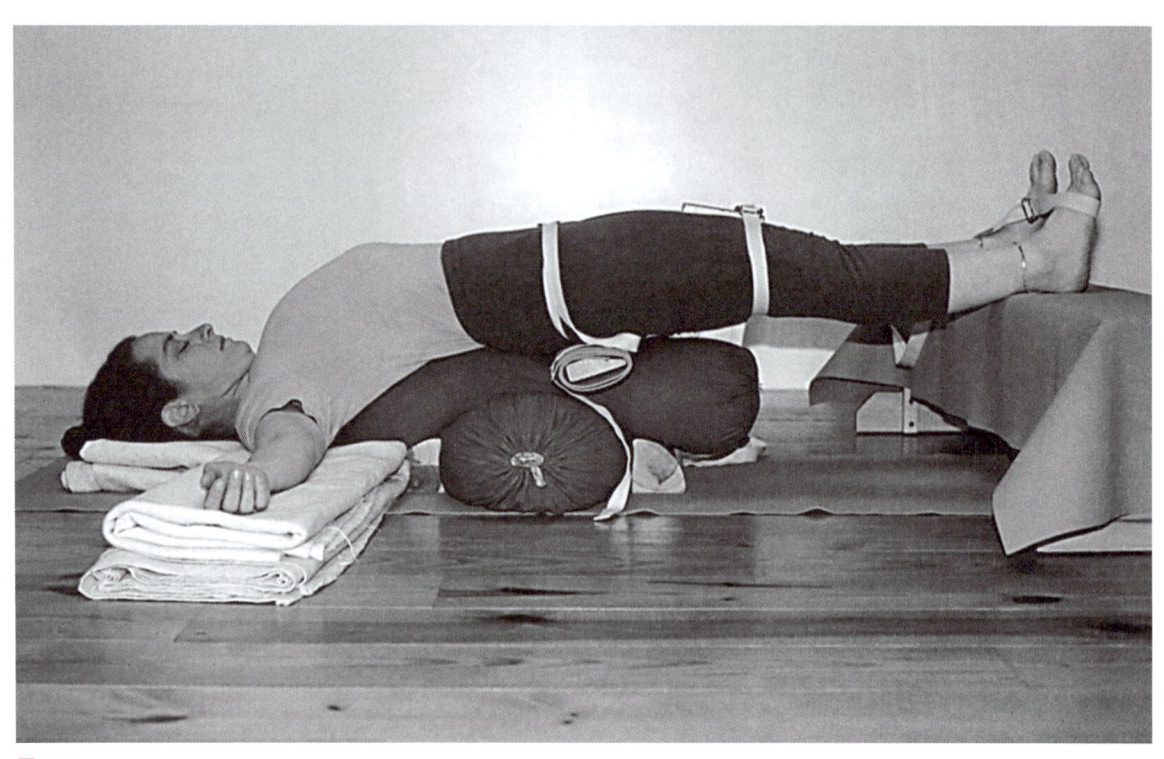

图2.3.1

（体式中的）力：伸展脚跟内侧并拉长后内腹股沟，让这个力持续约20秒。之后放松双腿，让大腿内侧沉向地面。随着自然吸气，让胸腔展开。相应的，在呼气中感受腹腔内陷，放松腹部，令其进一步沉向身体后侧。

功效：在 Upaviṣṭa Koṇāsana（坐角式）和 Baddha Koṇāsana（束角式）中，打开并放松腹股沟。随着进一步的放松，器官体自由且没有拘束，器官得到解压。在 Daṇḍāsana（手杖式）中，在双腿绑在一起的前提下，器官彼此正位且分别保持在其正确的位置。有水肿和腹胀的人可能获得一种总体上的轻盈感。心中的恐惧和焦虑也会消散。

2.Dwi Pāda Viparīta Daṇḍāsana（双腿倒手杖式）

A.Upaviṣṭa Koṇāsana（坐角式）

辅具（及其用法）、姿势说明、（体式中的）力、时长：参考"月经过量的体式序列"第82页中的辅具搭建，继续进入下一体式。

B.Baddha Koṇāsana（束角式）

辅具（及其用法）、姿势说明、（体式中的）力、时长：参考"月经过量的体式序列"第85页中的辅具搭建，继续进入下一体式。

C.Daṇḍāsana（手杖式）

辅具（及其用法）：同体式1中的Daṇḍāsana（手杖式），第93页。

姿势说明：习练前面的变体后，（到此处）双腿伸直，将桥式凳向远推，以支撑腿伸直之后的脚跟。同交叉抱枕中Daṇḍāsana（手杖式）的腿的方式一样，放好砖和伸展带，手臂过头（图2.3.2）。胸腔置于倒手杖凳的最高点。此体式还可以用两把椅子习练，手臂在头的上方休息（图2.3.3）。如果肩部僵紧，手也可以抓着椅子两侧（图2.3.4）。上背部的胸椎处，而不是下背部，应落在椅子的边缘。出体式时，屈膝，往头的方向滑落，头、肩、臀依次落地（图2.3.5）。

时长：3～5分钟。

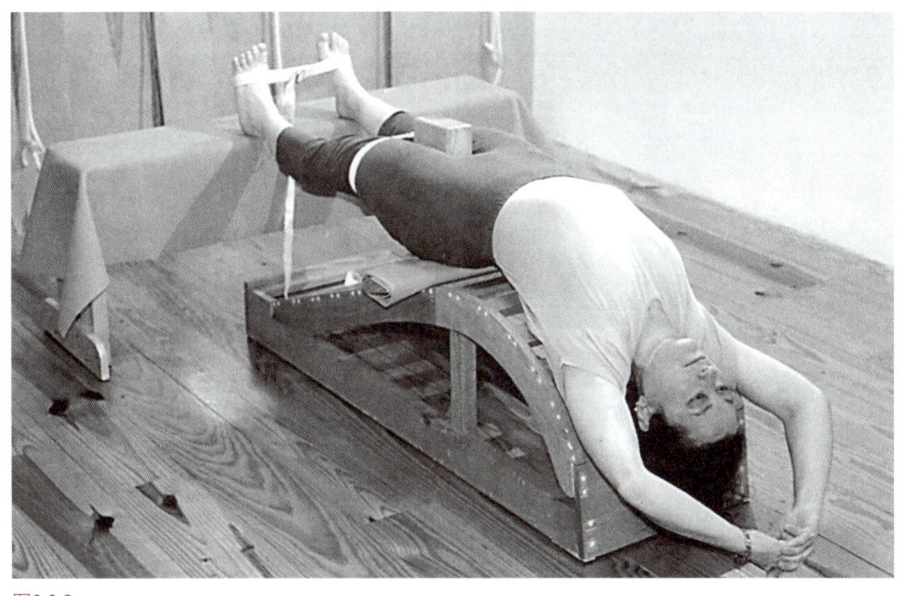

图2.3.2

（体式中的）力：温和地从内腹股沟向脚跟内侧的方向伸展腿，同时放松腹部。

功效：除了上一体式中阐述的功效外，胸腔的向后伸展和打开，拉长并延展了器官。这一伸展可以减轻过长的经期带来的压力。肾脏和肾上腺得到按摩。

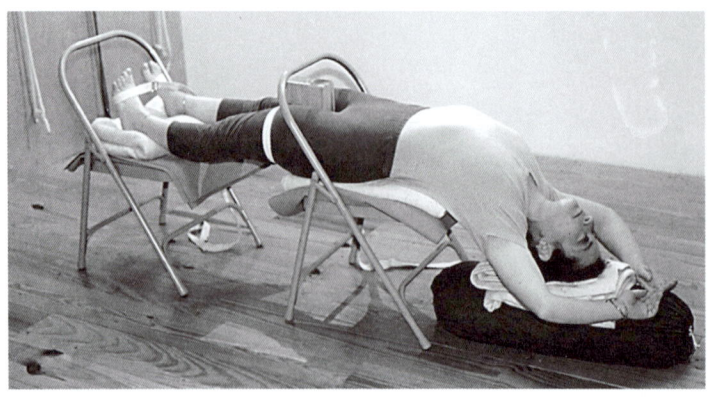

图2.3.3

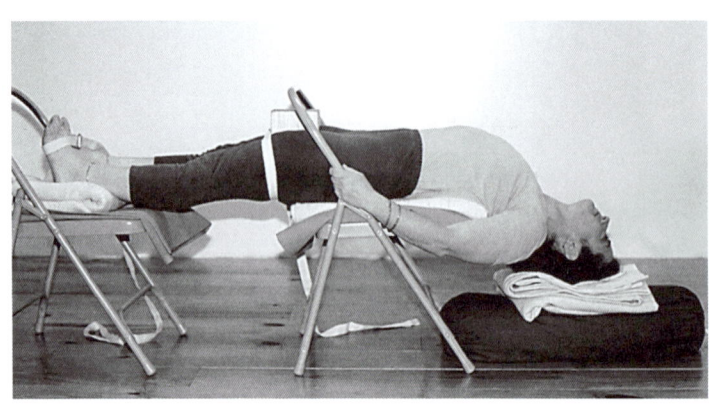

图2.3.4

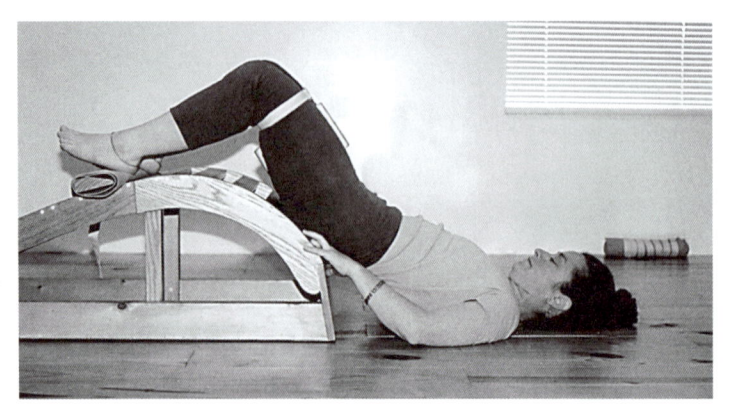

图2.3.5

3. Samāśrāyi Daṇḍāsana（直立手杖式）

辅具（及其用法）：参考"月经过量的体式序列"中第 76 页的辅具搭建。不过这里只做 Daṇḍāsana（手杖式）。

姿势说明：背靠着倒手杖凳或椅子坐立在 Daṇḍāsana（手杖式）中，脚跟分开与髋部同宽。如果膝盖容易不稳定，可以把一个毛毯卷放在双膝的下方进行支撑。调整臀部向后，让骶骨牢牢地贴靠在支撑物上。可以用一个杠铃片支撑脚跟，以防臀部打滑。手拉着绳子将胸腔提起来，之后，可以把双手放在砖上（图 2.3.6）。做下一体式时，双腿继续保持在 Daṇḍāsana（手杖式）中。

时长：3～5 分钟，根据个人能力。

（体式中的）力：脚跟的中点落地，并向下压向地面。脚趾伸展向上。髌骨收紧，大腿有力向下压向地面。腿内侧伸展向脚内侧。脚外侧向两髋方向收回。胫骨外侧去向胫骨内侧，胫骨内侧向下去向地面。膝的内、外侧韧带均匀压地。通过上提胸骨来保持胸腔的上提，侧胸腔向上，释放斜方肌向下。腹部柔软。

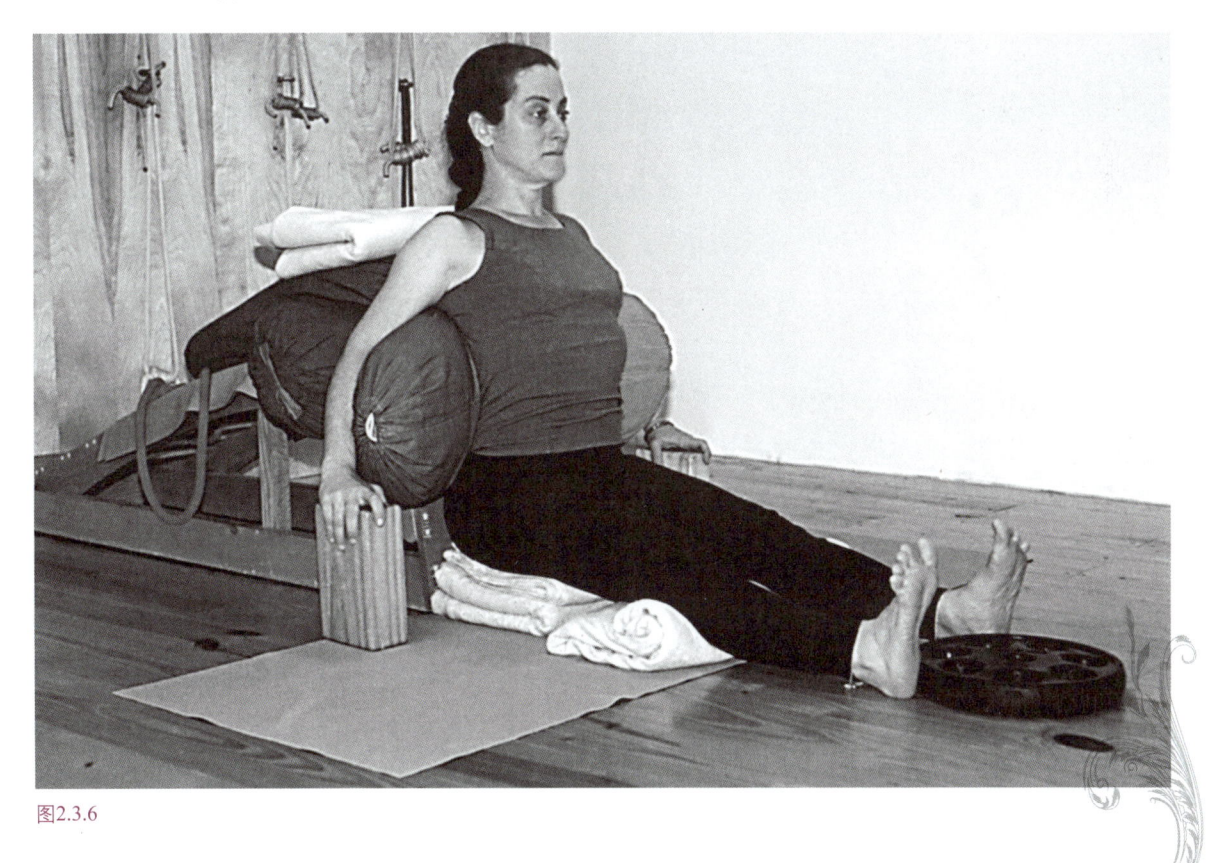

图 2.3.6

4.Upāśrāyi Daṇḍāsana（后仰手杖式）

辅具（及其用法）：同体式3。

姿势说明：调整抱枕，让躯干能够后仰。如有必要，重新调整臀部，向后贴近支撑物。借助绳子再次提升胸腔（图2.3.7），然后，将双手放在砖上休息（图2.3.8）。

时长：3～5分钟，根据个人能力。

（体式中的）力：保持双腿伸直，躯干放松向后置于支撑物上，胸腔上提。

功效：双腿和双脚的循环得到加强，缓解了腿部的痉挛。此体式有助于骨盆或腹部手术的术后恢复。躯干被柔和地上提，增强了器官的循环。器官更强健并得到了滋养，从而恢复了活力。打开的胸腔，加上脊柱向内作为支撑结构，可以缓解哮喘、感冒、咳嗽、呼吸不畅等症状和疲惫之感。

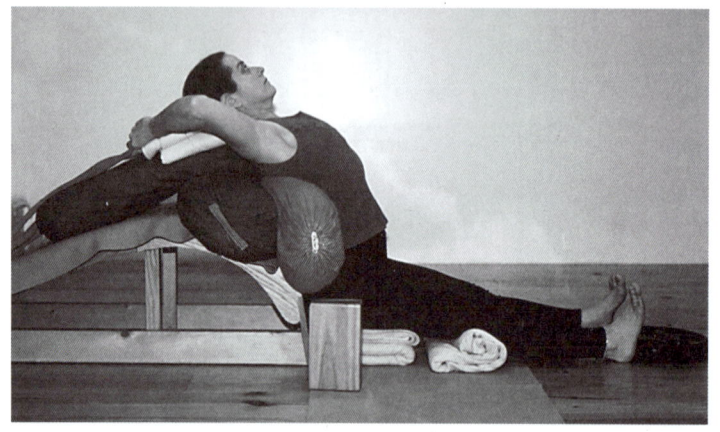

图2.3.7

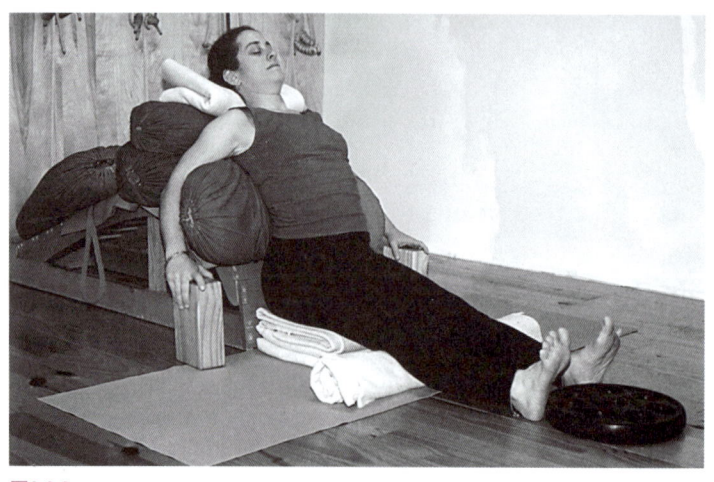

图2.3.8

5.Prasārita Pādōttānāsana（分脚强烈式）

参考第一章第11页的讲解。

6.Adho Mukha Śvānāsana（下犬式），墙绳

辅具（及其用法）：一组上墙绳，一根下墙绳从一根上墙绳的下端穿过，另一端（带绳结的一端）与另一根上墙绳的下端系好。在绳环上盖一张毛毯，让支撑柔软一些（图2.3.9）。一个狮式盒垫在脚下；一个犁式盒，在其上放一个抱枕，让头能够休息于其上。另外准备两条长伸展带，或把四条伸展带两两连在一起。将伸展带扣在上墙绳两侧的墙钩上用来调整骨盆。若经验不足，习练者可能需要一名辅助者来调整伸展带。此体式可以不用伸展带，但伸展带的使用能对经期起到更好的干燥作用。

姿势说明：背对墙站在狮式盒上。把伸展带交叉套在对侧的腿上。图2.3.10展示了伸展带是如何套在腿上以及如何交叉的。将伸展带的末端朝着墙的方向拉。伸展带收紧之后，手拉着墙绳将躯干向上提着跨过绳环，这样腹部才是完全自由的。墙绳要放在大腿的上端。脚往后走，脚跟的后侧要贴在墙上，脚跟下方可以踩在狮式盒上。如果腿部比较僵硬，也可以让脚跟稍微向上踩在墙上（图2.3.11，没用伸展带的做法）。伸展手臂向前，双手抓住抱枕的一端或犁式盒。前额放在抱枕上，要保证鼻子能自由呼吸（图2.3.12）。如果旁边有辅助者，则可以在习练者进入体式之后帮助习练者将伸展带套在腿上。图2.3.13展示了伸展带是如何交叉，并连接墙钩与大腿上端的。习练者可以调节伸展带的松紧以获得阴道、子宫和膀胱正确的上提状态。

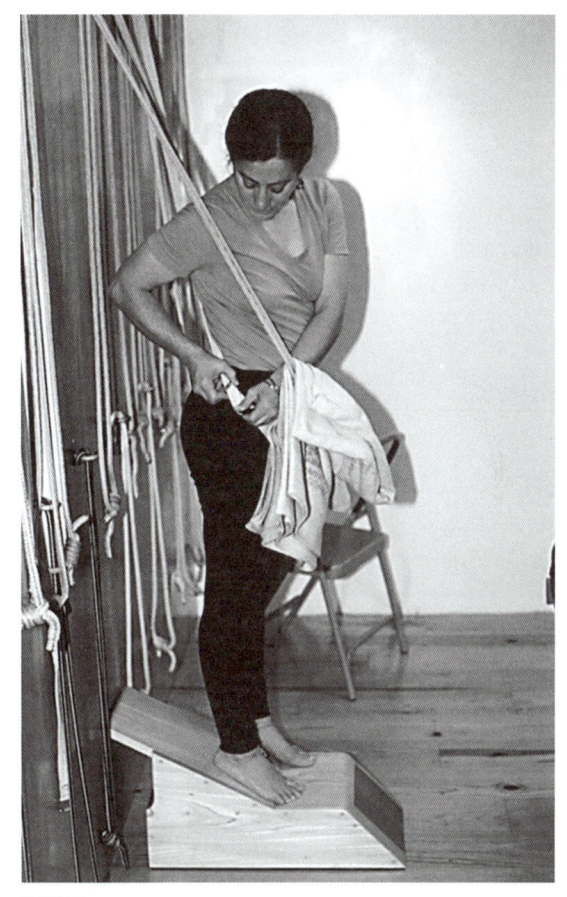

图2.3.9

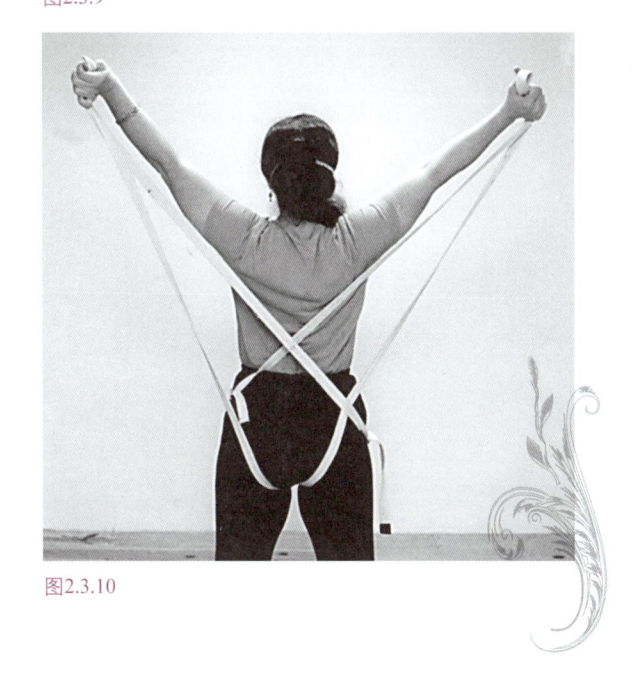

图2.3.10

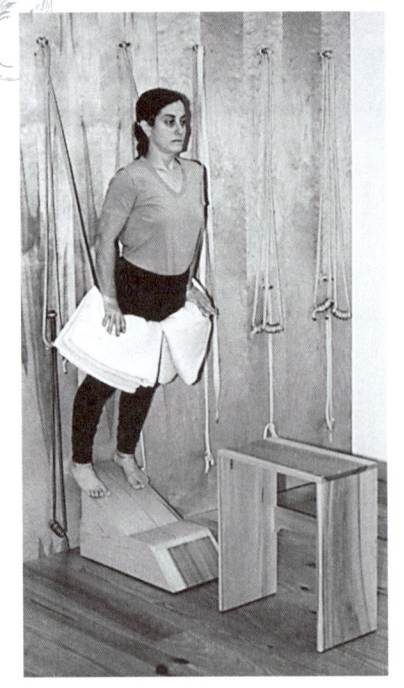

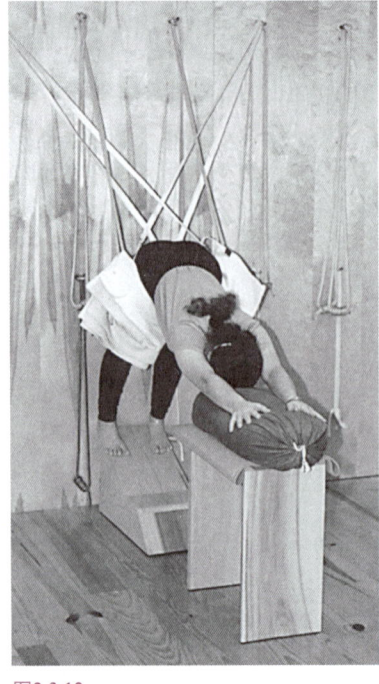

可替代的方式是借助下墙绳或套在门把手上的伸展带来习练 Adho Mukha Śvānāsana（下犬式），具体方法参考第一章第 4 页的讲解。

时长：3～5 分钟，根据个人能力。

图 2.3.11

图 2.3.12

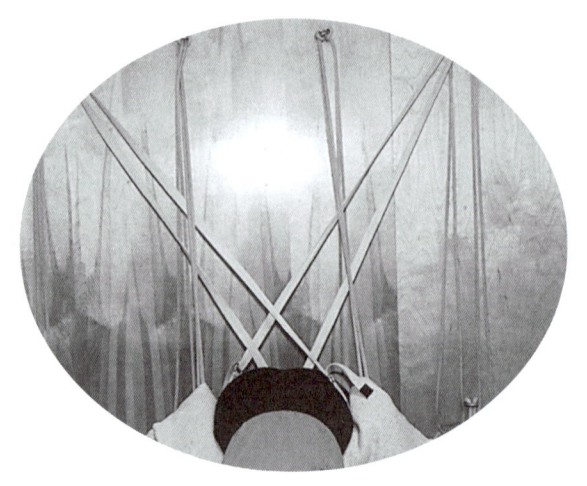

图 2.3.13

（体式中的）力：收紧髌骨和大腿。大腿后侧内缘上提。同时，彻底释放腹部。放松头部，柔软颈部和面部肌肉。

功效：这一变体能强健子宫并排出残留的经血。对子宫下垂和小便失禁也有益处。这一变体让那些缺乏柔韧性的人也可以做到 Adho Mukha Śvānāsana（下犬式），并对下背部疼痛大有裨益。

7.Sālamba Śīrṣāsana（有支撑的头部平衡式），墙绳

A.Upaviṣṭa Koṇāsana（坐角式）

辅具（及其用法）：一组上墙绳，用另一根墙绳将上墙绳的下端连在一起。绳环上放一张毛毯，让支撑柔软一些。

初学者需要一名辅助者的帮助来进出体式，并需要辅助者帮忙把伸展带套在脚上，以及把砖放在尾骨后方。进入体式时，站在绳子形成的环中，双手向上抓住绳子。如果腹股沟紧绷，则在手里拿一条三折的毛毯，放在大腿的前侧以减轻不适感（图2.3.14，图中没有放毛毯是为了清晰地展示出不同的位置）。砖放在地面上伸手可及之处，以备后用。一只脚蹬在墙上（图2.3.15），身体向后靠在墙绳上获得一个支点，将另一只脚的前脚掌踩在墙钩上（图2.3.16）。

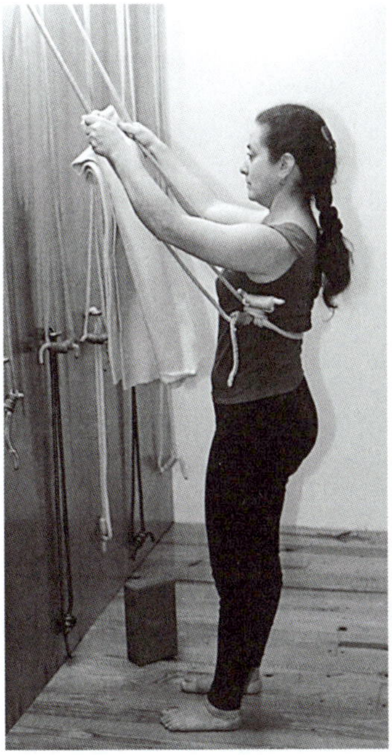

图2.3.14 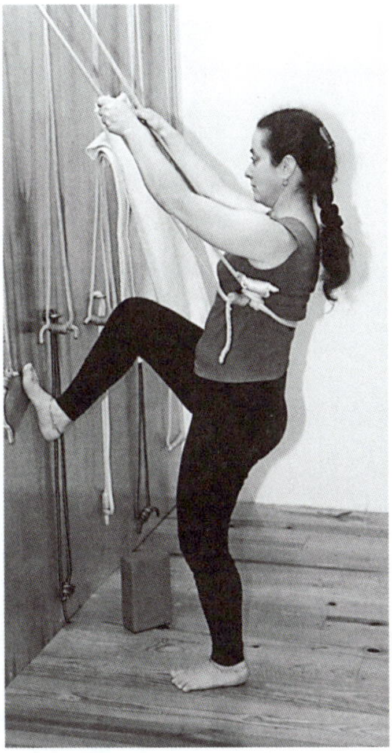　　　　图2.3.15　　　　图2.3.16

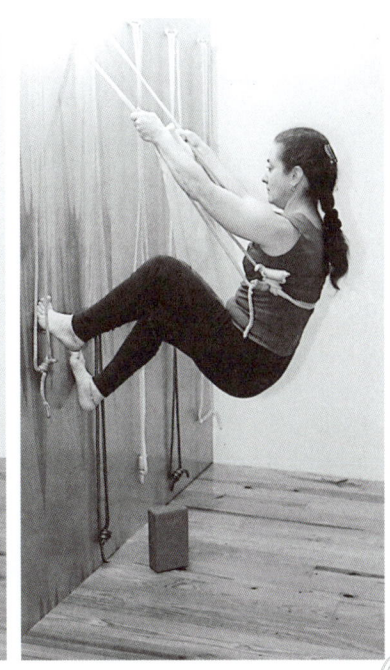

将第一只脚也踩在墙钩上。这时，如有需要，可以将那张三折的毛毯横着放在大腿上（图2.3.17）。手抓着墙绳把躯干向上拉起来，并将墙绳调至尾骨处（图2.3.18）。如果脚能踩住墙面，那么绳子的位置就能固定住了。将伸展带套在脚上，双腿沿着墙面向上伸展至 Upaviṣṭa Koṇāsana（坐角式）中。辅助者需要把砖放好，砖从腰部向上，拖曳着臀部去向腿的方向调整尾骨进入身体，并将其拉长（图2.3.19）。

经验丰富的习练者能自己把砖放好（图2.3.20）。但如果没有辅助者，自己也无法完成，仅是墙绳和墙的支撑，没有砖和伸展带，此体式也是有效的。不论哪种情况，脚跟的中点都要贴墙，脚趾指向前方远离墙面的方向。手臂伸展向两侧，手肘伸直，双手在地面上向外转（图2.3.21）。如果手够不着地面，手下可以垫上抱枕、毛毯或砖。体式快要结束时，可以互抱手肘（图2.3.22）。还可以将一个抱枕放在头和手臂的下方，以完全放松（图2.3.23）。若潮热正在发生，或体内过热，用一个狮式盒和交叉抱枕或类似的支撑物来支撑躯干、颈部和头部离开墙面。头的后侧更多地朝向地面，双手放在支撑物上休息（图2.3.24）。

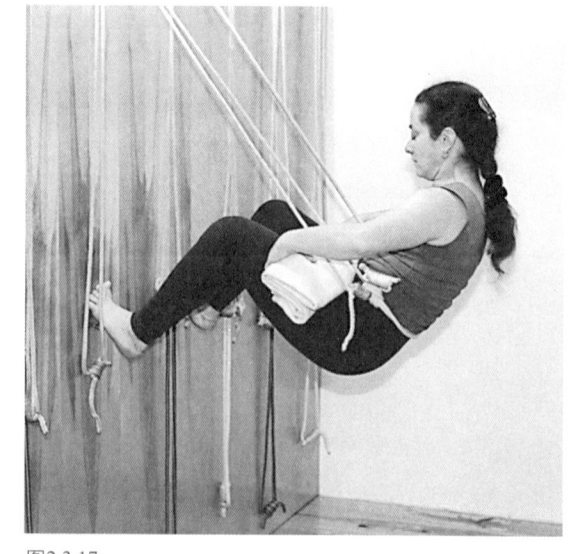

图2.3.17

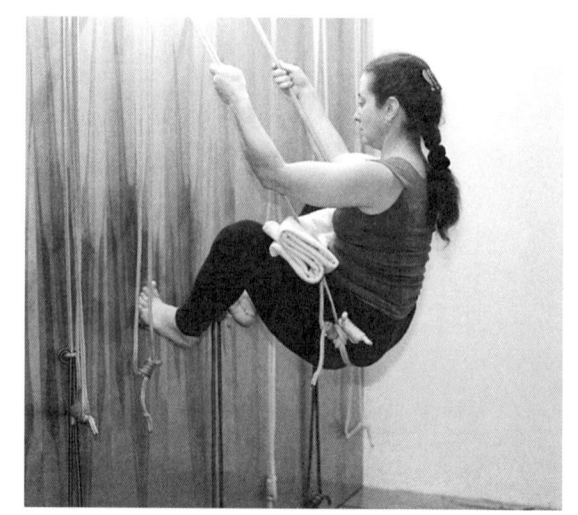

图2.3.18

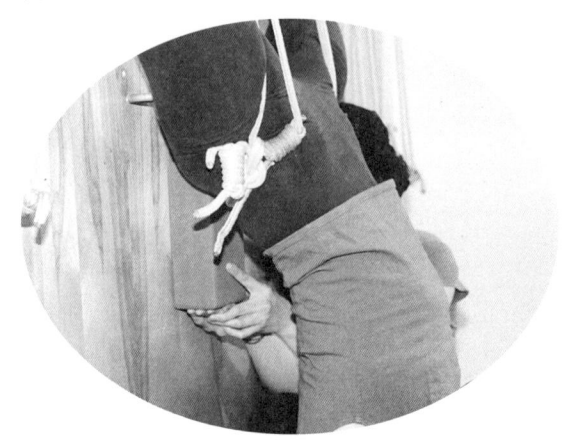

图2.3.19

图2.3.20

图2.3.21

图2.3.22

图2.3.23

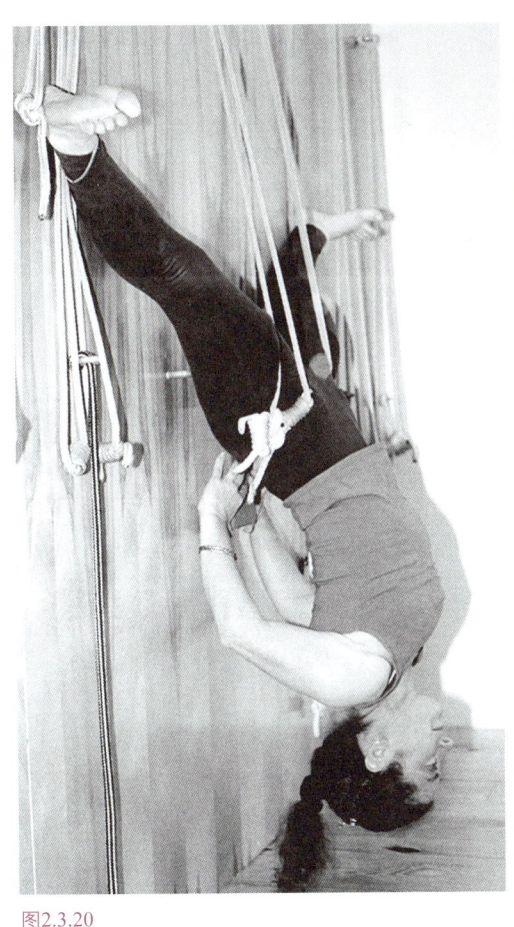

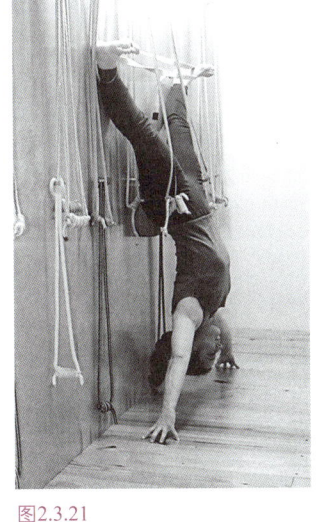

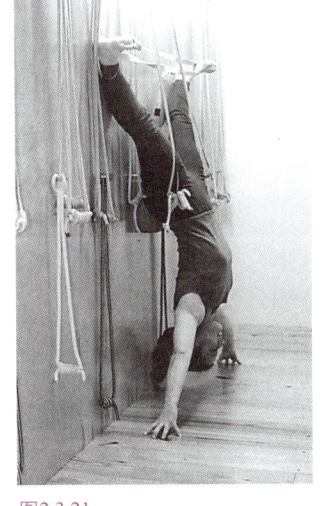

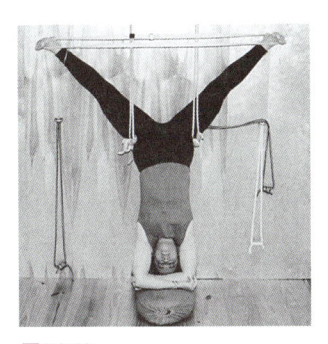

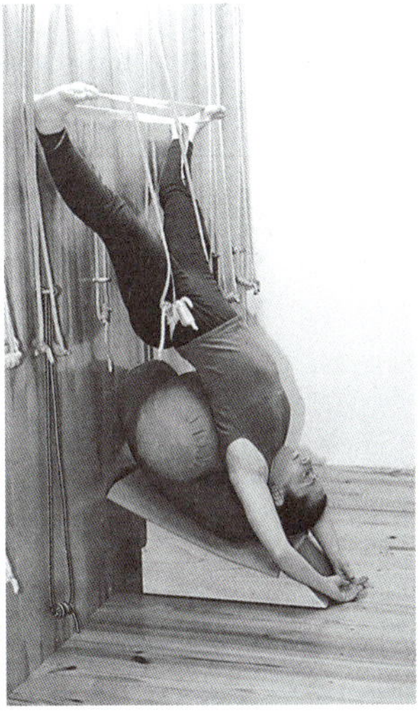

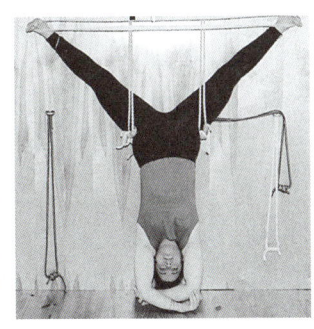

图2.3.24

时长：3～5分钟，根据个人能力。因为此体式之后，双腿要调至 Baddha Koṇāsana（束角式），相应地调整时长，保证两个体式都要完成。整体5～10分钟是可能完成这两个习练的。

（体式中的）力：尾骨要进入身体里。如果没做到，则将臀部稍微上提，以移动尾骨向内。任由引力使躯干完全释放。释放腹部和骨盆所有的抓握，让器官"悬挂着"。头部也像成熟的果子一样"悬挂着"。手臂在两边时展宽了锁骨，头部和颈部能进一步得到释放，并让肋腔横向拓宽。手臂过头时，肋腔又获得了纵向的拉长。

功效：腹股沟、骨盆和胸腔的打开让器官体得到放松。在这个倒置体式中，尾骨向内的调整让子宫回到其恰当的位置上，并可排干经血。手臂在两侧的位置给躯干创造了宽度；手臂过头时又创造了长度。背部有支撑时，躯干和墙形成了一个角度，能减少体内过多的热。此体式对子宫下垂也有益处。

B. Baddha Koṇāsana（束角式）

辅具（及其用法）：继续 Sālamba Śīrṣāsana（有支撑的头部平衡式）。如果大腿内侧不能轻松打开，或许需要一张三折毛毯。再拿一块砖夹在双脚之间。

姿势说明：屈膝，将脚底贴合。骶骨或尾骨后面的砖或许需要重新调整一下（图 2.3.25）。也可以用抱枕代替砖支撑臀部后方（图 2.3.26）。和上一体式一样，手臂先向两侧伸展，之后互抱手肘（图 2.3.27）。如果有辅助者，其可以帮助习练者将双脚之间的砖放好。无人协助时，则尝试由习练者自己完成（图 2.3.28）。狮式盒上先竖着放一个抱枕，再将另一个抱枕横向置于其上（交叉抱枕），或可用来减少体内过多的热（图 2.3.29）。图 2.3.30 展示了不用砖，而是在大腿前侧横向放一张三折毛毯的状态。这一变体对于身体比较僵硬的习练者而言或许是最佳的。手肘屈向两侧以保持锁骨的展宽和胸腔的打开。

图 2.3.25

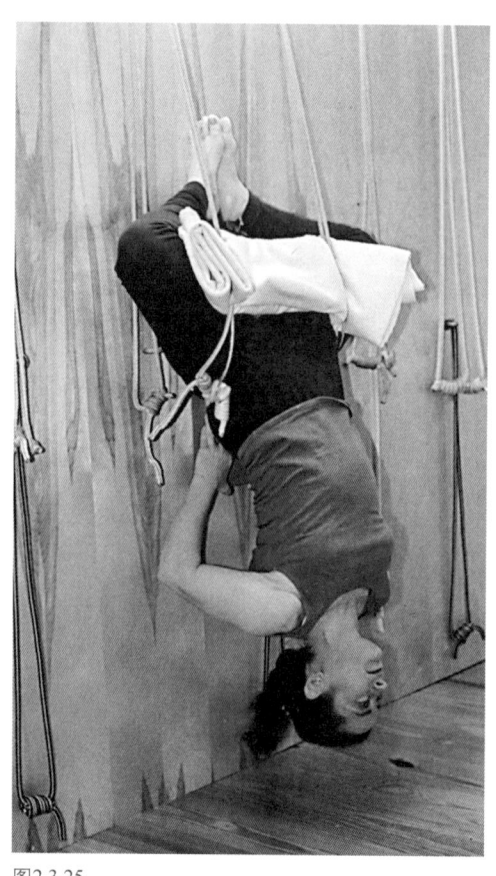

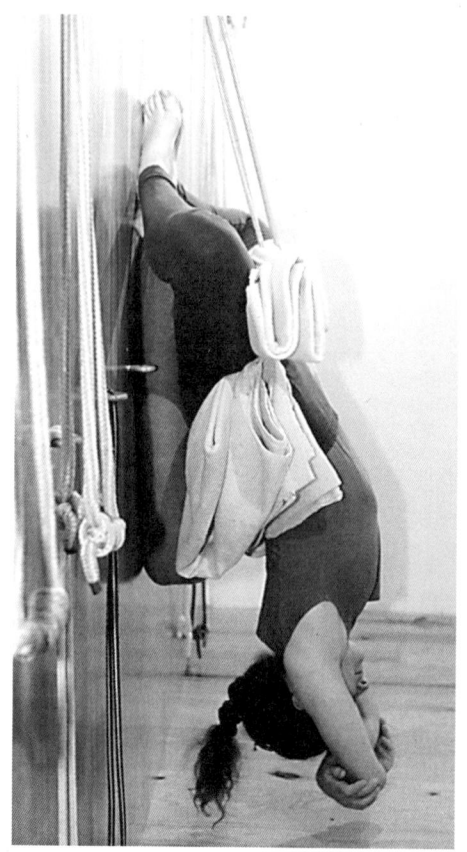

图 2.3.26

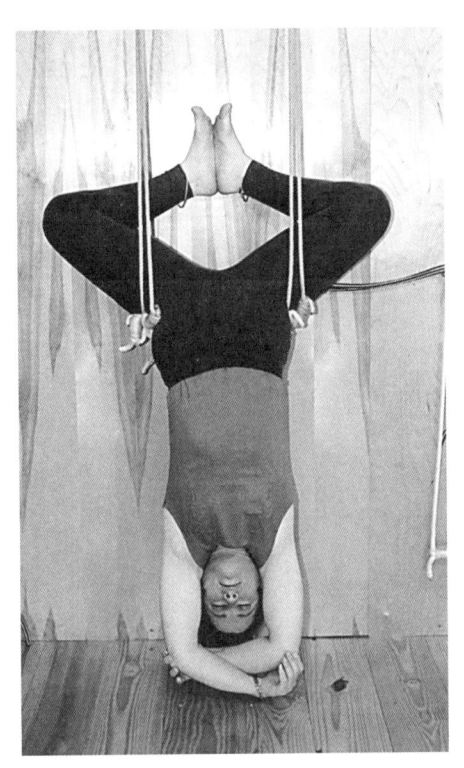

第二章
应对不规律经期的体式序列 | 105

图2.3.27

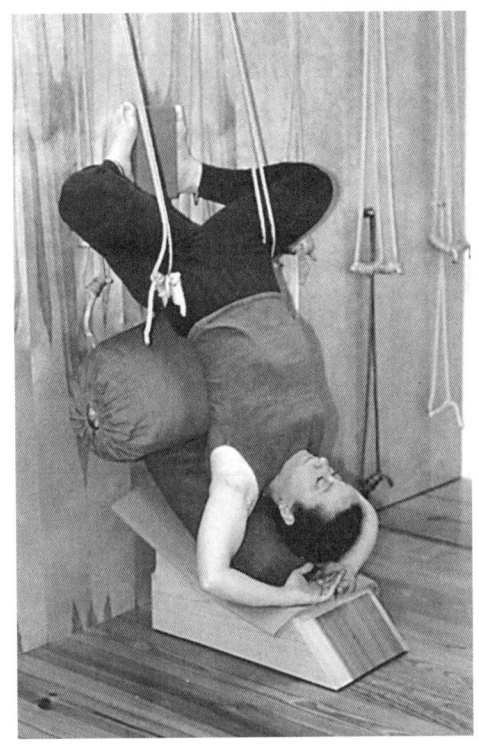

图2.3.29

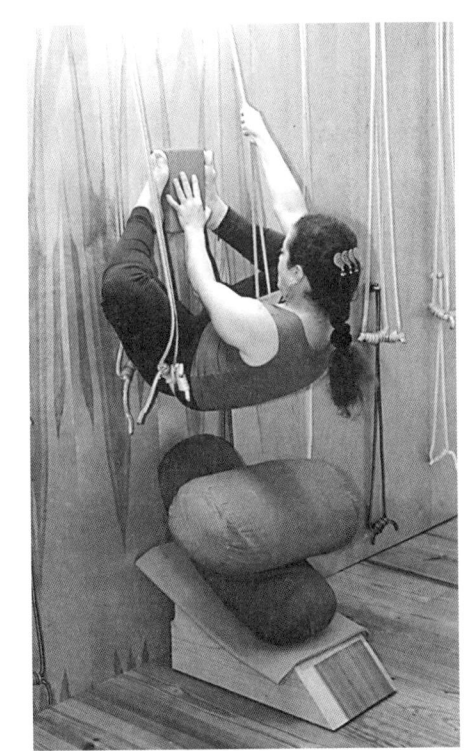

图2.3.28

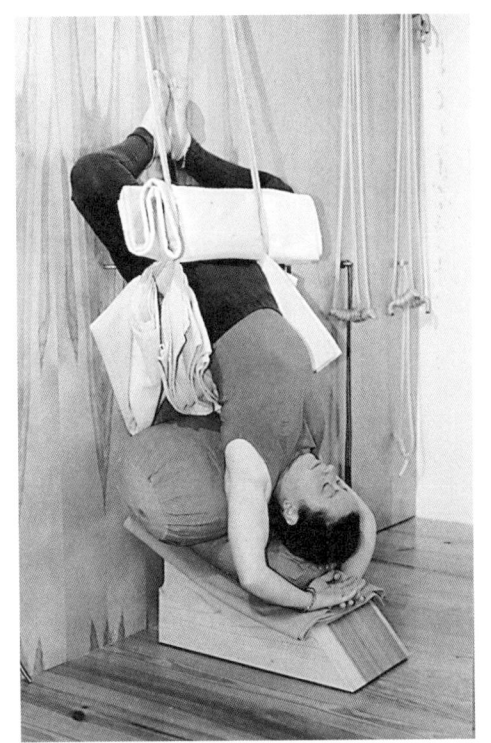

图2.3.30

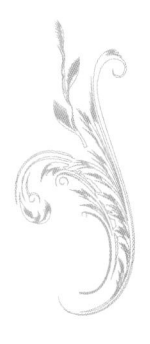

出体式时，手沿着墙绳往上抓（图2.3.31），直到获得一个充分的支点，双脚能够吃上力蹬住墙面（图2.3.32），使两髋远离墙面（图2.3.33）。进行一次呼吸，脚沿着墙走下来，双脚落地（图2.3.34）。继续抓着绳子，将前额放在墙上休息15～30秒，直至血压平复下来（图2.3.35）。经验不足的习练者下来之后或许会感觉头轻飘飘的或出现头晕。若是如此，躯干向前，手扶在墙钩上，把头放在手上休息（图2.3.36）。

（体式中的）力：持续着Upaviṣṭa Koṇāsana（坐角式）中的力，让腹股沟进一步得到释放。

功效：正如在Sālamba Śīrṣāsana（有支撑的头部平衡式）中的Upaviṣṭa Koṇāsana（坐角式）那样，腹股沟得到释放，骨盆打开得更多，器官体得到了完全的放松。除此之外，双腿Baddha Koṇāsana（束角式）的姿势拉长了骶骨和腰椎区域，令这些器官进一步归至原位。子宫下垂或可得到纠正。过量的月经能规律化。

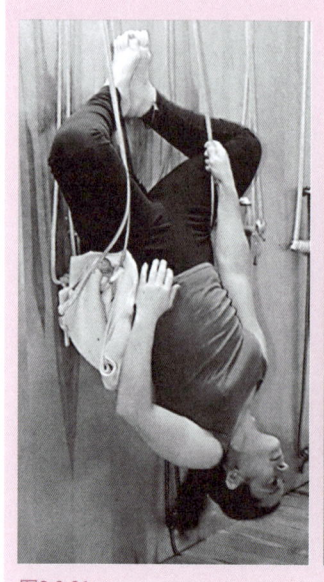

图2.3.31　　　　　图2.3.32　　　　　图2.3.33

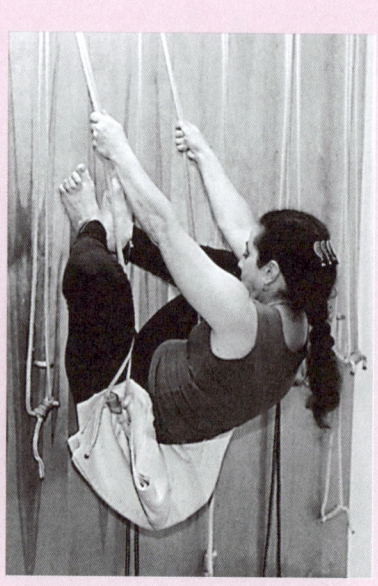

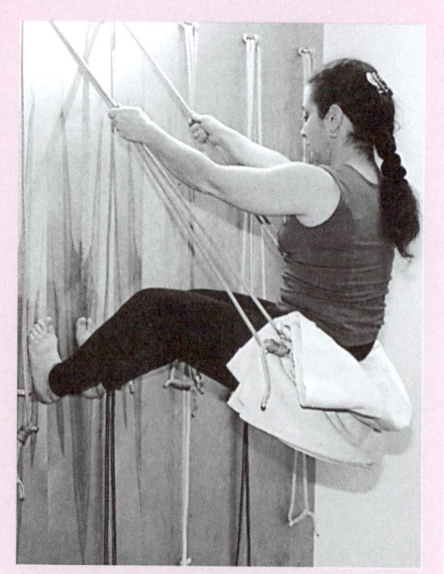

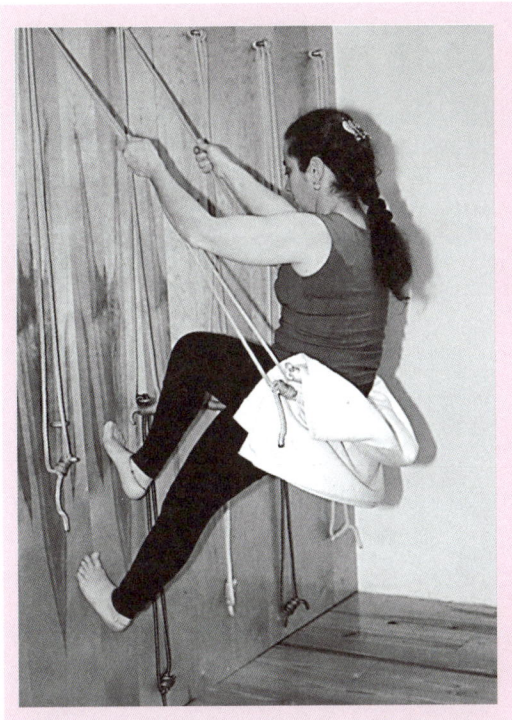

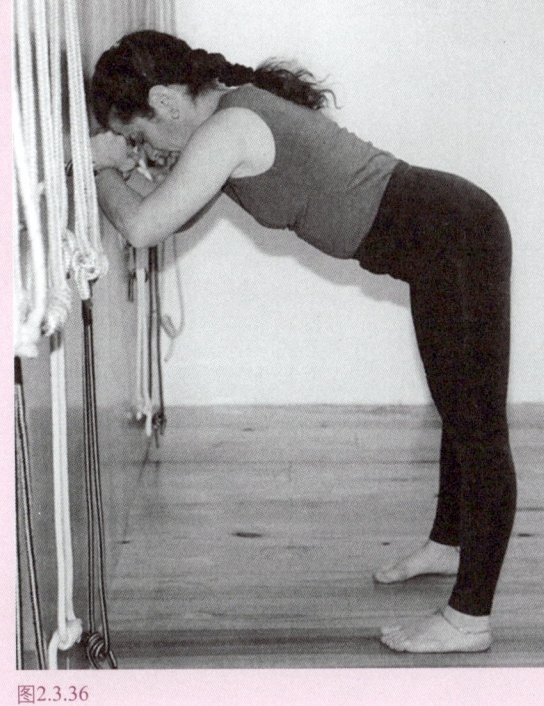

图2.3.34

图2.3.36

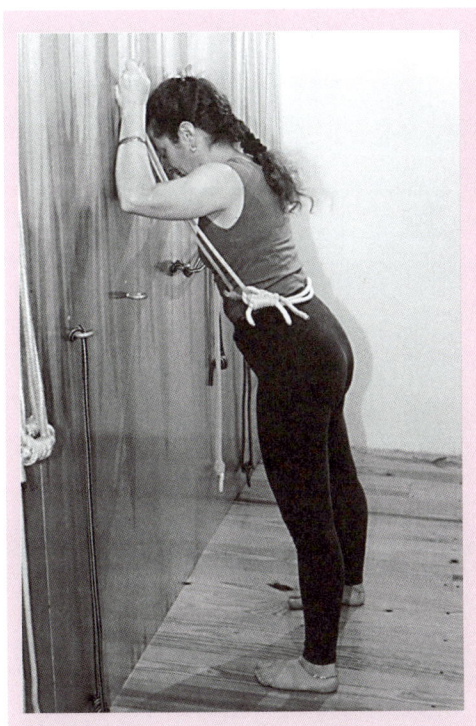

图2.3.35

8. Sālamba Śīrṣāsana I（有支撑的头部平衡一式）

辅具（及其用法）：一张三折毛毯、一块砖和一条伸展带。

姿势说明：有常规倒立习练经验的习练者可以独自完成此体式。初学者或许会觉得较难进入此体式。若是如此，用墙来支撑，并且请一名辅助者帮助习练者进入体式。更多细节可参考第145页。砖水平或扁平放在大腿上端，接触会阴。伸展带绕过砖将大腿绑紧（图2.3.37）。

时长：5～10分钟，根据个人能力。

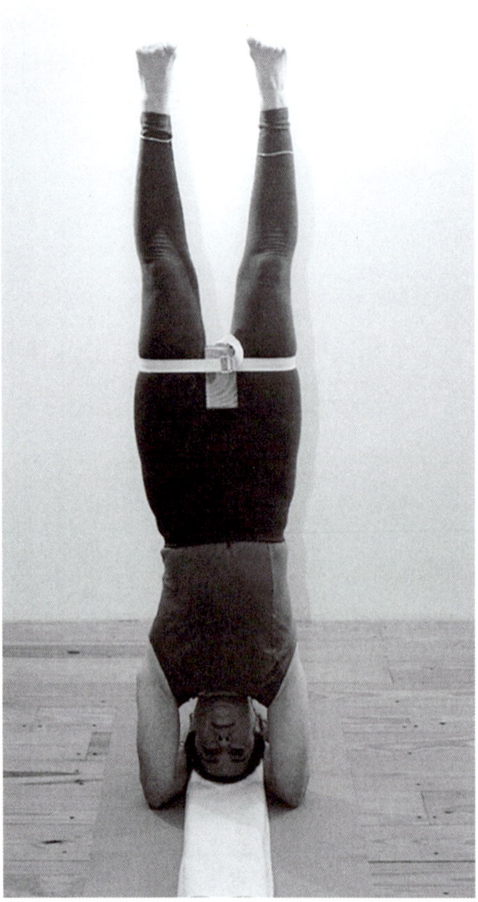

（体式中的）力：小臂内侧向下压。有力地将大臂、三角肌和双肩上提。锁骨展宽，胸腔向两侧展开。侧胸腔上提。胸椎向上进入背部。骶骨上端向后移动。髌骨收紧，大腿紧实向上。小腿肌肉向上伸展至脚跟，以此让大腿上提更多。双腿向上远离骨盆；大腿前侧内旋，大腿后侧外旋。保持大腿后侧的打开。臀部上端向上提向天花板，并将臀部展宽远离骶骨。这会柔软腹部区域。同时，大腿外侧向内收向股骨，抓握股骨的力源自大腿外侧而非大腿内侧。后内腹股沟向下进入骨盆，用这个力让砖"击打"尾骨。骨盆两侧向前，将肚脐两侧、耻骨、大腿内侧和大腿前侧向上伸展。腹部放松向内去向骶骨。整个过程都要保持面部和颈部的柔软。视线柔和，柔软太阳穴。

功效：这一倒立体式中的力对子宫有干燥作用，使子宫进入其恰当的位置。子宫下垂得到纠正。对器官体的镇静作用令注意力集中。所有的身体系统都被调至内稳态（体内平衡）。

图2.3.37

9.Ardha Supta Koṇāsana（半双角犁式[①]）

辅具（及其用法）：一把椅子，椅面上放一张折叠的瑜伽垫，椅背的中间位置绑一条伸展带。椅腿前方的地面上放一个抱枕。如果抱枕比较扁，并且（或）习练者肩颈比较僵硬，则在抱枕上加毛毯。如果加了毛毯（图 2.3.38 所示抱枕上加了两张毛毯），则在头下也放一张毛毯，以防止头部向后仰。再准备两把椅子或两个犁式盒，在距离第一把椅子约 60 厘米处分开放置，以支撑双脚。一张卷起来的瑜伽垫或剪开的瑜伽垫，用伸展带绑好，放在自己够得着的地方，在下一体式 Baddha Koṇāsana（束角式）中会用到。此外，再准备一块砖、一条伸展带、一个抱枕，这些将在后面讲解的椅子上的 Sālamba Sarvāṅgāsana（有支撑的所有肢体式）中用到。

姿势说明：坐到椅子上，尽量向里坐，膝窝勾住椅背上方的横杠，双手抓着椅子两边。经由椅子上的 Sālamba Sarvāṅgāsana（有支撑的所有肢体式）进入 Ardha Supta Koṇāsana（半双角犁式）。脚踩在椅子或犁式盒上，脚趾回勾。手臂从椅腿中间穿过，从外侧抓住后方椅腿（图 2.3.38）。当胸腔和双肩都打开后，手可以从外侧抓着椅子两边，或弯曲手臂向两边，置于头部两侧的地面上。若颈部发紧或是呼吸不自由，则出体式，在抱枕上加毛毯，让肩距离地面更远一些。同时，头下也要放毛毯，防止头部后仰。要按顺序习练此体式之后的体式 10 和体式 11。

时长：3～5 分钟，根据个人能力。

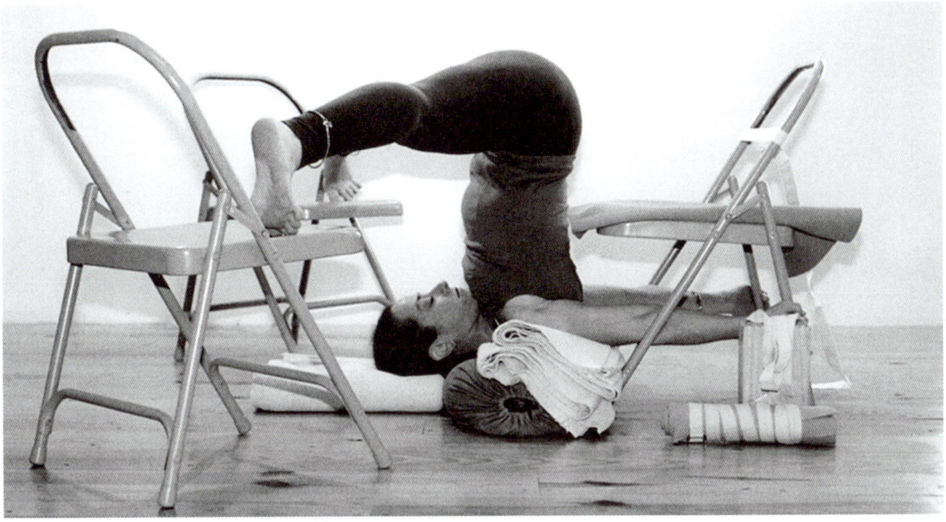

图 2.3.38

[①] 英文为half supine angle pose，半仰卧角式，此处采用常用译名。——译者注

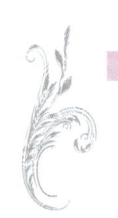

（体式中的）力：大臂外侧向下去向地面，提起侧胸腔。展宽锁骨向两侧。将肋腔下端和骨盆看作矩形，各有四个角①。展开肋腔下端的四个角，增加其宽度和深度，并且从此处（肋腔下端处）上提。调整骨盆上端的四个角，使之与胸腔下端的四个角对齐。收紧髋骨，大腿肌肉结实有力地向上推向大腿股骨。内腹股沟上提并将腿内侧伸展至脚跟。进一步伸展脚跟内侧，远离双腿。坐骨向后展宽，但是臀部不要向后展，臀部伸展去向脚跟。骶骨或尾骨进入身体里，不要干扰臀部的状态。耻骨两侧上提，保持耻骨与地面垂直。让腹部柔软，沉向身体后侧。

功效：这一倒立体式有干燥作用，对子宫下垂有益。身体各个系统被调至平衡。常规习练此体式能减轻便秘，并对男性的前列腺也大有裨益。

① 矩形有四条边、四个角。将矩形应用于肋腔下端处，躯干左右为宽，前后为深。可参考Setubandha Sarvāṅgāsana（桥形所有肢体式）中对侧胸腔的深度理解。当腋窝下的胸腔区域从后向前转，腋窝后侧转向腋窝前侧，斜方肌、肩胛骨、胸腔前侧、双肩、大臂等做好调整之后，侧胸腔就呈现出很好的深度（即侧胸腔从后向前的距离）。需要注意的是，瑜伽习练中谈到的深度有多重解释，习练者在体式中有更丰富、细腻的感受，此种解释只是其中一种。——译者注

10. Sālamba Sarvāṅgāsana Baddha Koṇāsana（有支撑的所有肢体束角式）

辅具（及其用法）：同上一体式。

姿势说明：完成 Ardha Supta Koṇāsana（半双角犁式）之后，屈双膝，臀部坐在椅面上。双脚放在伸展带上，脚底贴合（图2.3.39）。如有可能，把卷好的瑜伽垫放在骶骨处，放置时要让尾骨与子宫平行，让腹部能够下沉（图2.3.40～图2.3.42）。

时长：5～10分钟，根据个人能力。

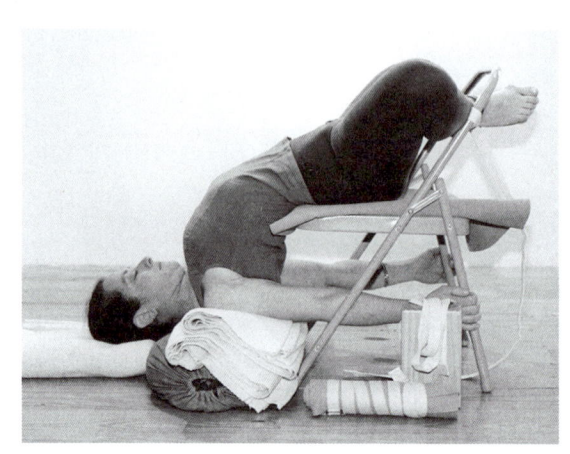

图2.3.39

（体式中的）力：保持胸腔的打开，可以再次将手臂从椅腿中间穿过去，抓住后方的椅腿，以帮助肩胛内收和胸腔打开。保持头部放松，颈部柔软。当胸腔保持打开状态时，就可以将手臂弯曲着放在头部两侧的地面上了。允许腹股沟拉长去向双膝。彻底休息。

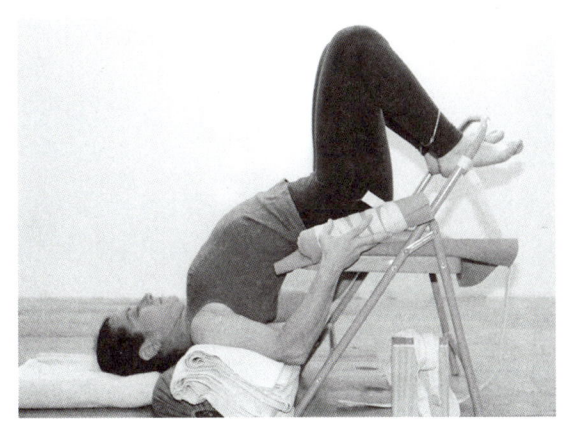

图2.3.40

功效：与 Ardha Supta Koṇāsana（半双角犁式）相比，此体式更多地打开了腹股沟，增加了这一区域的循环。阴道处于拉长状态，能够纠正子宫下垂。

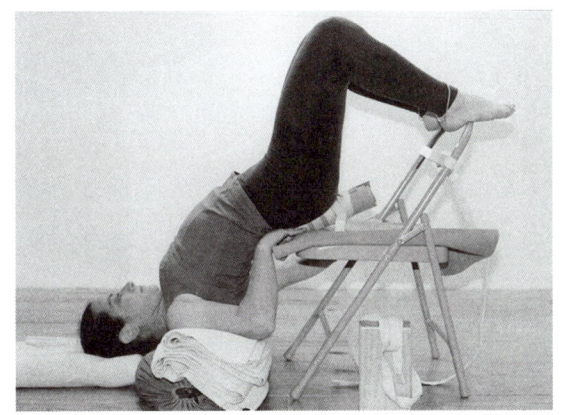

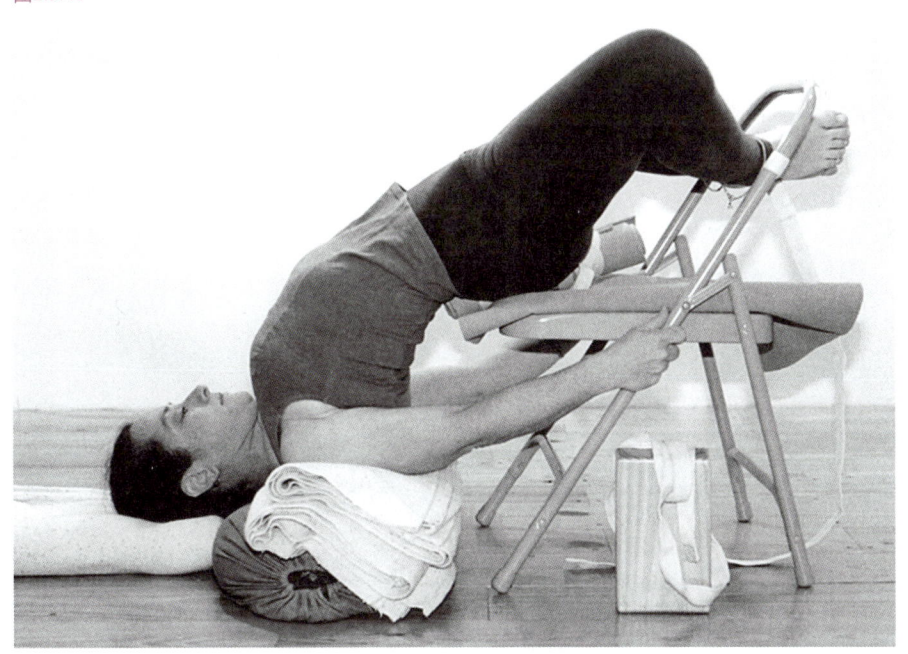

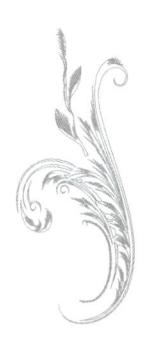

图2.3.41

图2.3.42

11. Sālamba Sarvāṅgāsana（有支撑的所有肢体式），椅子

辅具（及其用法）：辅具搭建方式同前一体式，双腿之间夹砖，按体式 8 所描述的方法用伸展带将双腿绑紧。腿下方可以再放一个抱枕。

姿势说明：只有当腹部完全放松后才能习练此体式。尤其对于初学者而言，或许腹部和骨盆的外层感觉是柔软的，但内层可能仍然是紧张的。要敏锐地感受腹部，腹部的每一层都要柔软。当腹部的所有层都柔软时，才可以习练此体式。在这个变体中，如果腹部变硬，就从体式中出来。否则，无法达到生殖器官正位的效果。屈膝，将双脚放在椅背上。在这个姿势中，调整砖的位置、绑伸展带是可以自己完成的，不过，最好还是请辅助者帮忙。

时长：5～10 分钟，根据个人能力。

（体式中的）力：让双腿搭在椅背上休息。如果双腿需要进一步放松才能保证腹部的休息，可以让一名辅助者在腿的后侧放一个抱枕（图 2.3.43）。另外，还可以把双脚放在墙上休息。如果有木马或案台，可以把小腿后侧搭在其上休息（图 2.3.44）。彻底柔软腹部和骨盆。如果胸腔能够保持打开，可以把手放在头部两侧休息（图 2.3.45，图中所示没有用抱枕）。无论何种原因导致双手无法抓到后方的椅腿，都可以抓椅子两侧（图 2.3.46）。

功效：器官在 Ardha Supta Koṇāsana（半双角犁式）和 Baddha Koṇāsana（束角式）中得到上提之后，保持在各自合适的位置中。此体式对子宫内膜异位症、卵巢囊肿、剖宫产术后恢复（已经经历了一段时间的恢复）都有益处。

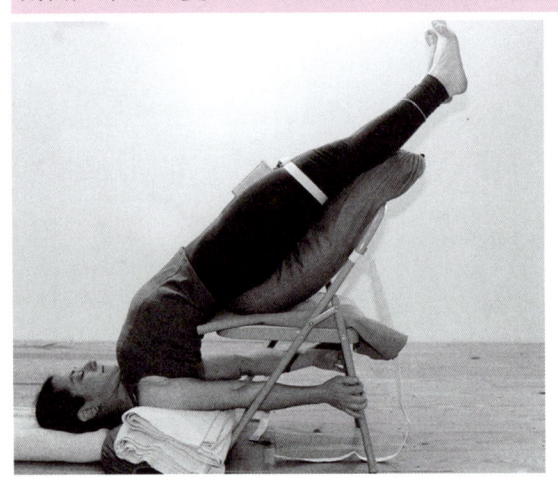

图 2.3.43

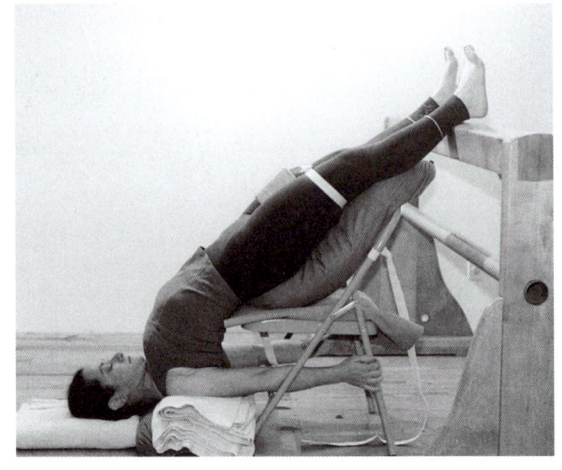

图 2.3.44

第二章
应对不规律经期的体式序列 | 113

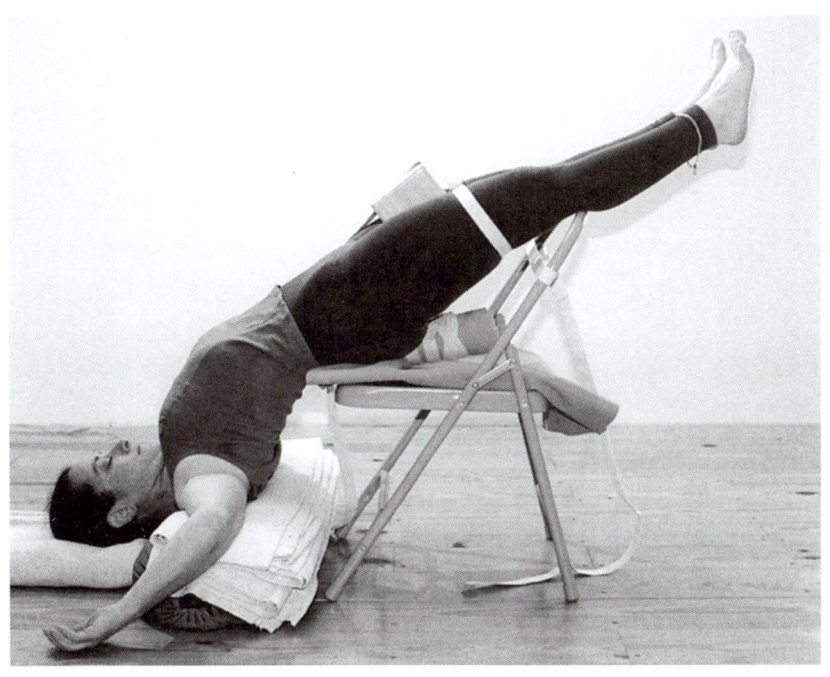

图2.3.45

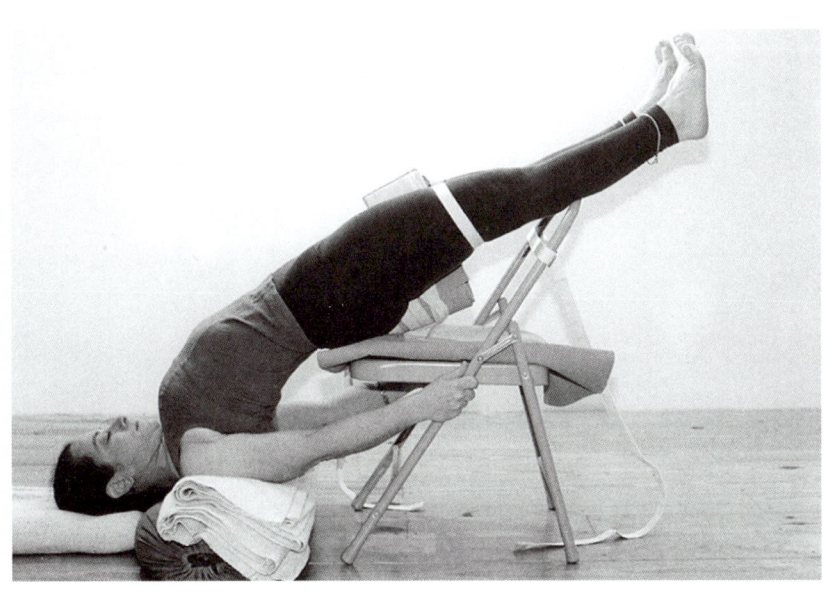

图2.3.46

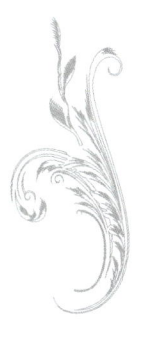

12. Setubandha Sarvāṅgāsana（桥形所有肢体式）

A. Upaviṣṭa Koṇāsana（坐角式）

辅具（及其用法）、姿势说明、（体式中的）力、时长：参考"月经过量的体式序列"中第87页的讲解。

B. Baddha Koṇāsana（束角式）

辅具（及其用法）、姿势说明、（体式中的）力、时长：参考"月经过量的体式序列"中第90页的讲解。

C. Daṇḍāsana（手杖式）

姿势说明：Baddha Koṇāsana（束角式）之后，屈膝，将砖以最高高度立起来放在双腿之间，接触会阴。用伸展带将腿绑紧，伸展带位于砖的下方。之后伸直双腿，脚跟支撑在桥式凳上。如果身边有辅助者，可以帮助习练者将另一条伸展带套在脚上（图2.3.47）。

时长：3～5分钟，根据个人能力。

（体式中的）力：按照"月经过量的体式序列"中的指引进行，身体完全放松。

功效：除了交叉抱枕习练的功效外，此体式能平心静脑，对身体所有系统皆有益处。

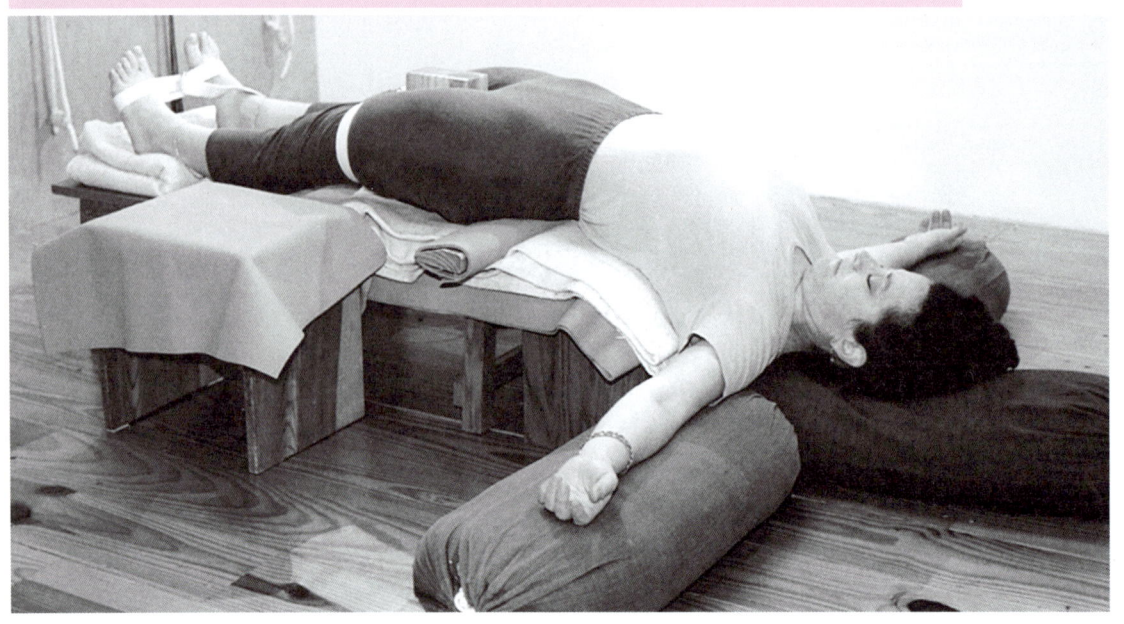

图2.3.47

13.Viparīta Karaṇī（倒箭式）

A.Upaviṣṭa Koṇāsana（坐角式）

辅具（及其用法）：一面墙，若有墙绳，则用有墙绳的墙。一到两块砖、一张瑜伽垫、一个抱枕和三张毛毯。一条长伸展带，或将两条伸展带接在一起。摆放辅具，瑜伽垫短边贴墙铺好，瑜伽垫刚好放在一组墙绳之间。一块砖，如果躯干比较长则用两块砖，竖着贴墙放好。毛毯纵向折两次，三层，呈手风琴式①放在离砖约15厘米的位置。抱枕沿着三层毛毯放，抱枕一侧（长边）向下倾斜着贴在砖上，另一侧被毛毯垫起来（图2.3.48）。另一张毛毯铺在抱枕前侧，第三张毛毯（折叠）放在抱枕（砖）上方（图2.3.49）。另外，再准备一张毛毯、一条长伸展带和一块砖，放在触手可及的位置。

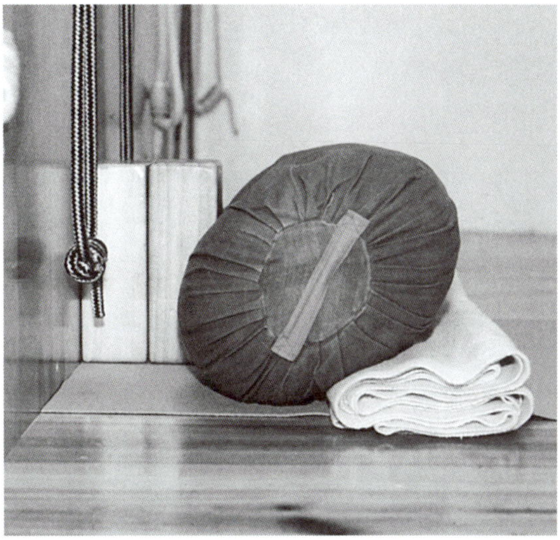

图2.3.48

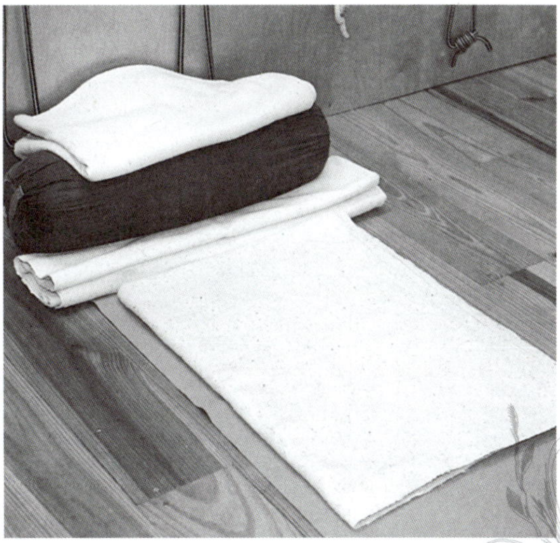

图2.3.49

① 折扇子的方式。——译者注

姿势说明：这个体式一般需要让习练者的尾骨低于腹部。但是，遇到过长的经期时，臀部应该略高一些，所以砖（一块或两块）要竖着放。进入体式的方法有多种。训练有素的习练者可以借助墙绳。手抓上墙绳的把手（绳结），一只脚蹬墙（图2.3.50）。另一只脚也蹬到墙上，屈膝，缓慢地将臀部落到墙上（图2.3.51），然后再向下落到抱枕上（图2.3.52）。依次让手抓住下墙绳（图2.3.53）。肩落地，后胸腔向上提向天花板（图2.3.54）。把伸展带套在脚上（图2.3.55、图2.3.56）。初学者或许需要辅助者协助套伸展带。双腿分开至 Upaviṣṭa Koṇāsana（坐角式）（图2.3.57）。调整放在头部和颈部后侧的折叠的毛毯。

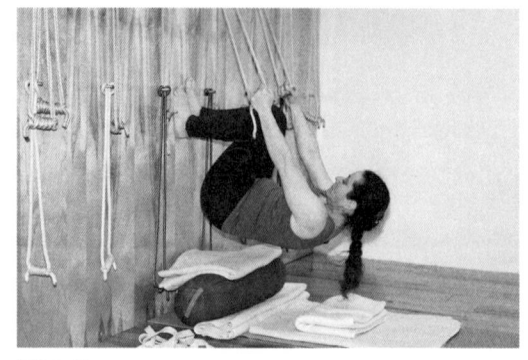

图2.3.51

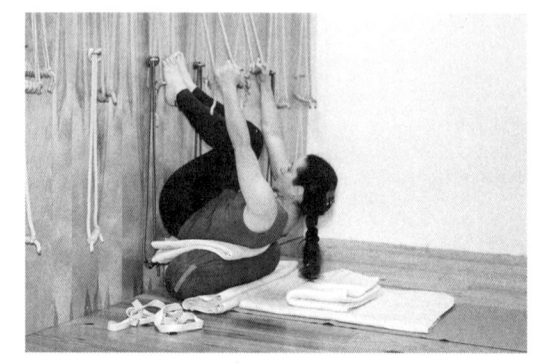

图2.3.52

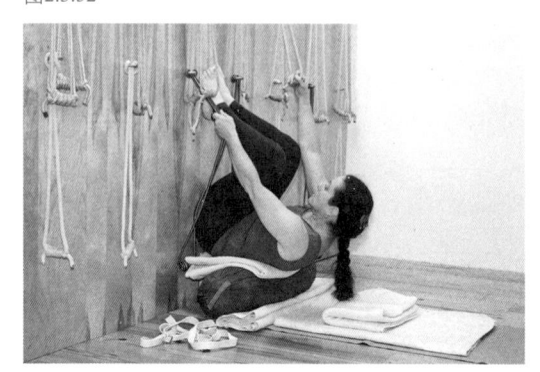

图2.3.53

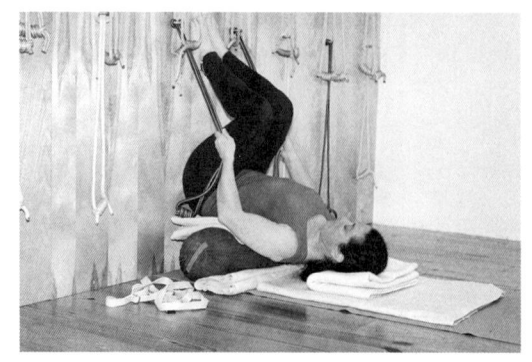

图2.3.54

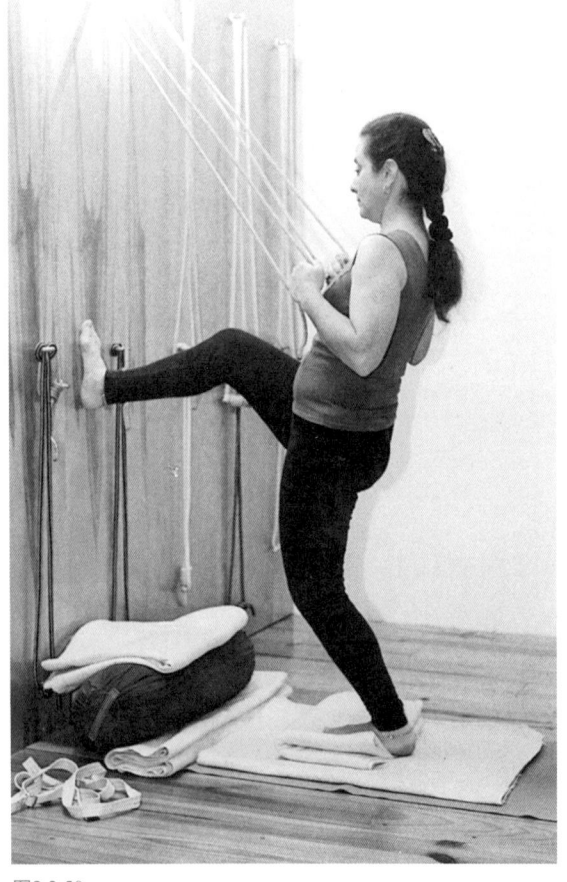

图2.3.50

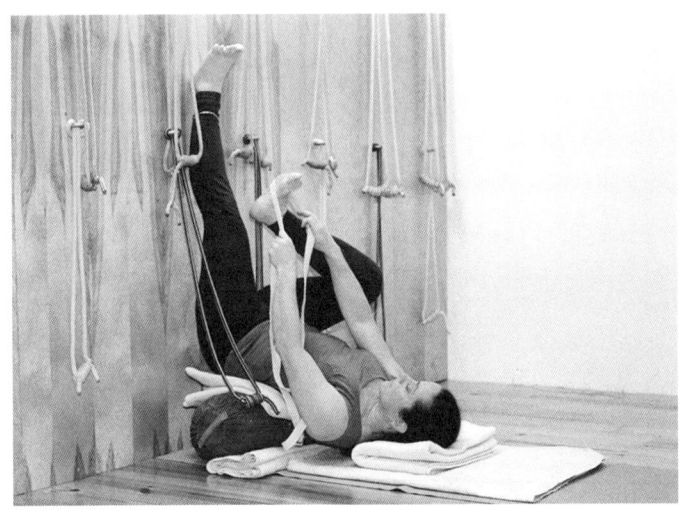

图2.3.55

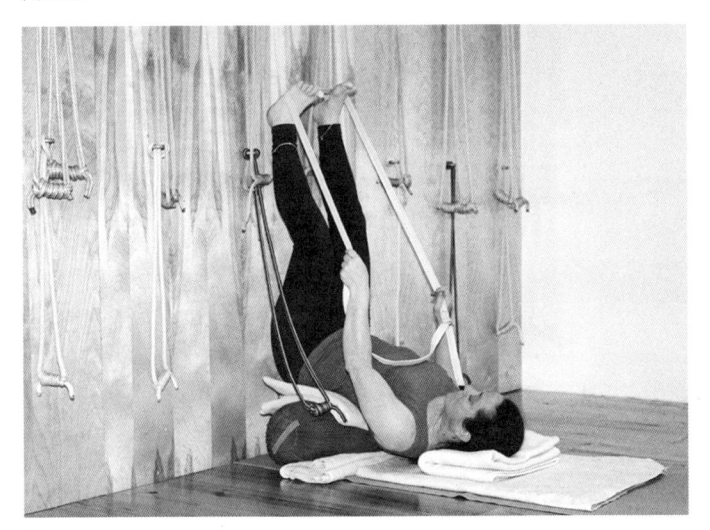

图2.3.56

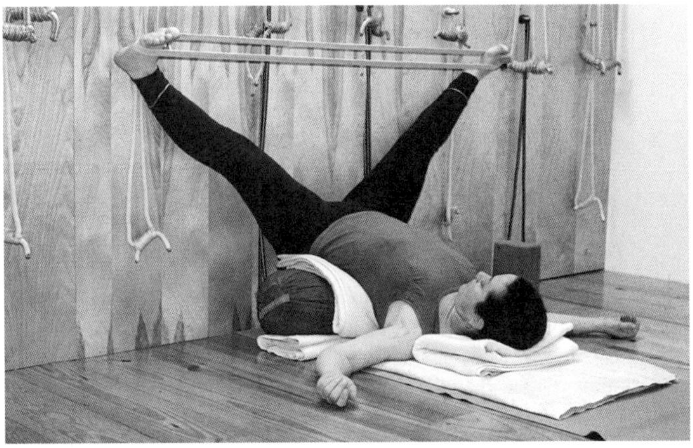

图2.3.57

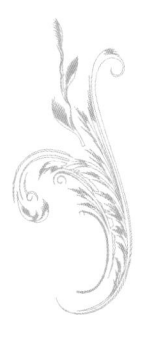

初学者侧身坐在抱枕一端，将臀部向墙边挪动（图2.3.58）。肩落在地面上，保持臀部贴墙（图2.3.59）。滚动至仰卧状态（图2.3.60）。双腿在墙面上向上伸展（图2.3.61）。如果胸腔滑下来了，则用手抓住瑜伽垫的两侧，不要用脚踩墙，而要挪动臀部去贴墙，后胸腔向上提（图2.3.62）。如果有下墙绳，可以用手抓着下墙绳来调整躯干，使其更接近墙面，双肩往身体里面提。

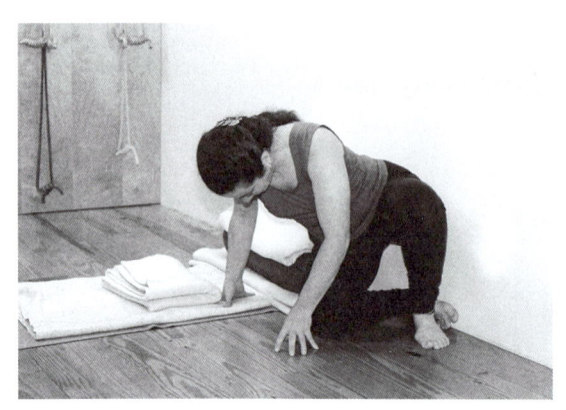

图2.3.58

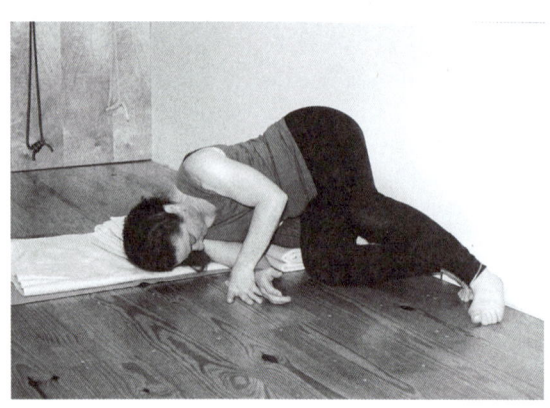

图2.3.59

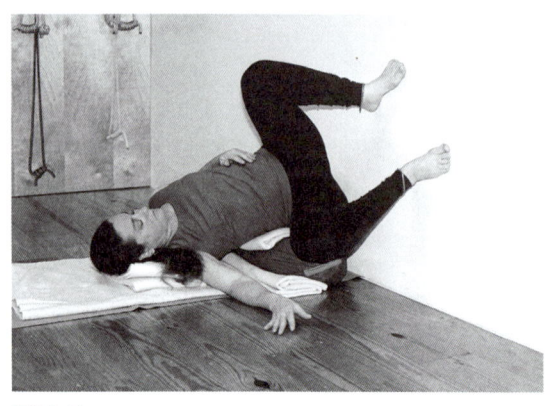

图2.3.60

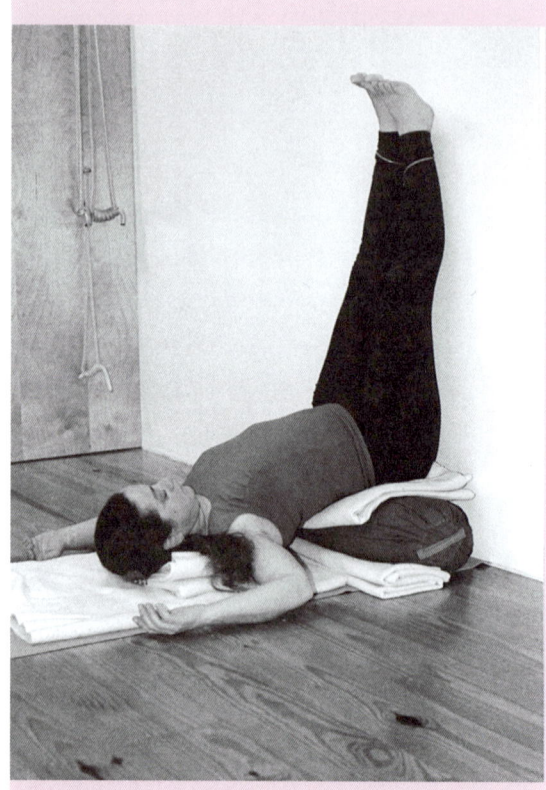

图2.3.61

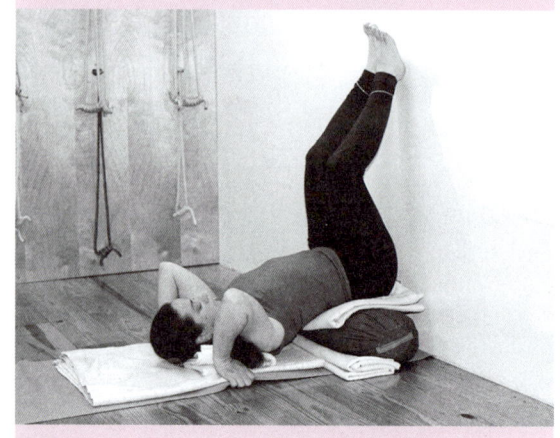

图2.3.62

经验丰富的习练者还可以通过一个缓慢的前滚翻进入体式。若是从没做过前滚翻，就不要尝试了。手放在接近辅具的位置，头落在抱枕前侧的地面上，进入体式之后，头仍在这个位置（图 2.3.63）。脚向前走，下巴收向胸腔，圆背，用手推地来控制速度，缓慢地向前滚动，将臀部落到墙上（图 2.3.64～图 2.3.66）。双腿沿着墙向上伸展，然后分腿进入 Upaviṣṭa Koṇāsana（坐角式）。

用伸展带来支撑双腿是很重要的，尤其是对于那些身体柔韧性较好的习练者，不能任由双腿分开过大而形成悬挂的状态。不论采用哪种进入体式的方法，臀部都要略高一些，胸腔从后侧打开，头的后侧在地面休息，下巴低于前额。

时长：3～5 分钟，根据个人能力。

（体式中的）力：后胸腔温和地上提，上胸腔向下去向地面。柔软面部肌肉，尤其要柔软双眼，专注于胸腔。彻底休息。

功效：臀部形成的轻微倒置让子宫干燥。该体式让习练者非常放松、安静。

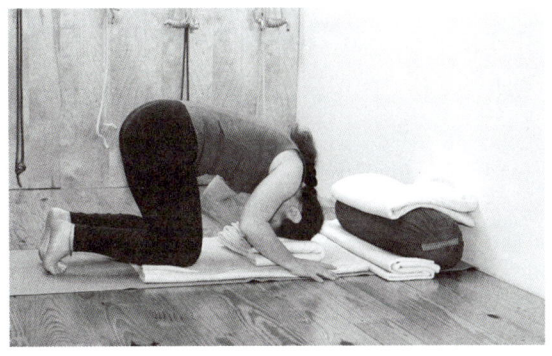

图2.3.63

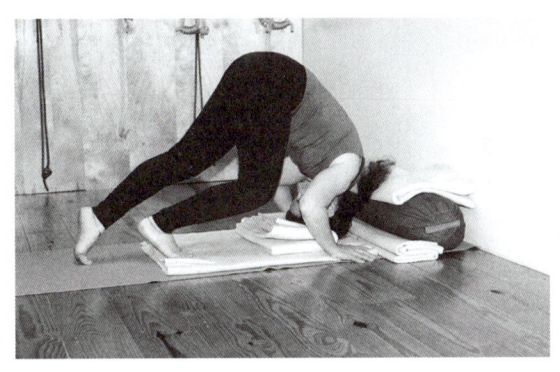

图2.3.64

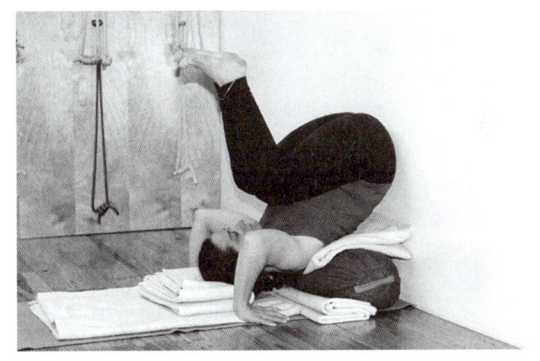

图2.3.65

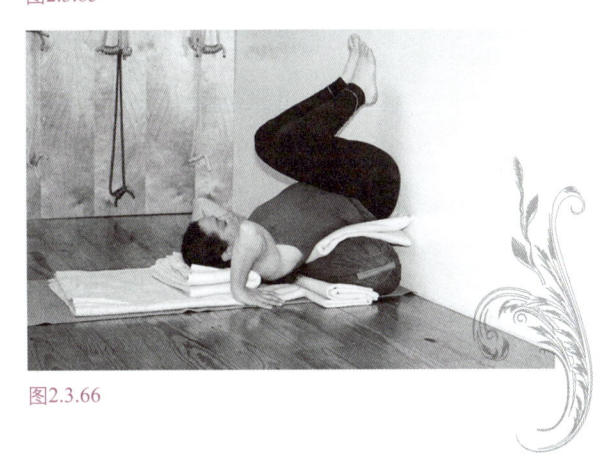

图2.3.66

B. Baddha Koṇāsana（束角式）

辅具（及其用法）：同 Upaviṣṭa Koṇāsana（坐角式），双脚之间可以夹一块砖。

姿势说明：以 Upaviṣṭa Koṇāsana（坐角式）开始，双脚从伸展带中滑出来，屈膝，进入 Baddha Koṇāsana（束角式）（图 2.3.67）。如果要把砖放在双脚之间，则不要让胸腔下沉（图 2.3.68）。再次将后胸腔向上提，前胸腔向下去向地面。出体式时，臀部滑落到地面上。双腿在抱枕上松散地盘放，双手放在躯干前侧，调整头部和颈部下方的毛毯（图 2.3.69）。

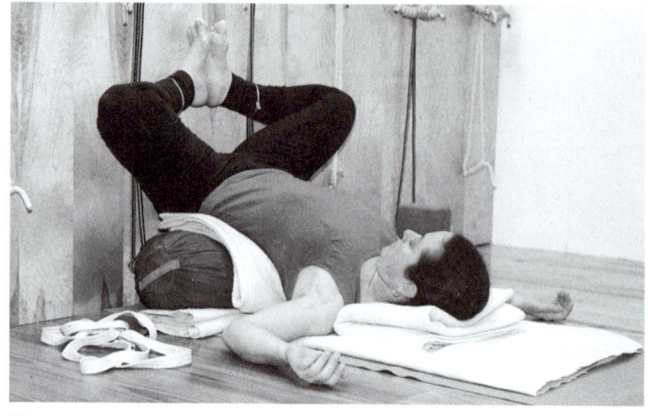

图2.3.67

时长：3～5分钟，根据个人能力。

（体式中的）力：闭上眼睛，彻底休息。

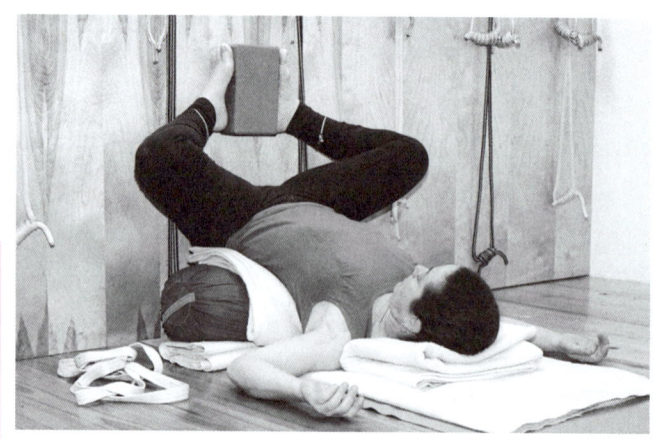

图2.3.68

功效：除了 Upaviṣṭa Koṇāsana（坐角式）中描述的功效之外，释放了内腹股沟，阴道和子宫上提至平衡的位置，腹部得到休息。

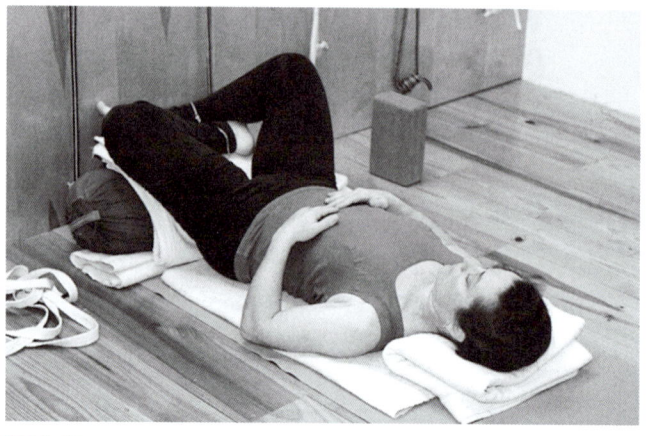

图2.3.69

14. Śavāsana（挺尸式），两把椅子

参考"月经过量的体式序列"中第 91 页的相应描述。

延长过短生理周期的体式序列

当你的生理周期偶尔为 26 天或更短时，或许还无须担忧。但是，如果这样的周期形成了规律，时间一长，身体会产生过多的雌激素。尽管过多的雌激素或许与肿瘤的生成有一些关系，但其能促进肿瘤生长是已知的事实。所以说，过多的雌激素并不可取。此外，频繁的经期和与此相伴的失血可能造成贫血，使其他组织和系统受损，让人不能安心。

我的许多生理周期过短的学生都发现在经期习练图 2.4.1～图 2.4.20 体式序列，以及在经期之后习练第三章给出的体式序列，能让下一个生理周期延长。下列体式的完整讲解见第一章，其中的 Pārśva Daṇḍāsana（侧手杖式）见第 312 页的讲解。

1. Supta Vīrāsana（仰卧英雄式）

2. Matsyāsana（鱼式）或 Supta Svastikāsana（仰卧万字符式）

3. Supta Baddha Koṇāsana（仰卧束角式）

4. Dwi Pāda Viparīta Baddha Koṇāsana（双脚倒束角式）或 Padmāsana（双脚倒莲花式），桥式凳或倒手杖凳

5. Dwi Pāda Viparīta Daṇḍāsana（双腿倒手杖式），椅子

6. Jānu Śīrṣāsana（膝盖头式），背部凹陷

7. Triaṅga Mukha Eka Pāda Paścimottānāsana（三肢面朝单腿西方强烈式），背部凹陷

8. Ardha Baddha Padma Paścimottānāsana（半莲花西方强烈式），背部凹陷

9. Marīchyāsana I（圣马里奇一式），背部凹陷

10. Paścimottānāsana（西方强烈式），背部凹陷

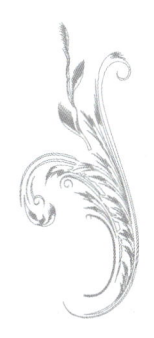

11. Pārśva Daṇḍāsana（侧手杖式）

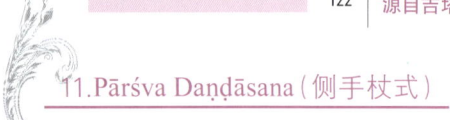

12. Baddha Koṇāsana（束角式）

13. Supta Baddha Koṇāsana（仰卧束角式）

14. Matsyāsana（鱼式）或 Supta Svastikāsana（仰卧万字符式）

15. Supta Vīrāsana（仰卧英雄式）

16. Setubandha Sarvāṅgāsana（桥形所有肢体式），桥式凳

17. Śavāsana（挺尸式）

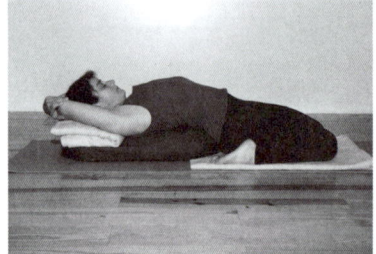

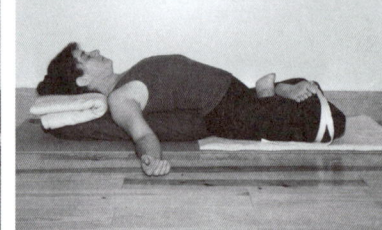

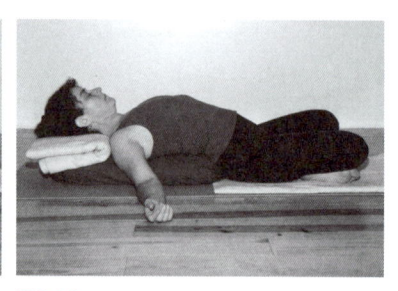

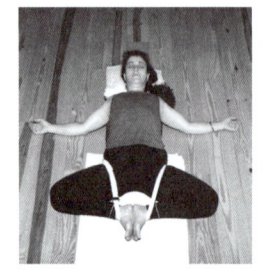

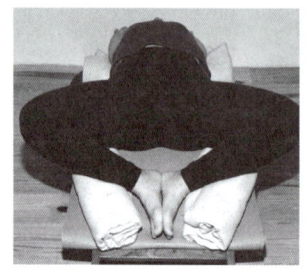

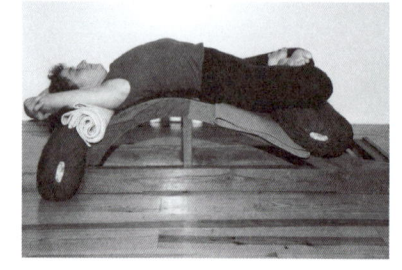

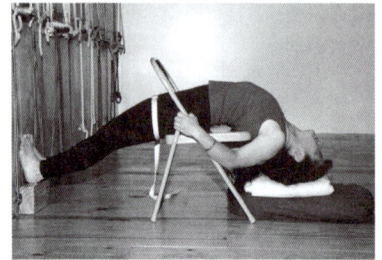

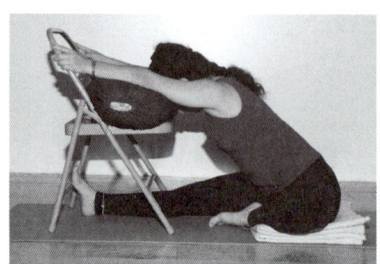

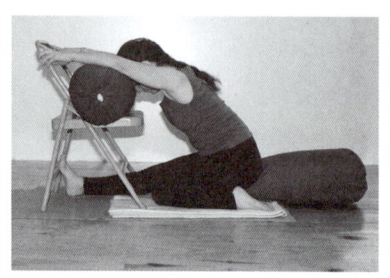

图2.4.1　　　　　　　　　图2.4.2　　　　　　　　　图2.4.3

图2.4.4　　　　　　　　　图2.4.5　　　　　　　　　图2.4.6

图2.4.7　　　　　　　　　图2.4.8　　　　　　　　　图2.4.9

图2.4.10

图2.4.11

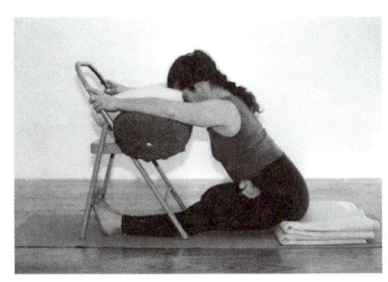

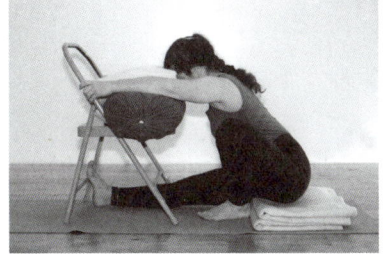

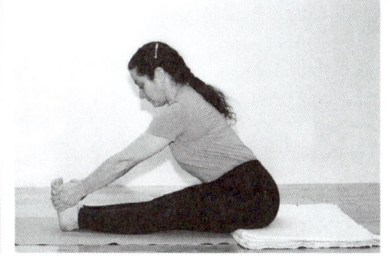

图2.4.12

图2.4.13

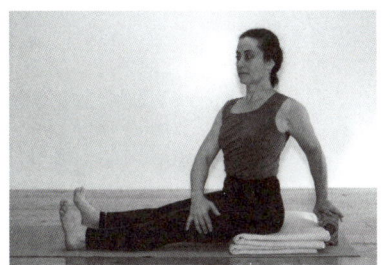

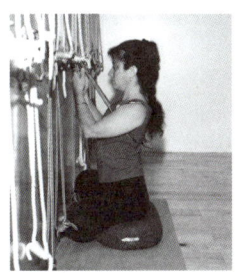

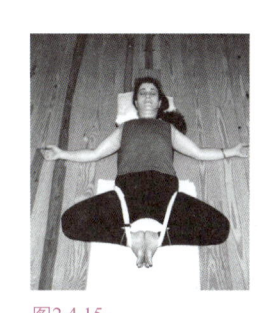

图2.4.14

图2.4.15

图2.4.16

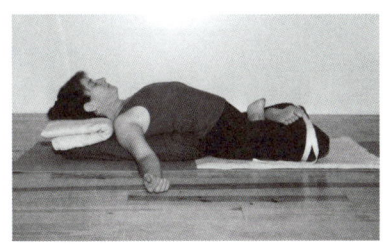

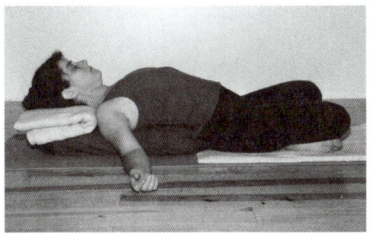

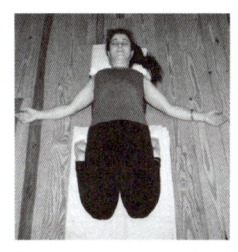

图2.4.17

图2.4.18

图2.4.19

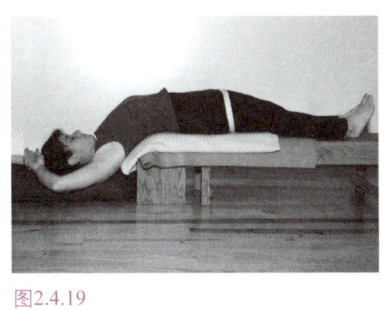

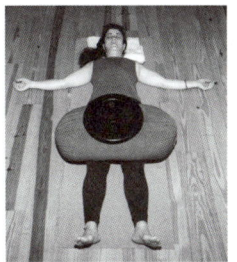

图2.4.20

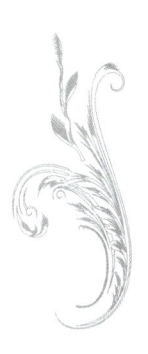

缓解经期头痛的体式序列

大体而言，经期出现头痛时，最好在习练中加入前屈体式，去掉后弯体式。脊柱前侧朝向地面能舒缓中枢神经系统。一般来说，头痛归因于神经的紧张。体式序列中给出的所有支撑都意在放松肌肉和神经。

在所有列出的体式中，都要用眼纱[①]将头缠好。在使用时，眼纱应该是卷起来的，这样才能轻松展开。首先，将眼纱卷的一端先展开约15厘米，将这一段沿着纵向中线对折一下，然后覆盖在前额上。同时，用手指沿前额两侧（外缘）向下捋（图 2.5.1）。在第一段盖住前额之后，开始使用眼纱的整个宽度展开，缠绕头部。松紧度应适当，不能过紧，否则会引发疼痛（图 2.5.2）。继续这一展开的动作，眼纱经由前额的时候要向下拉着盖上一只眼，但不要把鼻子盖住（图 2.5.3）。再次经由前额时，向斜上方拉着盖住另一只眼，同样，不要把鼻子盖住（图 2.5.4）。如果能够准确识别痛点，接下来每次缠过这个痛点时就把眼纱拧一圈（图 2.5.5）。尾端掖好即可（图 2.5.6）。对有些人来说，仅是把头部缠好就能带来极大的宽慰；而对有些人来说，眼纱可能会成为一种困扰。若是这种情况，则将其取下。否则，习练的全程都要戴着眼纱。在换体式时，可以把覆盖眼睛的部分掀起来（图 2.5.7、图 2.5.8）。把眼纱取下来时，不要一把掀开，这可能会刺激痛点。简单地松开即可（图 2.5.9）。

---

① 也称为绷带卷。——译者注

第二章
应对不规律经期的体式序列 | 125

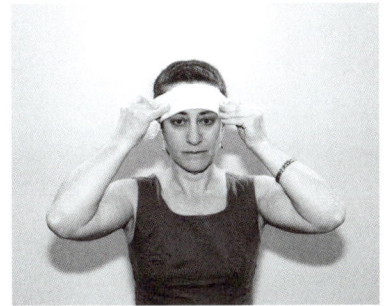

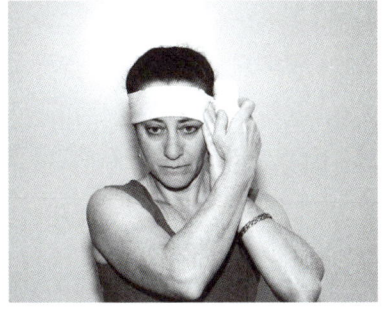

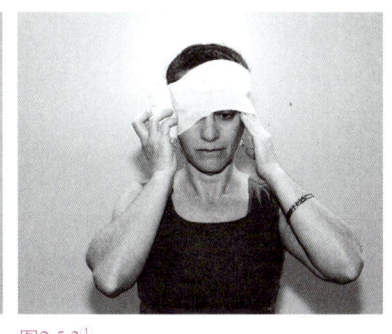

图2.5.1

图2.5.2

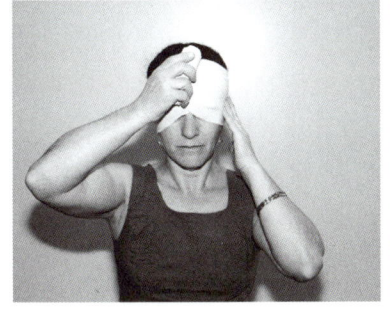

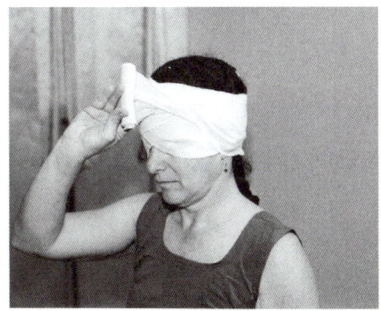

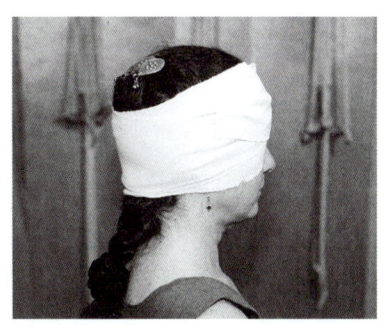

图2.5.3①

图2.5.4

图2.5.5

图2.5.6

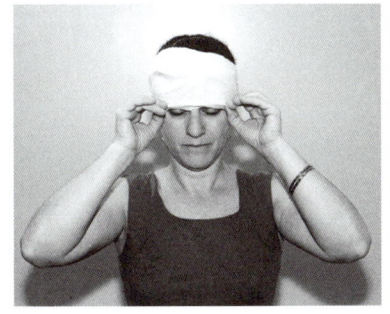

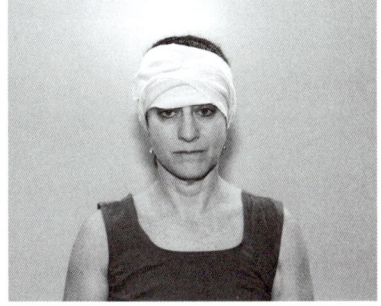

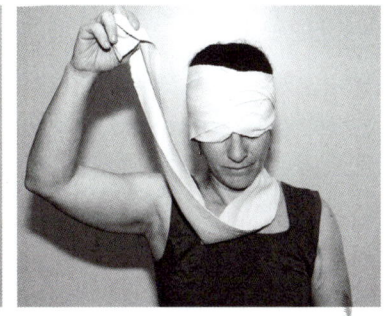

图2.5.7

图2.5.8

图2.5.9

① 从前额的一侧向斜下方拉着盖住对侧的眼睛。——译者注

用下面的体式开始这一序列。

1.Pavana Muktāsana（祛风式），长凳（椅子）

A.常规变体，曲臂抱肘

辅具（及其用法）：如果有祛风式凳，则将一张瑜伽垫铺在祛风式凳上。在祛风式凳上有瑜伽垫的一端放一到两张折叠的毛毯，毛毯前放一个抱枕（图2.5.10）。躯干较长的人或许需要两个抱枕连在一起（让支撑物更长一些）。躯干不能轻松前屈的人，可将第二个抱枕摞在第一个抱枕上方（图2.5.11）。无论选用哪一种方式搭建，都要另外准备两张毛毯以支撑头部和腹部。如果没有祛风式凳，则用两把椅子代替。两把椅面相对的椅子放在一张瑜伽垫上，每个椅面上都要铺上折叠好的瑜伽垫。两到三张折叠的毛毯放在一个椅面上，一到两个抱枕放在另一个椅面上以支撑躯干，再准备两张毛毯支撑腹部和头部。如果可以的话，选用一个杠铃片或沙袋作用于下背部，在重物下方垫上防滑垫以稳住重物的位置。

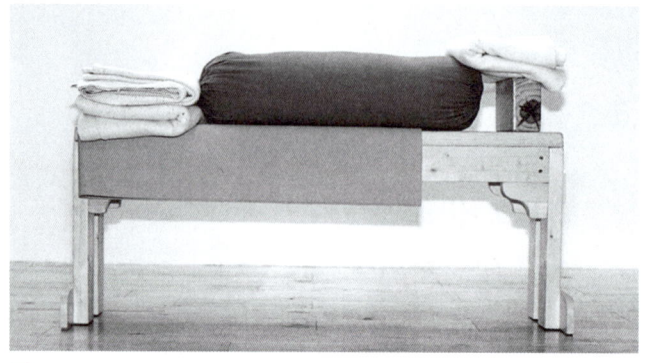

图2.5.10

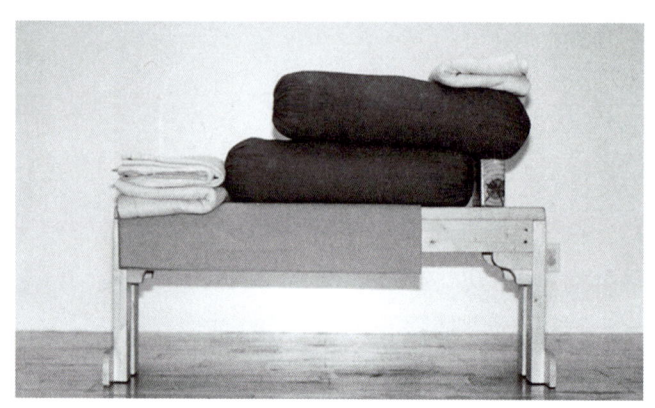

图2.5.11

姿势说明：面朝抱枕坐在毛毯上。双脚朝向正前方。双手向下推着毛毯和抱枕将躯干提起来，在前屈之前先拉长脊柱的前侧（图2.5.12）。躯干向前，手臂在头的前方抱肘，将前额放在交叠的小臂上休息（图2.5.13）。或许有必要将手臂稍微向回挪一些，以确保前额能够休息，且颈部后侧要拉长，不能陷下去，以免造成挤压。鼻子应能自由、自然地呼吸（图2.5.14）。如果出现了圆背现象，就从体式中出来，在臀部下方、躯干下方和（或）头部下方增加支撑物（图2.5.14）。图2.5.15展示了椅子的使用方法。图2.5.16展示了下背部压重物以缓解此处不适的方法。

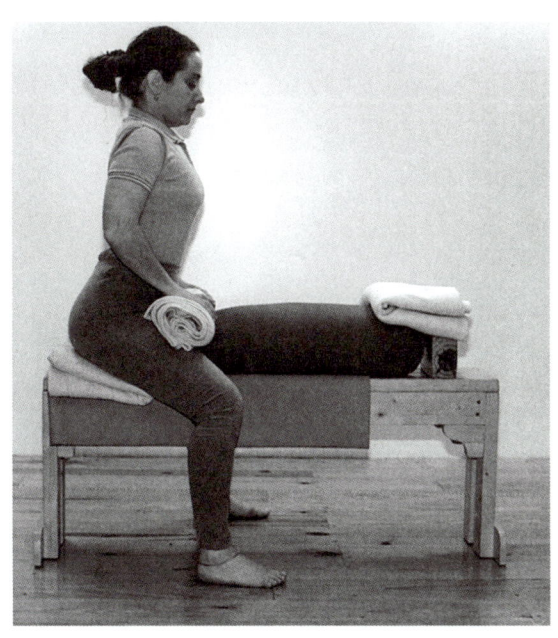

图2.5.12

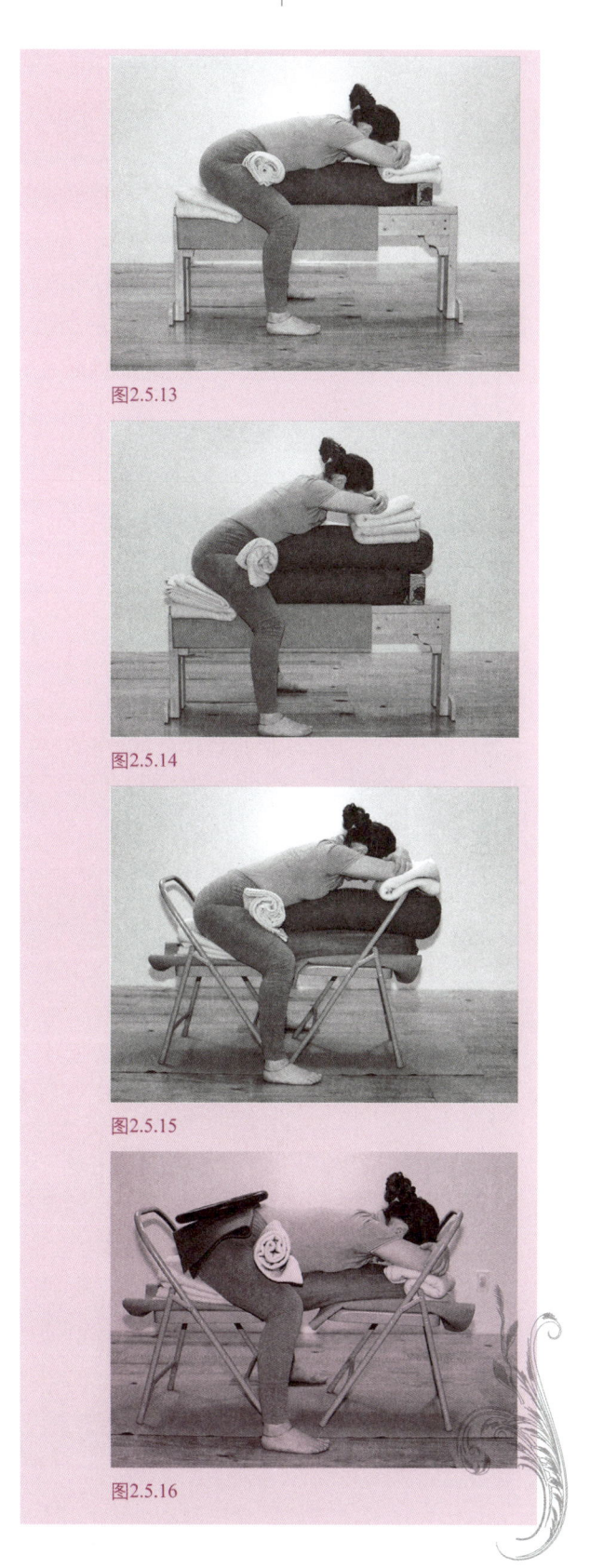

图2.5.13

图2.5.14

图2.5.15

图2.5.16

B.调整之后的变体,手臂伸展向两侧

辅具(及其用法):在 Pavana Muktāsana(祛风式)的辅具基础上,再准备两个犁式盒或两把椅子,上面都要放上折叠的瑜伽垫,然后再放上抱枕和两个毛毯卷。如果身边有辅助者,可另准备一张毛毯、一张瑜伽垫和一个杠铃片。

姿势说明:按照 Pavana Muktāsana(祛风式)的讲解进入体式,但手臂不是过头抱肘,而是向两侧伸展,置于两侧的抱枕上,掌心朝下。如果大臂和抱枕之间有空隙,则用毛毯卷把这个空隙填满(图 2.5.17)。如果身边有辅助者,让辅助者将一张卷得刚刚好的毛毯放在习练者的颈部后侧,这个卷刚好填充颈部后侧的凹陷,让毛毯与头的后侧等高(图2.5.18)。再在毛毯上放防滑垫,垫子上压上杠铃片,杠铃片既要压到头的后侧,又要压到肩的上端(图 2.5.19、图 2.5.20)。眼睛平行于地面。

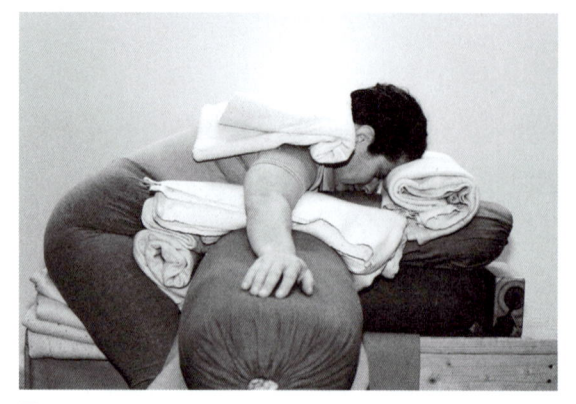

图 2.5.18

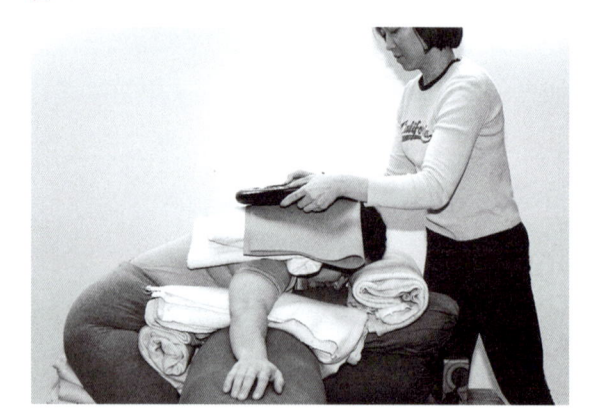

图2.5.19

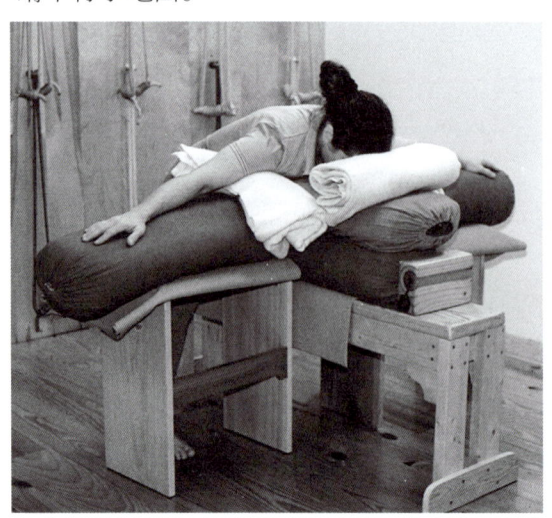

图2.5.17

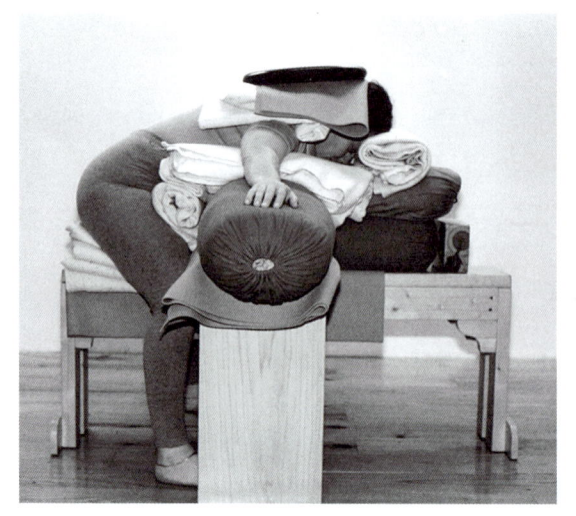

图2.5.20

（体式中的）力：腹部在支撑物上彻底休息。将头部的后侧和前脑放松向下，沉向前额。彻底柔软面部肌肉。先自然张开嘴巴，放松下颌和舌头，柔软嘴唇，松开牙齿，保持口腔的柔软，再将嘴巴闭合。让头部后侧和颈部后侧向远离双肩的方向延展。释放上背部的肌肉，这一处的肌肉应柔软，既要向两侧展宽，也要向腰部释放。从下至上拉长胸骨，胸骨去向下巴的方向。

时长：5 分钟。

功效：从骶骨到颅骨，脊柱休息于身体的前侧。焦虑和恐惧得到缓解，不必要的紧张被释放，头痛减轻或完全消失。肾上腺也得到休息。完整地习练这一变体，偏头痛患者也能在这一体式中得到安慰。另外，此体式对缓解潮热也有帮助。

用下列体式继续这一序列，见图 2.5.21 ~ 图 2.5.28。

2. Adho Mukha Śvānāsana（下犬式）

3. Uttānāsana（强烈式）

4. Adho Mukha Vīrāsana（面朝下的英雄式）

5. Parivṛtta Adho Mukha Vīrāsana（扭转面朝下的英雄式）

6. Jānu Śīrṣāsana（膝盖头式）

7. Adho Mukha Upaviṣṭa Koṇāsana（面朝下的坐角式）

8. Paścimottānāsana（西方强烈式）

9. Śavāsana（挺尸式）

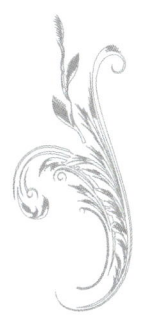

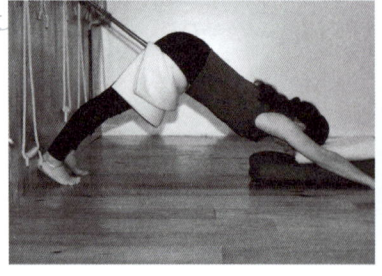

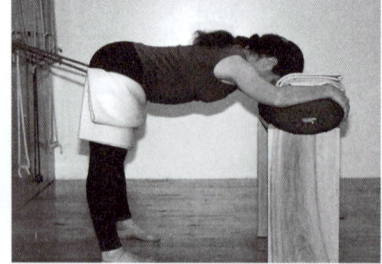

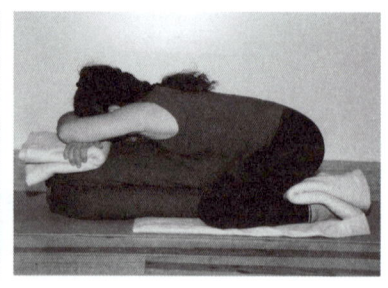

图2.5.21

图2.5.22

图2.5.23

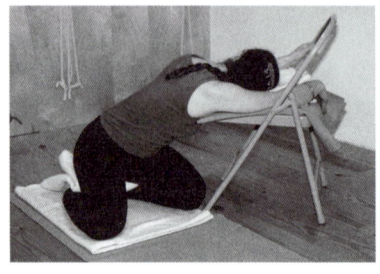

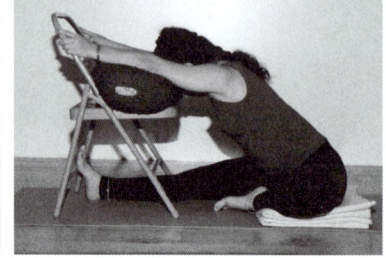

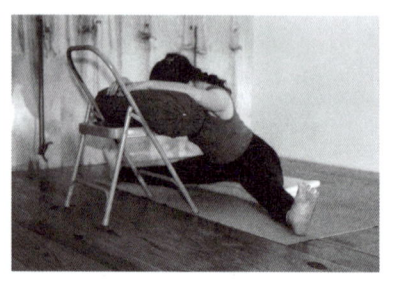

图2.5.24

图2.5.25

图2.5.26

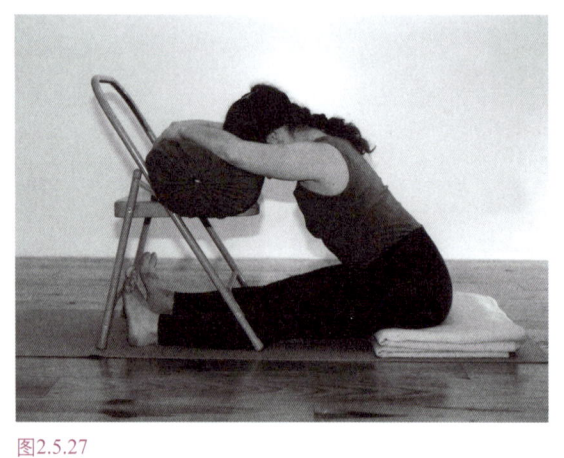

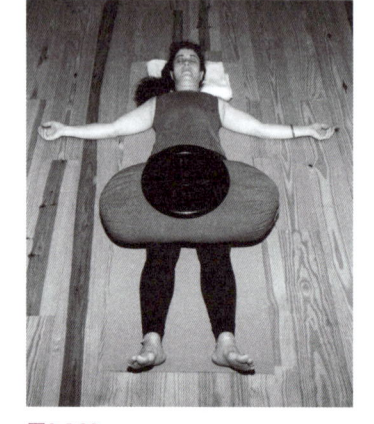

图2.5.27

图2.5.28

第三章

经期后体式序列

你要么在经期，要么不在经期。只有在连续八小时没有出一滴血的情况下才算经期结束。经期一旦结束，女性会热切地想要重新回归常规的调息和体式习练。但是，子宫需要修复时间，如此才能维持生殖系统的正常功能。

经期后的体式习练专注于倒立体式。Śīrṣāsana（头部平衡式）和Sarvāṅgāsana（所有肢体式）的益处怎么强调也不为过。习练倒立体式者每日都能体验到其功效。即使习练时间不够长，她们也懂得要利用短暂的时间习练倒立体式，否则会错失其卓越功效。在《瑜伽之光》中，艾扬格大师如此阐述："规律而精确地习练Śīrṣāsana（头部平衡式）发展了（习练者的）身体，约束了心灵，拓宽了精神边界。"需要注意的是，高血压或低血压患者要避免习练倒立体式，除非有艾扬格瑜伽认证教师指导。这名教师应具备足够的知识，能照料并改善这些情况。一般而言，在这种情况下，最好在Sarvāṅgāsana（所有肢体式）之前先习练Halāsana（犁式）。

在很多方面，Śīrṣāsana（头部平衡式）都是有别于Sarvāṅgāsana（所有肢体式）的。在Śīrṣāsana（头部平衡式）中，身体内里紧实，外表柔软；而在Sarvāṅgāsana（所有肢体式）中则是身体外表紧实，内里柔软。脊柱在Śīrṣāsana（头部平衡式）中要结实有力。专注于胸椎的上提和内收时，脊柱能量充沛而强壮。与之相反，Sarvāṅgāsana（所有肢体式）是身体外层上提支撑着脊柱，脊柱变得柔软，中枢神经系统得以安静。在Sarvāṅgāsana（所有肢体式）中，整个背部都要上提，还要特别关注骶骨或尾骨的内收。

在整个经期，增厚的子宫内膜要脱落，经血需要排出，子宫因此变得沉重，倒立体式能强健并平衡子宫。除了对生殖系统的作用，倒立体式还有益于内分泌系统、循环系统、消化系统、呼吸系统、泌尿系统等。脑垂体、松果体、甲状腺和肾上腺获得了恰当的血液供给。倒立体式是平衡激素的最佳体式之一，而激素与保持骨密度相关。便秘、肠胃气胀和痔疮能得到缓解。尿道、肾脏和膀胱也因为一直以来的引力作用的突然倒转而变得轻松。肌肉和骨骼对引力的对抗也能减缓骨骼中矿物质的流失。两肺的弹性得到提升，身体是温暖的。小腿水肿状况得以减轻。大脑因获得了健康的血液供应而恢复活力，思维更加清晰。睡眠问题能够被改善。规律地习练倒立体式可建立起一种安宁、平衡而健康的状态。

本章所示体式序列不仅对经期后有益，也能在季节更替之时帮助习练者。当天气不稳定时，病毒似乎更易扩散，人们的免疫系统和呼吸系统的抵御能力或许会受损。按照这个序列进行习练，有助于咳嗽或喉咙酸痛问题的解决；另外，也有助于禁食的进行。当腹部区域得到放松并调适时，能量得以保存。在疲惫和（或）抑郁时，"倒过来"能提振士气，让情绪上扬，尤其是在几天都没能习练倒立体式之后。

（体式中的）力包括柔软腹部，并让腹部靠近身体后侧，于是腹部不是松垮的，而是紧实的。腹部既不能保持在一种坚硬的状态中，也不能向外鼓胀着。在鼓胀的状态中，腹部器官没有被脊柱支撑，反而被迫成了支撑结构。在体式中，应在对正并平衡骨盆和腿骨的同时让腹部保持柔软，并在一整月的周期中保持这一状态。腹部器官不应因收紧腹部肌肉和内收胃部而呈现一种绷紧的状态。对于患有子宫内膜异位症、子宫肌瘤、卵巢囊肿或痛经的女士来说，尤为如此。若有上述情况，这个序列最好能习练至经期后的第五天。对于经期健康的女士来说，这个序列习练一天或许就足够了。

习练这个序列的女士，可以将此序列作为基础，将其逐渐发展成常规的体式习练。比如，在第二天的习练中，可以将有支撑的 Adho Mukha Vīrāsana（面朝下的英雄式）换成 Supta Vīrāsana（仰卧英雄式），根据自己的需要和能力，有支撑或无支撑都可以。在五天的过程中，加入侧向的站立体式：Utthita Trikoṇāsana（三角伸展式）、Utthita Pārśvakoṇāsana（侧角伸展式）、Ardha Candrāsana（半月式）和 Vīrabhadrāsana Ⅱ（战士二式）。这几个体式面朝木马或案台，腹部放在支撑物上（做法参考第四章）。习练者每天都可以对体式序列进行一些改变，增加或去除某些体式，直到产生彻底的演化，基础序列已不见踪影。整个经期都要保留倒立体式的习练。如果经期有问题，则按照本章讲解的方式练习这些倒立体式。如果所有系统都很健康，则可以采用经典方法习练这些倒立体式。体式的正位和调整要让腹部柔软而强健，并去向身体后侧。

随着对这一序列的习练越来越熟练，辅具搭建将会更加顺手，习练中也会把所有体式连成一条线。此序列的节奏以及对腹部柔软的专注，会起到静心作用。一种平衡而优雅的状态被开发出来，这将有助于习练者接受日常生活中的压力。

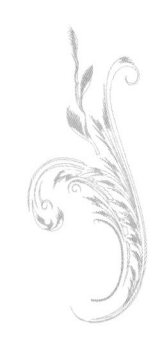

体式序列

1.Adho Mukha Vīrāsana（面朝下的英雄式）

辅具（及其用法）：一张瑜伽垫、一个抱枕和一到三张毛毯，也可选用两根金属棒和一块砖。

姿势说明：大脚趾贴合。均匀地分开双膝至躯干外侧。习练者可以卷一张毛毯，放在大腿上端或下腹部，躯干向前。用一个纵向放置的抱枕支撑腹部和胸腔。互抱手肘，将前额放在小臂上休息。如果肩部僵紧，可以在手臂下方放一张毛毯。如果臀部接触不到脚跟，臀部下方也可以垫一张毛毯（图3.1.1）。为了让大腿更多地下沉，将两根金属棒分别压在大腿上端，并于前侧交叉（图3.1.2），然后躯干向前，落在抱枕上（图3.1.3）。如果情绪不高，则用一块砖并在其上放一张毛毯支撑下巴，向前看（图3.1.4）。

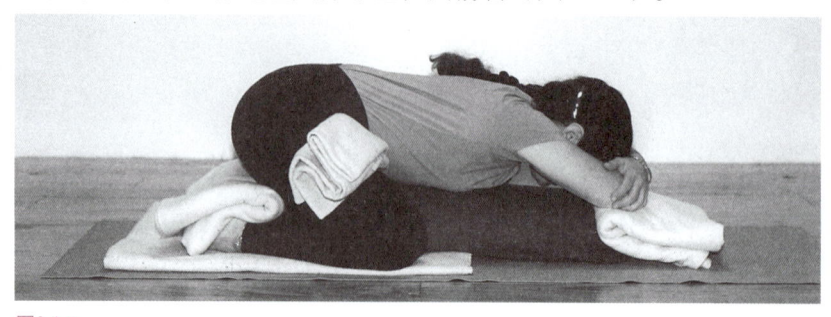

图3.1.1

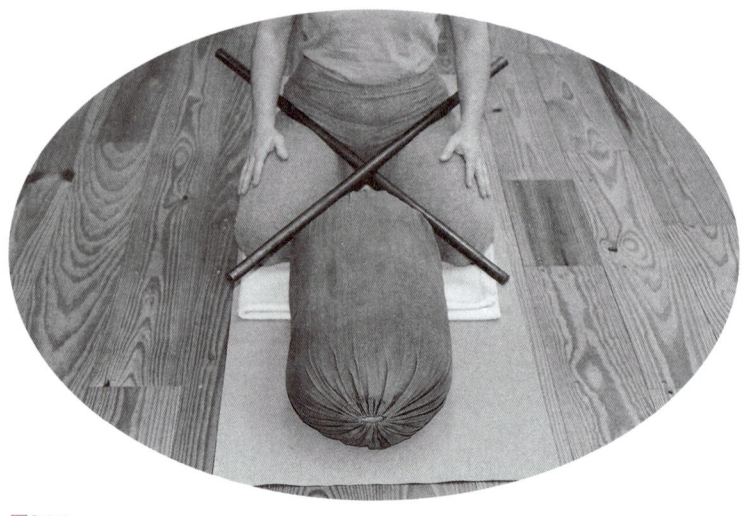

图3.1.2

时长：5 分钟。

（体式中的）力：移动胫骨外侧去向胫骨内侧，并将胫骨内侧下沉去向地面。股骨上端向下压向地面。从能量层面，让膝的外侧向前。臀部向下落在脚跟上。不要干扰臀部向下的力，侧躯干向前拉长。移动胸骨下端去向胸骨上端。锁骨展宽。拉长头部后侧和颈部后侧，远离双肩。柔软面部肌肉。

功效：脊柱得到拉长。腹部打开且柔软。如果在腹部用了毛毯卷，那么就能明显拉长骶骨和腰椎。心变得安宁、冷静，这是倒立习练的准备。

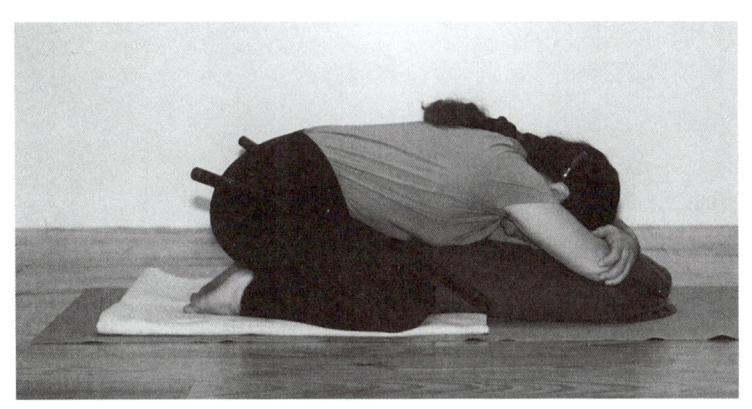

图3.1.3

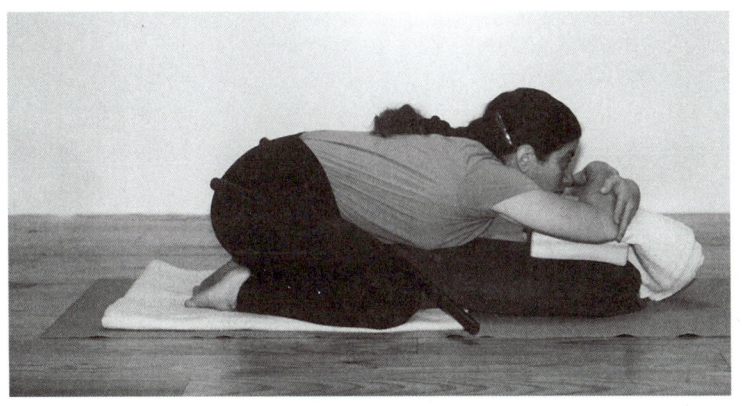

图3.1.4

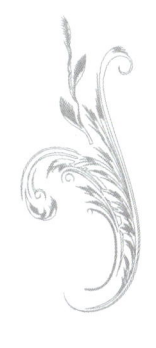

2. Adho Mukha Śvānāsana（下犬式）

A. 双脚落地

辅具（及其用法）：一张瑜伽垫，一个抱枕或一块砖支撑头部。

姿势说明：不要抬头，直接从上一体式进入这一体式。移动双手和双脚至瑜伽垫边缘，双脚和双手间的距离分别大于经典体式中的与髋部同宽和与肩同宽。调整头部支撑物的高度，让头部得到休息，而非强迫头部向下。习练者也可以抓着垫子边缘以进一步打开双肩（图3.1.5）。

时长：2～5分钟，根据个人能力。

（体式中的）力：大拇指指根和大脚趾球骨有力下压以稳定这个姿势。前脚掌展宽，手掌展宽。脚跟向后伸展，手指向前。通过向天花板方向上提小臂，以及拉长肱三头肌来锁住并伸直手肘。手臂内侧拉长，去向双肩。在三角肌内侧上提的同时将腋窝从内向外展宽。锁住双膝并伸直，方法是胫骨内侧向后，胫骨外侧向内去向中心，胫骨上端向后移动。大腿前侧收紧去向大腿后侧。股骨头外侧向内收。小腿后侧、膝后侧、大腿后侧从内向外打开。让大腿内侧上端在腹股沟处贴近骨骼，向上去向臀部并向后。不要使用腹部肌肉，调动髋部两侧，让骨盆的中心从能量层面去向外髋。大腿外侧向上提向骨盆，保持骨盆端正。保持肋腔的下缘（环状）和骨盆的上缘（环状）对齐在一个面上。拉长侧躯干至外髋。将覆盖胸椎的皮肤吸进身体里。胸腔前侧提向双腿。枕骨向下释放去向头顶的后侧。柔软颈部，尤其是颈部前侧。放松面部肌肉，安静双眼。腹部应是去向身体后侧的。

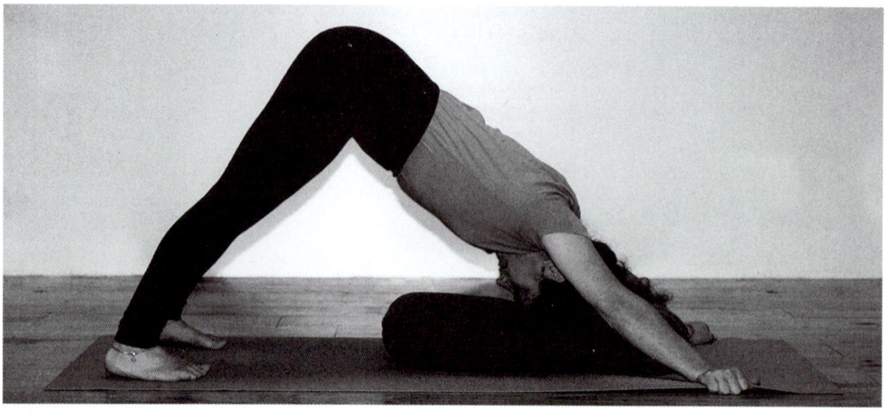

图3.1.5

B. 双脚并拢，踩在支撑物上

辅具（及其用法）：一个倒手杖凳或脚蹬靠墙放置，一张瑜伽垫竖着铺在前面。

姿势说明：双手与肩同宽放在瑜伽垫上，与倒手杖凳或脚蹬相距约90厘米。双脚踩到支撑物上，双脚对齐，并拢放置（图3.1.6～图3.1.7）。

（体式中的）力：同变体A（上一体式）中的力。

时长：1～3分钟，根据个人能力。

> **功效**：身心恢复活力，充满能量。手脚之间的距离越大，越容易伸展双腿和双臂，进而打开骨盆、双肩和躯干。强健肠道和生殖器官，令其贴向身体后侧。此体式已经开始了倒立过程。双腿垫高的状态为阴道和子宫自动创造了很好的上提，加深了下腹部器官去向身体后侧的调节。这一变体对子宫下垂、小便失禁和产后恢复具有极佳效果。

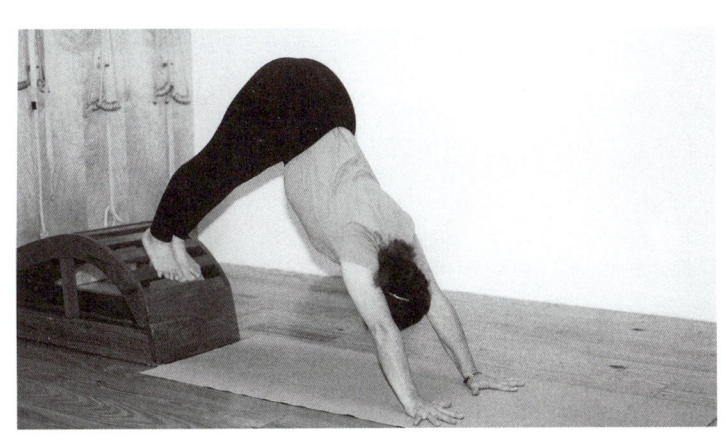

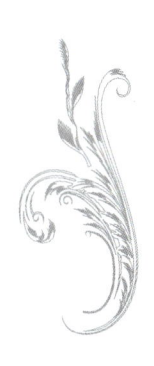

图3.1.6

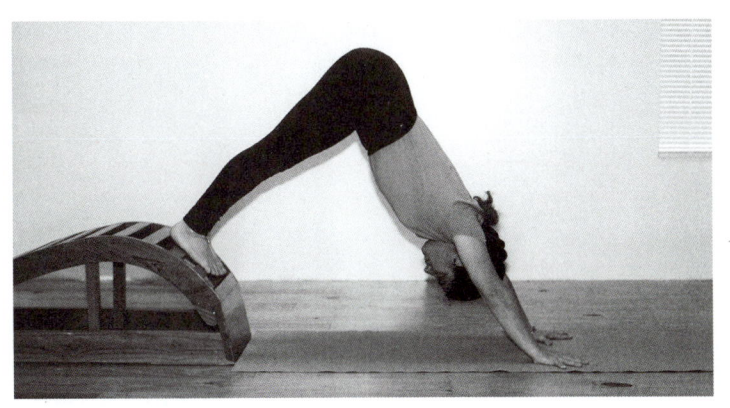

图3.1.7

3.Uttānāsana（强烈式）

辅具（及其用法）：砖和(或)抱枕支撑头部。不能深入前屈的习练者用一把放置抱枕或毛毯的椅子供头部休息。如果情绪不高，则在椅子或抱枕上加一块砖，用来支撑下巴。

姿势说明：Adho Mukha Śvānāsana（下犬式）之后，进一步分开双脚，脚跟与垫子边缘对齐，脚趾略微内扣。双手抓脚踝，手肘屈向两侧（图3.1.8）。头顶落在砖上，且与地面平行。为了进一步调整头部，将耳朵下端的折痕处（耳垂后侧）温和地向后方的墙面方向移动。头部的后侧向下沉向地面。手不能抓到脚踝的习练者，不要强迫头部向下。这些习练者可以用椅子支撑头部，如有必要，还可以在椅子上加抱枕等以增加支撑的高度（图3.1.9）。如果情绪不高，则可以用砖来支撑下巴（图3.1.10）。如果前屈带来下背部的不适，可以将一个毛毯卷放在腹部最下端，躯干压过毛毯卷进入前屈（图3.1.11）。

时长：2～5分钟，根据个人能力。

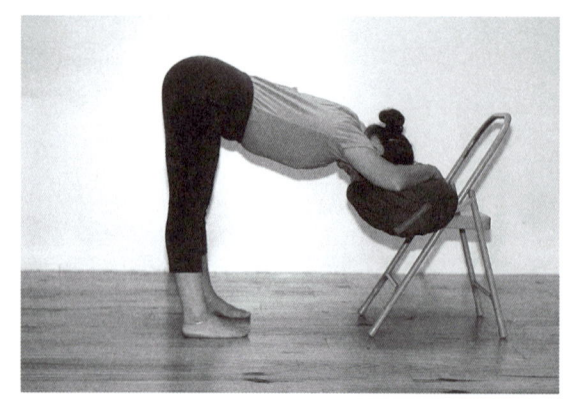

图3.1.9

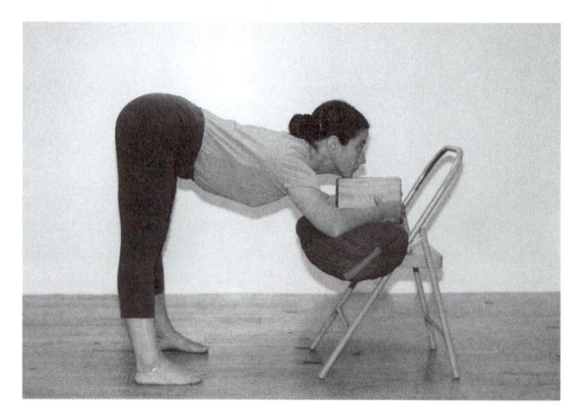

图3.1.10

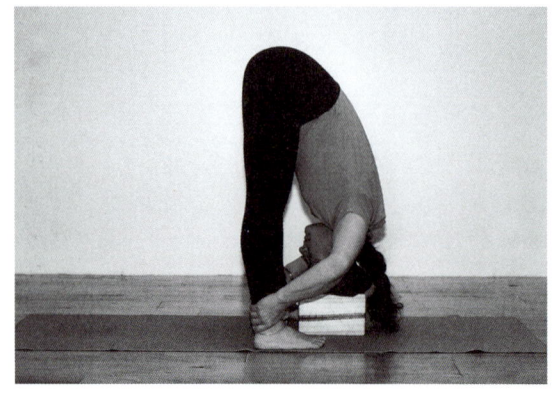

图3.1.8

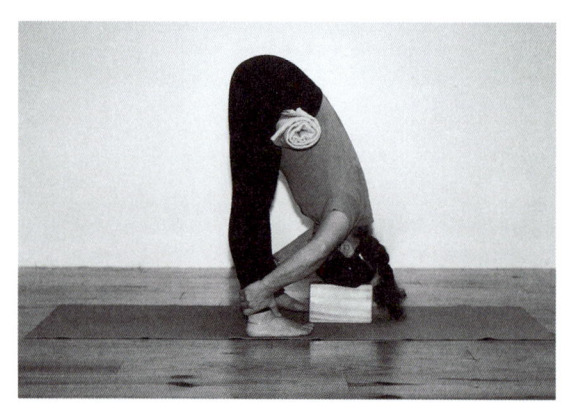

图3.1.11

（体式中的）力：腹部的柔软是最重要的专注点。前脚掌展开，脚趾向前拉长。脚的内、外侧都要拉长。内脚踝上提，提向膝内侧；外脚踝推向内脚踝与之拮抗。保持脚内侧的长度，将大脚趾球骨和脚跟内侧向下踩。胫骨内侧向后，胫骨外侧水平去向胫骨内侧。髌骨和大腿收紧并上提。大腿肌肉上提，将大腿前侧内旋，大腿后侧向外展开。坐骨向上、向外。后内腹股沟上提并打开。但后内腹股沟的打开要伴随着双腿的拮抗才能持续进行。膝外侧向上提向两髋，并将整个大腿外侧有力地贴向大腿股骨。在心里，沿着大腿外侧画条线经过臀部至尾骨。在能量层面，让大腿外侧上提的力沿着这条线行进至尾骨。不干扰双腿和坐骨的力，将尾骨内收，并拉长脊柱的前侧。对于手能抓到脚踝的习练者，双手抓紧脚踝，大臂向前移动，展宽锁骨。腋窝内侧下沉，肩胛骨的内缘向上提向天花板。让头部顶在支撑物上休息。枕骨处的皮肤向下沉向地面。柔软面部肌肉、眼睛和颈部。保持腹部的柔软，持续重复这些力。

功效：强健并伸展双腿，腿部的力促进了循环。在腹部柔软的前提下，加上引力的协助，腿部做功越多，脊柱越能进一步拉长，创造了椎骨之间的空间。心变得安静。安静的心和头部以及颈部的觉知为习练 Sālamba Śīrṣāsana（有支撑的头部平衡式）做好了准备。

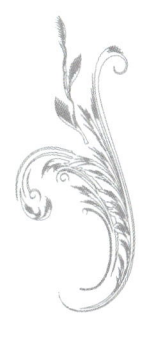

4. Pārśvottānāsana（侧面强烈式）

辅具（及其用法）：一张瑜伽垫，两块砖。或者，前屈做得还不够好的习练者可以用一把椅子。

姿势说明：从 Tāḍāsana（山式）中，将左脚向后撤一步，两脚跟内侧对齐，双脚不要在双腿之间的中线上交叉。这比经典体式中脚跟对齐足弓要更宽一些。双手放在肩正下方的砖上（图 3.1.12）。为了让背部凹陷得更充分，手指尖推砖（图 3.1.13）。如果背部还是不能凹陷，多拿几块砖或把手推在椅面上，椅子放在前方腿的前侧（图 3.1.14）。换方向时，手推在砖上不动，左脚向前一步，与右脚并拢，将砖向前移动置于双肩下方，进入 Ardha Uttānāsana（半强烈式）（图 3.1.15）。然后，右脚向后撤一步，两脚跟内侧对齐。依次回到 Ardha Uttānāsana（半强烈式）和 Tāḍāsana（山式），再习练下一体式。

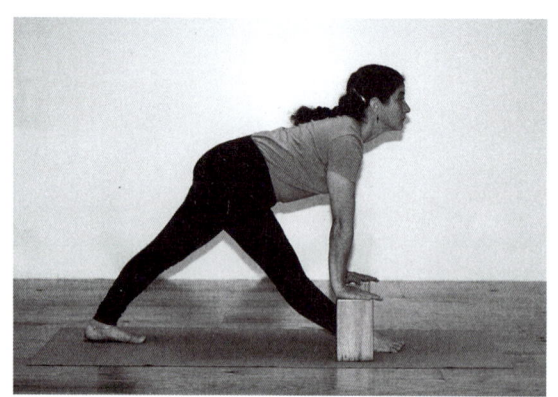

图3.1.12

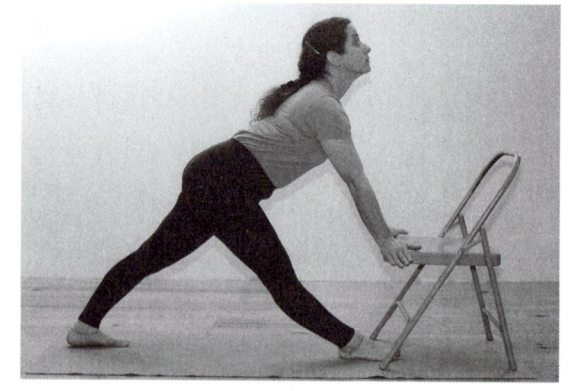

图3.1.14

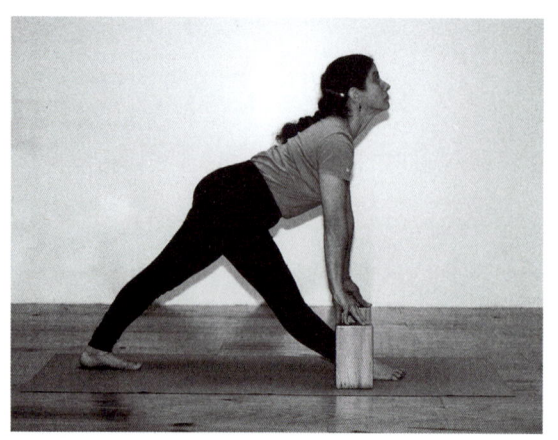

图3.1.13

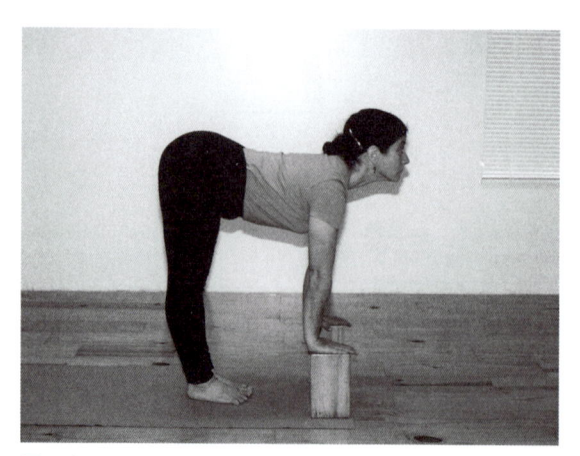

图3.1.15

时长：每一边 1～3 分钟，根据个人能力。

（体式中的）力：后方脚的外侧向下，前方脚的内侧向下。双脚的力与拉长腿外侧向上并将大腿外侧贴向股骨的力相协调。内腹股沟向后，并拉长向上，两侧内腹股沟做功状态一致。均匀地拉长两侧躯干。展开锁骨，肱二头肌由内向外转动以展宽胸腔。侧胸腔向前移动，尝试让侧胸腔向前越过两手臂。向上看，胸骨下端去向胸骨上端。下巴向上，远离胸骨。斜方肌向下移动，远离双肩，去向腰部。让胸椎向内深入身体。

功效：双脚比经典体式更宽的放置为两髋创造了更多的打开，尤其适合体型较大的习练者。除了让双腿更有弹性并增进循环以外，脊柱向内并拉长，让背部的凹陷更充分。这一变体能纠正胸腔内陷，并使胸椎区域做好准备，以完成 Sālamba Śīrṣāsana（有支撑的头部平衡式）。背部的凹陷对下背部疼痛者有益，并给身体带来热量。喉咙和甲状腺得到伸展，颈部和肩部的循环得到加强。

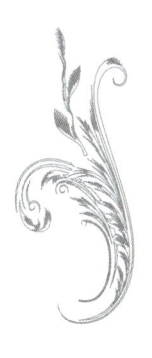

5. Prasārita Pādōttānāsana（分脚强烈式）

A. 背部凹陷，头部向上

辅具（及其用法）：一张瑜伽垫，两块砖，如果头够不到地面，则用抱枕或毛毯支撑头部。

姿势说明：从 Tāḍāsana（山式）向两侧分开双腿。双脚距离约1.2米。双手推砖，背部凹陷（图3.1.16）。若有子宫下垂，则用墙支撑双腿（图3.1.17）。

时长：1～3分钟，根据个人能力。

（体式中的）力：展宽并拉长双脚脚底。脚外侧向下，脚内侧拉长。大脚趾球骨强有力地向下踩以支撑双腿和骨盆。收紧髌骨，大腿前侧肌肉紧实上提并向外。将整条腿的内侧提着去向腿的外侧。双腿外侧向上提。观察大腿前侧最上端的折痕，保持大腿向上、向外的同时，将大腿前侧最上端的折痕从外向内旋。将专注力放在腿的后侧。大腿后侧从内向外打开并展开腹股沟。坐骨向上、向外。保持着双脚和双腿的力，将尾骨内收，并沿着脊柱前侧上提。同时，脊柱的后侧去向尾骨。展宽锁骨，大臂从内向外旋。斜方肌去向腰部，将肩胛的下端点收进身体里。向上看，拉长胸骨去向下巴。

图3.1.16

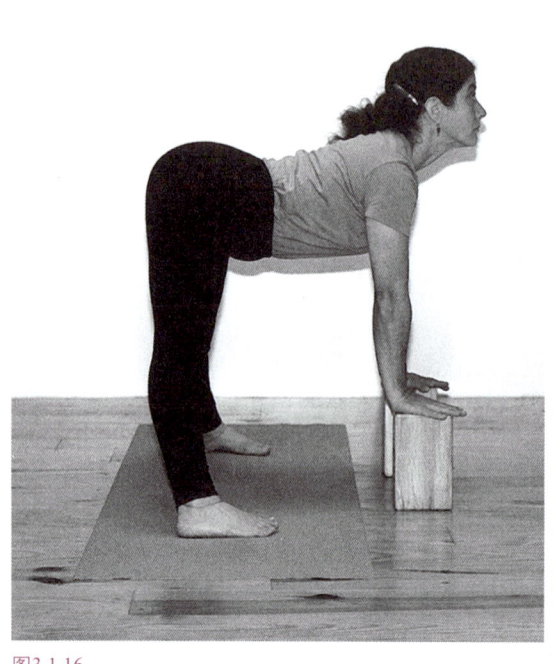

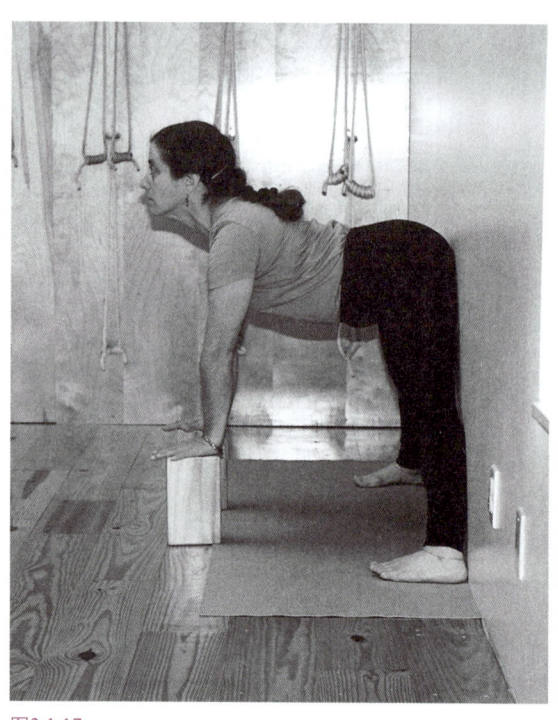

图3.1.17

B. 圆背（背部外凸），头部向下

姿势说明：（躯干）向前，双手落地与双脚成一直线。调整手的位置，双手与肩同宽，前后挪动双手使小臂与地面垂直。调整头部的位置，形成 Śīrṣāsana（头部平衡式）的姿态。作为参考，头顶和鼻孔与地面平行，眼睛和耳朵后侧与墙面平行。枕骨、颅骨的下端要向下沉向地面（图 3.1.18）。如果腿部僵紧，头顶无法触到地面，那么不要通过将双腿分开更多强迫头顶落地，而是应该用砖或毛毯等辅具垫在头下，拉长手臂让双手能够接触地面。可以使用不同高度的支撑（图 3.1.19、图 3.1.20）。根据自己的能力，还可以用手抓住脚踝外侧（图 3.1.21）或是胫骨外侧（图 3.1.22），展宽双肩。

时长：3～5 分钟，根据个人能力。

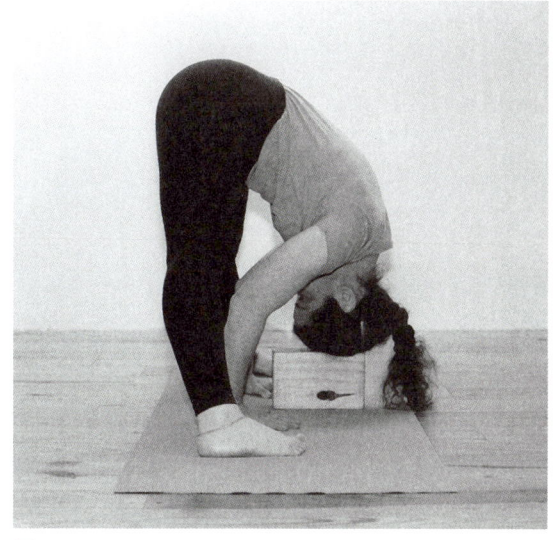

图 3.1.19

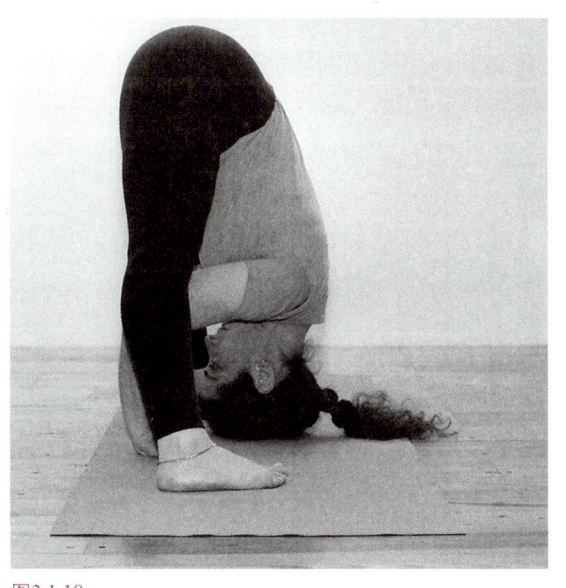

图 3.1.18

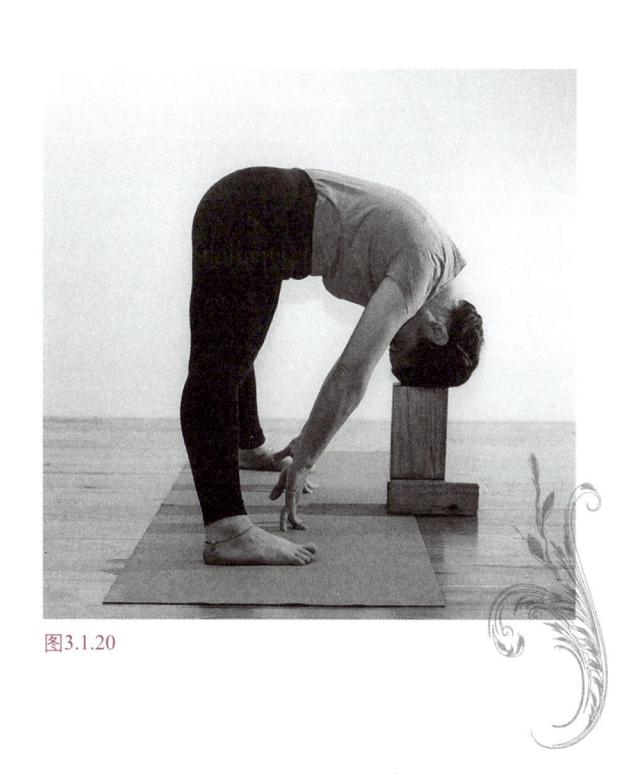

图 3.1.20

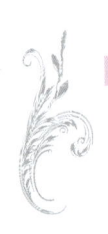

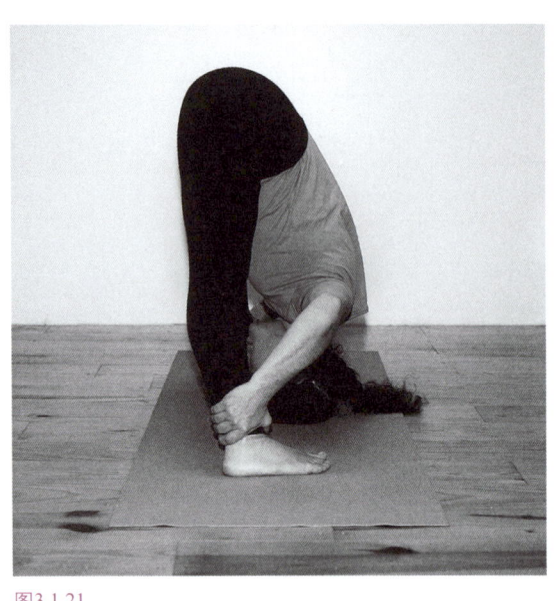

图3.1.21

（体式中的）力：手指和手掌在地面上张开。手的外缘向下，手肘指向正后方。手的位置不动，让手肘彼此靠近，以此来让大臂肌肉和小臂肌肉贴近骨骼，并得到加强。大臂外侧向上提向天花板。展宽锁骨。双肩向上远离地面，尤其要上提肩胛骨的内缘。允许头部下沉。为 Śīrṣāsana（头部平衡式）学会彻底释放并柔软颈部。柔软面部肌肉。双眼放松去向头部后方，视线柔和地向前。抓脚踝或胫骨时，尽可能地将手肘向两侧展宽。移动大臂向前。展宽双肩的上端和上胸腔区域，进一步把肩胛骨内缘上提。

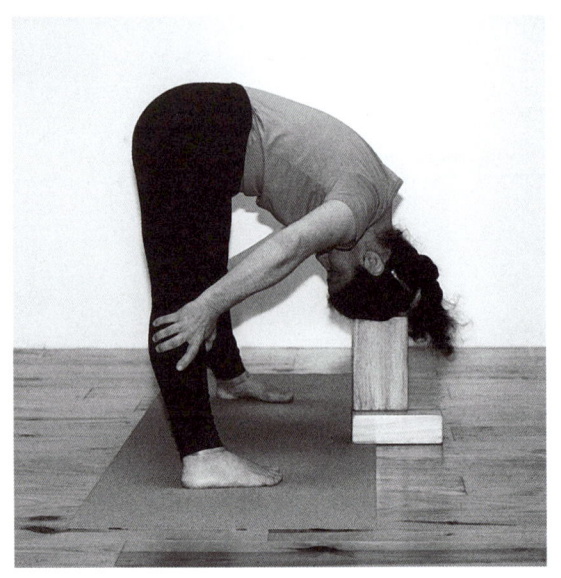

图3.1.22

功效：强健双腿。大腿的后侧和内腹股沟得到拉长，这为 Śīrṣāsana（头部平衡式）中双腿的上提做了准备。在背部凹陷、头部向上的变体中，阴道和子宫被向上拉向了脊柱。在圆背、头部向下的变体中，手臂、肩膀、背部（胸椎段）在正确的位置中变得更为强健，为倒立体式做好准备。颈部肌肉学会了放松，不再紧张。头脑（精神、思想）层面也为头部平衡式做了准备。Sālamba Śīrṣāsana（有支撑的头部平衡式）的许多益处在此体式中也能被体验到。

6. Sālamba Śīrṣāsana I（有支撑的头部平衡一式），砖

辅具（及其用法）：一张瑜伽垫、一张三折的毛毯、一块砖和一条伸展带。如有必要，则在墙边习练。

姿势说明：砖以最窄的方式水平放好，均匀地夹在双腿之间，并要接触到会阴。伸展带绑在砖的下方位置，绑紧之后金属扣刚好置于双腿之间的空隙中。十指相扣放在三折毛毯的一端，手的外缘贴地，小臂贴在毛毯两边的垫子上（图3.1.23）。头顶放在毛毯的一端。若有足够的柔韧性，则双脚踩到毛毯上，让双腿向上以进入 Śīrṣāsana（头部平衡式，图3.1.24）。或双脚踩在一个脚凳上，让双腿能够上提（图3.1.25）。双腿向上，或屈膝（图3.1.26），或直腿（图3.1.27），进入体式。辅助者可以站在身后协助习练者进入体式，支撑习练者的髋部，帮助双腿向上（图3.1.28、图3.1.29）。进入体式后，双腿和双脚是分开的（图3.1.30）。如果还无法平衡，可以用墙支撑。若在墙边进入体式，则由辅助者帮助习练者提起双腿（图3.1.31）。

时长：3～10分钟，根据个人能力。

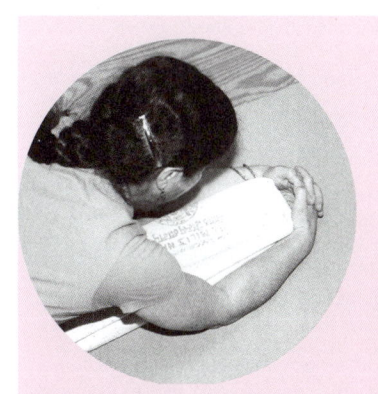

图3.1.23

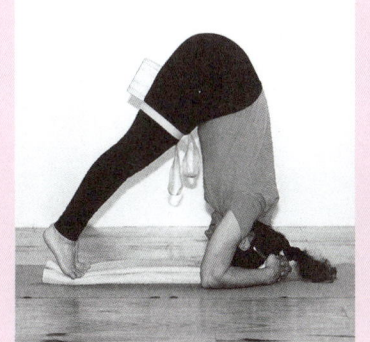

图3.1.24

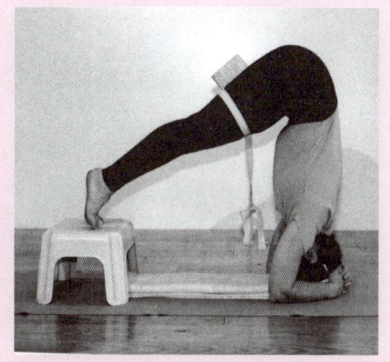

图3.1.25

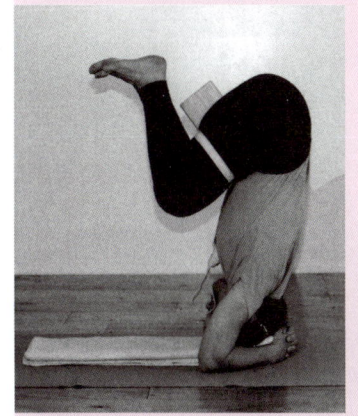

图3.1.26

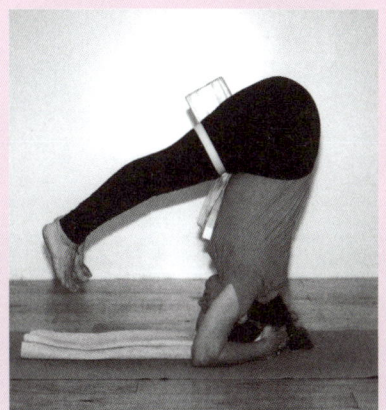

图3.1.27

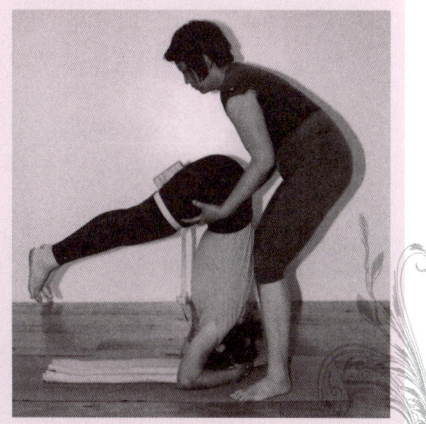

图3.1.28

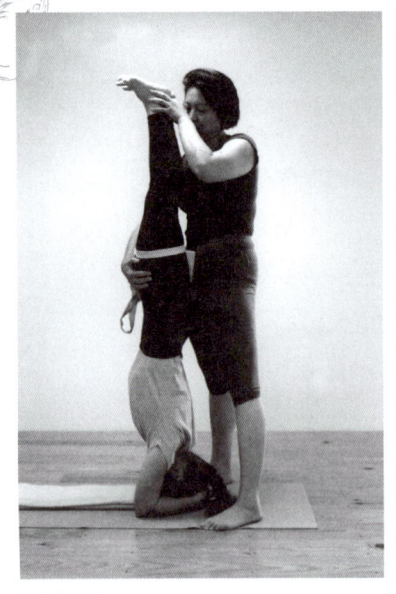

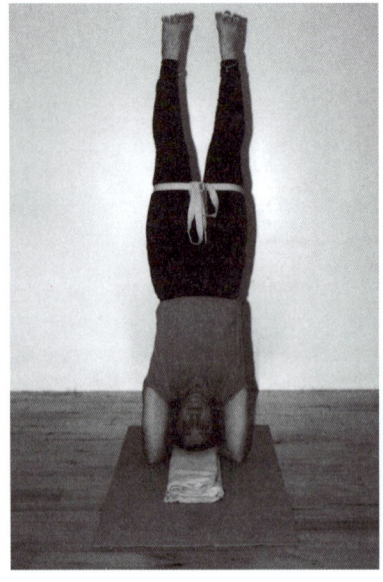

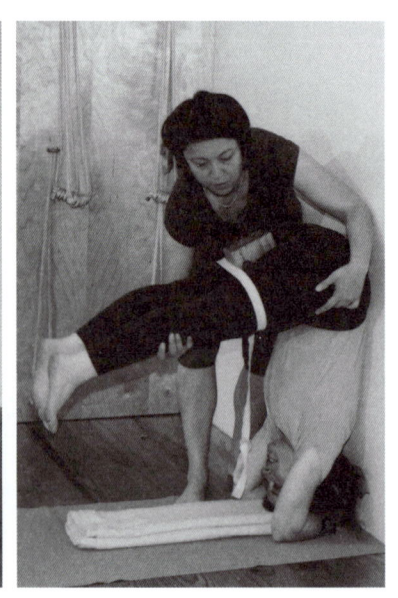

图3.1.29　　　　　　　　　　　图3.1.30　　　　　　　　　　　图3.1.31

（体式中的）力：所有要上提的部位都提向天花板；所有要下压的部位都沉向地面。双脚上提，脚底展宽并拉长。有力地将双腿作为一个整体上提，腿的内、外、前、后都要向上提。保持手肘指向正前方，小臂的内侧和手腕的外侧向下压向地面。大臂骨骼、腋窝和双肩向上提。展宽锁骨。胸腔从中心向两侧展开。侧肋向上。胸椎段的背部收进身体里。观察并彻底柔软腹部。腹部向后，去向腰椎，不要向前推肚脐。收紧髌骨，大腿肌肉紧实。大腿前侧从外向内旋，大腿后侧从内向外展开。通过将小腿肌肉从膝后侧上提去向脚跟的方法让大腿肌肉更紧实，并贴向腿骨。小腿肌肉展开，膝后侧从内向外打开。胫骨彼此靠近。大腿股骨彼此靠近，与此同时，让两坐骨彼此分离。臀部展开，远离骶骨并上提。随着在体式中进行调整，习练者会观察到自己的大腿内侧在夹砖。把大腿内侧夹砖的劲儿卸掉，并转动大腿内侧向后。通过股骨头外侧向内来夹砖。这时，臀部才会正确地收紧，臀部的紧实只有经历了"有序的组织"以及腿部的恰当做功之后才能形成。臀部不能夹着骶骨。进一步的调整是让臀部的中段（水平地）收进身体里，臀部上端上提。后内腹股沟向下伸展进入臀部，同时将大腿内侧后边缘上提去向脚跟内侧。胫骨内侧向上，脚跟向上。双腿向上远离骨盆。不要干扰臀部展开且紧实的状态。保持着所有这些力的进行，让砖去向尾骨，尾骨向内去向耻骨。为了进一步调整尾骨向内，可以将双腿略微向后，但不要让腹部鼓出来（图3.1.32）。重复所有这些力，尾骨向内，用力将骶骨上端向上提。脊柱前侧向上，拉长肚脐两侧、耻骨和大腿内侧。拉长并上提骨盆前侧的皮肤去向大腿。然后让大腿回到正直向上的位置（图3.1.33）。观察腹部。如果大腿的力是正确的，腹部不仅能在身体后侧休息，还能呈现出安静、紧实的状态。面部区域必须保持柔软。松开颌骨。双眼放松，柔软太阳穴。

功效：尤其在经期之后，激素重回平衡，骨密度的降低也得以避免。习练此体式能优化身体系统。双腿之间夹砖、砖碰触会阴的这一体式变化让臀部和骨盆区域做功更富智性，并传授了正确的力，让器官回到各自正确的位置中。吉塔·S. 艾扬格说："内在的器官变得清醒。"习练此体式之后如果出现经血排出现象无须担忧，因为正确的力能排出任何残留于子宫壁上的经血。女性常会在习练倒立体式之后发生阴道排气现象，尤其在经期之后。这一问题能通过此体式的习练解决，因为器官的位置得到了正确的调整，腹部能柔软地向后。头部较经典体式更高一些，让肩部能更多地上提，胸腔打开更多，胸椎段的背部也能更好地收进身体里。胸腔的扩展为腹腔器官创造了更多的空间，这些器官在平衡的状态中悬浮。脊柱在倒置中的正位能让虚弱的中枢神经系统强健有力，避免了脊柱中钙和其他矿物质的流失。

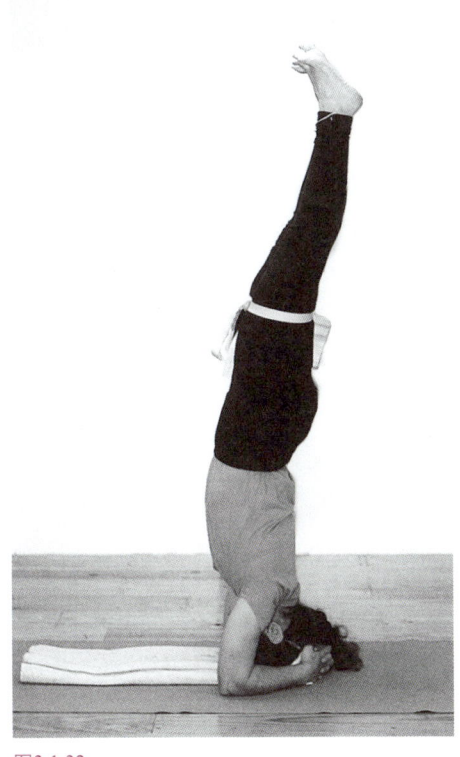

图3.1.32

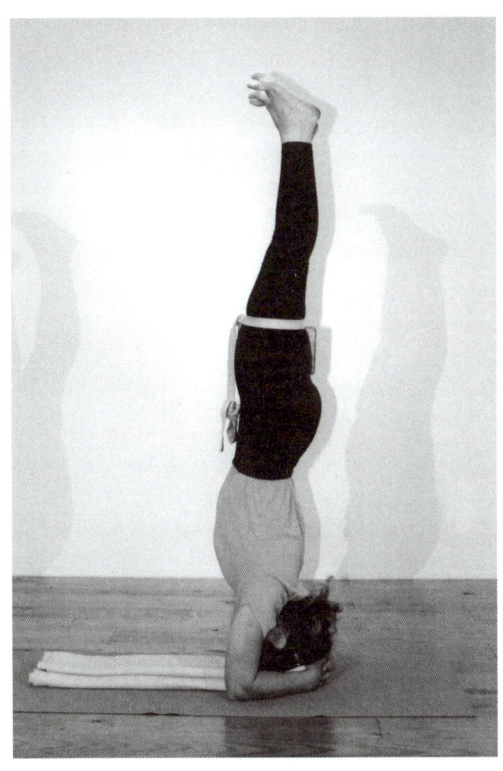

图3.1.33

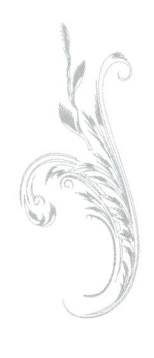

7.Uttānāsana（强烈式）

辅具（及其用法）：可以选择一块砖。

姿势说明：在 Śīrṣāsana（头部平衡式）之后，直接进入 Uttānāsana（强烈式）。不要从地面上跳起来，动作要优雅，进入体式的过程中避免身体直立或抬头。保持头部向下，解开伸展带，取出砖（图 3.1.34）。双脚分开与髋部同宽。互抱手肘。砖也可以继续使用，它能帮助习练者更好地让大腿内侧向后（图 3.1.35）。

时长：1～3 分钟。

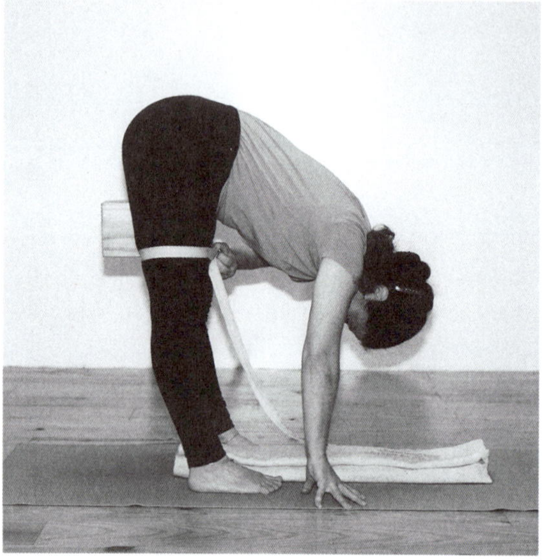

图3.1.34

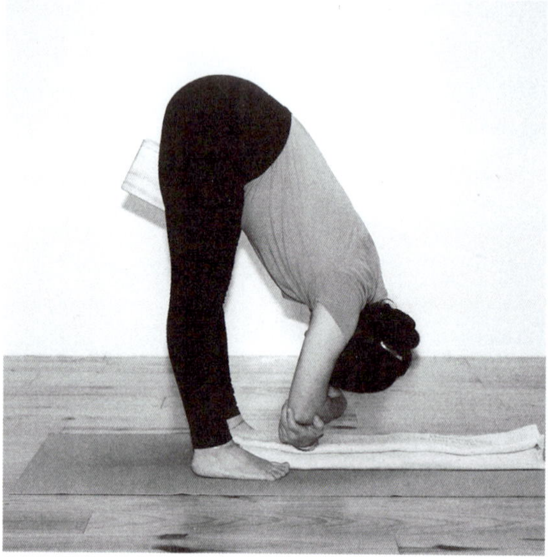

图3.1.35

（体式中的）力：前脚掌（球骨处）展开。脚趾向前拉长。髌骨收紧。大腿上提。将身体重心向前移至前脚掌处，让两髋与脚踝上下对齐。保持两髋向前，保持重心居于前脚掌，将脚跟向下踩。小腿后侧展开。从脚跟处向上拉长腿的后侧至两坐骨。大腿前侧从外向内旋。大腿后侧从内向外展开。坐骨向上、向外。整条腿的内侧去向腿的外侧，同时腿的外侧向内与之拮抗。大腿内侧的上端向后，不要抓握腹部。（可以在大腿上端之间夹砖来深入理解双腿的力。用大腿外侧的力夹砖，释放大腿内侧的抓握，大腿内侧向后。）躯干放松向下。拉长侧胸腔。为腹部创造空间。放松肋骨下端，令其远离上腹部。从下至上拉长胸骨。彻底摆脱头部和颈部任何的紧张。

功效：在倒立体式之后，头部向下的姿势让身体循环恢复平衡。双腿的力让脊柱拉长。Śīrṣāsana（头部平衡式）中的诸多努力此时可以放下了。

8. Sālamba Adho Mukha Vajrasana（有支撑的面朝下的雷电式），墙绳

辅具（及其用法）：将一根下墙绳系在一组（两根）上墙绳的下端，就像要做绳上的 Śīrṣāsana（头部平衡式）那样。在绳环上放一两张毛毯。狮式盒高的一端贴墙放在墙绳的下方。狮式盒前方放一个犁式盒（图 3.1.36）。

姿势说明：站在狮式盒上，将身体置于墙绳和墙壁之间，双手向下推着绳子，让绳子保持在大腿上端的位置。腹部要向上跨过绳环（第二章第 100 页图 2.3.11）。手放在犁式盒上，以支撑着自己进入体式。将胫骨前侧和脚背放在墙面上。要避免双膝离开墙面。将头部放在小臂上休息，小臂交叠置于支撑物上，这样头部后侧和颈部后侧是伸展的（图 3.1.37）。习练者可以完全在墙绳上悬垂着（图 3.1.38）。不要从体式中出来，直接进入 Sālamba Uttānāsana（有支撑的强烈式）。

时长：在犁式盒上支撑 2～5 分钟，以及（或）悬垂 1 分钟。

（体式中的）力：休息，腰椎和底肋区域不要下陷。允许头部后侧休息于前额，前额休息于小臂之上。拉长头部后侧和颈部后侧远离双肩。展宽锁骨。拉长躯干两侧。双膝向下沉。释放腹部，让腹部彻底柔软。

功效：躯干在墙绳上的悬垂状态让引力充分作用在脊柱上，脊柱得到完全的释放，舒缓了中枢神经系统。腹部柔软，心意平静。

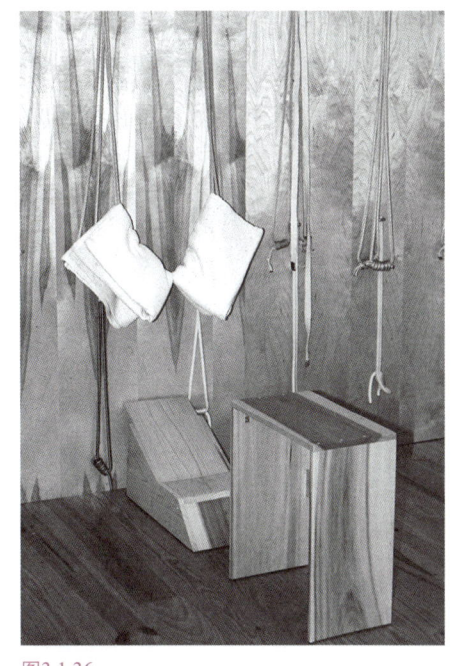

图 3.1.36

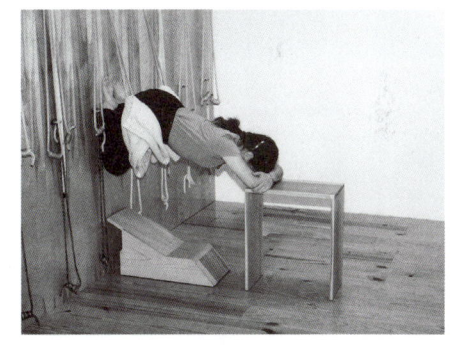

图 3.1.37

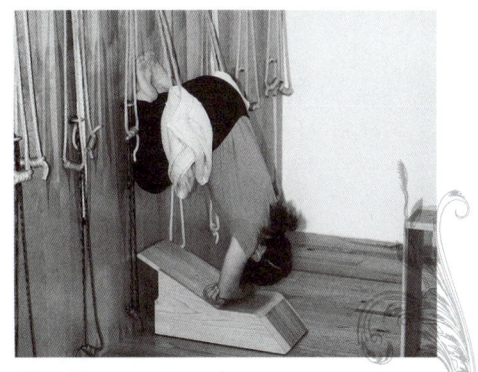

图 3.1.38

9.Sālamba Uttānāsana（有支撑的强烈式）

辅具（及其用法）：同 Sālamba Adho Mukha Vajrasana（有支撑的面朝下的雷电式）。

姿势说明：从上一体式中，将脚跟落在狮式盒的后侧边缘。如果脚跟够不着狮式盒，则让脚跟踩在墙上，前脚掌放在狮式盒上。能力允许的习练者，可伸展手臂，双手抓住狮式盒的后侧两端（图 3.1.39）；能力不足者，可抓小腿或（在头上方）互抱手肘。

时长：1～2分钟。

（体式中的）力：双手用力抓狮式盒，使躯干的两侧更为伸展，不要使用腹部肌肉。允许伸展肋间肌。拉长头部和颈部的后侧，让头部略微向内，更接近双腿。颈部前侧柔软。

功效：牵引力和引力共同作用在脊柱的伸展上。打开了躯干的两侧，脊柱完全被拉长，而脊柱的内在没有丝毫的僵硬。脊柱组织的钙化得以缓解。

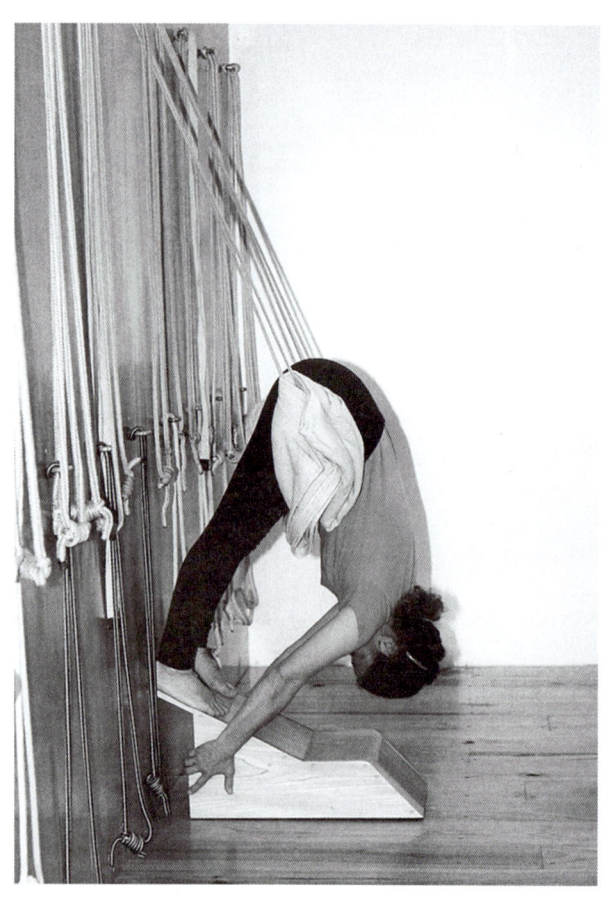

图3.1.39

10. Prasārita Pādōttānāsana（分脚强烈式）

辅具（及其用法）：砖和（或）抱枕支撑头部。缺乏灵活性的习练者，改用两块砖或一把椅子。

姿势说明：在体式 5 中，先是背部凹陷、头部向上，后是圆背、头部向下。在这里，将顺序反过来，先是头部向下（图 3.1.40）。注意不要让双腿分开过大，或强迫头部向下去碰触支撑物。而是要增加支撑物的高度去适应头部的位置。第二个变体是背部凹陷，手在肩的下方，成杯状推地。那些够不到地面的习练者，手下放砖或椅子（图 3.1.41）。

时长：每一个位置 1～3 分钟。

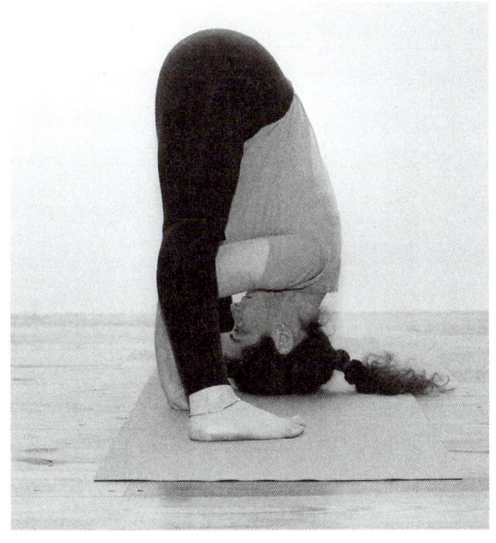

图 3.1.40

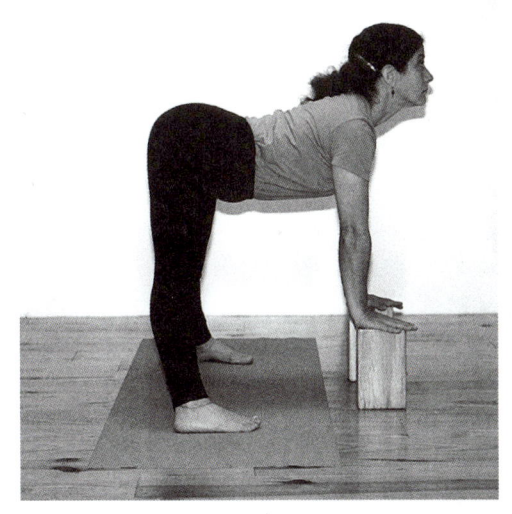

图 3.1.41

（体式中的）力：先让头部下落，重复之前讲述过的力。拉长脚的外侧和内侧。将脚的外侧、大脚趾球骨和脚跟内侧向下踩。足弓上提。在双腿和双臂做功的同时，观察膝后侧、两髋和肩部的紧缩之处。通过小腿肌肉的展开来打开双膝，然后让膝后侧的内缘去向膝外侧。坐骨展开并上提以打开髋部。同时，将股骨头的外侧内收。双手向下推，展宽锁骨，双肩上提以打开肩颈区域。观察躯干的空间和长度。双脚之间的距离稍微缩短一些，通过双腿和双臂的力，拉长侧躯干。来到背部凹陷的位置，确保打开那些在上一个位置中紧缩的区域。手臂伸直，为背部收进身体创造出拮抗力。由内向外转动肱二头肌，从中心向两侧展宽锁骨。侧胸腔向前越过手臂。移动斜方肌远离耳朵。背部更深地收进身体，完全打开胸腔。胸骨下端提向胸骨上端。下巴向上。保持双腿紧实、上提，股骨头向内的同时两坐骨是彼此分开的。耻骨的下端向两侧展开。臀部下端从两侧向上至尾骨。重复所有这些力，尾骨内收，然后从尾骨的前侧沿着脊柱前侧向上提向下巴。大腿前侧与之拮抗，不要移动髋部，双脚稳定承重，不摇摆。

功效：除了倒立体式的益处之外，子宫得到调节，向内、向上更贴近脊柱。受困于子宫下垂的女性或许会发现此体式对子宫下垂具有改善作用。

11. Uttānāsana（强烈式）

辅具（及其用法）：如果双手无法触地，则用砖或者椅子支撑。

姿势说明：首先，双脚并拢，双手下落置于脚外侧（图3.1.42）。双手可以平放在地面上。如果够不到地面，可以平放在砖上（图3.1.43）。或者，只是尝试着让双手更接近地面。然后，背部凹陷，双手置于肩的正下方，推地。或者为了保证背部凹陷，双手推在砖上（图3.1.44）。略微起身，让指尖推地（或者砖），以使背部更深入地收进身体里（图3.1.45）。保持这个姿势直接进入Pārśvottānāsana（侧面强烈式），像体式4一样，在换方向时，中间经由此体式。

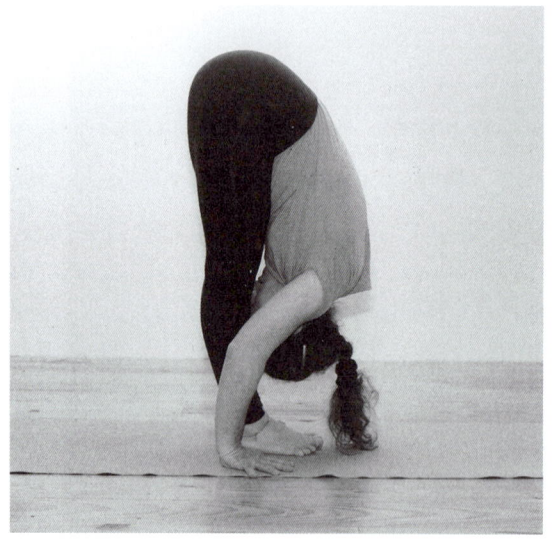

图3.1.42

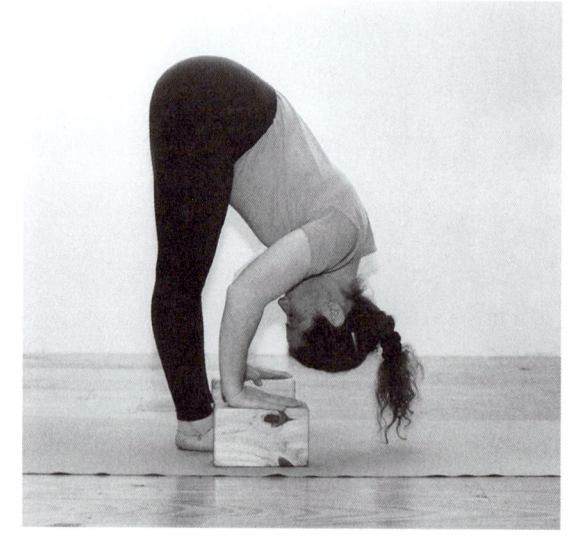

图3.1.43

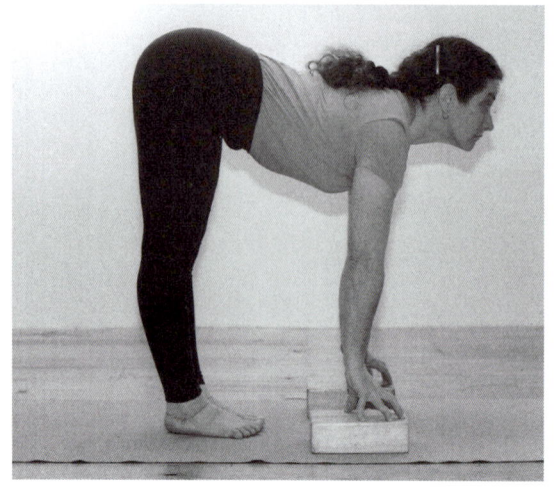

图3.1.44

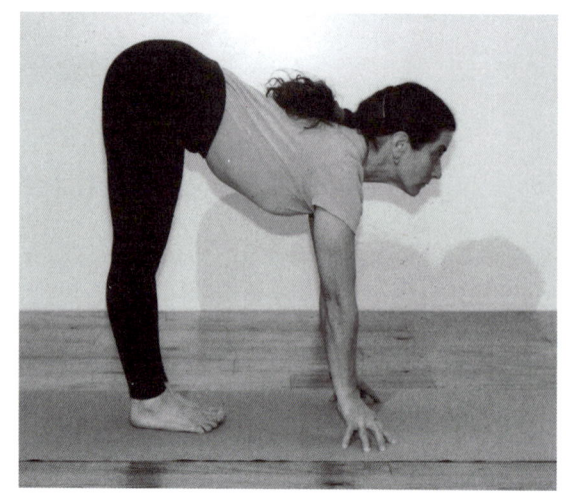

图3.1.45

时长：每个位置 1 分钟（圆背和凹背）。

（体式中的）力：前脚掌（球骨）展开。脚趾向前拉长。延长脚的内、外侧。挪动两髋置于脚踝的正上方。脚跟向下。腿的后侧拉长并展宽。胫骨外侧向内，胫骨内侧向后。大腿外侧向上，越过两髋，同时让大腿外侧贴近股骨。大腿的前侧、股骨都要去向大腿的后侧，但是不要持续地前后移动双腿，保持双腿的稳定。双手用力推地（或者砖），同时让大臂骨骼向前。躯干放松，释放侧胸腔。放松肋骨下端，与上腹部连接的位置不要抓握。肩胛的内缘向上提，腋窝向下。彻底释放颈部后侧，不要摆动头部。让头部彻底放松。耳朵放松向下，以使耳朵后侧与后方的墙面平行。然后，双手向前挪，抬起背部回到凹陷的位置，背部收进身体里。胸腔向前，双腿向后。柔软腹部。骨盆前侧的皮肤向前拉长。

功效：强健双腿。脊神经恢复了活力，背部胸椎段获得了打开。强健消化器官。心脏、肝脏、脾、肾、胰腺和胆囊获益，得到了强化。抚慰脑细胞，减轻抑郁情绪，镇静过度活跃的脑。

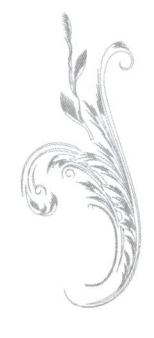

12. Pārśvottānāsana（侧面强烈式）

辅具（及其用法）：如果双手够不到地面，则用两块砖或一把椅子支撑。

姿势说明：从 Uttānāsana（强烈式）开始，不要干扰右脚，将左腿向后撤一步。与前面讲解的一样，两脚跟内侧对齐，这样双脚不会在身体中线上交叉。调整推在砖上的双手的位置。双手置于肩的下方，以使背部能够凹陷（图3.1.13）。若用椅子，则将双手推在椅面上，在肩的稍前侧，与肩同宽（图3.1.46）。要进入体式的第二阶段时，即圆背、头部向下，双手沿着地面向前伸展（图3.1.47）。如果因为双手碰不到地面而使用了椅子，可以用双手抓着椅子腿（图3.1.48）。双手向前伸展，头部向下（图3.1.49）。双手向回挪，躯干、头部和颈部向下释放，落在前方腿的前侧，根据自己的能力进行（图3.1.50）。换方向时，双手向前移动至肩下方。然后，将左脚向前一步与右脚并拢。再次进入 Ardha Uttānāsana（半强烈式），背部凹陷的位置。不要干扰左脚，将右腿向后撤一步进入 Pārśvottānāsana（侧面强烈式）。

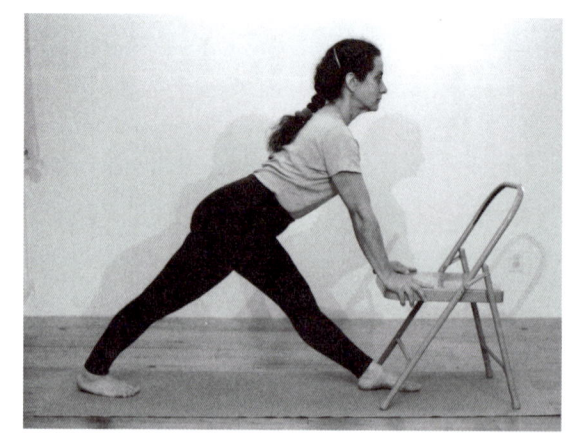

图3.1.46

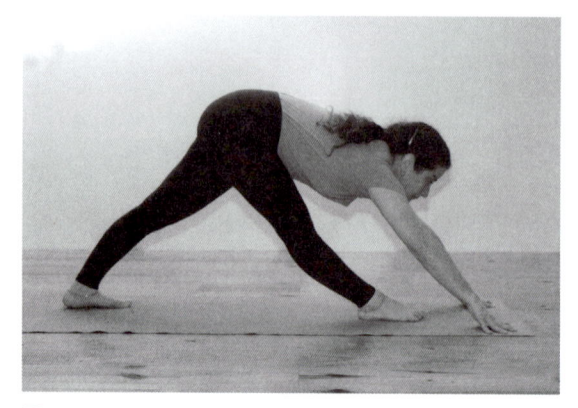

图3.1.47

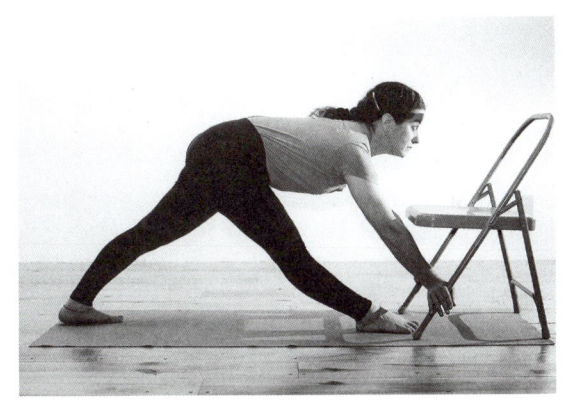

图3.1.48

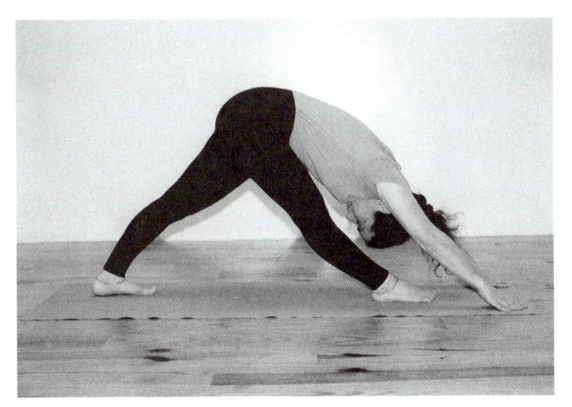

图3.1.49

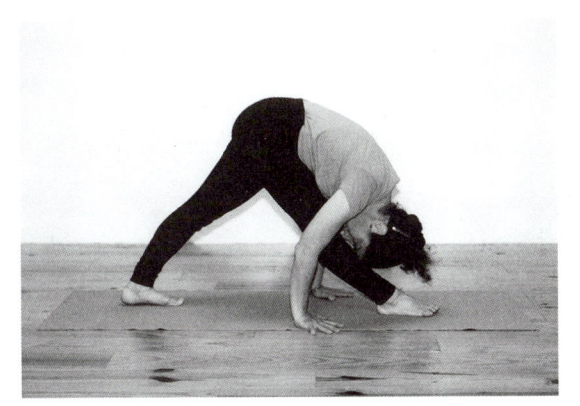

图3.1.50

时长：每一阶段的每一边30秒～1分钟。但是，如果身体比较僵硬，头部向下（手向后）的位置只保持10～15秒。

（体式中的）力：在背部凹陷阶段，重复体式4的力，即Pārśvottānāsana（侧面强烈式）。观察两髋，通过将后方腿的髋向下沉，前方腿的髋向上提，将两髋调至水平状态。下腹部从后方腿一侧转向前方腿一侧。保持两髋的水平状态，进入圆背阶段。首先，手臂向前伸展，拉长躯干。双手向后挪时，侧躯干与后方腿要相应地伸展更多。让躯干两侧在腿前侧均匀向下。放松头部后侧，从肩部拉长颈部后侧。腹部的外层持续转动，释放器官中任何不必要的抓握。骨盆前侧的皮肤拉长去向胸腔。

功效：强健双腿，并拉长、释放、软化内腹股沟。脊柱得到拉长，头部后侧和颈部后侧被释放。在背部凹陷阶段，双腿正确的力和正位让器官更向内靠近脊柱。在接下来的圆背阶段，这些靠近脊柱的器官又得到了按摩和调试。头部向下的位置能抚慰神经系统，使思绪变得安静。

13. Jānu Śīrṣāsana（膝盖头式）

辅具（及其用法）：臀部下方垫上充足的毛毯，以保证骶骨能够向前收进身体里，并向上提起。身体比较僵硬时，准备一条伸展带。

姿势说明：伸直腿的脚跟外侧和大腿外侧对齐（图 3.1.51）。对照垫子的外边缘来检查伸直腿是否与之平行。弯曲腿的脚跟最终应该碰触到同侧腿的大腿内侧，脚底朝向天花板。若不够灵活，脚和大腿之间或许会有空隙（图 3.1.52）。脚不要滑到伸直腿的下方。从内向外调整伸直腿的大腿后侧（图 3.1.53）。手臂伸直向上拉长侧躯干（图 3.1.54），然后将躯干向伸直腿的方向转动（图 3.1.55）。用对侧手去抓（伸直腿的）脚，另一只手形成杯状支撑在髋外侧的地面上，手肘向后弯曲（图 3.1.56）。若身体比较僵硬，则将伸展带套在脚上（图 3.1.57）。双手抓伸展带或抓脚（图 3.1.58），根据自己的能力将头部下落（图 3.1.59）。如果不能完全趴在腿上，则保持眼睛与腿平行（图 3.1.60）。如果肩部僵硬，则将斜木板放在脚底，双手抓住斜木板两端（图 3.1.61）。

图3.1.51

图3.1.52

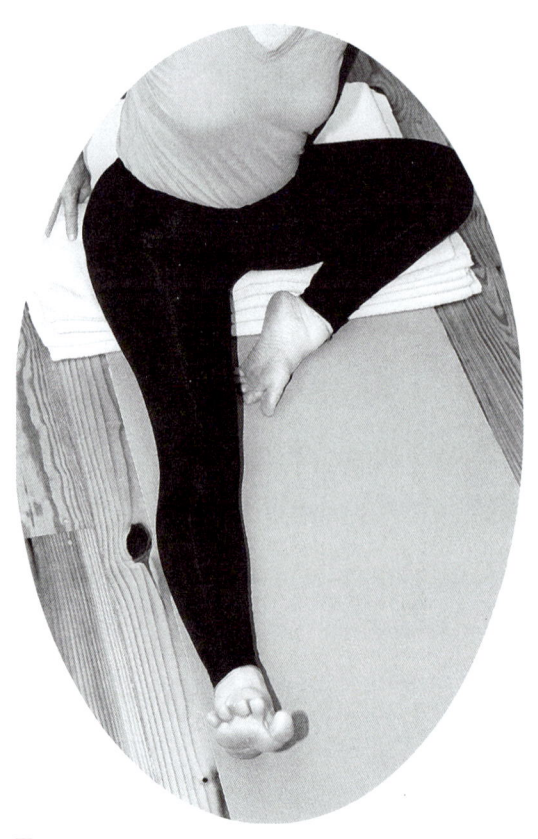

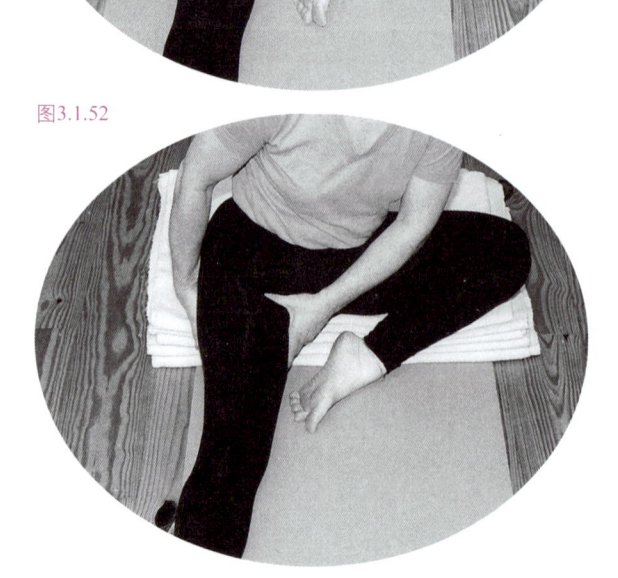

图3.1.53

第三章
经期后体式序列

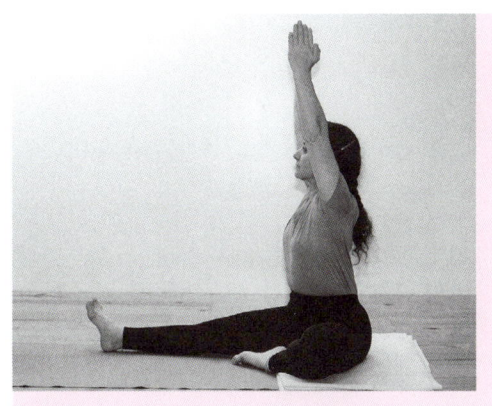

图3.1.54

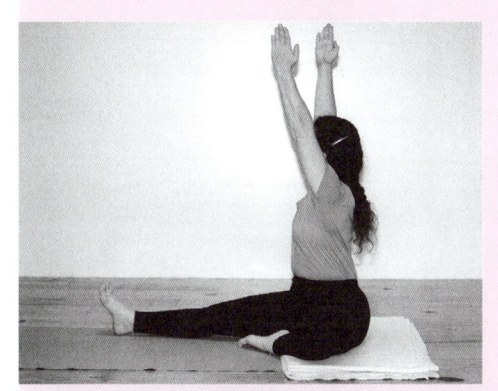

图3.1.55

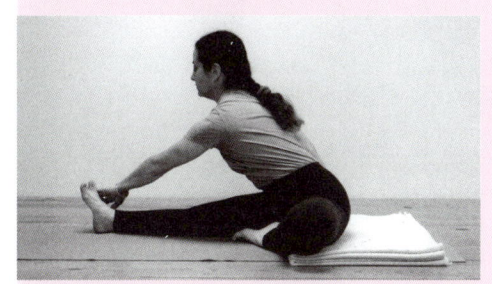

图3.1.56

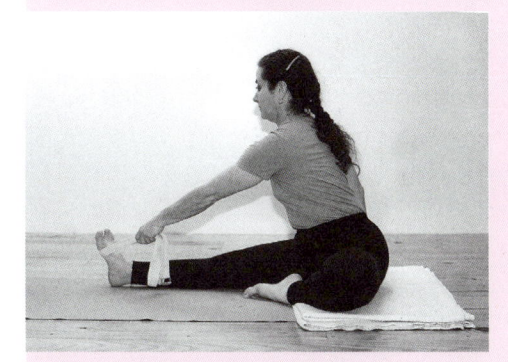

图3.1.57

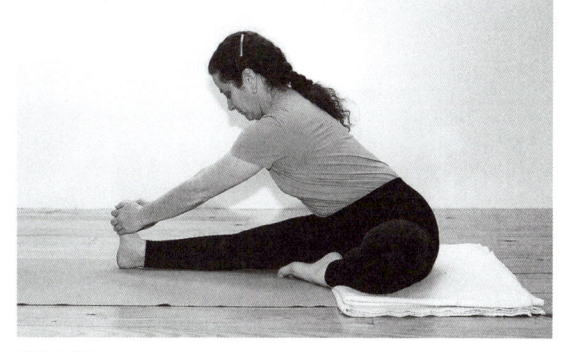

图3.1.58

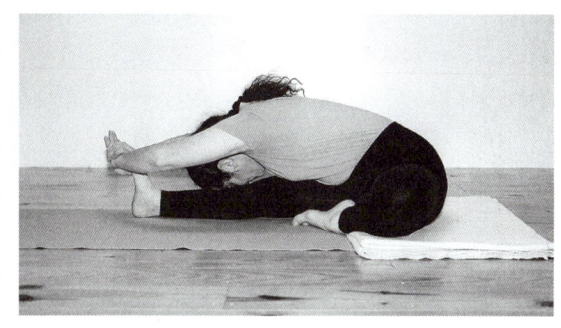

图3.1.59

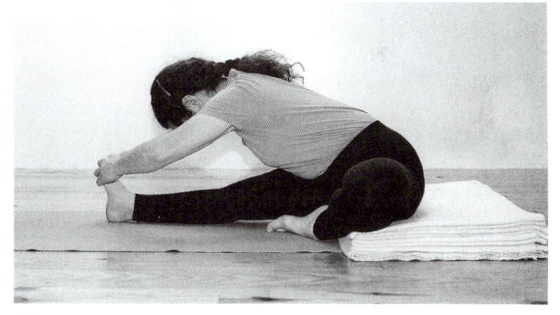

图3.1.60

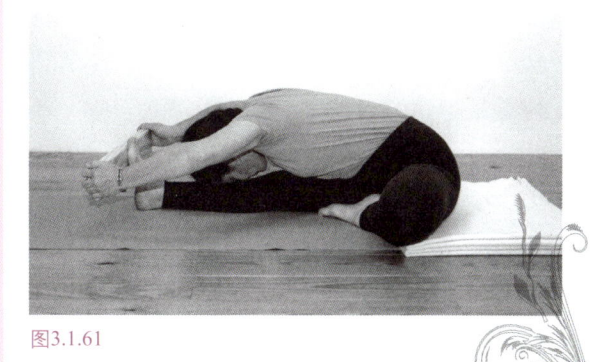

图3.1.61

时长：每个手臂位置30秒～1分钟，最终体式1～3分钟。

（体式中的）力：手臂向上延伸，提起侧肋和侧胸腔。骶骨内收并上提。弯曲腿的大腿内侧伸展至膝；大腿外侧锚定在地面上。胫骨内缘转向外缘，大腿内侧转向外侧，同时将膝内侧转向膝外侧。从本质上来讲，整条腿的内侧都要转向外侧，以此来作用于肌肉纤维和组织，令其柔软、灵活。在弯曲腿上做功的同时，脚要保持柔软。伸直腿的膝盖要收紧，大腿紧实有力，从内腹股沟伸展至脚跟内侧。膝内侧压向地面。胫骨外侧去向胫骨内侧。躯干从弯曲腿一侧转向伸直腿一侧。

当转动骨盆时，确保弯曲腿的大腿外侧不要抬起。转动下腹部和肚脐去向伸直腿一侧。对侧手抓住（伸直腿的）脚（外侧），另一只手向下推地，提起侧胸腔。调整骶骨、腰椎和胸椎，创造出凹陷的背部，让弯曲腿一侧的躯干拉长并转动着远离弯曲腿。进一步让伸直腿一侧躯干拉长向上。根据个人能力，躯干向前伸展。当向前伸展时，后胸腔不能向后。胸腔的正中心要向前延伸。手肘向上去向天花板，并向外去向两侧。展宽锁骨。大臂外侧向后移动，去向侧躯干。腋窝内侧去向手肘。侧胸腔向前拉长。

功效：伸直腿的脚跟外侧对齐髋外侧，为骨盆底部创造了更多的打开，尤其在接近耻骨的位置。器官恢复了活力。

14. Paścimottānāsana（西方强烈式①）

辅具（及其用法）：同 Jānu Śīrṣāsana（膝盖头式）。

姿势说明：在进入体式之前，在 Daṇḍāsana（手杖式）中，坐骨前侧和大腿后侧约四分之一处坐在毛毯上。不要太向后坐。用双手将大腿后侧上端和臀部的肉向两侧分开（图 3.1.62）。再用双手将坐骨分开更多，并向后。如果骶骨向后，则增加臀部下方毛毯的高度。手臂上举至 Urdhva Hasta Daṇḍāsana（手向上的手杖式）（图 3.1.63），然后双手抓双脚的外侧（图 3.1.64）。如果抓脚导致背部拉扯和（或）膝弯曲，背部外凸变硬，则用一条伸展带套在前脚掌（球骨）的位置，脚趾不要收缩（图 3.1.65）。躯干沿着腿向前伸展。手肘向上去向天花板，向外去向两侧。如果不能完全前屈，则保持头部与脊柱在一条线上（图 3.1.66）。如果头部能到达最终位置，则保持面部和眼睛与双腿平行，这样头部与脊柱在一条线上，并能够向前移动（图 3.1.67）。如果肩部僵硬，则像 Jānu Śīrṣāsana（膝盖头式）那样，将斜木板放在脚底，双手抓住斜木板两端。

时长：2～5 分钟，根据个人能力。

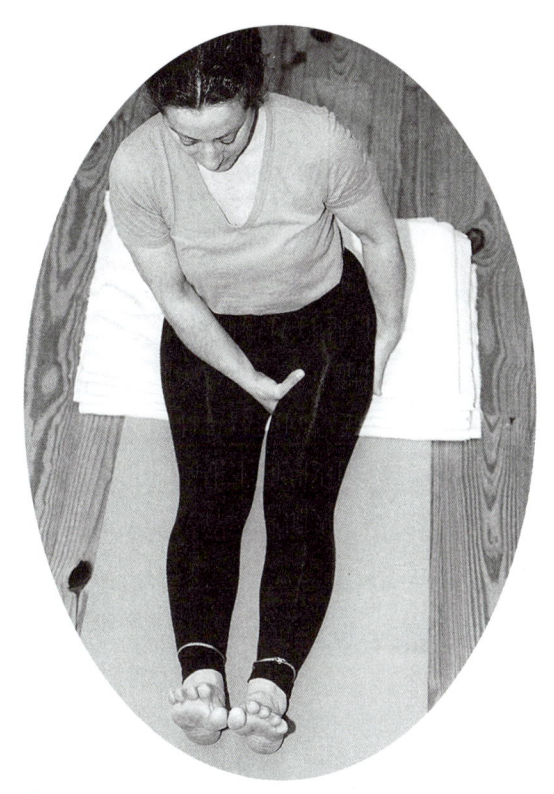

图 3.1.62

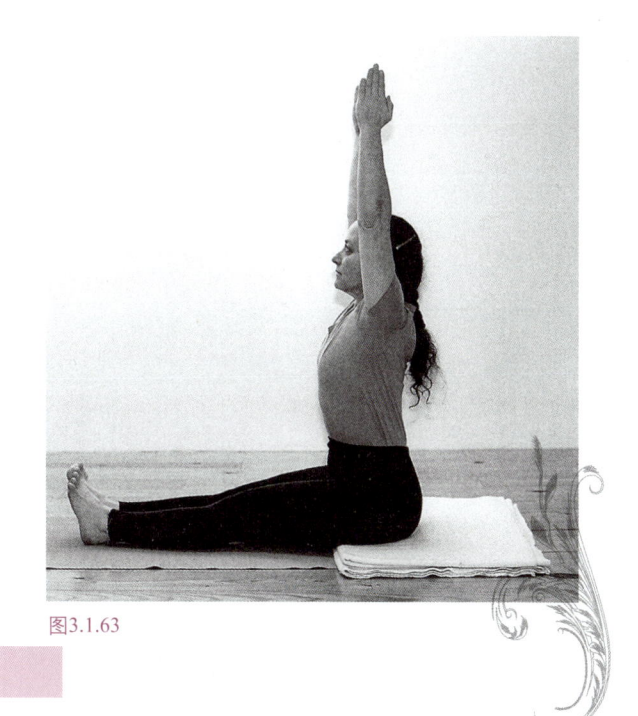

图 3.1.63

---

① 中文常用名为双腿背部伸展式。——译者注

（体式中的）力：脚跟的中点下沉，拉长脚跟的内、外侧。拉长脚趾的颈部向上。伸展脚的内侧以拉长腿的内侧。脚踝骨外侧向内。胫骨外侧去向胫骨内侧，胫骨内侧向下沉向地面。小腿肚展宽并伸展至脚跟。收紧髌骨，膝内、外侧韧带均匀向下压向地面。膝的后侧打开，沉向地面。大腿前侧贴近腿骨，并上提远离双膝去向两髋。大腿前侧的皮肤贴向肌肉，肌肉贴向骨骼。大腿后侧从内向外打开，并向地面展开。股骨内侧上端向外的同时，股骨外侧向内与之拮抗。伸展大腿外侧上端去向身后。保持腿上的力以促进骶骨和尾骨上提、向前，并向上收进身体里。骶骨上提之后，观察腰椎向内的空间。腰椎向前、向上，为胸椎创造空间，然后，胸椎向上并向内收进身体里。最大限度地拉长脊柱前侧。斜方肌去向腰部。锁骨从中心向两侧展开。躯干向前伸展的同时展宽并上提侧胸腔。拉长并展开肚脐两侧。胸骨由下端向上提向下巴。头部和下巴向前延伸，不要抬头。手肘向上抬得更高，手臂的内侧去向手腕，手臂的外侧去向双肩。胸腔正中心向前移动。两肾向前去往头部的方向。为了更深入此体式，观察后胸腔的四个角。将后胸腔的边缘向上提，让边缘高于中心区域，中心区域应包围双腿。背部皮肤要融入背部。允许脊柱向内。进一步拉长耻骨和肚脐两侧，同时将肚脐向腹部两侧展开。重复并保持这些力。然后，将觉知放在骨盆底部。骨盆底部要柔软。肋腔的下端释放向前。释放腹部肌肉的抓握，使腹部柔软。面部肌肉放松。

功效：除了完全地伸展，器官和心灵应保持宁静闲适，骨盆区域的循环得到增强。对于阴道干燥的女性而言，这是一个极佳的体式。

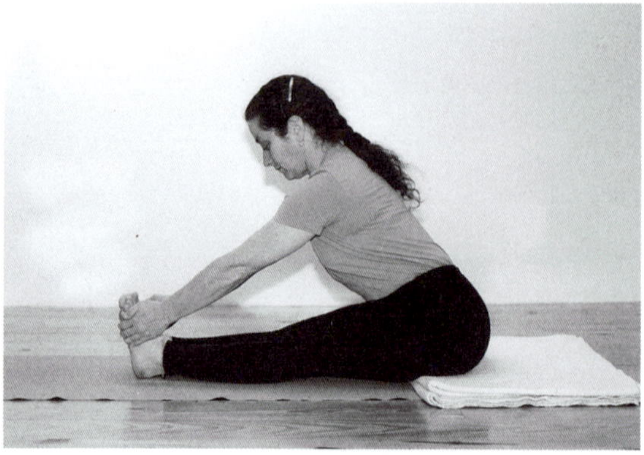

图3.1.64

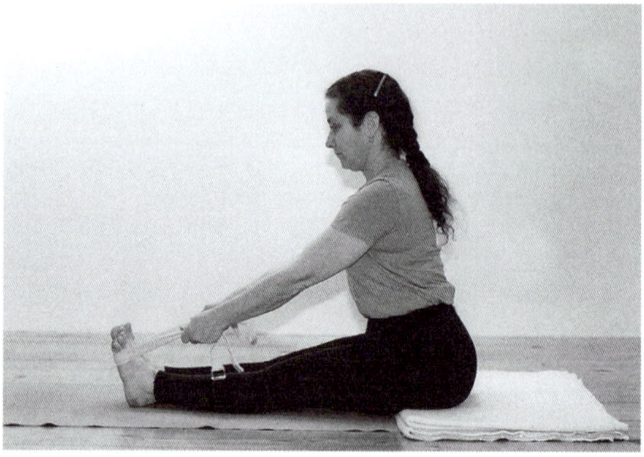

图3.1.65

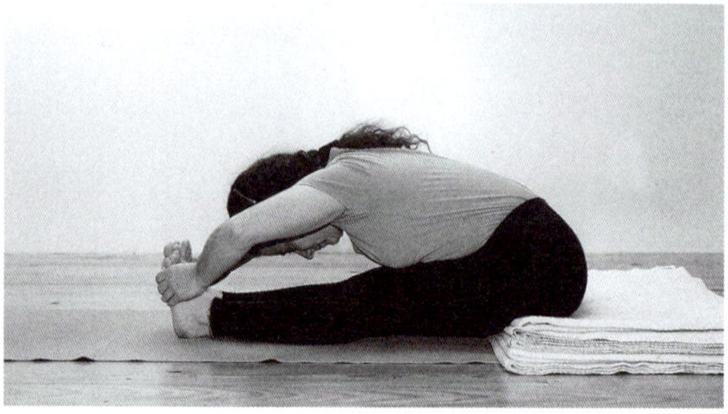

图3.1.66

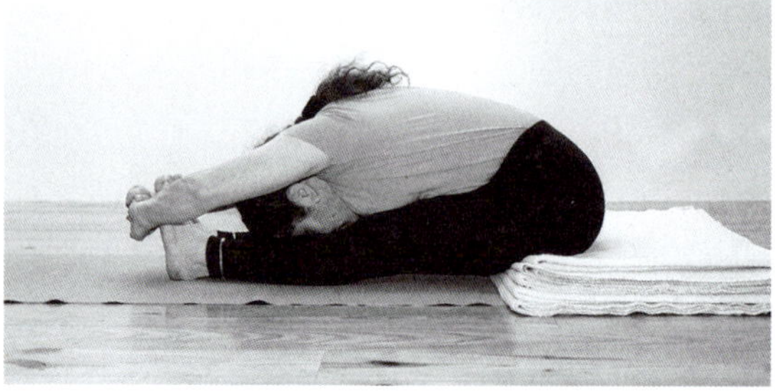

图3.1.67

15. Ardha Halāsana（半犁式）（翻滚进入），抱枕或椅子

辅具（及其用法）：搭建好常规习练 Sālamba Sarvāṅgāsana I（有支撑的所有肢体一式）的辅具，将一个抱枕横向置于其上。如果进入此体式时需要协助，则在这个抱枕的后方再放一个抱枕，另外，如有辅助者在身边，可请求帮助。距离支撑物约 60 厘米放置一把椅子，以支撑双脚。如有需要，再另外准备两把椅子，以备在随后的 Ardha Supta Koṇāsana（半双角犁式）中使用。通读至体式 17，因为这几个体式是连在一起的。初学者或许不能完成这些体式。若是那样，则直接习练体式 18。

姿势说明：有经验的习练者可以通过一个 Chakrasana（轮式）的变体，翻滚进入此体式。将自己置于椅子和抱枕或毛毯之间。双手推在抱枕上（图 3.1.68）。屈膝，下巴低向胸腔，将双肩完全放在抱枕上。双手放在抱枕上以稳定姿势（图 3.1.69）。此时头部会离地。脚依次踩到椅子上（图 3.1.70）。此时允许头部后侧落到地面上。脚趾回勾，脚跟外侧抵靠侧面的椅子扶手，作为一种牵引。手臂在侧面弯曲着，双手在地面上放松（图 3.1.71）。如果不能以这种方式进入体式，则贴着横向的抱枕纵向放置另一个抱枕。躺在抱枕上，肩距离抱枕边缘约 8 厘米，让头部略微离开地面。双膝屈向腹部，双手在髋两侧向下推，将双脚摆动到椅子上。如果身边有辅助者，让辅助者帮助习练者将一只脚放到椅子上，另一只脚跟随（图 3.1.72、图 3.1.73）。辅助者可以将一只手放在习练者的骶骨上以引导并端正臀部的位置，臀部在肩的上方（图 3.1.74）。如果肩滑下来了，辅助者可以从习练者的身后，在三角肌的位置抓住双肩，向后往手的方向拉动（图 3.1.75）。进入正确位置之后，允许头部后侧落地。屈肘，将手臂置于两侧，展宽锁骨，在地面上放松手背。入门阶段的习练者或许不能从此体式直接进入下一体式，即 Nirālamba Sarvāṅgāsana（无支撑的所有肢体式）。若是如此，则逆着进入的方向从体式中出来。经验丰富的习练者可以直接进入下一体式。

时长：3～5 分钟。

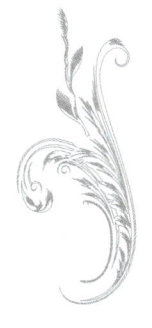

（体式中的）力：侧胸腔向上并展宽。肋骨下端区域上提并展开，与骨盆上缘对正。骨盆前侧上提。髌骨收紧并上提。大腿紧实，并将大腿外侧用力上提，然后大腿内侧再上提。大腿后侧从内向外打开。内腹股沟向上。脚的外侧有力地抵住椅子扶手，以此为拮抗，更多地在腿上做功，并打开骨盆。坐骨从中间向两侧展开，并向后移动。与此同时，将臀部的肉向大腿后侧的方向转动。保持坐骨的力，将骶骨收进身体里，将尾骨转向肛门。进一步展开坐骨，坐骨的力与腿和脚的力相互协调。耻骨两侧向上提。观察腹部器官是如何在不收腹的情况下向内保持的。头部不要用力压地。颈部后侧拉长之后，稍向上抬下巴以放松这个区域。让双手、双臂、颈部、头部、面部和眼睛柔软。专注于胸腔。展宽锁骨。拉长头部后侧和颈部后侧，向地面方向放松耳朵。

功效：经典体式的功效在这一变体中得到强化。肩的高度让胸腔打开得更完全。使用椅子之后，双腿的做功让骨盆打开更彻底。腹部器官去向了身体后侧。

第三章
经期后体式序列 | 163

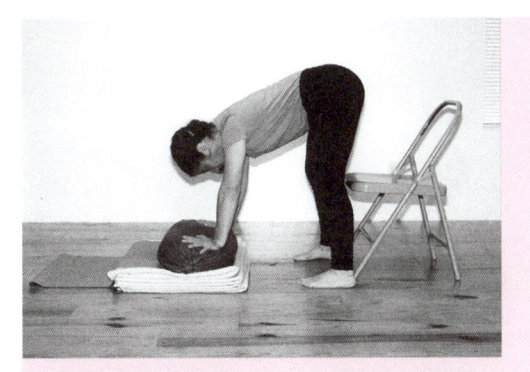

图3.1.68

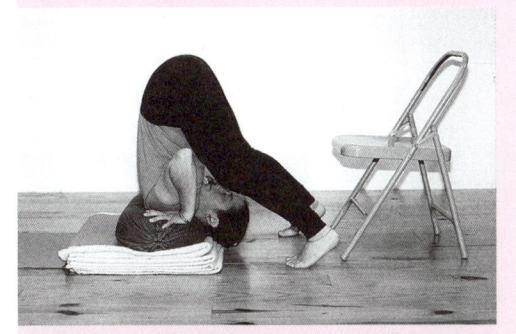

图3.1.69

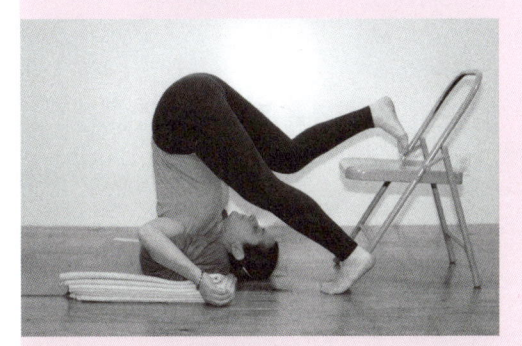

图3.1.70

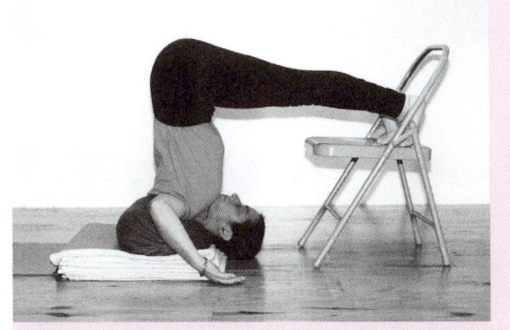

图3.1.71

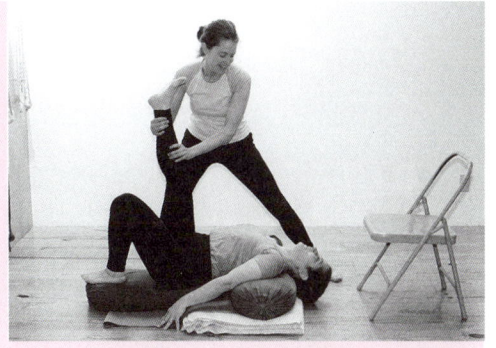

图3.1.72

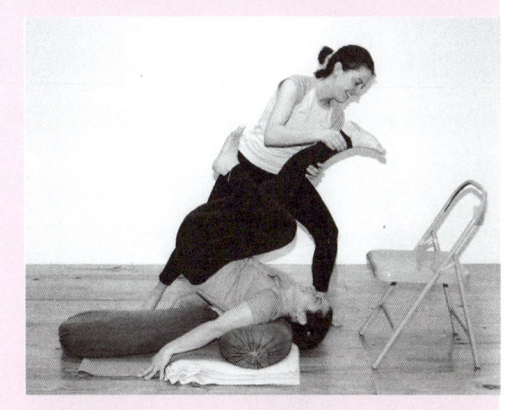

图3.1.73

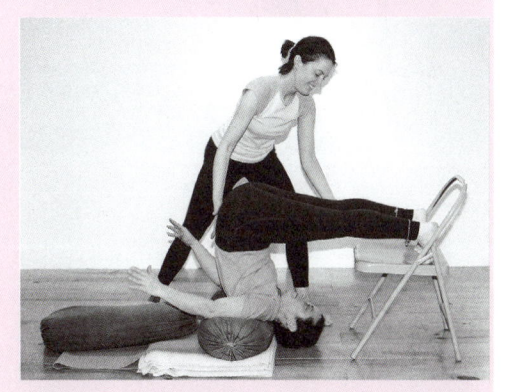

图3.1.74

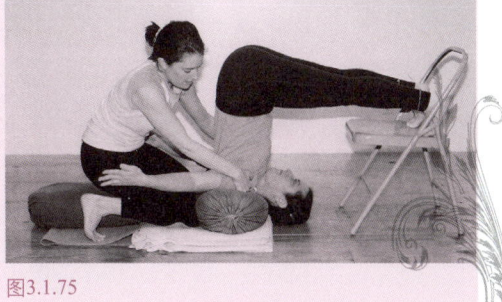

图3.1.75

16. Nirālamba Sarvāṅgāsana（无支撑的所有肢体式）

辅具（及其用法）：同 Ardha Halāsana（半犁式）。

姿势说明：双肩垫在抱枕和毛毯上，哪怕是经验丰富的习练者，或许也会在刚开始习练此体式（图3.1.76）时遇到困难。不断习练，以及掌握靠墙习练这一体式，有助于建立起此体式的稳定性。如果发现需要用手压着地面来保持体式，则不要继续，直到可以在没有手臂和双手的参与下保持平衡。否则，头部尤其是颈部和喉咙里面会变硬，这样会让体式产生相反的效果。双腿分开，保持与髋同宽。如果双肩从抱枕上滑下来了，则回到 Ardha Halāsana（半犁式），一条腿一条腿进行，双肩向后调整，稳定肩的位置不再打滑。再次尝试此体式。有经验的习练者可以直接进入下一体式。

时长：2～8分钟。

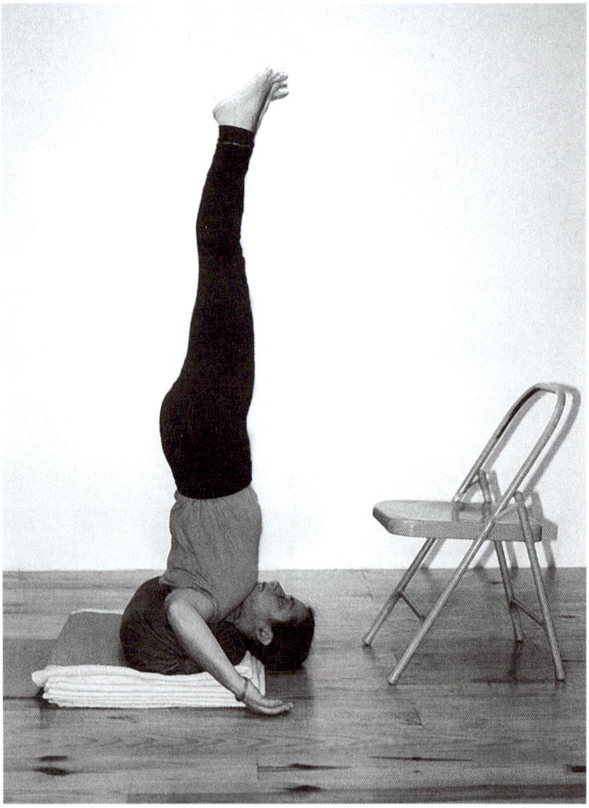

图3.1.76

（体式中的）力：如前所述，双手和双臂的彻底柔软是关键。保持颈部的柔软以及喉咙里面的柔软，展宽锁骨。胸骨向上提向天花板。胸腔两侧展宽，侧胸腔向上提起，肋腔的下缘打开。双腿用力并上提，收紧髌骨，让髌骨去向膝的后侧。臀部向上提，将骶骨的上端（与腰椎连接的一端）向后移动，远离身体。将后腰线向上提起，双腿向上，远离骨盆，腿的后侧从内向外打开，大腿前侧从外向内转动。后内腹股沟伸展向下进入臀部。与此同时，将前内腹股沟向上提起。膝的内侧向上提，经由胫骨内侧去向脚跟内侧，拉长并展开脚底和脚趾的颈部。保持并重复这些力。移动尾骨向前去向耻骨，拉长耻骨和肚脐的两侧。彻底柔软腹部。

功效：除了《瑜伽之光》和《瑜伽：女性之瑰宝》中对此体式功效的阐述以外，Sarvāṅgāsana（所有肢体式）的这一变体还能强有力地调整器官去向脊柱，为心脏、肝脏、肺、胃、脾、胰腺、胆囊和横结肠创造了空间，以获得净化的、新鲜的、富含氧的血液。阴道排气现象能够减少。

17.Supta Koṇāsana（双角犁式）

辅具（及其用法）：如果双腿伸直时能够保持臀部在髋的正上方，则双脚可以落地（图 3.1.77）。如若不然，则用椅子支撑双脚（图 3.1.78）。

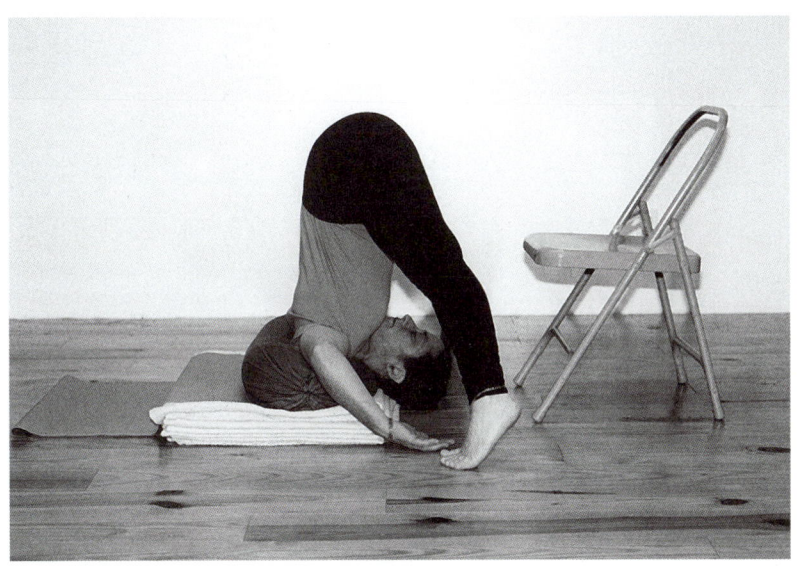

图3.1.77

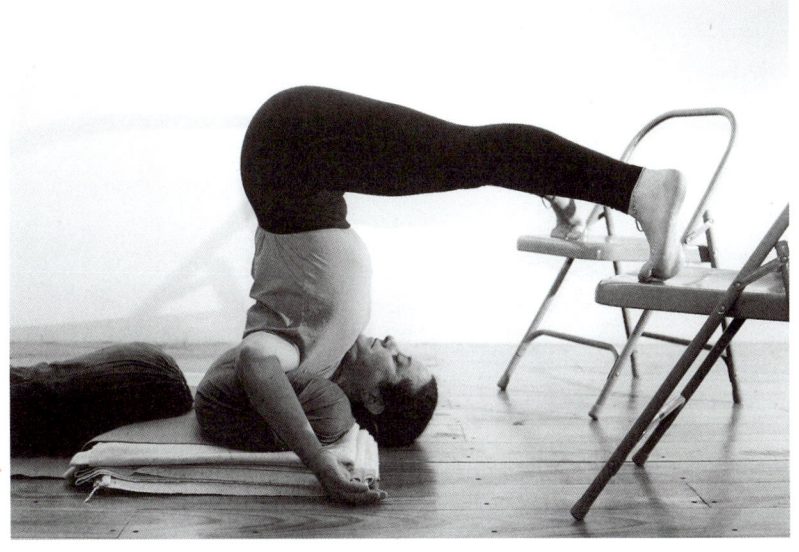

图3.1.78

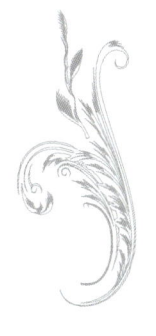

姿势说明：对于那些背部、双腿和髋比较僵紧的习练者来说，既不要强迫双腿向下（脚落地），也不要任由双脚悬在空中。这会给腹部带来紧张，让腹部变硬，颈部和头部也会紧张。用椅子支撑双脚。在不同的点上恰当地做功。出体式时，圆背，臀部落到抱枕上。以前滚翻的方式进入体式的习练者，可以尝试按相反的方向出体式。双手推在抱枕上，屈膝，双膝向下落到地面上（图 3.1.79、图 3.1.80）。抬头，将前额放在抱枕上休息，在 Adho Mukha Vīrāsana（面朝下的英雄式）中伸展手臂（图 3.1.81）。

时长：1～5分钟。

（体式中的）力：大腿紧实有力，并向上提。将大腿（前侧）的皮肤向上提向肌肉，肌肉向上贴近骨骼。将足弓向远离身体的方向伸展。脚跟的内侧有力地上提。将整条腿的内侧和内腹股沟充分向上提的力与脚跟内侧向上提的力连接起来。将脚外侧收回到两髋，这样整条腿的外侧和股骨头的外侧就能向内，去向腿的内侧。坐骨分开并向后移动，将髋的外侧向上提，打开胸腔。胸腔的正中向两侧展开，侧胸腔上提。骨盆的上缘对齐肋腔的下缘。让臀部居中置于肩的正上方。大脚趾球骨有力地压向地面（或支撑物），并带着饱满的能量将其与生殖器官和膀胱连接起来，以使这一区域变得安静。

功效：强健双腿，打开骨盆，新鲜的血液开始供给并滋养下腹部区域的器官。能有效地让子宫干燥，有助于将下垂的子宫提升至其正确位置，并减少阴道排气。不过，若要获得最后一个功效，最好在习练中保持双脚与两髋等高。

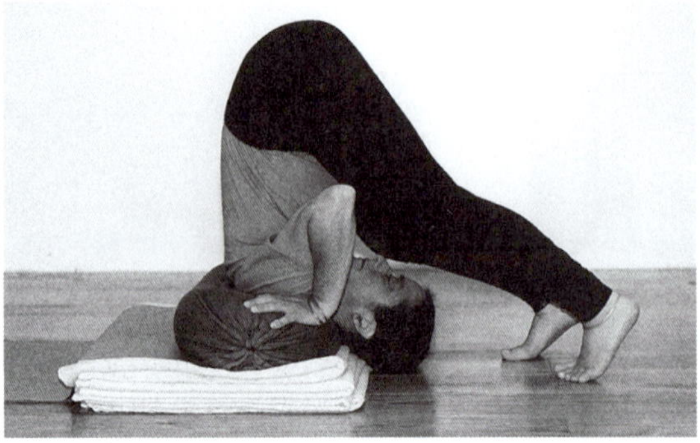

图3.1.79

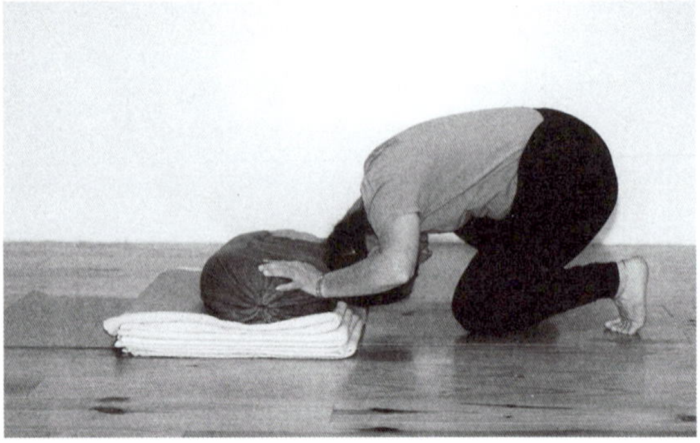

图3.1.80

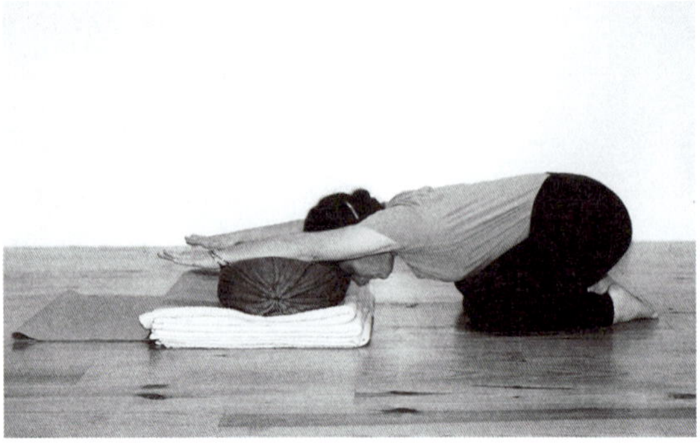

图3.1.81

18. Halāsana（犁式），砖或凳子

辅具（及其用法）：将毛毯上的抱枕拿开。臀部下方的抱枕可以保留，有助于进入 Halāsana（犁式）（图 3.1.82）。大腿内侧上端夹一块砖，像 Śīrṣāsana（头部平衡式）中那样用伸展带绑好。另一条伸展带用来防止手肘打滑。调整伸展带的宽度，当套在手肘上方时，手臂分开的幅度大约与肩同宽（图 3.1.83）。如果肩非常硬，则让伸展带稍微松开一些，不至于阻断手臂的循环。双手放在髋两侧，一只手抓着伸展带。手臂外侧向下压，将肩胛的内缘向上提，打开胸腔，柔软腹部。在此处停留片刻，让胸腔和腹腔感受打开和柔软的感觉（图 3.1.84）。然后，摆动双脚，双脚落地或落在支撑物上，自由的那只手也滑进伸展带中（图 3.1.85）。让伸展带滑动至手肘上方（图 3.1.86、图 3.1.87）。十指交扣，双手下压地面，爬到肩的最上端（即进行调整，使肩的最上端落在支撑物上）（图 3.1.88）。然后，松开双手，手推背，双手沿着背部向下接近双肩（图 3.1.89）。勾脚趾（图 3.1.90 示范的是脚下无支撑的情况）。习练者将从这里直接进入 Sālamba Sarvāṅgāsana I（有支撑的所有肢体一式），因此，通读至体式 19。

姿势说明：让两髋（臀部）置于肩的正上方。此体式结束之后不要出体式。直接进入下一体式。

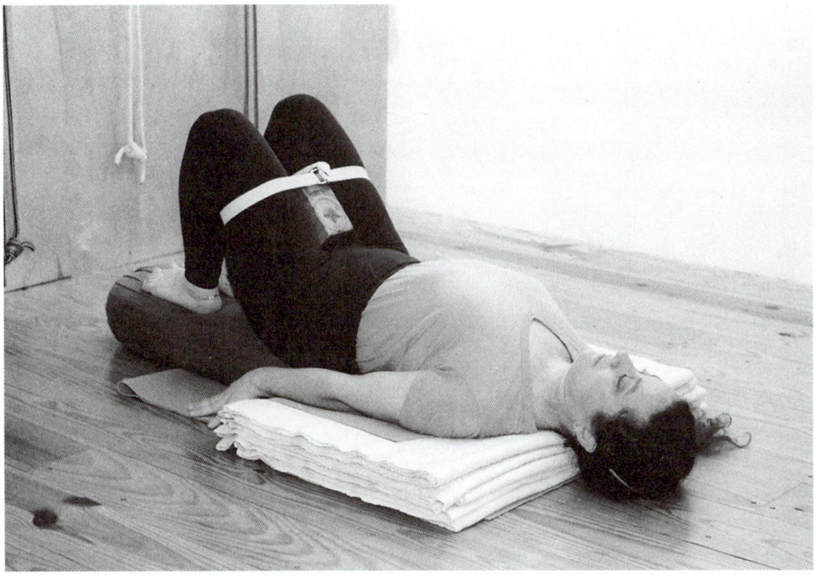

图 3.1.82

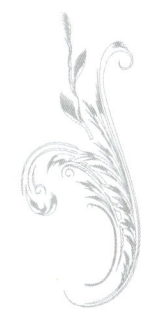

时长：3～5分钟。

（体式中的）力：做出 Ardha Halāsana（半犁式）的力（第161页体式15）。双脚位置更低，没有了椅子扶手带来的拮抗力，保持腿的状态会更难。脚跟内侧上提，并向远处伸展。肩胛的上端下压。侧胸腔、侧肋上提。保持头部后侧和颈部后侧拉长的状态。耳朵下端向下沉向地面，头部和颈部不能因此而变硬。

功效：在脚落地的经典体式中，躯干前侧会轻微地收缩。腹腔器官在这一按摩作用中恢复活力。脊柱周围循环的加强为椎间盘带来更好的支撑力。脊柱的延展让脊柱更富弹性，这会相应地精进前屈体式的习练。颈部和肩部变得更灵活。此体式对中枢神经系统起到很好的抚慰作用。或许能打通堵塞的窦腔和耳道。需要注意的是，这种堵塞现象在体式中可能会有所加重；一旦出体式，则会变得通畅。阴道排气现象能够减少。

第三章
经期后体式序列 | 169

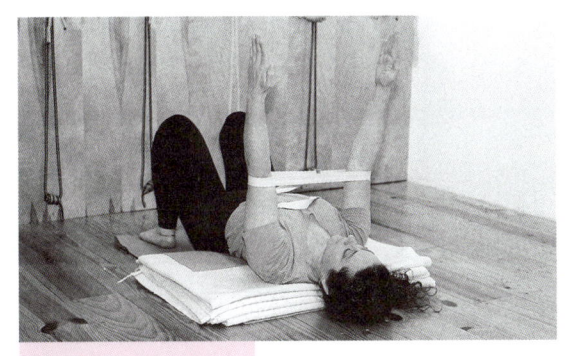

图3.1.83

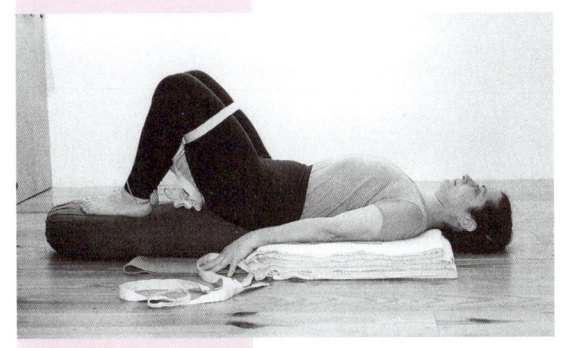

图3.1.84

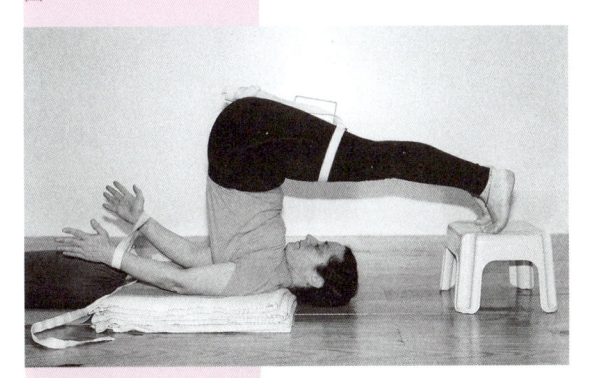

图3.1.85

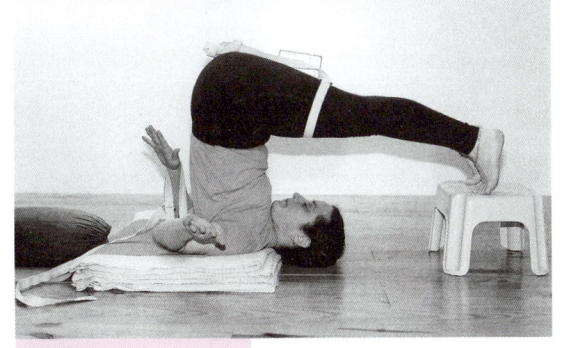

图3.1.86

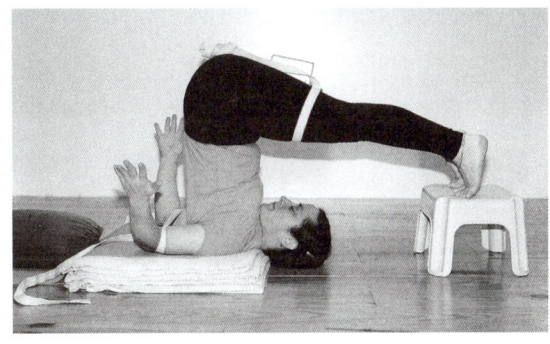

图3.1.87

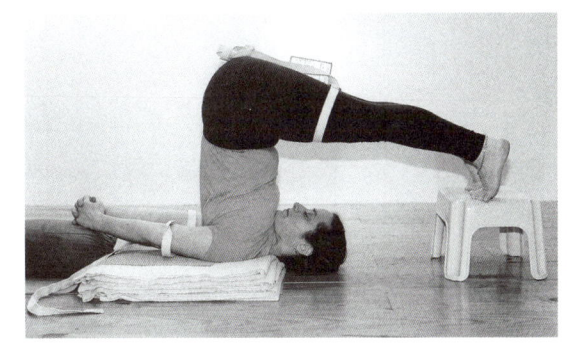

图3.1.88

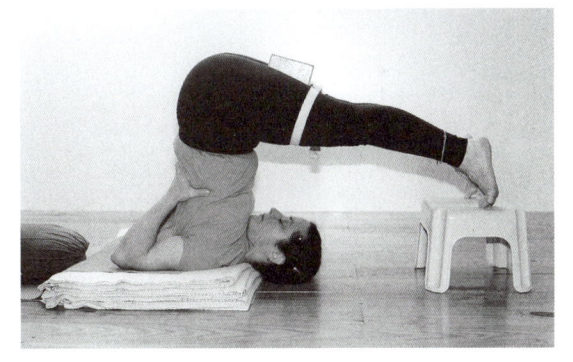

图3.1.89

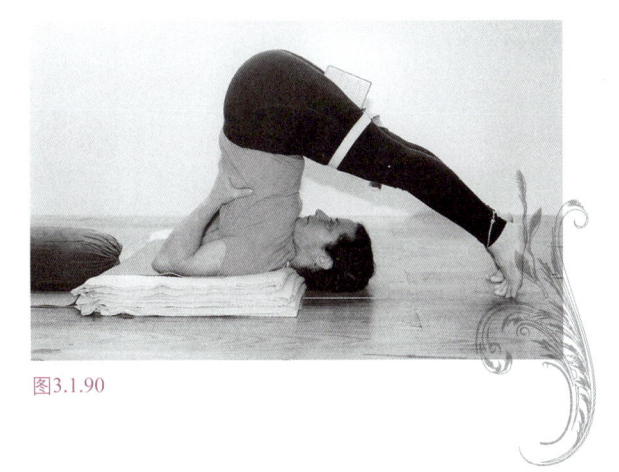

图3.1.90

19. Sālamba Sarvāṅgāsana I（有支撑的所有肢体一式），砖

辅具（及其用法）：同上一体式。

姿势说明：从 Halāsana（犁式）中，拉长后内腹股沟，双腿向上进入体式。可以在大腿内侧上端夹砖习练 Sarvāṅgāsana（所有肢体式）（图 3.1.91）。习练者还可以根据自己的能力重复 Halāsana（犁式），以完整地完成此体式。

时长：5～10 分钟。

（体式中的）力：双手沿着背部向下挪，接近双肩，上提并打开胸腔。拉长肱三头肌和肱二头肌去向手肘。力落在肩胛骨的前端。拉长小臂向上去向双手。不要将背部靠在手上休息，手的作用是提醒背部上提。双腿向上离开骨盆，将大腿的前侧从外向内转动，同时将股骨头的外侧向内收，从内向外展开腿的后侧，坐骨彼此远离。从后内腹股沟向上伸展腿的内侧去向脚跟内侧。膝的内侧向上，小腿内侧向上。臀部的肉展开远离骶骨，并将臀部上端向上提，远离腰部。保持这些力的同时让臀部紧实，收进身体，但不要让臀部夹着骶骨。尾骨向前去向耻骨。胸骨向上提向天花板，锁骨从正中向两侧展开。腋窝向上提。放松下巴，放松上、下颌骨。口腔柔软，不要咬牙。头部不要向下压地。腹部柔软。

功效：有益于所有身体系统，尤其有益于子宫，让子宫上提至其恰当的位置。子宫不再下垂。

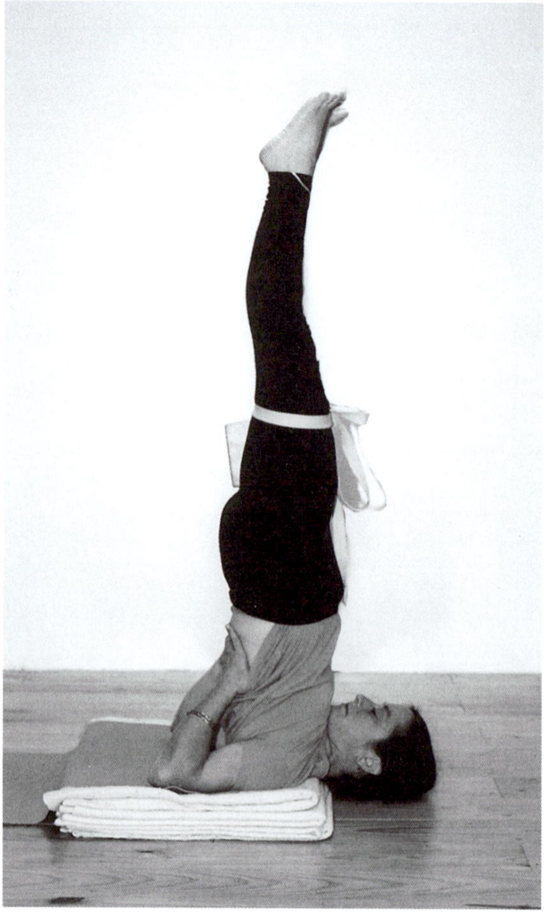

图 3.1.91

20. Paścimottānāsana（西方强烈式），背部凹陷

辅具（及其用法）：在 Sālamba Sarvāṅgāsana I（有支撑的所有肢体一式，体式19）的辅具搭建基础上，将瑜伽垫展开并调整毛毯的方向，让毛毯的圆边朝向臀部。参考 Paścimottānāsana（西方强烈式，体式14）中背部凹陷的辅具使用方法。即使身体柔韧性不错，也要把伸展带套在双脚上，以获得更充分的背部凹陷。

姿势说明：臀部及大腿约四分之一段应该在毛毯上。脚跟的外侧与两髋对齐。双手辅助将大腿后侧从内向外转动，并将臀部向后展。坐在坐骨的前缘内侧。借助伸展带创造出的牵引力，让脊柱向内（图3.1.92），抬头。

时长：1～2分钟。

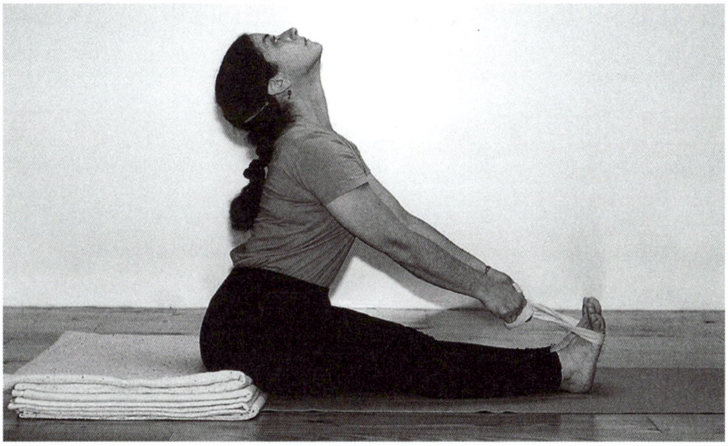

图3.1.92

（体式中的）力：脚跟的中点向下压，脚的两侧拉长，脚趾向上。脚跟的内侧向远伸展，脚的外侧往回接近自己的身体。胫骨内侧向下，胫骨外侧去向胫骨内侧。小腿肌肉展宽并拉长去向脚跟。双膝收紧，将髌骨的四个角和中心用力向下，推向膝后侧。将膝后侧从内向外打开并向下沉向地面。膝的内侧和外侧韧带向下沉向地面，以使髌骨与地面平行。股骨头的内侧向外去向大腿外侧，与此同时，大腿外侧向内，与这个力进行拮抗。大腿外侧向后拉长，坐骨分开，远离肛门。将骶骨、腰椎和胸椎向上提并收进身体；胸椎尤其要有力上提，让背部形成更充分的凹陷。将肩胛的下端点收进身体。从内向外转动二头肌，让二头肌朝向天花板方向。锁骨向两侧展宽，以拓宽肩胛带。侧肋腔上提。将胸骨的下端向上提向胸骨的上端。从腹部伸展肋骨的下端。肚脐和耻骨的两侧向上。通过将胸骨的下端上提得更高，抬头向上看。下巴向上，但不要挤压颈部后侧。

功效：脊柱被拉长，尤其是胸椎段，这是一个容易向后凸（驼背）的区域。体态得到改善，椎骨像在倒立体式中一样，保持了它们的结构，以防止钙的流失。颈部的不适得到缓解。腹部器官、肾脏和肾上腺得到上提。

21.Jānu Śīrṣāsana（膝盖头式），背部凹陷

辅具（及其用法）：参考 Paścimottānāsana（西方强烈式，体式14），背部凹陷的习练。

姿势说明：参考 Jānu Śīrṣāsana（膝盖头式，体式13），建立起这个背部凹陷的变体，借助一条伸展带抓脚。

时长：每一边1分钟。

（体式中的）力：参考 Jānu Śīrṣāsana（膝盖头式，体式13）中双腿的力。将脊柱前侧的每一段向上提，从根处依次将骶骨、腰椎、胸椎和颈椎向上提。随着每一段的上提，感受每两节椎骨之间的空间是如何获得的，并感受这个空间的获得如何为上一个椎间提供了空间。将胸骨下端向上提，并将胸骨上端向前移动，抬头向上看，不要挤压颈部。胸椎的前侧进一步向上，并向前去靠近胸骨的上端。整条脊柱的前侧向上延展。侧躯干向上，侧胸腔向上，保持双肩和斜方肌向下。柔软肩胛之间及肩胛下方的皮肤。此处背部皮肤不能僵硬，而是要移动向内贴着背部（图3.1.93）。

功效：伸直腿的脚跟外侧和外髋对齐，为骨盆的最下端创造了更多的打开，尤其是在接近耻骨的位置。除了 Paścimottānāsana（西方强烈式）的功效以外，此体式进一步打开了骨盆，器官体恢复了活力。

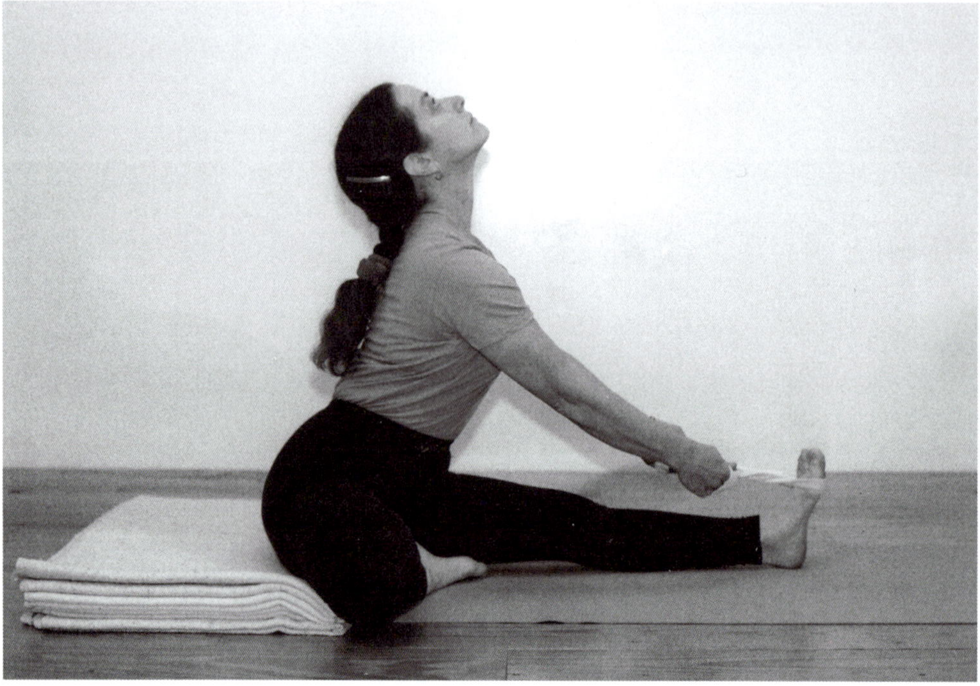

图3.1.93

22. Nirālamba Sarvāṅgāsana（无支撑的所有肢体式）

辅具（及其用法）：一把椅子，椅面朝墙。在椅面上放一张折叠的瑜伽垫。在椅子和墙壁之间的地面上放一个抱枕。习练者也可以在抱枕下方放上瑜伽垫。根据抱枕的厚度，在抱枕上方加一到两张对折的毛毯，毛毯折叠的一边（圆边）搭成台阶状。如果抱枕很厚，则可能不需要多余的毛毯。在抱枕和墙壁之间给头部留出足够的空间，但也不要离墙太远。椅子距离抱枕 15 厘米，这样，当双肩向下进入体式时能恰好落在抱枕的正中间。

姿势说明：从此体式开始一直到体式 26，按顺序依次习练，中间不要中断。体式 22～体式 26 构成一个小序列。在开始习练此体式之前，要通读至这一小序列的结束。这一小序列可以重复习练，因为在体式中保持时间越久，其功效越强。从最后一个体式中出来时将椅子向远推，即刻向右转身，这样颈部不会被向后挤压，坐立起身。然后进入 Adho Mukha Svastikāsana（面朝下的万字符式，体式 27）。

从体式中下落时，头部不要向后仰，避免给下背部带来不必要的紧张。双肩应该放在抱枕的中间位置，此时，头部是不应该接触地面的。双手从外侧抓住前方椅腿（图 3.1.94）。不要像在椅子上的 Sālamba Sarvāṅgāsana（有支撑的所有肢体式）那样，让双手从前方椅腿中间穿过去，抓住后方椅腿。摆动双腿向上，让双脚落在墙面上（图 3.1.95、图 3.1.96）。脚趾在墙面上回勾，保持双腿与骨盆同宽。现在，头部后侧是接触地面的。双膝伸直（图 3.1.97）。如果颈部和（或）喉咙处有窒息感，则从体式中出来，增加抱枕的高度。如果头部和颈部是完全柔软的，没有恐惧感，那么手背就可以放在地面上休息，手肘向两侧弯曲。更有经验的习练者还可以让双脚离墙，保持平衡（图 3.1.98）。向后坐回到椅子上，双膝勾住椅背，双手抓住椅子两侧。将双肩更多地向下沉向抱枕，看着胸腔，头部不要后仰。移动双手向下，抓住前方椅腿。让肩部和头部都处于抱枕的支撑上。

时长：3～5 分钟，根据个人能力。

（体式中的）力：头部和颈部务必要保持彻底的柔软。不要让头部后侧向下压地。有力地上提双腿和躯干。尤其是要将脚跟的内侧向上提。通过脚的外缘向下去向地面，脚的内缘向上提向天花板，让双脚更为锋利。大腿前侧向内旋，大腿后侧向外转。更多地分开两坐骨。骨盆的外侧向前移动，去向墙面。骶骨的上端要远离墙，但尾骨要向内收，靠近耻骨。胸腔向上并向两侧展宽。

功效：在正确的力中，器官体要完全地去向身体后侧，并在身体的后侧得到调节。这样做时，会出现一种平静感。习练者或许都不想从体式中出来了！此体式对于平衡生理和情感系统具有极佳的功效，尤其是内分泌系统（甲状腺和肾上腺）、消化系统和神经系统。生殖器官回到了各自的位置。

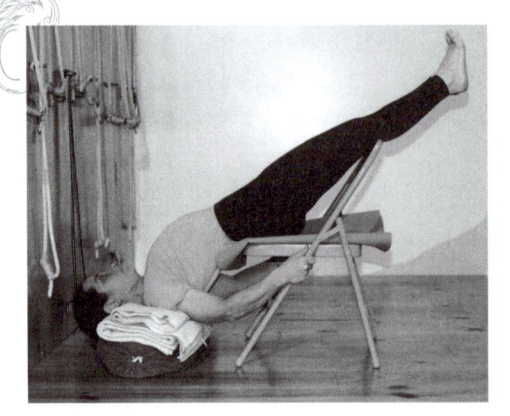

图3.1.94

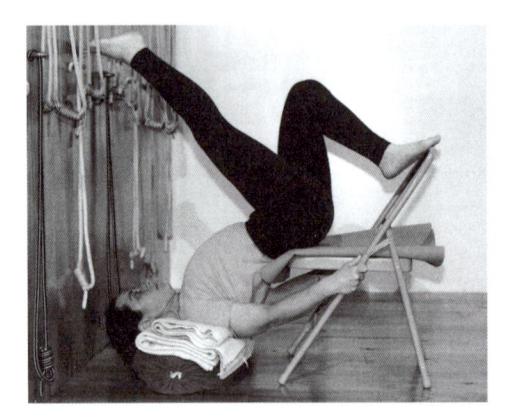

图3.1.95

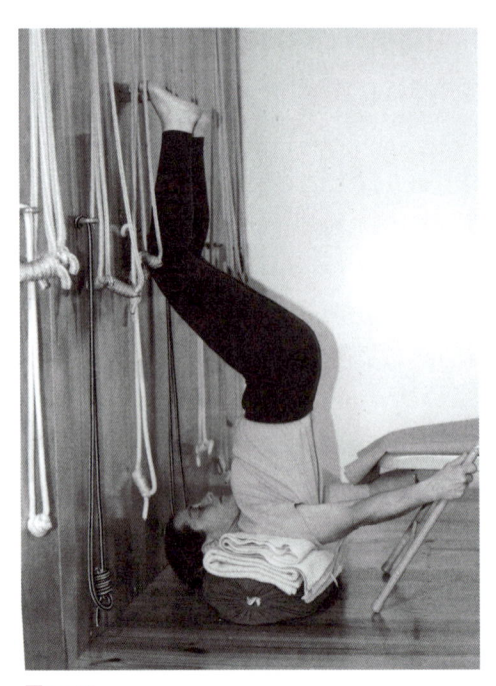

图3.1.96

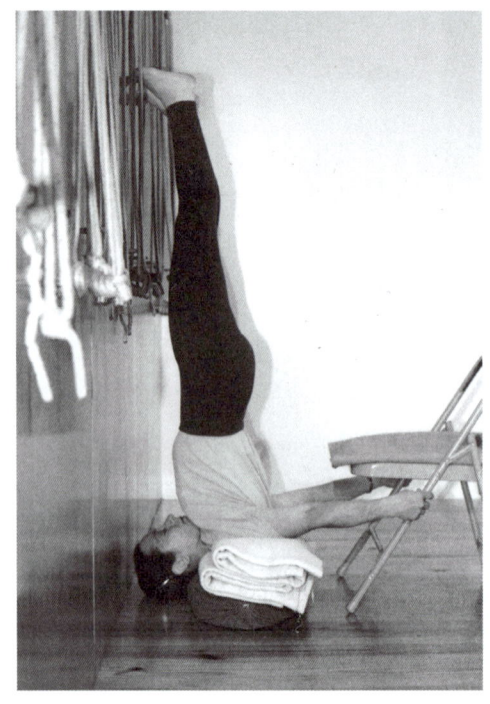

图3.1.97

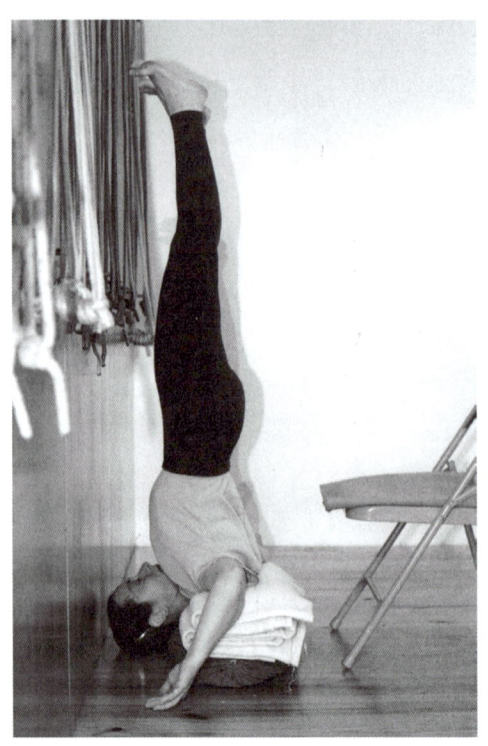

图3.1.98

23. Ardha Supta Koṇāsana（半双角犁式）

辅具（及其用法）：同上一体式。

姿势说明：从上一体式中缓慢地将双腿向两侧分开，在墙面上向下落到一半的位置。观察双脚和双腿与身体中线等距，并且与地面等距。臀部的正中处在肩的正上方。耻骨与地面垂直，与墙面平行（图3.1.99）。因为身体非常僵硬而无法完成这一变体的习练者可以直接习练下一体式。

时长：1～3分钟。

（体式中的）力：双脚保持在墙上，并伸展脚的内侧，同时让脚的外侧远离墙面。收紧双膝和大腿并上提。伸展腿的内侧去向双脚，腿的外侧从脚外侧收回到两髋。将脚跟内侧向上提的力和内腹股沟向上提的力连接起来。柔软腹部，坐骨彼此分离。骨盆和耻骨两侧上提。骨盆前侧的皮肤向下移动去向地面的同时，这一区域的骨骼向上提得更多，远离地面。

功效：子宫下垂的女性在这一体式中能感受到子宫向后、向内进入身体里。常规习练此体式以及其他体式（见第二卷），同时去关照导致子宫下垂的种种不平衡，子宫是有可能回到原来的正确位置，并长久在原位中保持的。（对男性而言，此体式能帮助保持前列腺和睾丸的健康，并缓解这一区域的任何肿大或炎症。）膀胱也能获得足够的空间，改善因为糟糕的身体姿态习惯而导致的器官体不端正。强健了整个区域，能够减轻小便失禁现象。肛门和结肠区域的打开能改善便秘。

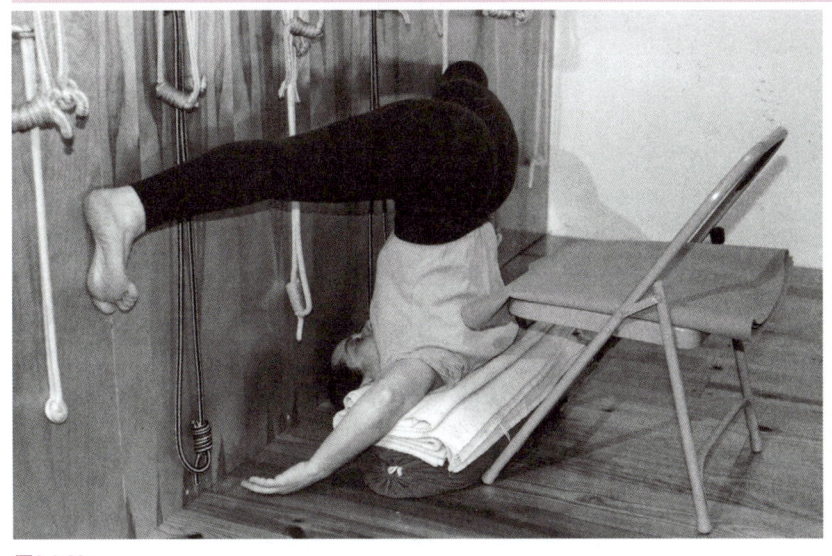

图3.1.99

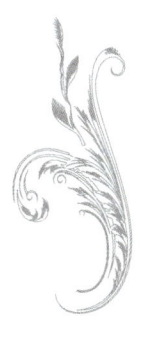

24. Ākuñcana in Nirālamba Sarvāṅgāsana（收缩无支撑的所有肢体式）

辅具（及其用法）：同上一体式。

姿势说明：从上一体式中，屈膝，将双腿合拢，脚背和小腿胫骨贴在墙上（图3.1.100）。双膝不要下落得过低，否则双肩会开始向远离墙的方向滑动。

时长：1～2分钟。

（体式中的）力：保持腹部、头部、颈部和面部肌肉柔软。

功效：此体式能让人得到休息并恢复活力。肾脏和肾上腺沿着背部得到拉长，增强了这一区域的循环。

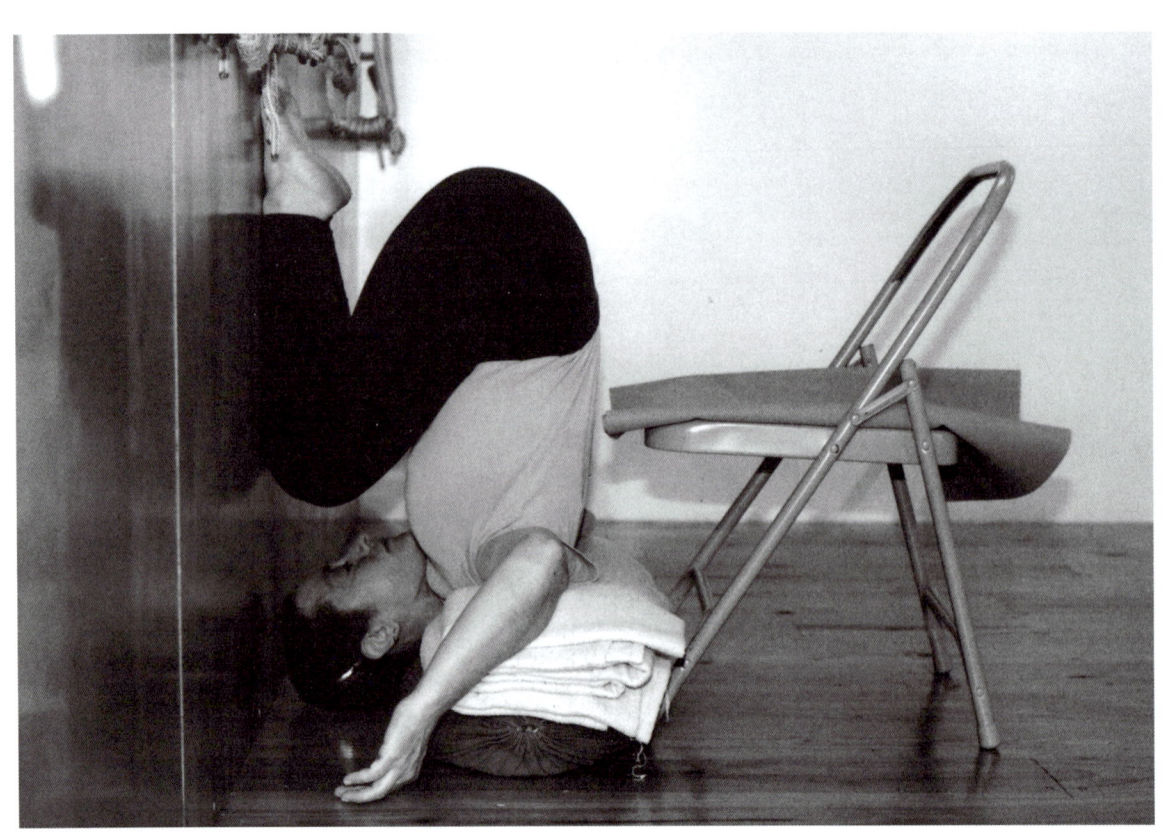

图3.1.100

25. Sālamba Sarvāṅgāsana（有支撑的所有肢体式），椅子

辅具（及其用法）：同上一体式。

姿势说明：从上一体式开始，拉动椅子让其贴着抱枕，将臀部坐到椅面上，双脚放在椅背上。在椅背上依次伸直双腿。手肘向两侧弯曲，让双手在头部两侧放松，以获得更深的休息（图 3.1.101）。或者，为了协助胸腔和双肩的打开，习练者可以将双臂向后从前方椅腿之间穿过去，再从外侧抓住后方椅腿（图 3.1.102）。有时，双腿和骶骨的位置关系不正确会产生背痛。为了缓解背痛并获得精确的正位，屈膝，将双脚放在椅背上，臀部向上提，转动大腿前侧向内，让脚踝外侧、膝外侧、髋外侧对齐。内腹股沟向后移动，将臀部上端向上提，远离腰部（图 3.1.103）。保持双腿和髋部的力，将臀部坐回到椅面上并伸直双腿。另外，还可以将一块长 35.6 厘米、宽 30 厘米、厚 1.3 厘米的木板，放在骶骨处，以保持骶骨均匀地展开并拉长（图 3.1.104）。习练者还可以屈腿到 **Baddha Koṇāsana**（束角式）中，双脚搭放在椅背上。见第二章第 110 页。

图3.1.101

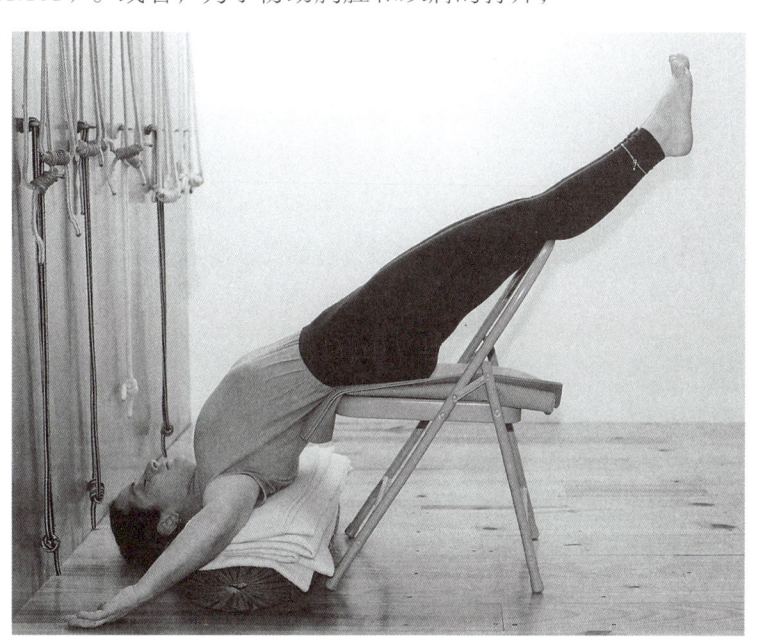

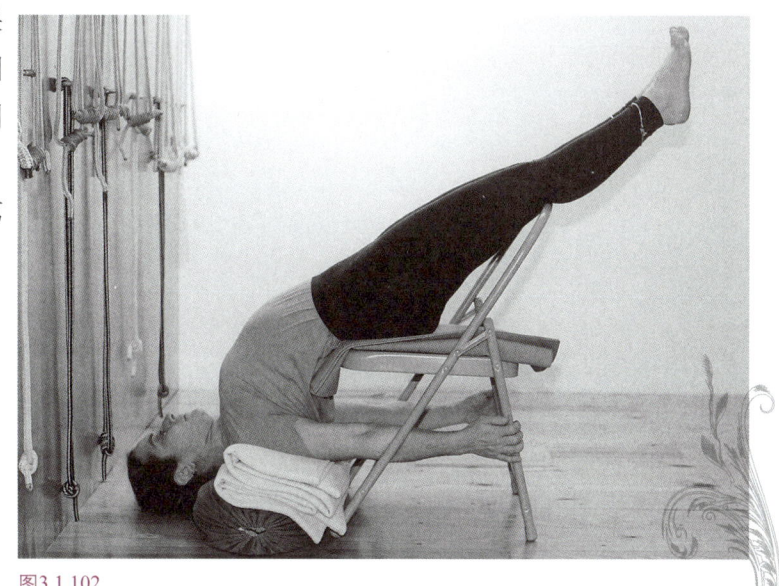

图3.1.102

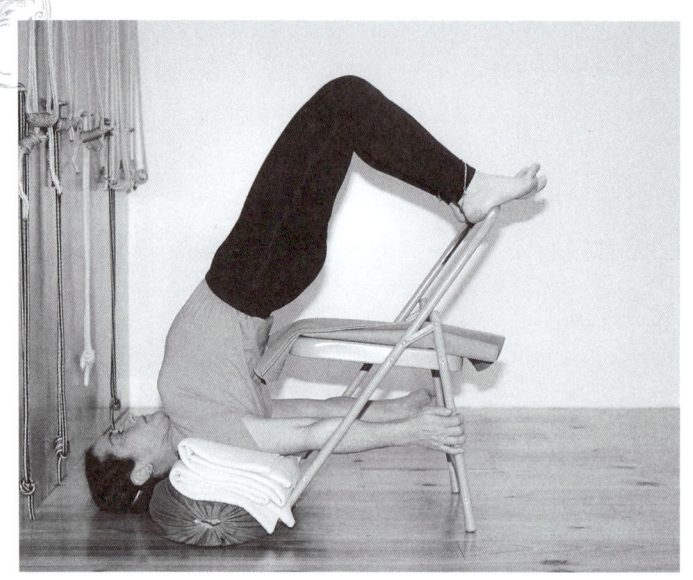

图3.1.103

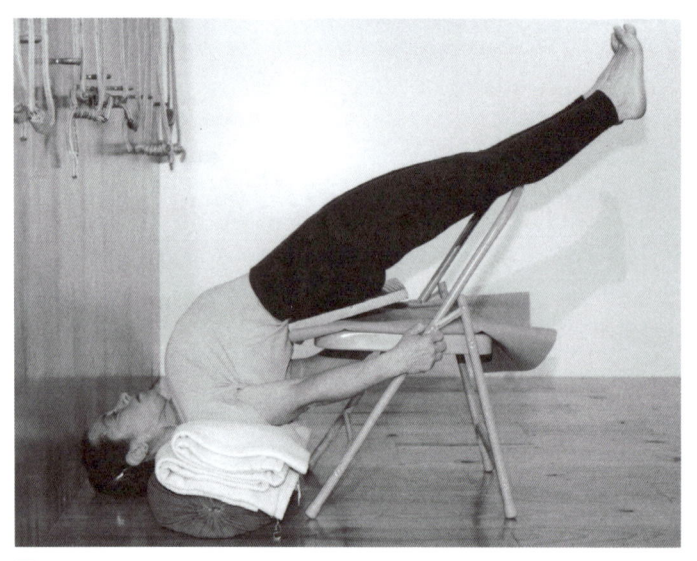

图3.1.104

时长：3～5分钟。

（体式中的）力：双腿要伸展，但不要用最大的努力。头部后侧不要向下压地。向下转动三角肌的外侧，并将肩胛的内缘向上提起，以打开胸腔。柔软头部、面部肌肉和颈部。通过将腹部向后沉向身体的后侧让腹部柔软。

功效：身心都进入了一种平衡和休息的状态。在这一变体中，胸腔和双肩获得了更彻底的打开。因为此体式受到了全面支撑，所以体式可以保持得更久。对于久病初愈的习练者来说，身体能量和活力都能得到恢复，生命能量也能复原。

26. Viparīta Karaṇī Sarvāṅgāsana（倒箭所有肢体式）

辅具（及其用法）：同上一体式。

姿势说明：骶骨要完全落在椅面上，并与之平行，这样臀部不会上提。如果骶骨无法在椅面上休息，那么增加肩膀下方支撑物的高度。双腿伸展与地面垂直（图 3.1.105）。如果因为大腿后侧和腹股沟不够柔软而无法完成此体式，从体式中出来，进入下一体式的习练。此体式的变体会在后面展示。双手可以在头部两侧休息，也可以抓住椅腿或椅面。此体式是这一小序列的最后一个体式。习练者可以重复习练这一小序列中的所有体式。出体式时，双手抓住椅腿，将椅子推远。缓慢地将臀部落到地面上，转身向右，用手臂帮助身体坐立起来。

时长：1～3 分钟。

（体式中的）力：像在 Sālamba Sarvāṅgāsana（有支撑的所有肢体式）当中双肩的努力那样，将后胸腔再次上提收进身体里。然后，将身体层面的努力卸下来，在心理上，将后胸腔再次上提。释放下腹部，下腹部沉向骶骨。让下腹部在骶骨上休息。允许整个腹部完全休息于身体的后侧。完全放松头部、面部肌肉和颈部。腿的内侧向上提，腿的外侧伸展向下，随着时间的延续，逐渐减轻体式中的努力。彻底休息。

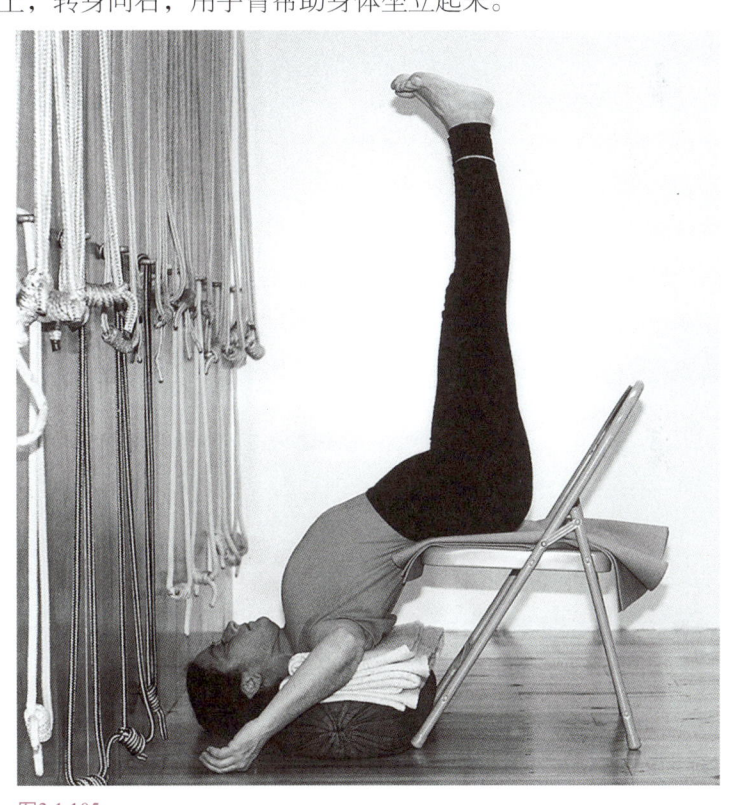

图3.1.105

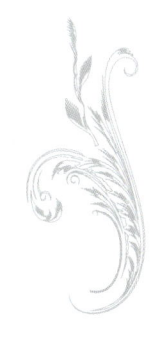

功效：一种深度的放松会在此体式当中发生。心变得平静。非常有利于睡眠。

27.Adho Mukha Svastikāsana（面朝下的万字符式）

辅具（及其用法）：同上一体式。如果脚踝在地面上不舒适，则将其中一张毛毯垫在脚踝下方。

姿势说明：面朝椅子坐在抱枕上，先盘右腿，后盘左腿。手臂伸直，根据自己的能力双手抓住椅背上方或侧面，将下巴放在椅面上。向远调节椅子的位置，直到胸椎和颈椎收进身体里，去向身体前侧（图3.1.106）。换方向时，坐起来，解开双腿，随后先盘左腿，后盘右腿。

时长：每一边30秒。

（体式中的）力：胸骨向上，让这个姿势促使胸椎和颈椎向内。

功效：颈部的不适会在此体式中减轻或消除。

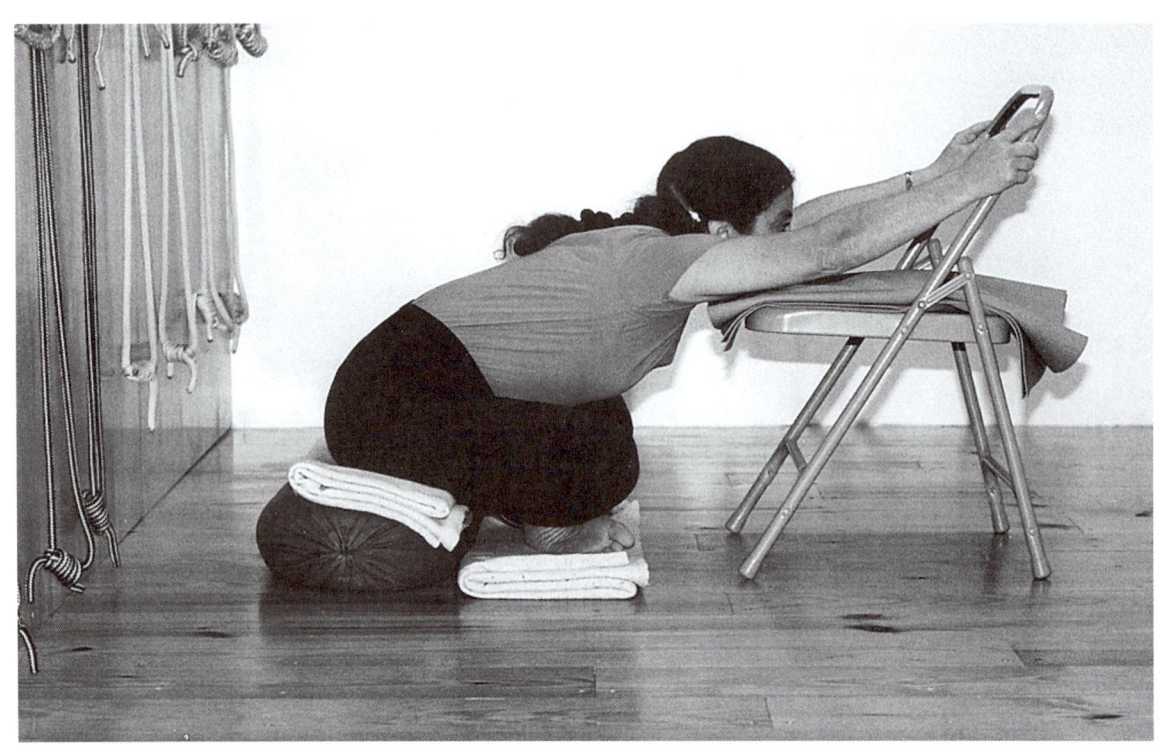

图3.1.106

28. Bharadvājāsana（巴拉德瓦伽式）

辅具（及其用法）：一把椅子，一张折叠的瑜伽垫，一到两张折叠的毛毯放在椅面上。

姿势说明：先习练右侧。侧坐在椅子上，让左侧躯干朝向椅背。在转动躯干进入体式之前，先调整身体的姿势。双膝略微分开，双脚置于双膝的正下方，脚趾指向正前方。膝盖要略低于髋部，相应地去调节毛毯的高度。如果脚够不到地面，可以在脚下垫上砖或抱枕。用双手从内向外调整大腿后侧。沿着大腿后侧向上捋到臀部，将臀部的肉向两侧展开。坐在坐骨的内侧边缘上。感受肾脏区域的背部（后腰的位置，肋腔的下端处）是否僵硬。若是僵硬，将两髋向下移动，并对齐双肩、肋腔下端和骨盆。不要将胸腔的下端向前顶。在体式中，脊柱的轴线要居中，不要向任意一侧倾斜。双肩保持水平，左右两边肩到耳朵的距离要一致。

时长：每一边 30 秒～1 分钟，重复两到三次。

（体式中的）力：手臂向上伸展至 Ūrdhva Hastāsana（手臂上举式），以提起侧胸腔。将胸骨的下端向上提，胸骨的上端向前移动，斜方肌向下。大腿后侧向下沉。骶骨向上。胸椎向内、向上（图 3.1.107）。向着椅背的方向转动躯干（图 3.1.108）。近端手的掌根推在椅背的内侧，将肩向后推，远离椅背。另一只手的掌根放在椅背的后侧，将胸腔向前拉动（图 3.1.109 中展示的是向左侧扭转）。手肘略微向上提，并向两侧展开。以此让侧胸腔打开并上提。不要即刻转动头部。首先将头部向相反的方向转动，以使胸腔转动得更多（图 3.1.110）。然后将下巴与胸骨对齐。上提脊柱的四个面。将左侧坐骨的内侧边缘向下压，这样能在转动的过程中保持坐姿端正。将左髋外侧和左侧股骨头向下压，侧胸腔向上，右肩向后，左胸腔向前。左后肋向前，去向胸腔前侧。肚脐两侧向上。从左侧骨盆的下端向右转动下腹部，肚脐从左向右转，胸腔从左向右转。从身体的内在觉知骨盆的下端。觉知卵巢，即耻骨左右两边，让卵巢彼此对齐，并与盆底等距，与子宫等距。之后在精神层面和能量层面环绕着子宫从左向右转动卵巢。与肾脏及两肺一起再次转动卵巢。习练者还可以环绕着脊柱的轴线转动肝和胃。在另一侧重复这些力。在最后一次重复习练中，将颈椎进一步上提，并略微内收。然后从头部和颈部的后侧转头看向肩的远端（图 3.1.111）。颈部的前侧不要紧张变硬。

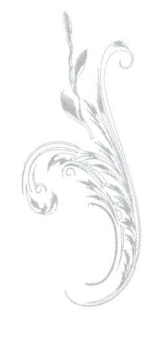

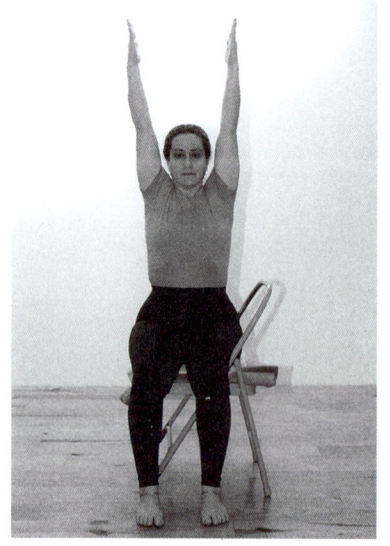

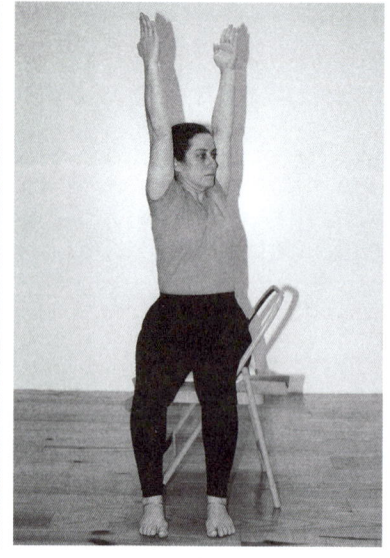

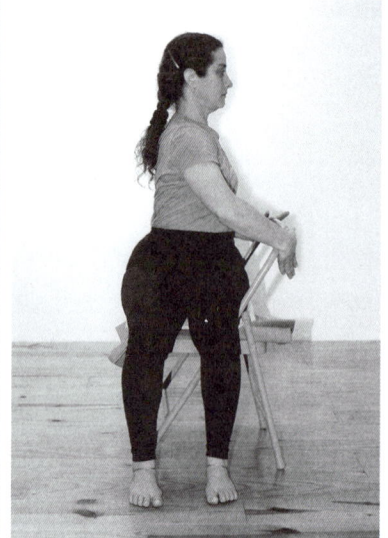

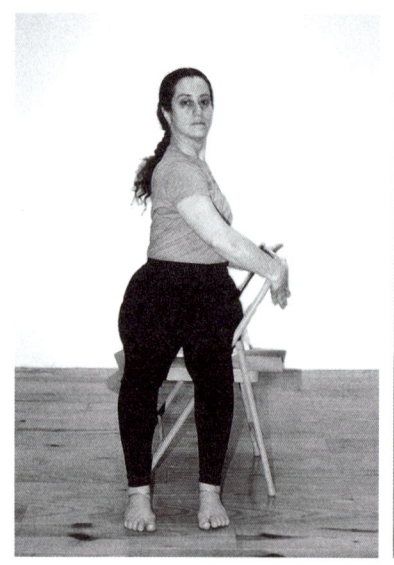

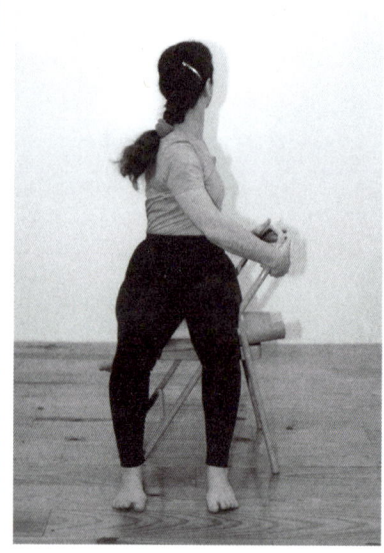

图3.1.107　　　　　　　图3.1.108　　　　　　　图3.1.109

图3.1.110　　　　　　　图3.1.111

功效：此体式对于背部、颈部和双肩很有益处。能够促进脊柱周围组织的循环。或许能够缓解背痛。双肩的打开能够纠正不良的姿态，并疏通窦腔的阻塞。因肌肉紧张导致的头痛，或许能够通过此体式的习练得到缓解。躯干的扭转挤压、按摩并强健了器官。向内的专注让心灵变得安静。

29. Adho Mukha Paścimottānāsana（面朝下的西方强烈式）

辅具（及其用法）：一把椅子，椅面上放一张折叠的瑜伽垫，椅面朝墙摆放，在椅子和墙之间放一个抱枕。若有上墙绳，则将辅具放在一组墙绳的正中间。

姿势说明：坐在椅子的边缘。首先屈膝，让双脚踩在地面上，从内向外调整大腿的后侧和臀部（图 3.1.112）。然后伸直双腿，双腿分开与髋部同宽，将脚跟落在地面上，脚趾放到墙面上，抱枕放在小腿下方接近脚跟的位置。完全伸直双膝。椅子或许需要稍微向后移动，以获得正确的位置。双手沿着墙向上爬，直到手臂伸直。进入 Urdhva Hasta Daṇḍāsana（手向上的手杖式）（图 3.1.113）。还可以抓住上墙绳（图 3.1.114）。根据自己的能力，双手沿着墙向下移动，躯干向前置于双腿的上方。如果可以够到双脚，则用双手抓脚（图 3.1.115）。

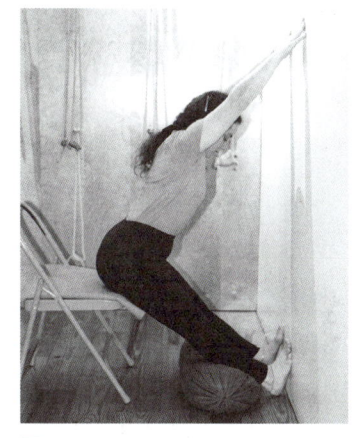

图 3.1.113

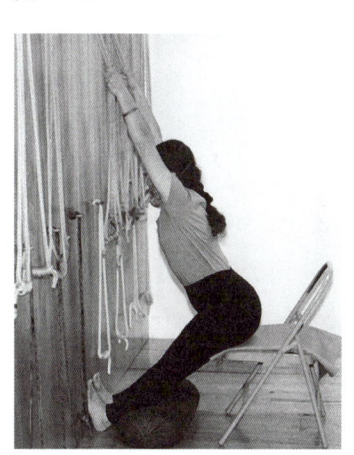

图 3.1.114

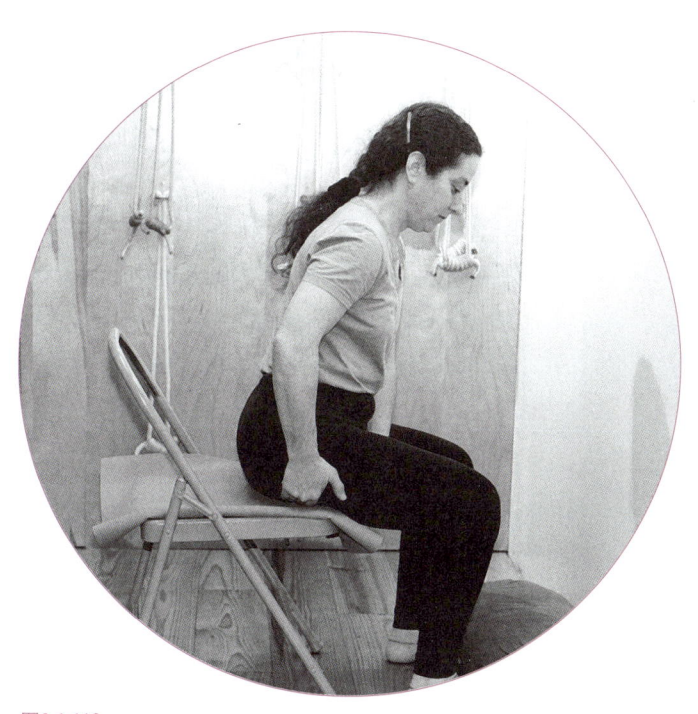

图 3.1.112

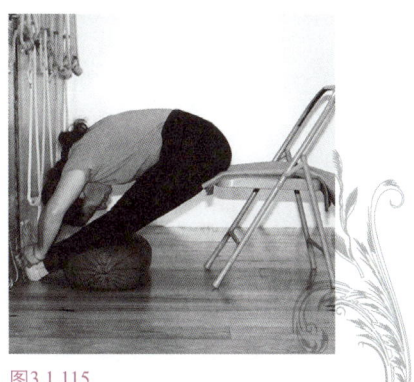

图 3.1.115

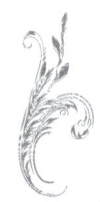

时长：每一个位置30秒～1分钟。

（体式中的）力：抓住墙绳或双手沿着墙向上爬，伸展手臂，并将胸腔的两侧、前侧和后侧上提，柔软腹腔，并允许腹部向后，沉向身体的后侧。肚脐的两侧向上，让脊柱向上提得更多。坐骨向后伸展。椅子或许需要向后移动多一些；椅子上的瑜伽垫能保证臀部不会打滑。脚跟向下沉向地面，胫骨向下压向抱枕。然后双手沿着墙向下移动，躯干向前，置于双腿的上方。将脚跟和胫骨进一步向下压。坐骨进一步向后伸展，后内腹股沟向后伸展。小腿肌肉展宽并向脚跟伸展。大腿的后侧也要展宽。在躯干向双腿释放的过程中，腹部不要变硬。拉长肋骨下端远离腹部，拉长胸骨。

功效：Paścimottānāsana（西方强烈式）的这个变体更加强烈。腿的后侧有了完全的打开和拉长。腹部器官得到锻炼。双脚获得伸展。这个变体对足底筋膜炎（脚底组织钙化）患者很有帮助。

30. Paripūrṇa Nāvāsana（全船式）

辅具（及其用法）：将瑜伽垫的短边贴墙放好。如果双腿和髋部足够灵活，那么在瑜伽垫的前方放一把椅子，椅背朝墙。如果双腿还不够柔软，那么椅面朝墙，两条伸展带放在触手可及的位置。如果在此体式中胸腔无法上提，则再准备一个毛毯卷或者一个橡胶卷。

姿势说明：坐在瑜伽垫上，上背部靠在墙上，臀部和墙的距离约为 15 厘米。将腿的后侧搭放在椅面上（图 3.1.116），或者将脚跟放在椅背上（图 3.1.117）。双手抓住椅面，让手臂伸直。如果因为双腿不够灵活而将椅子推开，那么在脚底套一条伸展带，另外一条伸展带绕过椅子，然后将两条伸展带抓牢，以保持住椅子和双腿的位置。如果胸腔下陷，在胸椎段的背部后方垫一个毛毯卷或者一个橡胶卷（图 3.1.118）。

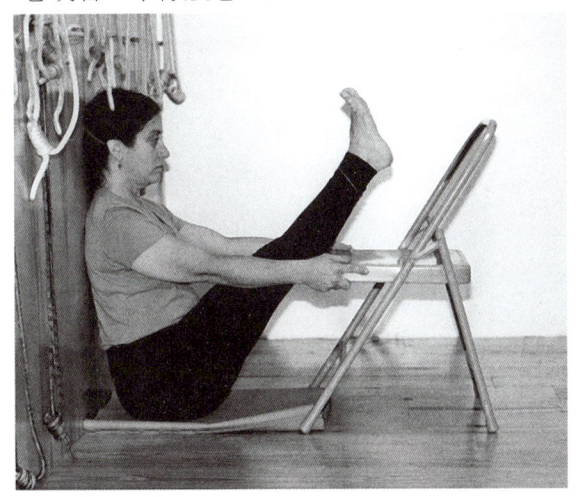

图 3.1.116

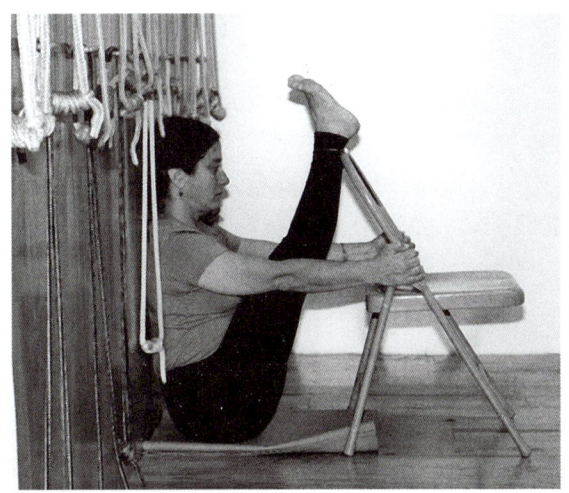

图 3.1.117

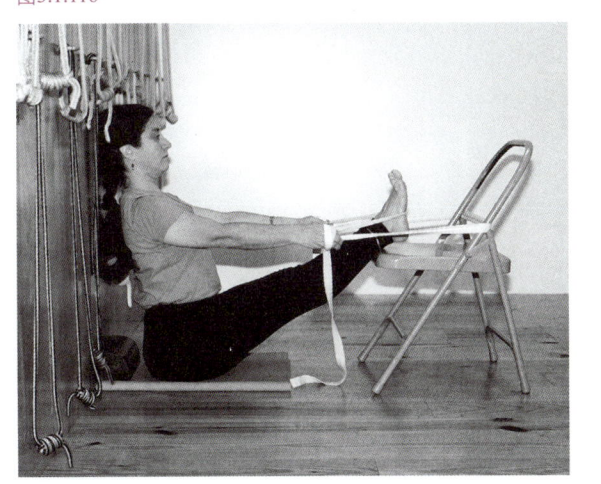

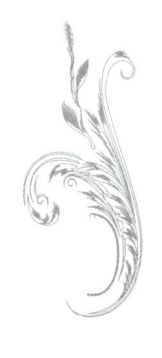

图 3.1.118

时长：30秒～2分钟，根据自己的能力。

（体式中的）力：将腿的后侧展宽并有力地向上伸展双脚。彻底柔软腹部。在心理层面，用一条线连接骶骨和胸骨，并将两点之间的距离最大化。骶骨前侧上提至胸骨，胸骨内壁向上提向下巴。斜方肌向下。彻底柔软头部、面部肌肉和颈部。持续上提骶骨和胸腔，使专注力向内。将觉知放到骨盆的下端，感受卵巢。随着骶骨和胸骨的有力上提，柔软卵巢区域。然后，将卵巢释放至骨盆的下端。重复这一过程，直到感觉卵巢不再向上爬之后，将肚脐的两侧向上提。

功效：这是一个极佳的纠正子宫下垂的体式。能提升对器官的觉知力。腹部器官的循环得到加强。

31. Viparītā Karaṇī Upaviṣṭa Koṇāsana（倒箭坐角式）

辅具（及其用法）：一张瑜伽垫，三到四张毛毯，一到两块砖。一到两个抱枕，一条长的伸展带或两条常规伸展带连接起来形成一个大环。

辅具的搭建有多种方式。

将一张瑜伽垫纵向铺在墙边。拿一块砖，中等高度，贴墙放置，将一张三折的毛毯横向放在瑜伽垫上，距离砖约15厘米。抱枕向内倾斜着，放在三折的毛毯上，低的一侧贴着瑜伽砖，再用一张折叠的毛毯将抱枕和砖盖住。在抱枕前方的瑜伽垫上放一张毛毯，另一张折叠的毛毯支撑头部（图3.1.119）。或许需要更多的毛毯来支撑头部和肩部。这是基本的辅具搭建。

如果上述辅具安排没能将胸腔充分向上提，则增加辅具的高度。将两块竖着的砖，挨在一起放在墙边。在三折的毛毯上叠放两个抱枕（图3.1.120）。那些躯干较长的习练者，要增加支撑物与墙的距离。将一块砖扁平着[①]，纵向放在墙边（图3.1.121，图中所示为砖和抱枕上方没放毛毯的情形）。还可以用两块砖以及第二个抱枕来增加高度（图3.1.122）。

---

① 图片显示砖是纵向贴墙放置，第二高度。原文是lowest，扁平放置，即第一高度，纵向贴墙放置。无论是第一高度还是第二高度，读者需要理解的是，砖的作用是在抱枕和墙面之间设置合适的空间，让臀部能够贴着墙向下沉，以使腹部展平，向下沉向后侧的脊柱。——译者注

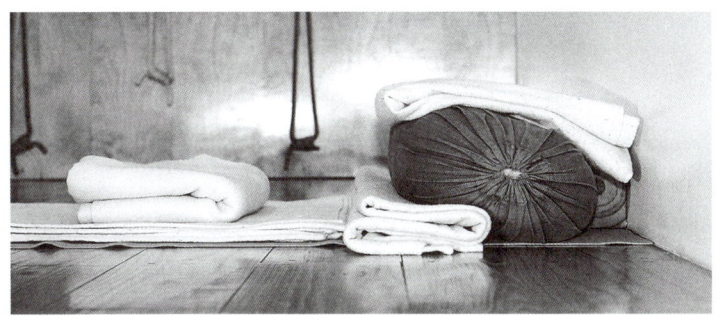

图3.1.119

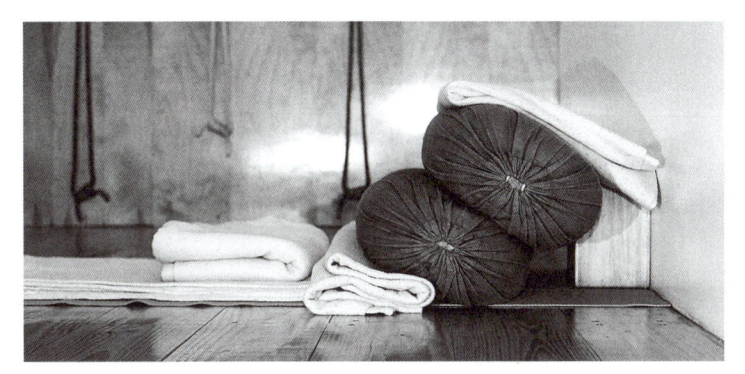

图3.1.120

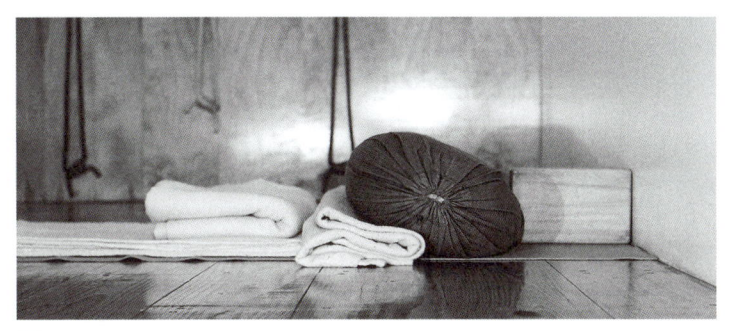

图3.1.121

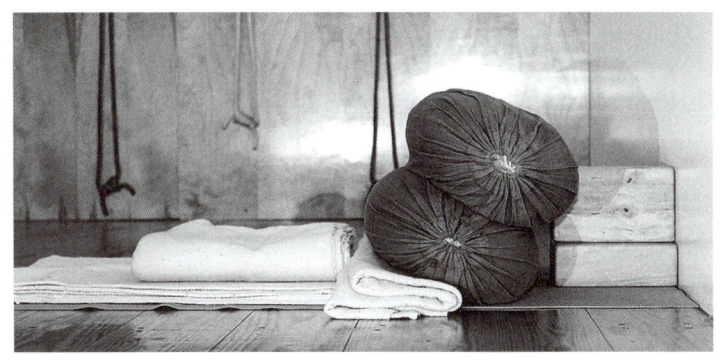

图3.1.122

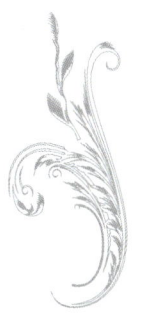

因常规的瑜伽习练已经获得了相当程度的打开的习练者，或许想要让抱枕离墙更远一些和（或）更高一些。如果身体比较僵硬，则增加胸腔下方支撑物的高度，提得足够高之后胸腔会自然悬垂向下；在肩和头部的下方增加支撑物的高度，避免头部向后仰。降低支撑物的高度以适应僵硬的身体是错误的做法，因为胸腔会向内凹陷，并未获得恰当的打开。支撑高度以及与墙的距离可以多样，从而可能有多种组合。进行试验以确定哪一种搭建效果最佳。

姿势说明：此体式和接下来的两个体式要按照顺序习练。在开始习练这一体式之前先通读至 Svastikāsana Śavāsana（万字符挺尸式，体式33）。此体式有三种可能的进入方式。其完整讲解见第二章第115页。若有墙绳，将辅具摆放在一组墙绳之间，抓住上墙绳的绳结，将一只脚踩到墙上，然后将另一只脚也踩到墙上；屈双膝，臀部落在墙上。依次用手拉住下墙绳，臀部沿着墙向下落到抱枕上。随着将双肩落到地面的毛毯之上，将后胸腔上提，肩胛骨内收。如果没有墙绳，替代的进入方式是左侧身体贴着墙，侧坐在抱枕一端。屈膝将右肩落到地面上，臀部落在墙上。滚动进入仰卧的姿势，双腿沿着墙向上伸直。

经验丰富的习练者还可以前滚翻的方式进入体式。将双手落在抱枕前方的毛毯上，头部放在进入体式之后其即将落到的位置。最好距离抱枕近一些，将自己团成一团。然后将双膝上提，臀部向上，圆背，下巴收向胸腔，缓慢地滚动进入仰卧姿势，轻轻地将臀部和双脚落在墙上。用双手和双臂控制整个动作，臀部沿着墙向下落到最终的位置。参考第二章应对不规律经期的体式序列中的图 2.3.58 ～ 图 2.3.61（第 118 页）。无论选择哪一种进入方式，一旦进入体式，就用伸展带套住双脚，双腿分开至 Upaviṣṭa Koṇāsana（坐角式）（图 3.1.123、图 3.1.124）。对于身体很灵活的习练者来说，双腿不要分得过开。双腿要在一定程度上被伸展带所控制，然后在头部两侧放松双手和双臂（图 3.1.125）。

时长：3 ～ 10 分钟。

（体式中的）力：观察这个位置如何打开了大腿的内侧，并拉长了骶骨。闭上眼睛，彻底休息。

功效：此体式让子宫干燥，缓解任何的刺激和瘙痒感。（正常）经期之后经血的排出（比如淋漓）得到控制。

第三章
经期后体式序列 | 189

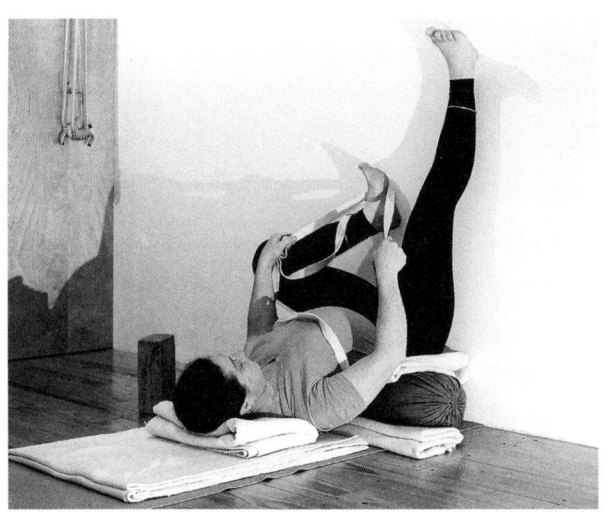

图3.1.123

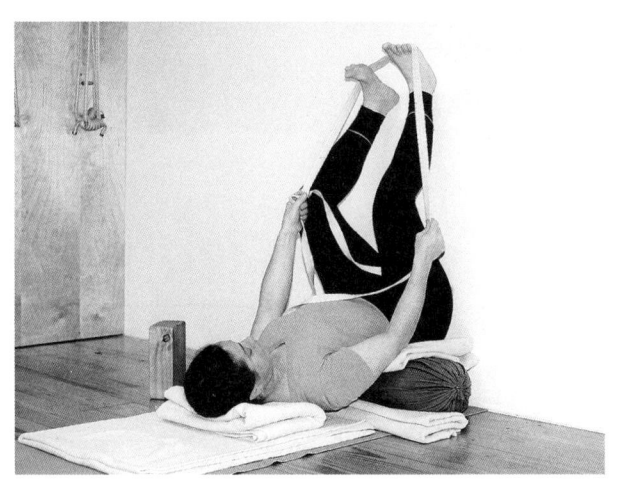

图3.1.124

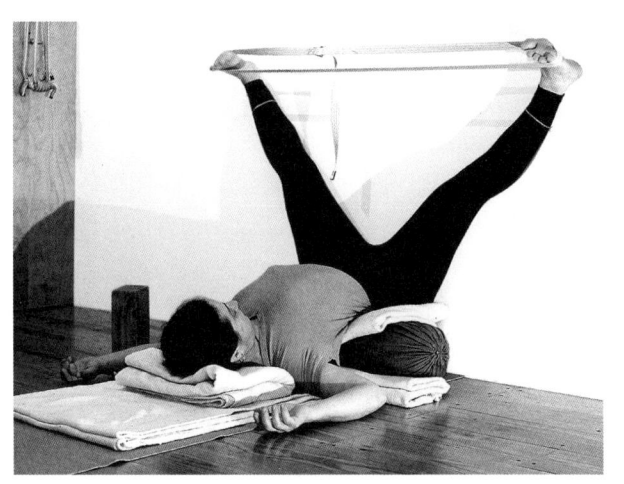

图3.1.125

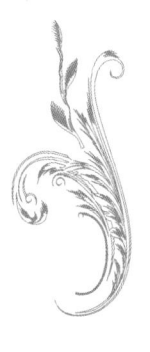

32.Viparīta Karaṇī Baddha Koṇāsana（倒箭束角式）

辅具（及其用法）：同上一体式。

姿势说明：将脚上的伸展带解开，向两侧屈双膝，将脚底贴合（图3.1.126）。习练者也可以将双脚分开一些（图3.1.127），或在双脚之间放一块砖，让大腿的内侧和骨盆获得更多的打开（图3.1.128、图3.1.129）。出体式时，臀部滑落到地面上，双手推着抱枕，脚踩在墙上，屈膝将自己推下来。

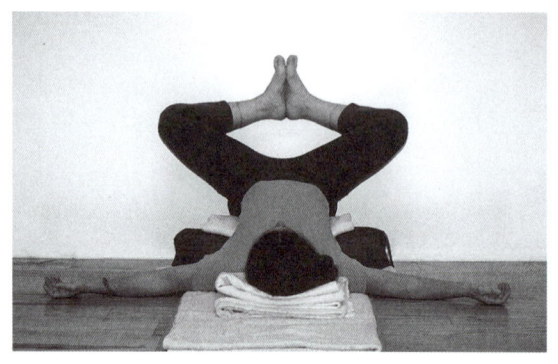

图3.1.126

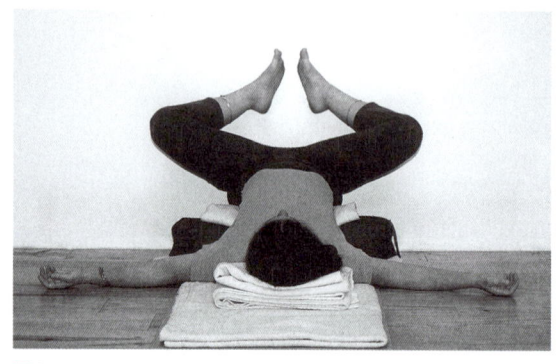

图3.1.127

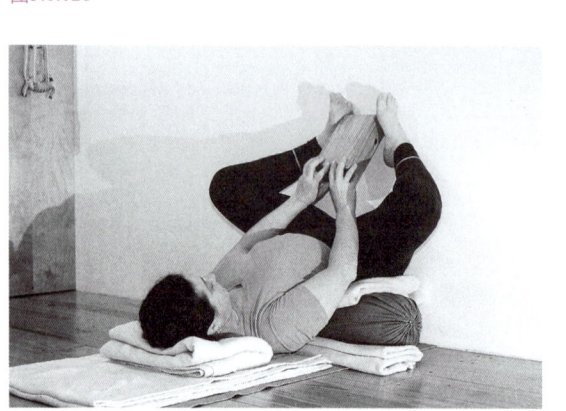

图3.1.128

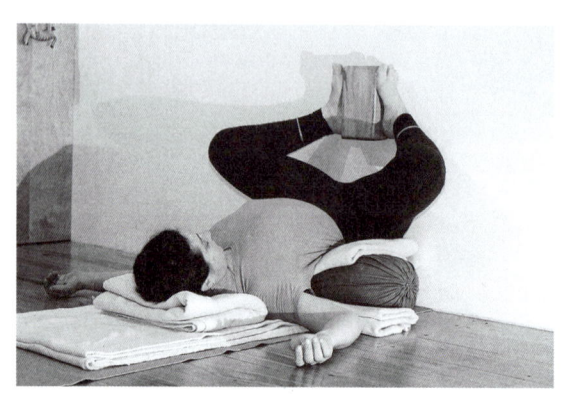

图3.1.129

时长：3～10分钟。

（体式中的）力：观察腿的位置如何打开了髋骨，内在的器官又如何获得了拉长。闭上眼睛，休息。

功效：除了上一体式的功效外，腿的位置所创造的打开能够减少因双腿向上带来的重量所生成的任何热量。此体式让身心获得深度的休息和平静。

33. Svastikāsana Śavāsana（万字符挺尸式）

辅具（及其用法）：同上一体式。如果头部向后仰，则可以在颈部和头部下方放一张折叠的毛毯。

姿势说明：从上一体式中滑下来之后，在抱枕上盘腿，臀部落在地面上。双手放在腹部休息，或置于两侧放松（图3.1.130）。

时长：5分钟。

（体式中的）力：释放大腿内侧和腹股沟。让双腿彻底放松。释放背部和臀部，让腹部休息，闭上眼睛，彻底柔软面部肌肉。专注于内，眼睛不要紧张。通过关注呼吸保持专注。当习练者的心能保持住向内的专注时，放下对呼吸的关注，完全"臣服"于内在的安静。

功效：此体式能够避免子宫下垂、子宫松弛、子宫沉重以及子宫后倾。身心进入一种完全而彻底的休息状态，平静及美好能在一次次的习练中伴随着习练者。

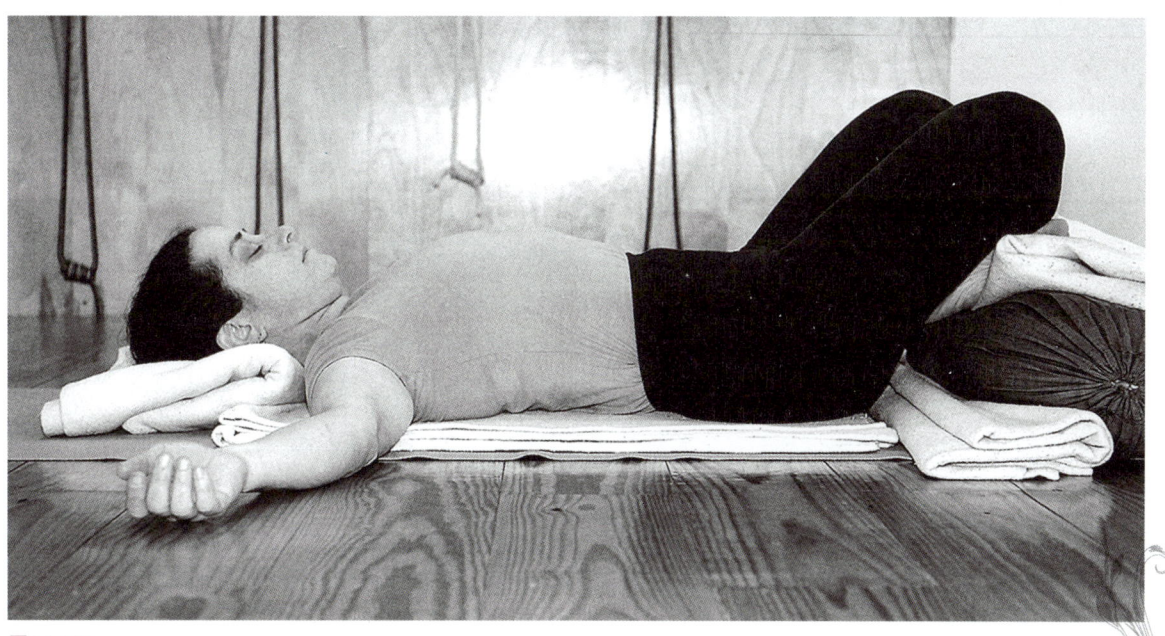

图3.1.130

体式序列图示小结

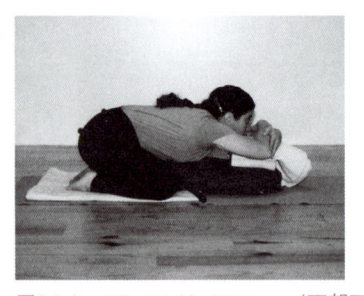

图3.1.4　Adho Mukha Vīrāsana（面朝下的英雄式）

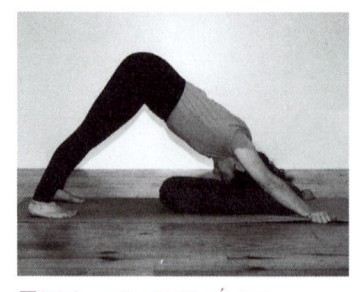

图3.1.5　Adho Mukha Śvānāsana（下犬式）

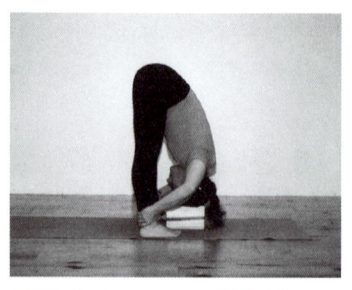

图3.1.11　Uttānāsana（强烈式）

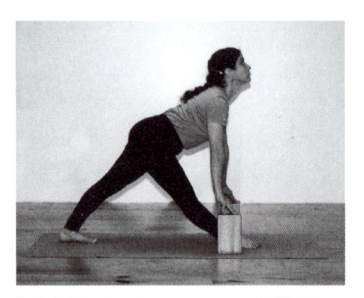

图3.1.13　Pārśvottānāsana（侧面强烈式）

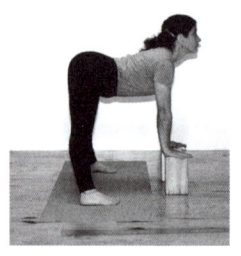

图3.1.16　Prasārita Pādōttānāsana（分脚强烈式）

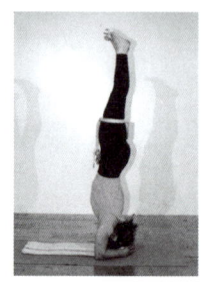

图3.1.33　Sālamba Śīrṣāsana I（有支撑的头部平衡一式），砖

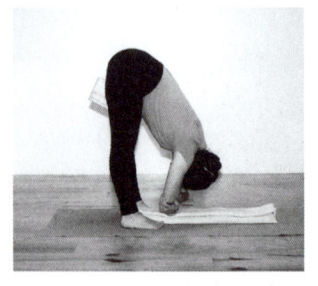

图3.1.35　Uttānāsana（强烈式）

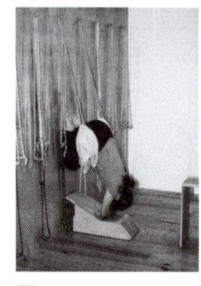

图3.1.38　Sālamba Adho Mukha Vajrasana（有支撑的面朝下的雷电式），墙绳

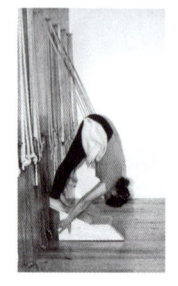

图3.1.39　Sālamba Uttānāsana（有支撑的强烈式）

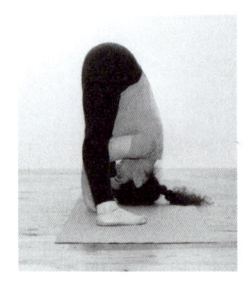

图3.1.40　Prasārita Pādōttānāsana（分脚强烈式）

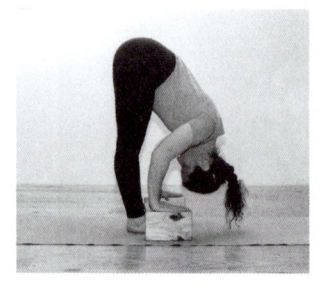

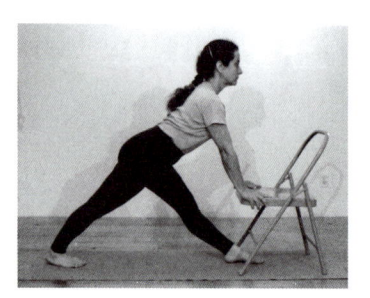

图3.1.43　Uttānāsana（强烈式）

图3.1.46　Pārśvottānāsana（侧面强烈式）

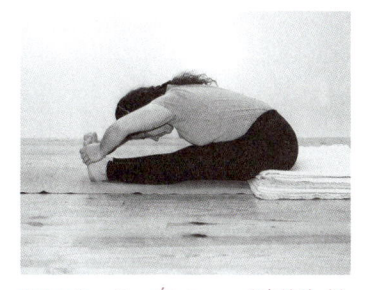

图3.1.61 Jānu Śīrṣāsana（膝盖头式）

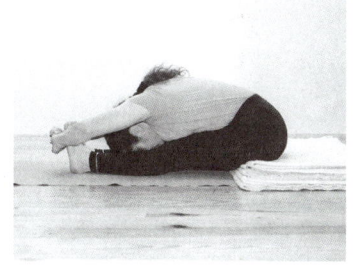

图3.1.67 Paścimottānāsana（西方强烈式）

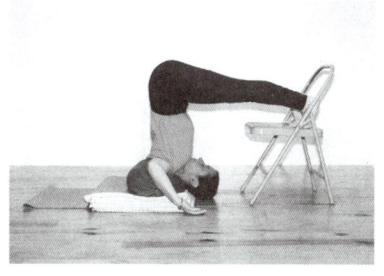

图3.1.71 Ardha Halāsana（半犁式）（翻滚进入），抱枕或椅子

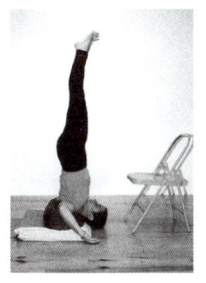

图3.1.76 Nirālamba Sarvāṅgāsana（无支撑的所有肢体式）

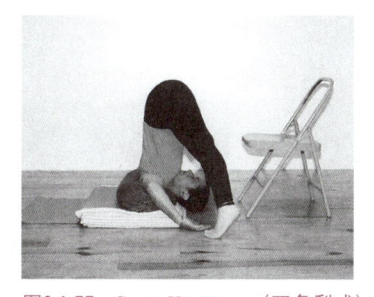

图3.1.77 Supta Koṇāsana（双角犁式）

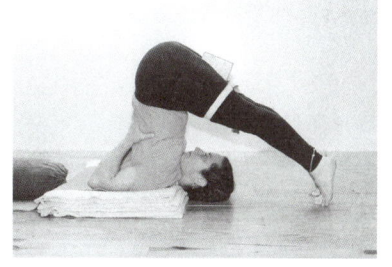

图3.1.90 Halāsana（犁式），砖或凳子

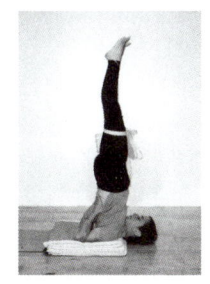

图3.1.91 Sālamba Sarvāṅgāsana I（有支撑的所有肢体一式），砖

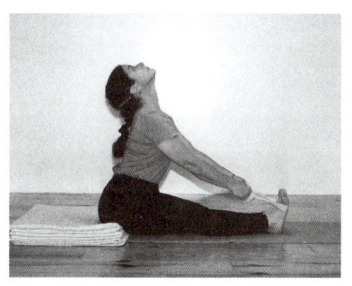

图3.1.92 Paścimottānāsana（西方强烈式），背部凹陷

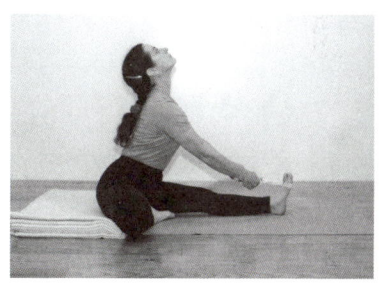

图3.1.93 Jānu Śīrṣāsana（膝盖头式），背部凹陷

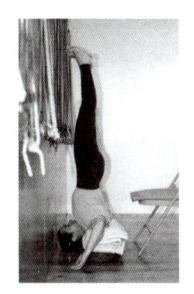

图3.1.98 Nirālamba Sarvāṅgāsana（无支撑的所有肢体式）

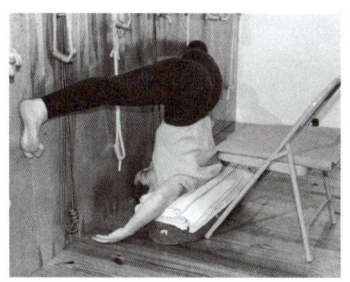

图3.1.99 Ardha Supta Koṇāsana（半双角犁式）

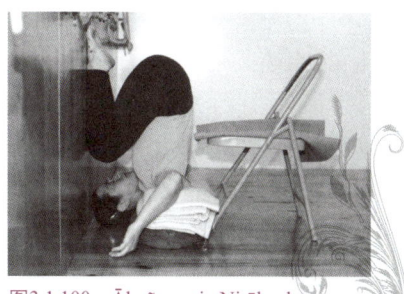

图3.1.100 Ākuñcana in Nirālamba Sarvāṅgāsana（收缩无支撑的所有肢体式）

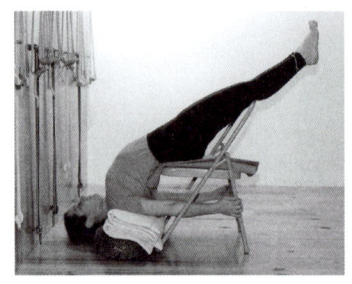

图3.1.102　Sālamba Sarvāṅgāsana（有支撑的所有肢体式），椅子

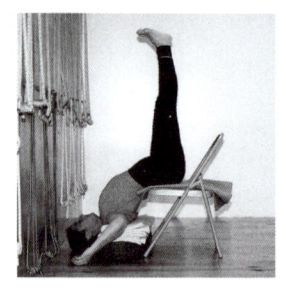

图3.1.105　Viparīta Karaṇī Sarvāṅgāsana（倒箭所有肢体式）

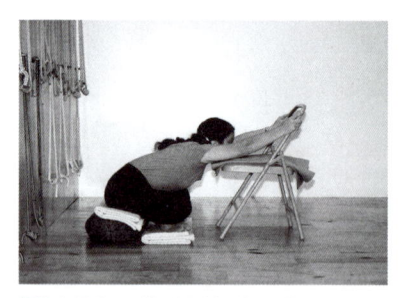

图3.1.106　Adho Mukha Svastikāsana（面朝下的万字符式）

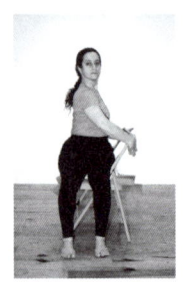

图3.1.110　Bharadvājāsana（巴拉德瓦伽式）

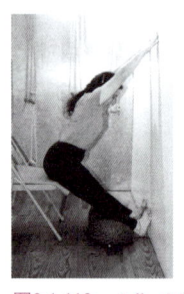

图3.1.113　Adho Mukha Paścimottānāsana（面朝下的西方强烈式）

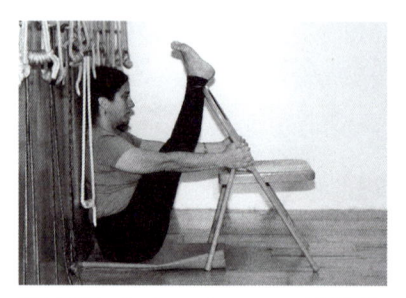

图3.1.117　Paripūrṇa Nāvāsana（全船式）

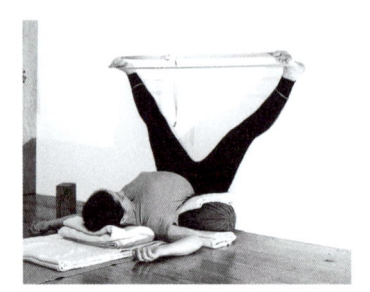

图3.1.125　Viparīta Karaṇī Upaviṣṭa Koṇāsana（倒箭坐角式）

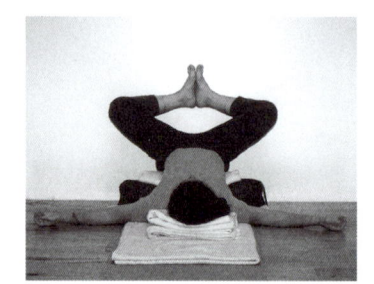

图3.1.126　Viparīta Karaṇī Baddha Koṇāsana（倒箭束角式）

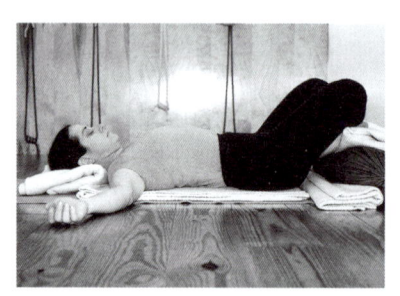

图3.1.130　Svastikāsana Śavāsana（万字符挺尸式）

调息习练体式

习练者可以恢复常规的调息习练。如果是初学者，重复第一章第58页中所建议的躺在抱枕上的 Śavāsana（挺尸式）习练。有经验的习练者，即那些跟随艾扬格瑜伽认证教师规律学习的人，可以加入 Ujjayii（成功式调息法）和 Viloma（间断式调息法）的吸气练习，习练方法见《调息之光》和《瑜伽：女性之瑰宝》中的讲解。这几项习练的坐立变体可以靠墙进行，也可以独立进行①。正在经历更年期的女性，如有潮热现象，则靠墙进行坐立习练。

在冬天，身体的最核心处也会觉得寒冷。在尝试坐立调息之前，可以先进行下述习练。

1.Supta Baddha Koṇāsana（仰卧束角式）

辅具（及其用法）：一个抱枕横向摆放垫在背部，双腿绑一条伸展带，一个毛毯卷支撑颈部后侧（图3.3.1）。为了强化腹股沟和骨盆的打开，可以每条腿用一条伸展带（图3.3.2）。

姿势说明：伸展带要收紧。毛毯卷放在颈部后侧，让头部轻微后仰，但幅度不大。手臂向两侧伸展，肩胛收进身体里。

时长：5分钟。

（体式中的）力：释放大腿内侧至双膝，并允许腹股沟打开。转动大臂内侧向外，允许腋窝下胸腔的释放。柔软面部肌肉。在头部略微向后的状态中，释放前额下端至前额上端。面颊自下向上移动，去向双眼，允许鼻黏膜去向鼻梁。温和地吸气，让鼻孔向外在的空间展开。感受气体与鼻黏膜的接触。觉知颈部的内在。喉咙的前侧不要沉向喉咙的后侧，允许气息温和地打开喉咙前壁的内侧，令其去向皮肤。将自己的专注引导至胸腔。随着缓慢地吸气，以及背部在抱枕上水平展开，允许胸腔和胸骨展开。觉知胸腔和腹腔的分隔处。让腹部在温和的吸气过程中向两侧展开，随着呼气释放背部。然后回到自然呼吸中，镇定而安静。

功效：鼻黏膜上的神经末梢变得清晰而敏锐。喉咙和胸腔内的空间获得打开。腹部下沉，心变得平静，为进一步探索内在的广阔空间做好了准备。

---

① 背后没有支撑。——译者注

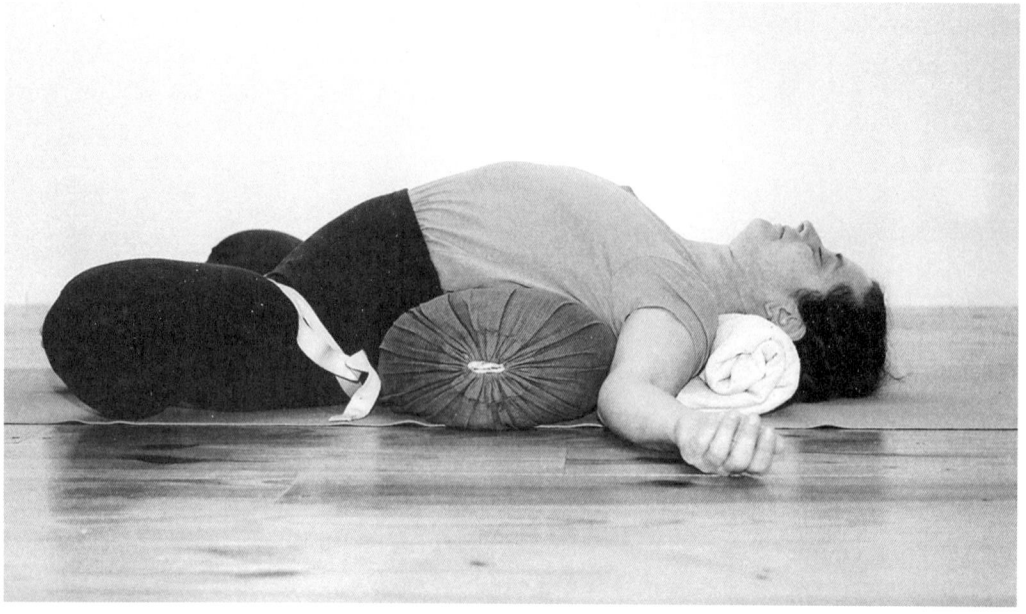

图3.3.1

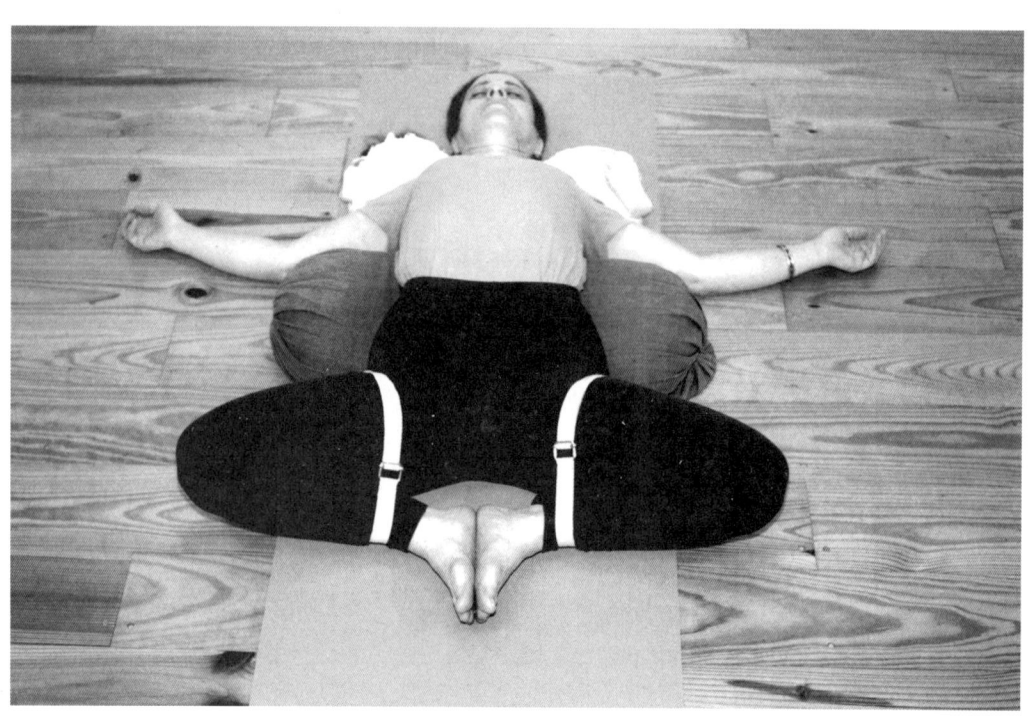

图3.3.2

2. Mahā Mudrā（大契合法[①]）

辅具（及其用法）：毛毯或抱枕支撑臀部。一条伸展带作用在脚上。

姿势说明：此处给出了一些要点，但跟随一名艾扬格瑜伽认证教师学习 Mahā Mudrā（大契合法）非常重要，然后再自己进行尝试。

这个习练适宜在冷天进行，因为它会让身体发热。先从左腿伸直、右腿屈向侧面开始。右脚脚底贴合左大腿内侧：脚底一定要抵靠着大腿，这与 Jānu Śīrṣāsana（膝盖头式）是不同的，这是为了让骨盆和腹部区域平衡且端正。脊柱必须上提并内收，所以要坐在足够高的支撑物上，让骶骨提起来。手掌撑住躯干旁侧的毛毯或抱枕。将臀部上提，屈腿侧的膝盖下沉（图 3.3.3），然后，再将臀部落下来。如果臀部下落之后，膝盖又抬起来了，那么再坐高一些。将伸展带对折，这样伸展带会变得粗一些。将双层的伸展带套在伸直腿一侧的脚的前脚掌上（球骨位置），手臂伸直抓住伸展带（图 3.3.4）。完成三次重复习练之后，换方向，右腿伸直，左腿屈向侧面。

时长：这个姿势不计时。按下述"（体式中的）力"中所描述的方法，一侧重复三次，然后换方向。

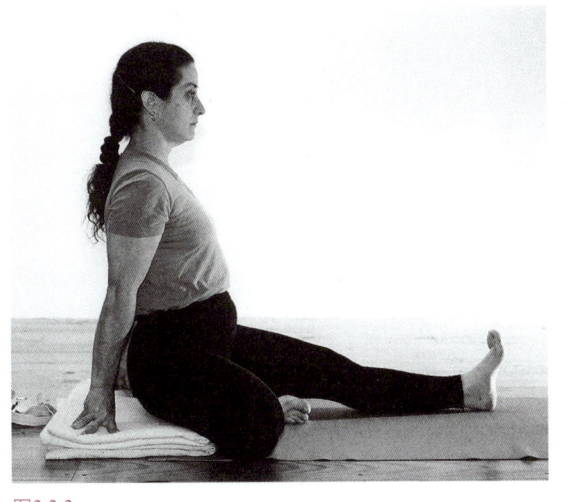

图 3.3.3

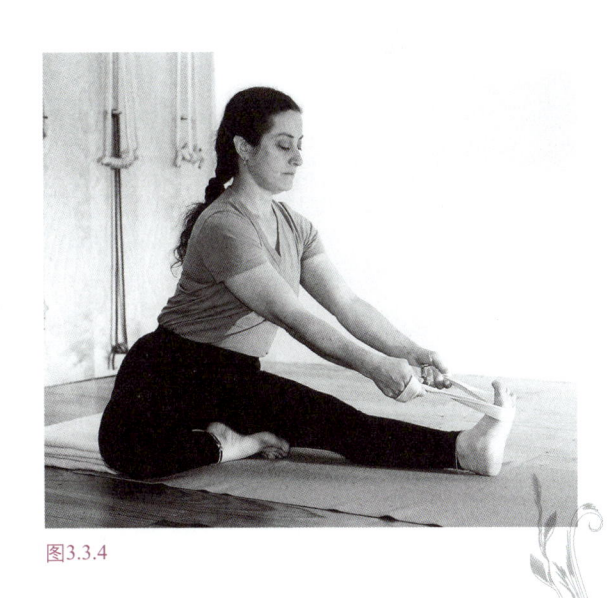

图 3.3.4

[①] 又称大身印。——译者注

（体式中的）力：拉长并伸展伸直腿。弯曲腿一侧脚的内缘积极推向大腿内侧，同时脚的外缘向外曲，离开大腿。为了创造并保持背部的凹陷，有力地上提侧躯干，并将脊柱内收。胸骨向上。保持侧胸腔的高度，头部向后仰（图3.3.5）。如果头部向后坠得过多，挤压颈部后侧，那么侧胸腔、胸骨和脊柱的上提就不充分。让头部回正，然后拮抗侧肋上提的力，缓慢地再次抬头向后。睁眼向上看。上提脊柱前侧。从内向外转动二头肌，展宽锁骨。进一步打开胸腔。在双臂和双腿之间创造最大的距离。闭上眼睛，缓慢低头至 Jalandhara Bandha（收颌收束），脊柱不要向下。柔软面部肌肉，让脑细胞安静。觉知自然呼吸（图3.3.6）。在一次呼气之后，再进行一次更彻底的呼气，不要让腹部变硬。深吸气。在吸气结束的位置，屏住气息；强有力地上提侧躯干（图3.3.7）。根据自己的能力屏息。不要在心脏正中或头部制造任何的僵硬。缓慢地将气息释放。在开始下一轮习练之前保持住这个姿势，自然呼吸。在第二次重复中，肚脐两侧向内、向上。让皮肤去向肌肉，肌肉去向器官，器官去向背部。更多地上提胸腔。在第三次重复中，观察弯曲腿一侧的后肋下端。将这一区域向内收，因为这里容易松懈。伸直腿一侧的身体是紧实的，因为习练者在抓着这条腿（的脚）。将那一处松懈的区域稍微向前转动，向内收得更多。腹部必须处于正中间并向上升，但是向上的腹部不能踢到胸腔。将腹部和胸腔区分开。移动腹部，力从肛门至肚脐两侧，至身体后侧，然后向上。保持头部的稳定、安静和被动。先松开腹部，再释放气息。温和地释放胸腔，回到自然呼吸中。缓慢抬头，睁开眼睛，保持安静（图3.3.8）。

功效：Mahā Mudrā（大契合法）让身体发热。它能强健腹部器官，或许能纠正下垂的子宫和失禁的膀胱。脊柱下端得到上提。这是从粗钝身向精微身过渡的极佳准备。

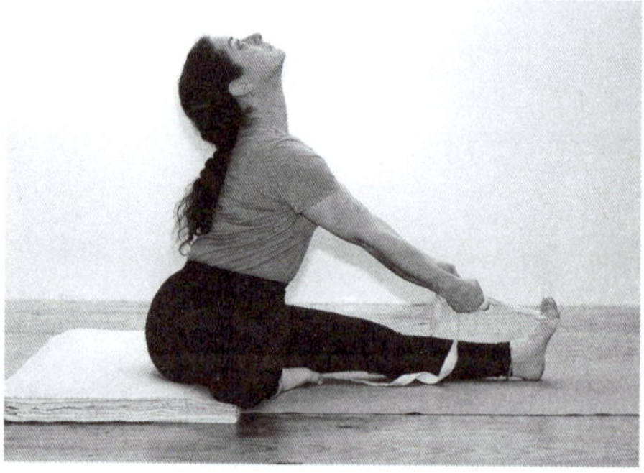

图3.3.5

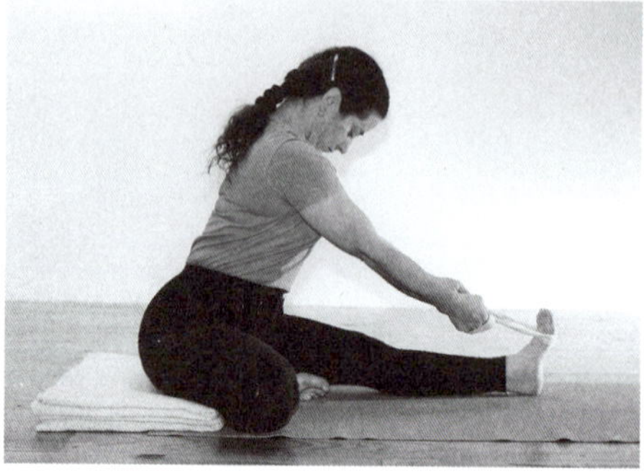

图3.3.6

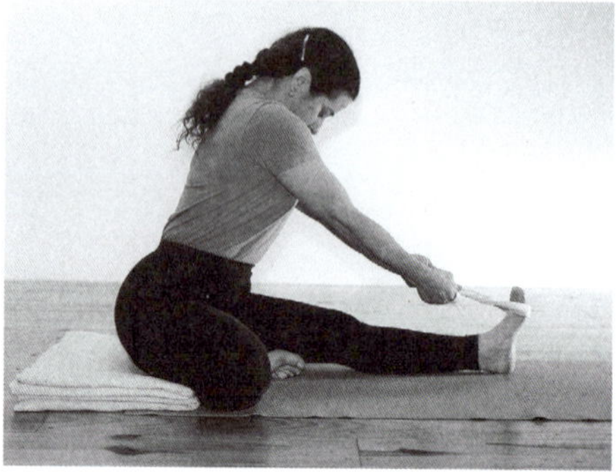

图3.3.7

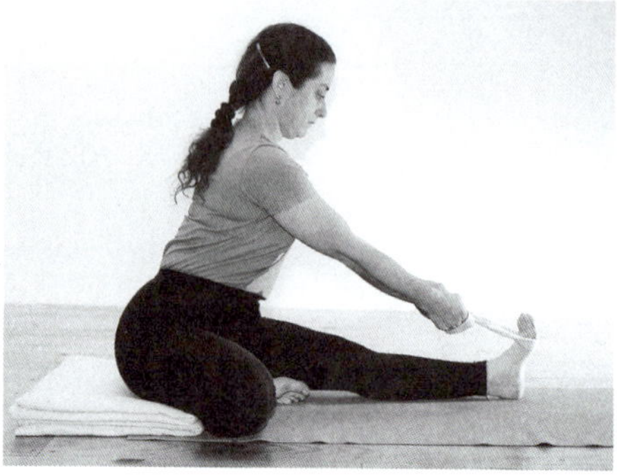

图3.3.8

3. Adho Mukha Śavāsana（面朝下的挺尸式）

辅具（及其用法）：一张瑜伽垫，一个抱枕或毛毯放在前额下方。

姿势说明：趴在垫子上，前额落在抱枕上休息（图3.3.9）。如果双肩翘起来了，那么用一个毛毯卷代替抱枕放在前额下方（图3.3.10）。确保颈椎向下沉向地面，然后释放肩胛骨，让肩胛彼此分开。双手落在头部两侧的抱枕上，手肘向两侧弯曲。大腿前侧内旋，脚趾向内。双腿分开，直到脚跟和垫子的外侧边缘对齐。大腿内侧上端之间要留有空间。落在地面上的身体前侧要均匀，不能扭曲。左侧胸腔向左，右侧胸腔向右。胸腔的下端去向胸腔上端，而不是去向腹部。

（体式中的）力：允许脊柱肌肉向下释放。展开肋骨。在大腿的前侧感受自己。小脚趾一侧的脚放松向下，去向地面。臀部柔软向下。觉知自己的呼吸，呼吸倾向于让腰椎和臀部上提。自然呼吸，但不要干扰到臀部和腰椎。让它们也向下沉向身体的前侧。释放脊柱上的所有紧张和压力，不论是物理层面的，还是精神层面的，允许脊柱下沉。腹部放松，让腹部从耻骨向上，肛门向下去向双腿。释放肋骨下端，从腹部向上去向胸腔，并去向两侧。肛门通畅。尽管呼吸是自由的，但应觉知呼气如何比吸气更长。随着姿势的进步，觉知背部如何变得柔软。

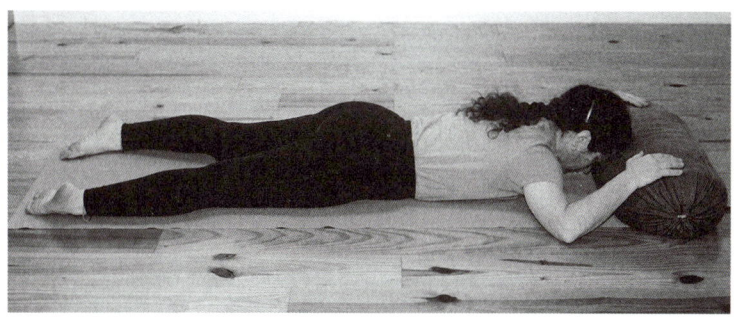

图3.3.9

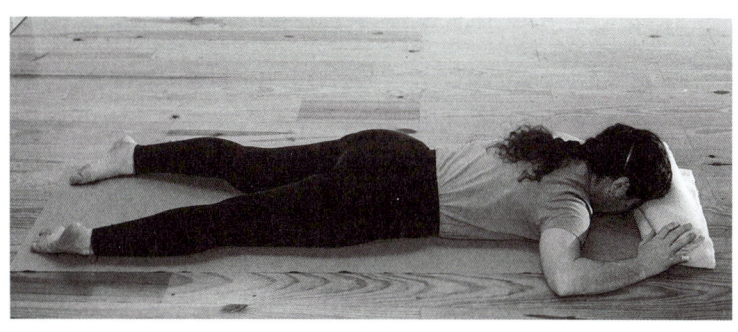

图3.3.10

功效：常规习练Śavāsana（挺尸式），习练者已经观察并学习到如何让身体前侧沉向后侧。在这个变体中，颠倒过来了。随着在体式中时间的延续，身体的后侧会从一种呆板状态转变至顺滑状态。在Mahā Mudrā（大契合法）之后习练此体式很有帮助，它能释放上一习练造成的僵硬，同时训练背部在Pranayama（坐立调息）习练中保持柔软，因为在坐立调息中，腰椎和颈部容易过度紧张。肾脏和肾上腺尤其容易变硬。背部创造出的顺滑的智性可以应用到Svastikāsana（万字符式）中，以进行后续的坐立调息习练。

接下来的 Pranayama（坐立调息）需要分别用到一把椅子，一把椅子和木马，一个抱枕和一面墙。

4.Upaviṣṭa Sthiti（坐立稳定式），椅子

辅具（及其用法）：一把椅子，一到两张毛毯放在臀部下方。

姿势说明：将双腿穿过椅背下方的空隙，尽量向椅面的后方坐。臀部正好坐在椅子的前侧边缘处，脚跟的外侧抵住椅背方向的椅腿的内侧。手掌根放在椅背的两侧，手指指向前方，掌心相对（图 3.3.11）。

（体式中的）力：脚跟外侧和大腿向外对椅子略微施加一些压力，借此将脊柱从根处向上提。掌根给椅背施加压力，以上提侧胸腔。从后向前移动腋窝，肩的上端从前向后移动。让上胸腔形成完整的圆形转动。将胸骨的内壁从下端向上端提。锁骨从中心向两侧展宽。闭上眼睛，柔软面部肌肉，将脊柱的前侧提得更高的同时从后颈根处低头向下。持续双腿和双臂的力，以便上提并打开胸腔，保持脊柱的挺立。柔软上背部的皮肤，将其释放向下，去向腰部。允许肌肉跟随皮肤。通过将臀部外侧的皮肤向下沉向椅面来展开腰线部位的"肾脏带"。保持躯干的框架结构，开始减少双臂和双腿的努力。柔软面部肌肉，将感官引导至胸前的中心。觉知自然的呼吸，感官向内，心安静。心静下来之后，根据自己的能力开始 Ujjayi（成功式调息法）和（或）Viloma（间断式调息法）的习练。

功效：利用椅子的协助，让胸腔获得最佳的打开，明白如何拉长并拓展胸腔，以创造出调息所需要的形态。这里的要求很高，但却展现出对经典坐立调息的理解[1]。以这种方式使用双臂和双腿，躯干的框架是结实有力的，而内在身体是柔软的。心能够安住于身体的内在，心安静且做好了调息习练的准备。

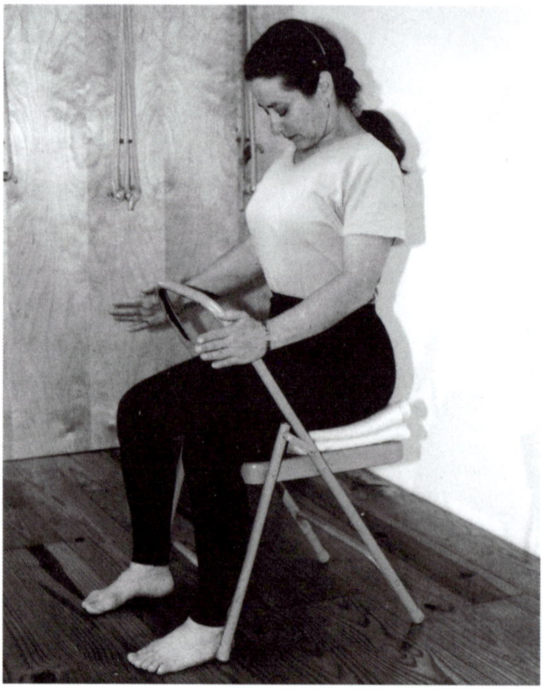

[1] 柔软面部肌肉，感官沉向胸腔的中心。——译者注

图3.3.11

5. Upaviṣṭa Sthiti（坐立稳定式），木马

辅具（及其用法）：一把椅子，一到两张毛毯放在臀部下方，木马支撑背部。

姿势说明：一把椅子，椅面朝向木马放置。跨坐在椅子上，尽量向后坐，双腿放在椅背的两侧。臀部坐到椅面的前侧边缘，骶骨贴靠木马的金属杆。转动脚趾朝前，脚跟外侧和小脚趾对齐。双膝在脚踝的正上方。上背部贴靠木马，大臂跨过木马上端。可能的话，用手指去够金属杆。否则，将双手放在木马上端（图3.3.12）。

（体式中的）力：保持脚趾朝前，双膝在脚踝的正上方，这样腿的外侧和双髋是去向身体方向的，以此提起脊柱向上。利用手臂和木马形成的支点，将双肩和斜方肌向下沉，侧胸腔和胸腔前侧向上升。从后颈根处低头向下。闭上眼睛，柔软面部肌肉、双眼、耳朵、太阳穴、口腔和颌骨。放松舌根。柔软舌头中段，让舌头中段向下沉向下颚。释放舌尖，舌尖不要触碰牙齿。允许心意向内穿透，并安住于胸腔正中。心静下来之后，开始 Ujjayi（成功式调息法）和（或）Viloma（间断式调息法）的习练。

功效：双腿的分开为骨盆和躯干创造了更大空间。背部和手臂在木马上的固定让躯干的长度更稳定，同时也创造了胸腔向两侧的拓展。脊柱在木马上的支撑对患有脊柱侧弯和骨质疏松症的人很有益处。这也是一个孕期的极佳变体，因为腹部和乳房的沉重能得到缓解。脊柱包裹着中枢神经系统，所以这种支撑也有助于那些焦虑的人群，以及有不同程度的精神问题的人。在这些情况下，调息的习练需要在一位知识丰富的教师的指导下进行。头部应该保持端正，居中，并且要睁着眼睛习练。还建议习练 Tratakam[①] 凝视（在不上提眉毛的情况下向上看向眉心）。

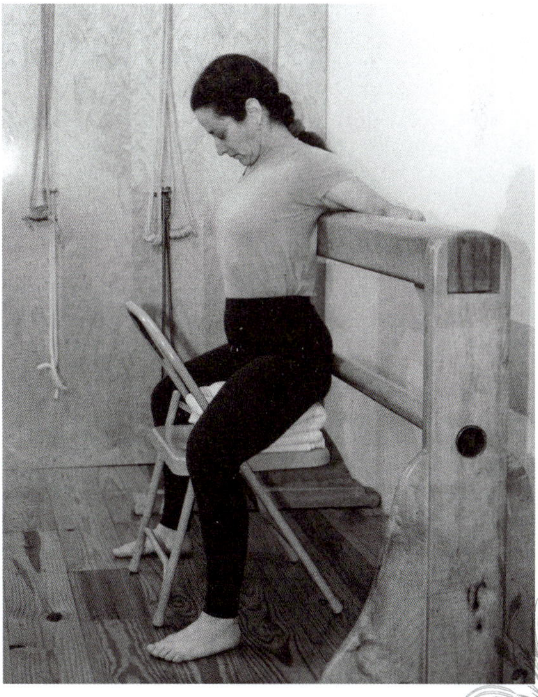

图3.3.12

[①] 还可拼写为Trataka（一点凝视法）。方法为保持眼睛稳定，凝视一个小的物体，直到流出眼泪。常见的凝视物为烛光，即烛光冥想。可参见《哈他之光》（甘肃人民美术出版社，2011年11月第一版）。——译者注

6. Svastikāsana（万字符式），靠墙经典版本

辅具（及其用法）：墙、一张瑜伽垫、一个抱枕和几张毛毯。

姿势说明：瑜伽垫对折，将短边贴墙放置。一个抱枕横向贴墙放在瑜伽垫上。习练者坐在抱枕上，先盘右腿，然后将左腿盘在右腿下方。臀部和骶骨贴墙。用双手将大腿内侧的后边缘向大腿外侧调整，并将坐骨展开。膝内侧彼此对齐，并与地面等距，与墙面等距，与身体的中线等距。用一张毛毯来调节双膝，让双膝端正，并用这张毛毯填满脚与膝盖之间的空隙。双膝与双髋应该保持水平。如果双膝高于双髋，那么大腿内侧和腹股沟会变硬，从而限制呼吸。在这种情况下，臀部下方的支撑物要足够高，使双膝和双髋对齐。如果双膝低于双髋，那么身体的能量会外泄。这时应坐在折叠的毛毯上，而不是抱枕上，让双髋更低一些。为了让骶骨紧实地贴在墙上，躯干向前，将双手放在双腿前方的地面上。然后分别用手去调整同侧臀部向后靠近墙（第一章第22页图1.1.35）。双手再回到双腿前侧的地面上，背部凹陷。缓慢将双手向身体挪动，然后落到大腿上。坐在会阴的正中以及坐骨的前侧边缘上。再次温和地调整大腿的后侧和臀部，在调整过程中不允许骶骨与墙分离。保持腰椎的自然曲度，离开墙。大臂完全贴住墙面，双手掌心朝上，放在大腿上休息。如果这个方向会产生紧张感，也可以将掌心朝下。另外，如果因为手臂较短而无法获得恰当的休息，可以将一张毛毯放在双手的下方（图3.3.13）。骶骨和上背部应该保持与墙面紧实地贴合。闭上眼睛，低头向下，不要产生任何的僵硬。最终，随着习练的加深，胸腔将会展开得更多，脊柱能够保持挺立，头能够自然地下落。斜方肌不应向上爬升——墙会给斜方肌提供反馈，以保持其向下的方向。在呼吸习练的进行中可以交换盘腿方向。如果时间不允许，可以在下一天的习练中再交换盘腿方向。

（体式中的）力：让手臂平静。三头肌和二头肌沉向手肘，小臂皮肤去向手腕。放松腕骨的中心。柔软手掌、手指，尤其要柔软大拇指的指根。如果大拇指无法放松，可以让大拇指指尖和食指指尖轻轻相触，以避免大拇指的紧张。上提脊柱前侧的同时释放大腿内侧。胸椎前侧的上端要提得更高，借此让头部进一步向下释放。向下释放下巴和颧骨。放松下颌骨，让上、下排牙齿分离，但嘴巴仍是闭合的。柔软上、下眼睑，令其向毛毯一般温和地覆盖着眼睛。双眼闭合。保持眼睛居中、稳定，去除眼睛及面部所有的紧张，让心变得安静，开始呼吸的习练。

功效：借助墙壁保持身体的稳定和头部的冷静。

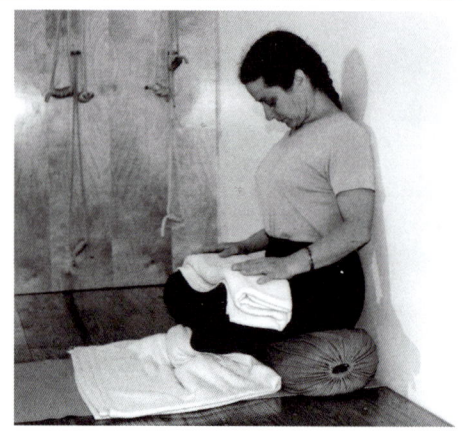

图3.3.13

第四章

经期前习练

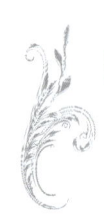

统观整个经期前、经期、经期后的时间，似乎没有机会习练经典体式，尤其是对那些生理周期有问题的女性而言。尽管如此，确实有一个可以进行所谓的"强烈习练"的窗口期。这个窗口期可以让习练前进几步。其实，所有体式都是强烈的，无论是主动的、被动的、有支撑的、无支撑的，还是经典体式的中间阶段。体式对所有身体系统都是至关重要且有效的，能带来连接身、心、灵所需要的专注力。当习练契合习练者的需求且不会招致伤害时，对瑜伽的深入领悟才会发生。

经期前的时长和反应强度因人而异。经期前的症状可能察觉不到，也可能堪称激烈。有些女性的经期不知不觉就来了，而另一些女性则可能会经历长达十天的经前综合征。这些症状包括腹部胀气、关节肿胀、乳房胀痛、体重增加、沉重感、背痛、头痛、疲惫、抽筋、情绪起伏、易怒、缺乏自控、健忘、笨拙、贪吃及其他。对有些女性来说，上述多种症状或所有症状会共同发生。经期前的状态甚至比经期过程还要糟糕，于是，经期一来，倒成了一种释放。为了减轻这些身体和精神上的干扰，瑜伽习练应该进行相应调整。对于那些患有子宫肌瘤、卵巢囊肿和（或）子宫内膜异位症的女性来说，接近经期过程中雌激素的增加或许会导致症状的加重，进而带来剧烈的疼痛。在经期前，卵巢囊肿、子宫以及乳房肌瘤会变得更为疼痛且明显，加之胀气的发生，或许会非常不适，甚至出现悸动。若出现极端状况，应找到一名经验丰富的艾扬格瑜伽教师，若条件允许，去看一下医生，检查是否有激素或结构性的失衡，这可能是各种症状的根源。

请注意，如有慢性的下背部疼痛，长久不愈，无论生理周期如何，它或许与某种涉及生殖器官的严重问题相关，比如癌症。去咨询一下妇科医生，排除这种可能性，尤其是在明智而有针对性的瑜伽习练也不能令其消除的情况下。

在整个生理周期中，通过适当的体式和调息习练是有可能修正或减轻经前综合征的。如果经期前症状较为温和，经期前进行适当的瑜伽习练能保持生殖系统的健康，避免将来可能出现的问题，当经历更年期时，还能让习练者轻松度过。哪怕在经期前没有什么不适，习练者也要在经期到来之前的一到两天中习练支撑体式以保持身体的健康。应当避免习练Paripūrṇa Nāvāsana（全船式）以及平衡体式，如Bakasana（起重机式），因为这些体式会让腹部收紧且耗费能量。患有子宫下垂、子宫肌瘤、卵巢囊肿或严重的子宫内膜异位症的女性，在整个生理周期都要避免那些会给腹部施加压力的体式，比如，Ūrdhva Prasārita Pādāsana（上伸腿式）[1]、Jaṭhara Parivṛttāsana（卧扭转放松式）[2]、Dhanurāsana（弓式），或前屈体式以及扭转体式的最终阶段。前屈体式和扭转体式的中间阶段是可以习练的，比如，Jānu Śīrṣāsana（膝盖头式）背部凹陷阶段（第一章），Bharadvājāsana I（巴拉德瓦伽

---

[1] 又译双腿上举式。——译者注
[2] 又译仰卧腹部扭转式。——译者注

一式）不抓手臂或椅子上的习练（接下来的扭转稳定式和第三章），这些中间阶段可以用来代替经典体式。

在经期开始前，要持续进行倒立体式的习练，可以选择有支撑的习练，也可以独立完成。常规的倒立体式习练，尤其是经期前和经期后的倒立体式习练，能够平衡内分泌系统。倒立体式对排卵期也有帮助，尤其有助于缓解排卵期疼痛。如果经期迟到，尤其是出现焦虑情绪时，有支撑的倒立体式和修复性的向后伸展体式能够温和地促进经期的到来。有些女性发现Ūrdhva Dhanurāsana（上弓式）和（或）Dwi Pāda Viparīta Daṇḍāsana（双腿倒手杖式）可以促进甚至刺激经期的开始。尽管如此，这些体式的习练要有支撑，本章随后会详细说明。在经期之前，最好不要太强迫自己：认识到自己的疲惫，允许自己休息。青春期的少女，二十几岁、三十岁出头的年轻女性或许在经期前没有什么疲劳感。即便如此，她们也要留心，如有可能，不要在这个阶段过度习练。

还有一点需要注意，有些女性在参加密集课程或工作坊的时候刚好处于经期，她们不愿意错失学习的机会。如果经期很正常，除了需要避免习练倒立、后弯、快速跳跃和腹部收缩的体式以外，其他体式是可以按照本章讲解的调整方法习练的。如果工作坊的课程（或某一堂课）全是这些体式，则应该在教室一角习练完整的经期序列，工作坊的授课教师能够对习练的序列进行指导。记住，瑜伽习练应该根据需要进行适当调整，而不能一时兴起，任性为之。在一名合格的艾扬格瑜伽教师的指导下坚持学习和习练，能够发展出自身的感受力，习练者会逐渐明白，为了保持生殖系统的健康应该怎样习练。

本章会示范很多经典体式的变体（modification）。我们将其进行了分类讲解，说明了在经期前的习练中应该怎样改变和支撑。初学者需要一名艾扬格瑜伽认证教师的指导，以明确不同组别的体式如何组成合适的体式序列。

分组讲解中也包含了Sūrya Namaskārāsana（太阳致敬式）和Udara Ākunchana Sthiti（腹部收缩体式）的习练要点。尽管如前所述，在经期前和经期后是需要避免习练这些体式的。但是，之所以将其纳入此处，是因为我们专注于它们让身体精确正位的特点，腹腔处于正位当中，因而能够保持生殖器官的健康。

在Sūrya Namaskārāsana（太阳致敬式）和Udara Ākunchana Sthiti（腹部收缩体式）之后，列出四个针对特殊情况的序列，这些特殊情况可能在经期前发生，届时，常规习练中单纯的体式支撑是不足以应对的。第一个序列针对的是经期前的腹部疼痛。第二个是修复体式序列，专注于腹部区域的放松和焦虑的去除，和（或）身体和精神压力的释放。若经期不良的根源是激素失衡，那么建议习练第三个序列，平衡激素序列。最后，是一套打开并柔软腹部的体式序列，用来促进这一区域的循环，以减轻其间的拥塞和凝滞，尤其是在患有卵巢囊肿、子宫肌瘤和（或）子宫内膜异位症的前提下。

习练体式

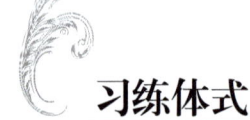

Utthiṣṭha Sthiti（站立稳定式）

这一组体式常被称作站立体式，可以发展（习练者的）平衡、仪态和耐力。它们能调节、塑造并强健腿部和手臂的肌肉。减轻腿部、髋部和肩部的僵硬。缓解膝盖、背部和肩部的疼痛。协调力量和柔韧之间的平衡，创造出真正的身体力量。促进颈部、肩部、骨盆和脊柱区域的血液供给。双脚变得更灵活柔软，脚踝更有力量，胸腔能够完全展开。腹部器官更有活力，增强了肠道蠕动，排泄也更为通畅。站立体式提高了精神上的专注力和身体上的觉知力，创造了身体的轻盈和头脑的敏捷。站立体式的掌握让学生做好习练其他类型的体式的准备。站立体式的常规习练就像是钢琴中的音阶弹奏，可以保持其准确的音调。

站立体式的支撑性调整方法有很多种。这里的示范和讲解只涉及一部分。大体而言，要习练那些让心保持平静的体式。如果经期前的症状较为温和，下方手推砖，和（或）后方脚用墙支撑就应该足够。这一支撑能为习练者提供一种打开和柔韧，让动作更为准确，体式中的力的施展也更为流畅。若是症状比较严重，可以用木马或案台等支撑整个身体。通常来说，若有背痛，让背部贴靠支撑物习练，这有助于形成更好的肌肉或骨骼结构的正位，进而帮助缓解背部的不适。对于子宫肌瘤、卵巢囊肿或子宫内膜异位症，那些侧面伸展的站立体式，比如，Utthita Trikoṇāsana（三角伸展式）、Utthita Pārśvakoṇāsana（侧角伸展式）、Ardha Candrāsana（半月式）和 Vīrabhadrāsana Ⅱ（战士二式），应该面朝墙面、木马或案台习练。这样的支撑方式有助于腹部觉知的获得，让腹部在上提并靠近脊柱的同时保持柔软。经期前的肿胀或许会导致子宫肌瘤、卵巢囊肿以及子宫内膜异位粘连生长，以至于影响其他器官。侧面的伸展体式能在腹部区域创造更多的空间和柔软，进而缓解腹腔的拥塞。患有这几种疾病的女性在经期前应当避免习练站立扭转体式，比如，ParivrttaTrikonasana（扭转三角式）、Parivrtta Parsvakonasana（扭转侧角式）和 Parivrtta Ardha Chandrasana（扭转半月式）。

1. Tāḍāsana（山式）

a. 双脚分开，为骨盆创造空间（图4.1.1）。

b. 手臂上举，进入 Ūrdhva Hastāsana（手臂上举式），手掌朝前以拉长身体的前侧和后侧，为腹部器官创造更多的空间，减轻沉重感（图4.1.2）。

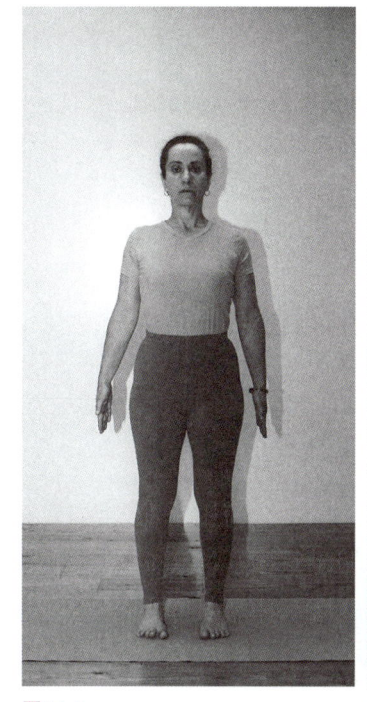

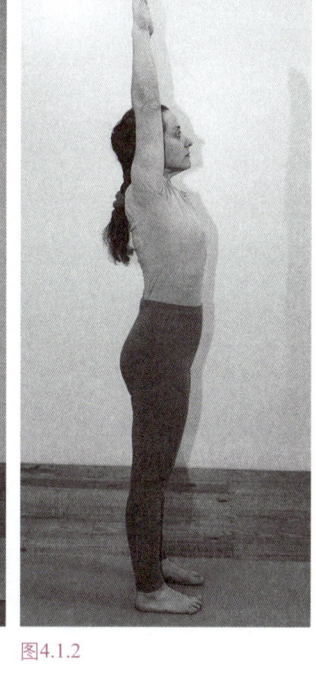

图4.1.1　　　　　　　图4.1.2

2. Vṛkṣāsana（树式）

a. 单手扶墙，用来保持平衡（图4.1.3）。

b. 单膝贴墙，以获得稳定性和骨盆的打开（图4.1.4）。

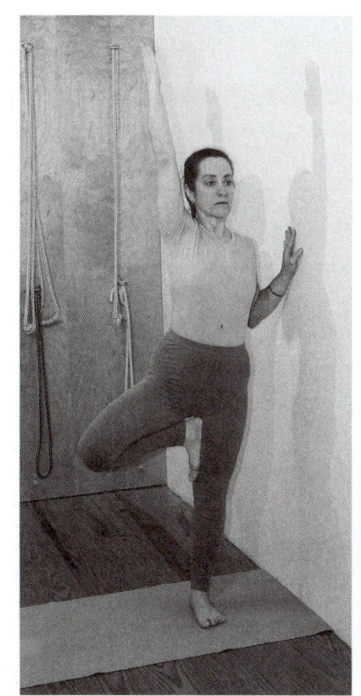

图4.1.3　　　　　　　图4.1.4

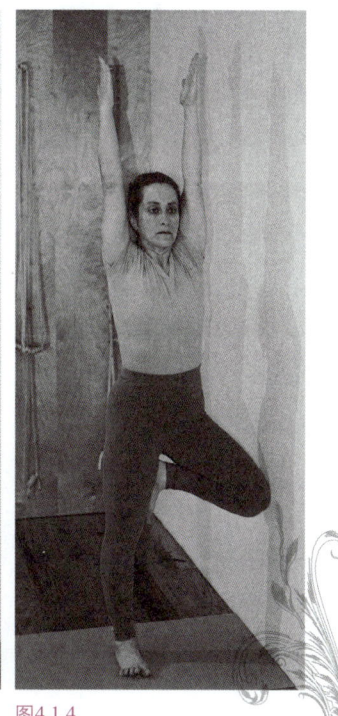

3. Utthita Trikoṇāsana(三角伸展式)

a. 后方脚抵墙,下方手推砖(图4.1.5)。

b. 上方手臂贴靠外凸墙角,下方手的手指向后推砖,作用于肩部(图4.1.6)。

c. 面朝墙(图4.1.7)。

d. 背靠案台(图4.1.8)。

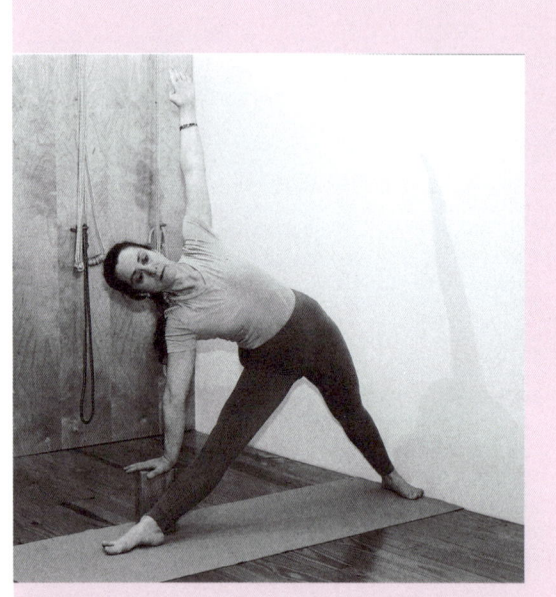

图4.1.5

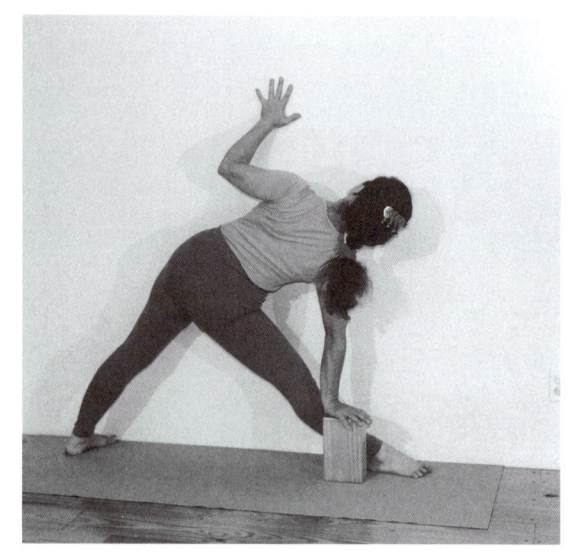

图4.1.7

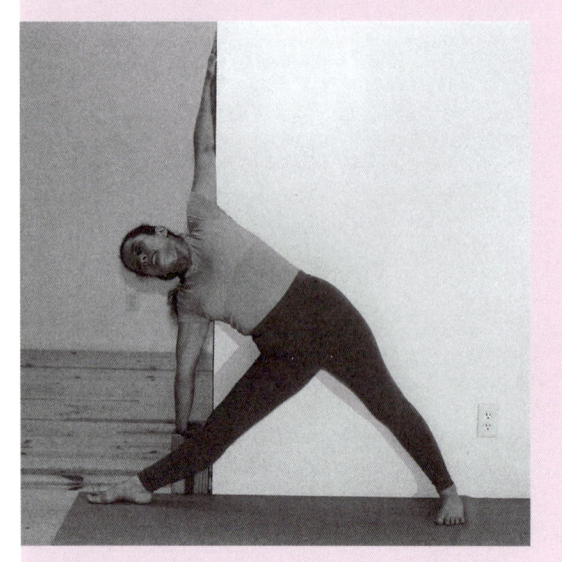

图4.1.6

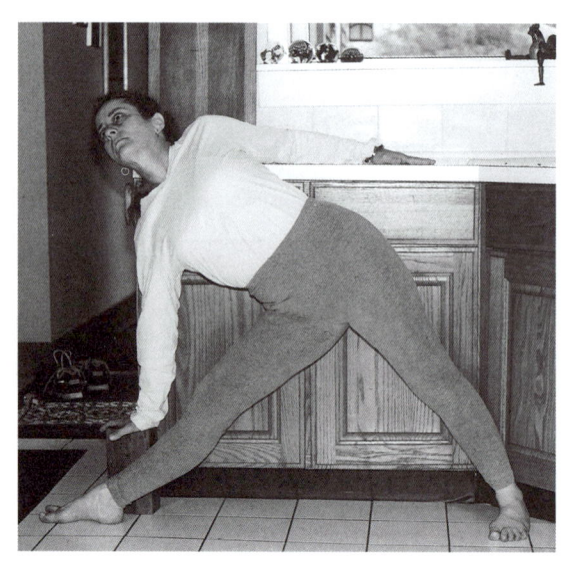

图4.1.8

4.Utthita Pārśvakoṇāsana（侧角伸展式）

a. 后方脚抵墙，上方手抓墙绳，下方手推砖（图 4.1.9）。

b. 上方手臂贴靠外凸墙角，下方手的手指向后推砖（图 4.1.10）。

c. 面朝墙（图 4.1.11）。

d. 面朝木马（图 4.1.12）。

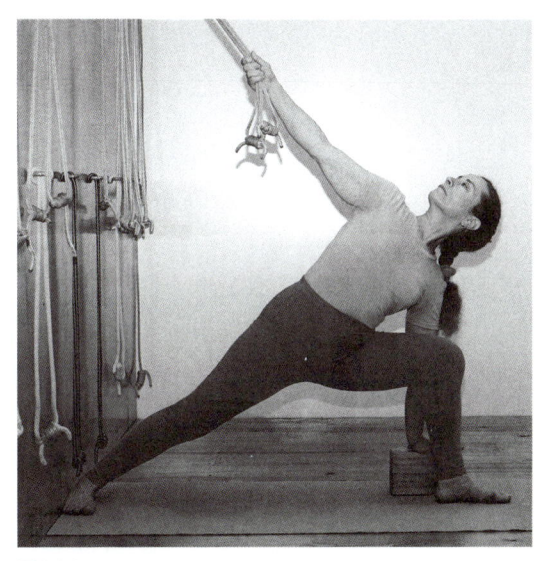

图 4.1.9

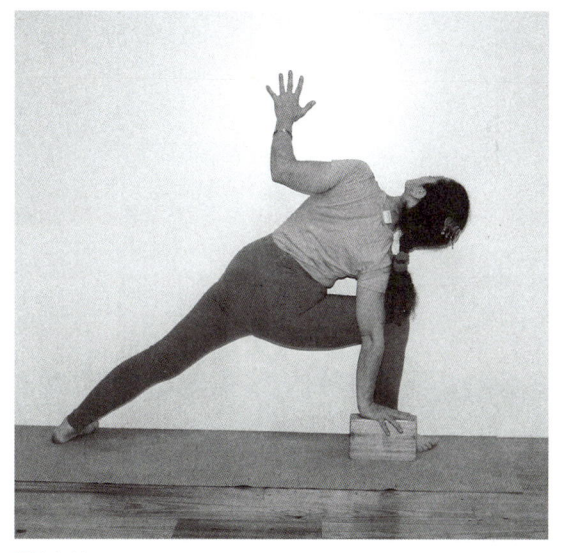

图 4.1.11

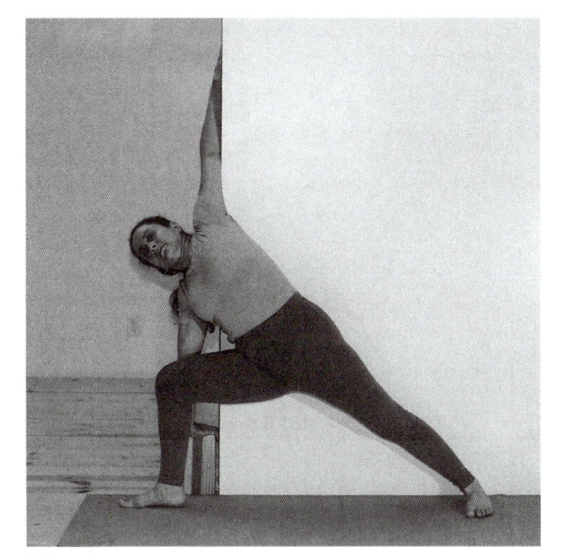

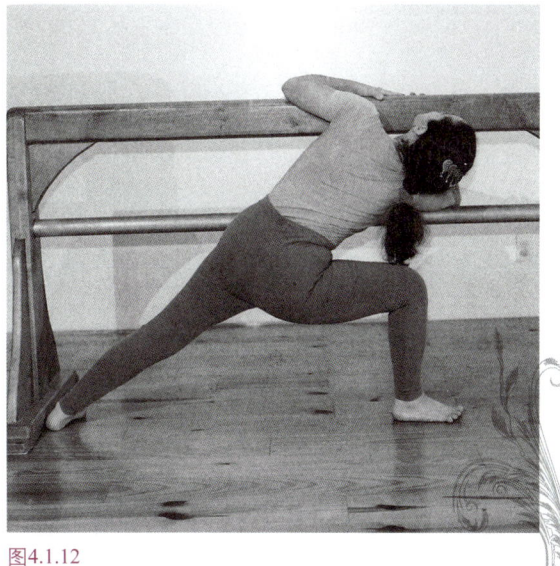

图 4.1.10

图 4.1.12

5. Ardha Candrāsana（半月式）

a. 后方脚踩墙，下方手推砖（图4.1.13）。

b. 上方手臂贴靠外凸墙角（图4.1.14）。

c. 背靠案台（图4.1.15）。

d. 利用两个高凳支撑，背靠墙（图4.1.16）。

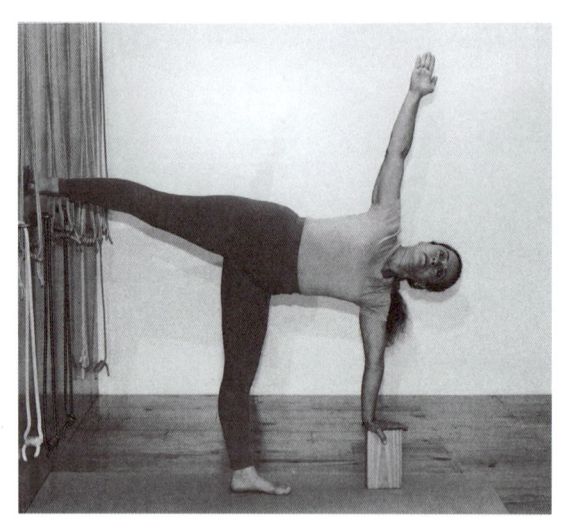

图4.1.13

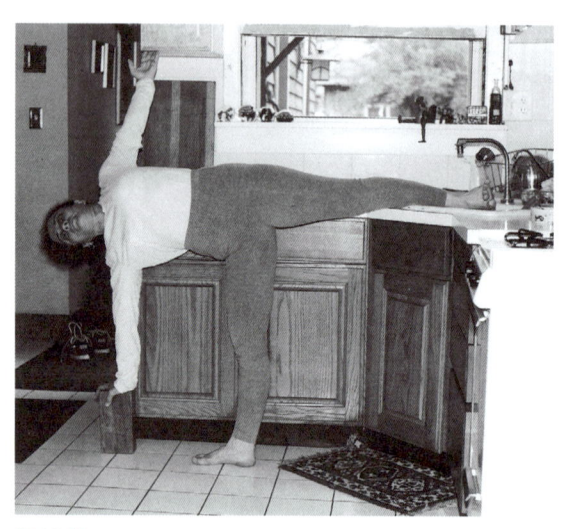

图4.1.15

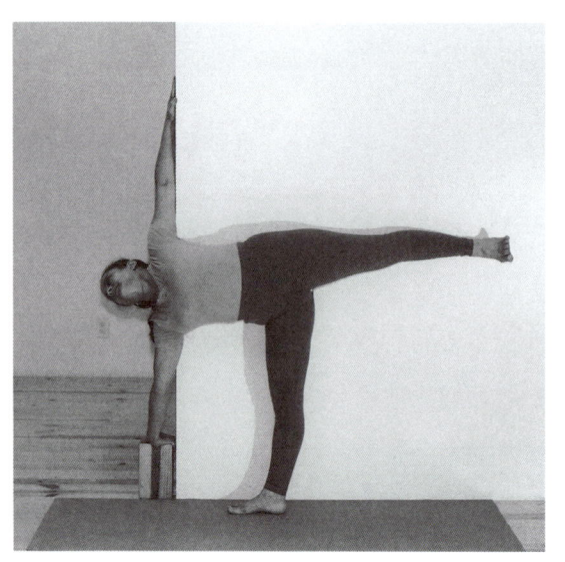

图4.1.14

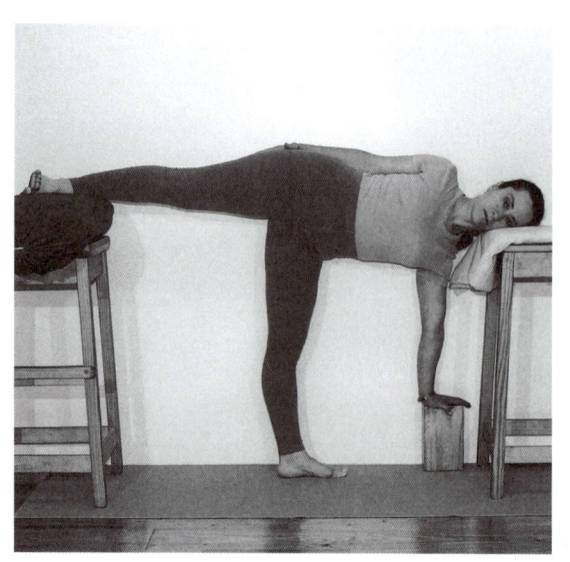

图4.1.16

6.Vīrabhadrāsana Ⅱ（战士二式）

a. 后方脚抵墙，后方手抓墙钩或贴墙（图4.1.17）。

b. 面朝木马（图4.1.18）。

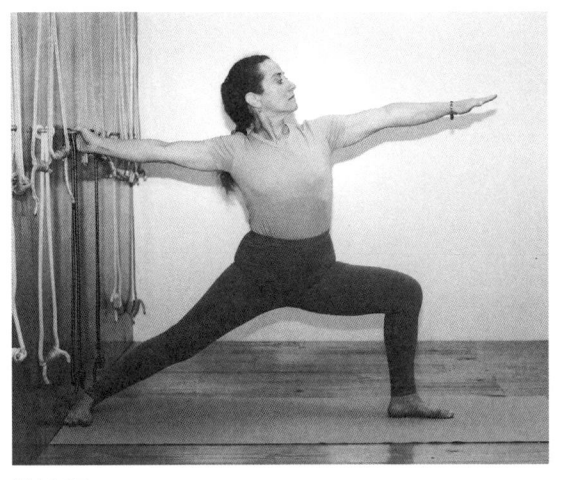

图4.1.17

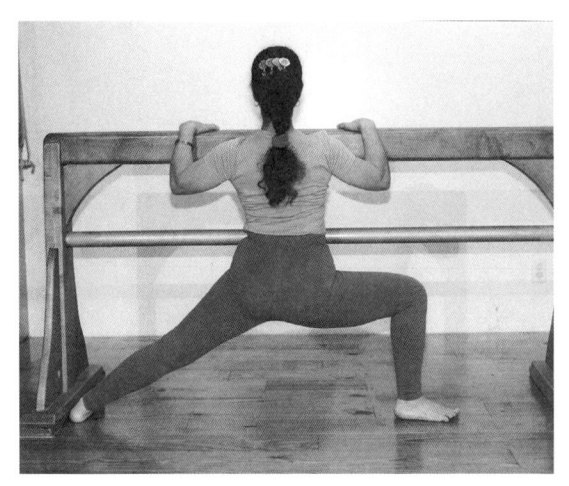

图4.1.18

7.Vīrabhadrāsana Ⅰ（战士一式）

a. 躯干贴靠外凸墙角（图4.1.19）。

b. 躯干贴靠案台（图4.1.20）。

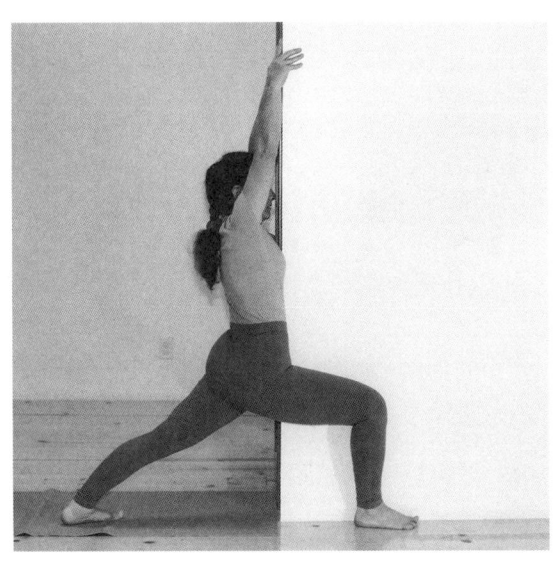

图4.1.19

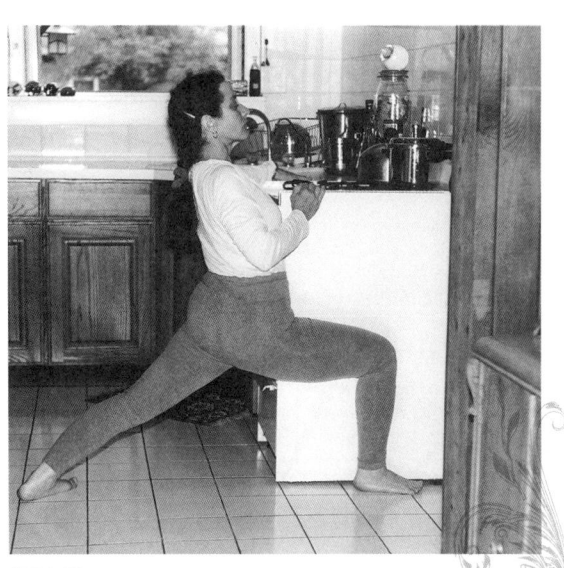

图4.1.20

8.Vīrabhadrāsana Ⅲ（战士三式）

a. 腹部和脚在高凳上支撑，手臂和前额在木马上支撑（图4.1.21）。

b. 躯干在桌子上支撑，脚搭在椅子上，手在书架上支撑（图4.1.22）。

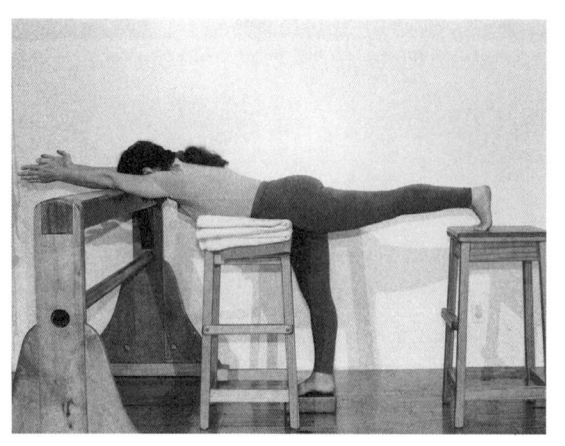

图4.1.21

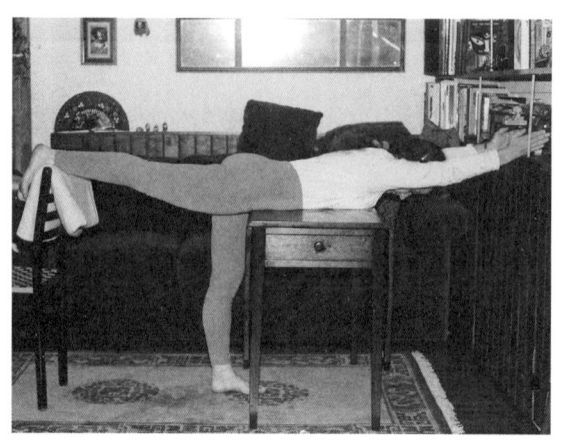

图4.1.22

9.Pārśvottānāsana（侧面强烈式）

a. 侧躯干贴靠木马，双手推砖（图4.1.23）。

b. 躯干置于犁式盒和毛毯上（图4.1.24）。

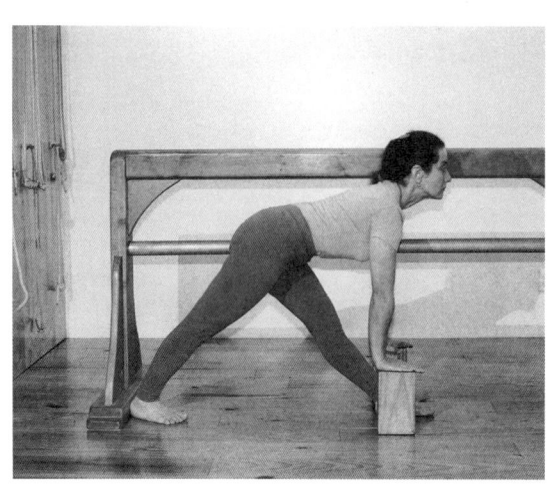

图4.1.23

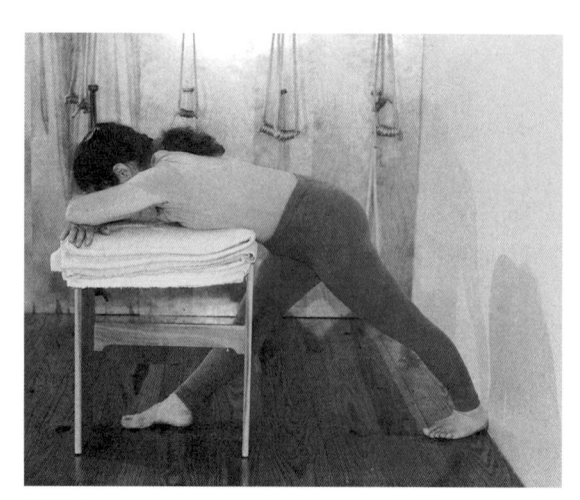

图4.1.24

10. Prasārita Pādōttānāsana Ⅰ（分脚强烈一式）

a. 双腿后侧贴墙，双手推砖（图4.1.25）。

b. 躯干在椅子或木马上支撑（图4.1.26）。

c. 骨盆在木马金属杆上支撑（图4.1.27）。

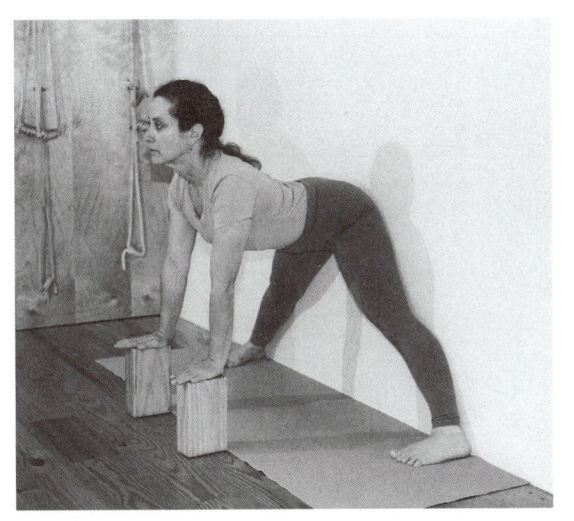

图4.1.25

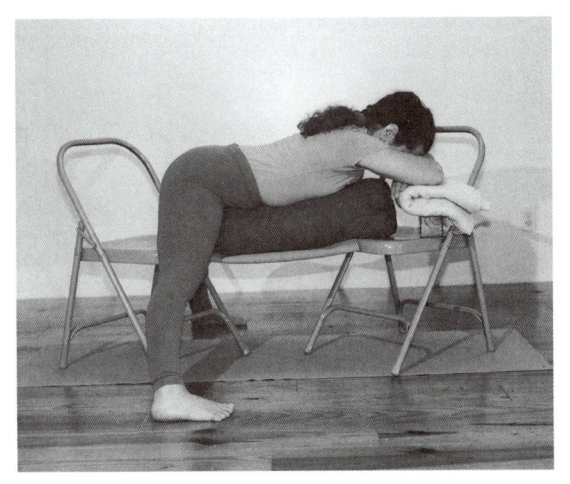

图4.1.26

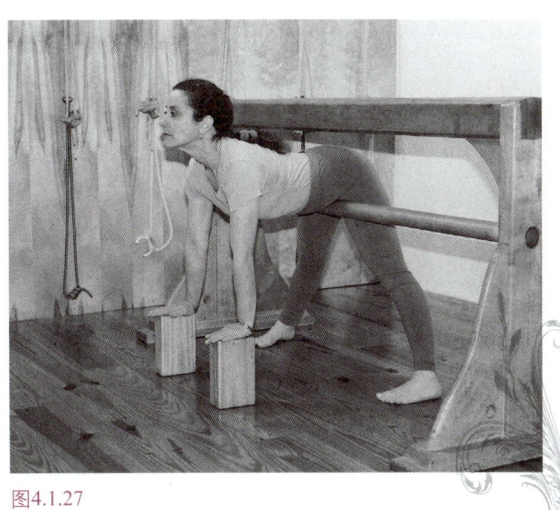

图4.1.27

Viparīta Sthiti（倒立稳定式）

这一组涉及倒立体式。除经期外，倒立体式需要每日习练。倒立体式为颈部、胸腔、脑部的脑垂体和松果体供给了健康的血液，保持了内分泌系统和淋巴系统的健康。倒立体式能减轻便秘，还能平衡身体的新陈代谢，促进人体的内稳态。常规且正确的倒立体式习练能促进睡眠，提升记忆力，让人充满活力，精神振奋。

当出现排卵期疼痛时，倒立体式有助于缓解这种不适。注意此处的所有倒立体式变体都是分腿状态，分腿的意图在于强化腿部的力带来的功效：大腿前侧内旋，大腿后侧有力外旋，两坐骨彼此分开。这能让腹部靠近脊柱的同时变得柔软，为骨盆创造空间，增进这一区域的循环，减轻其间的拥塞。双腿分开，骶骨或尾骨能够拉长并收进身体里。器官也在这些力中得以正位。腿部、脚踝和双脚的肿胀得以减轻。通过分腿习练的过程，逐渐形成了对倒立体式的正位和力的理解。

倒立体式的多个变体已在第三章中讲解过。这里增加几个示范。

1.Sālamba Śīrṣāsana I（有支撑的头部平衡一式）

a. 墙面支撑，双腿用伸展带绑住，腿中间夹毛毯卷（图4.1.28）。

b. 墙绳支撑，双腿与髋部同宽（尤其是背痛发作的时候）（图4.1.29）。

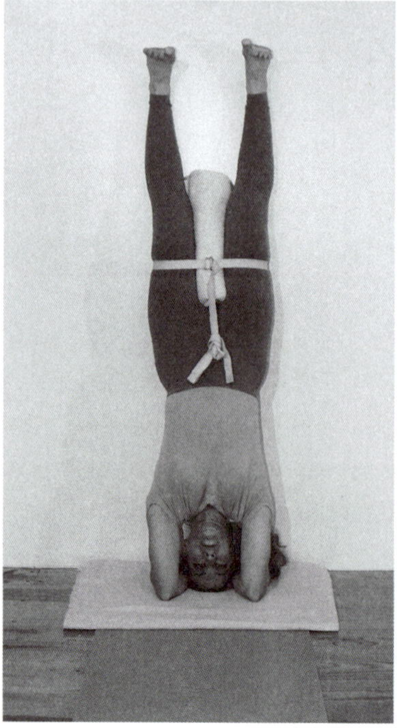

图4.1.28 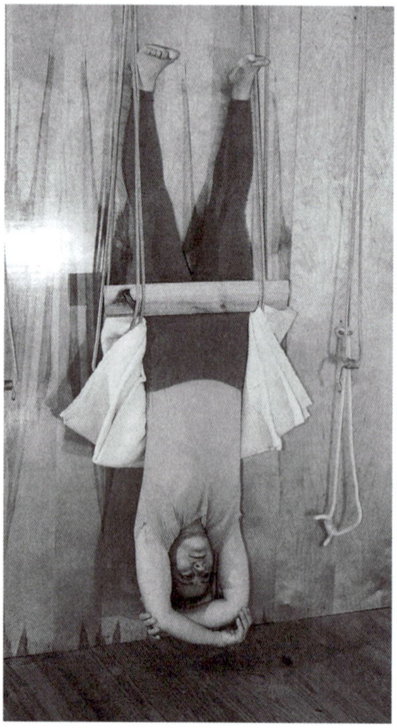　　　　　　图4.1.29

2. Ūrdhva Daṇḍāsana（向上的手杖式）

a. 木马支撑（图 4.1.30）。

b. 桌子支撑（图 4.1.31）。

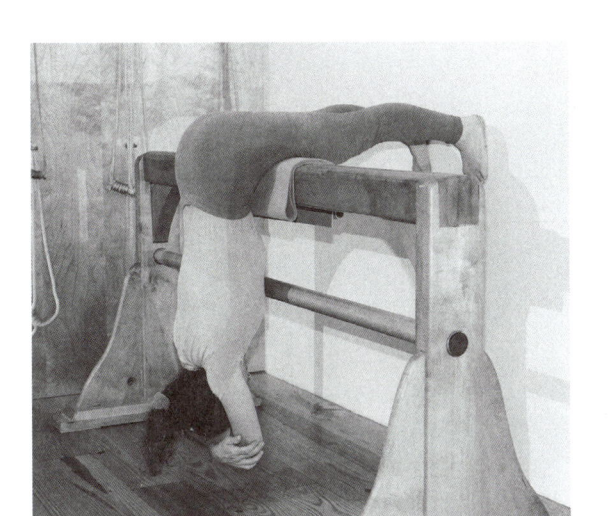

图4.1.30

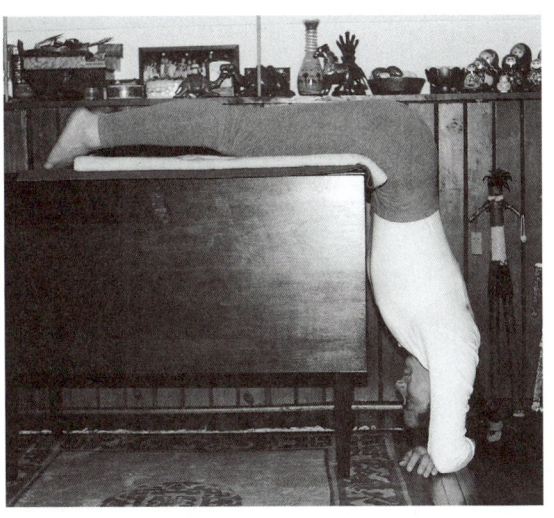

图4.1.31

3. Adho Mukha Vṛkṣāsana（面朝下的树式）

a. 双腿与髋部同宽（图 4.1.32）。

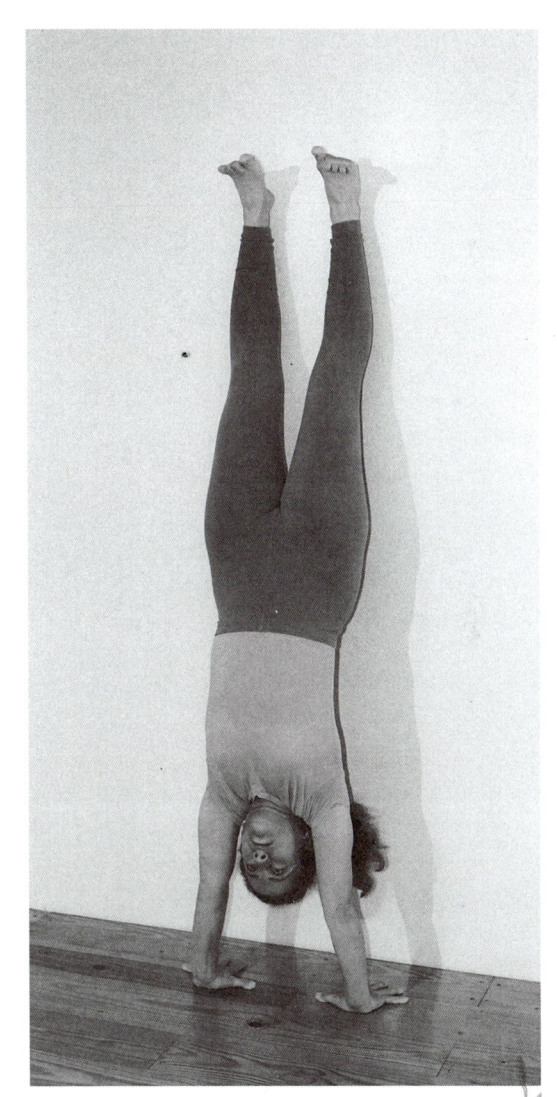

图4.1.32

4. Pīnchā Mayūrāsana（单尾孔雀式）

a. 双腿与髋部同宽，用伸展带、砖辅助（图4.1.33）。

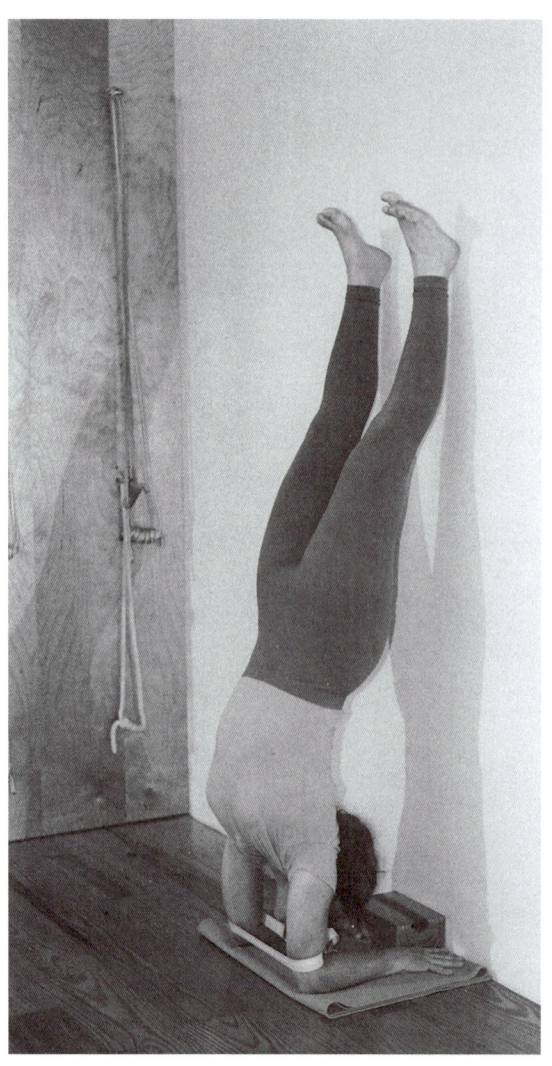

图4.1.33

5. Sālamba Sarvāṅgāsana Ⅰ（有支撑的所有肢体一式）

a. 瑜伽垫卷好夹在双腿之间，（多条）伸展带绑腿（图4.1.34）。

b. 在木马上屈腿（图4.1.35）。

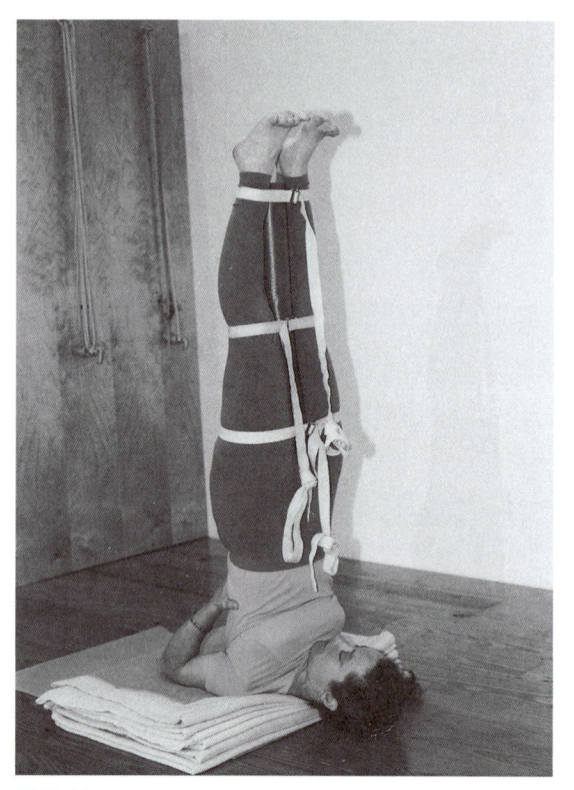

图4.1.34

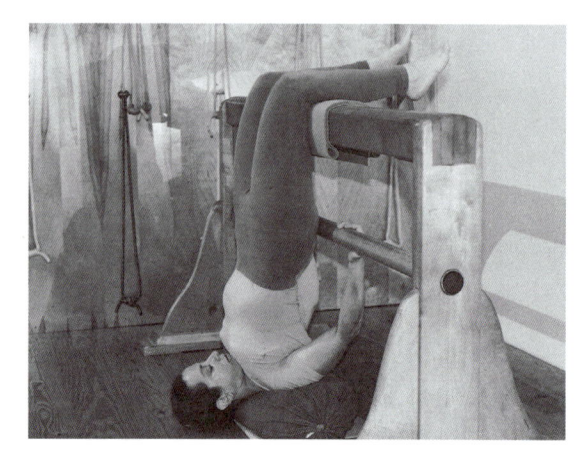

图4.1.35

6. Ardha Halāsana（半犁式）

a. 双腿搭在椅面上（图 4.1.36）。

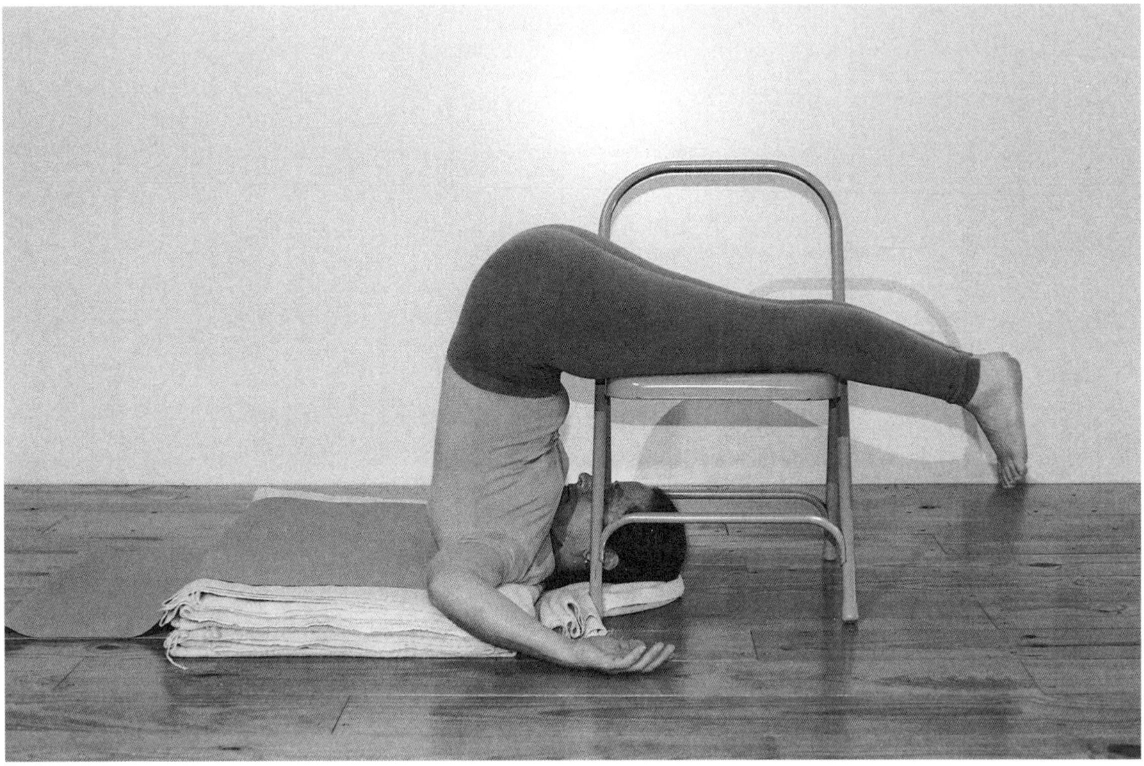

图4.1.36

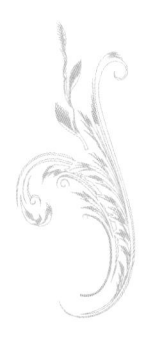

Pūrva Pratana Sthiti（东方伸展稳定式）

这一组涵盖后弯（向后伸展）体式，包含那些拉长身体前侧的体式。在后弯体式中，四肢在一个弓形中作用于脊柱的拉长。它们强健了手臂和手腕，打开了肩部。后弯体式可以强健脊柱，增强脊柱的柔韧性和力量。骨盆和胸腔区域得到打开和拉长，保持了生殖器官和其他重要器官的健康。隔膜和心脏得到延展，保持了其肌肉自然的结实有力。腹部肌肉更有弹性。这些体式让身体更为敏捷，创造了活力、能量和轻盈感，让心灵更清明。后弯习练不应该过度刺激身心。

向后的伸展能按摩肾脏和肾上腺，促进激素平衡。有时，经期的迟到或许让人焦虑，而焦虑会进一步推迟经期的到来。在抱枕上习练有支撑的后弯体式［Dwi Pāda Viparīta Daṇḍāsana（双腿倒手杖式）、Sālamba Pūrvottānāsana（有支撑的东方强烈式）］和仰卧体式［Supta Baddha Koṇāsana（仰卧束角式）、Supta Vīrāsana（仰卧英雄式）、Matsyāsana（鱼式）、Supta Svastikāsana（仰卧万字符式）］，有助于减轻焦虑，或能促进经期的开始。这些体式变体更详细的说明可参考本章的"体式序列"部分和第一章。此处以及262～264页中图4.2.50～图4.2.58中呈现的Ūrdhva Dhanurāsana（上弓式）和Dwi Pāda Viparīta Daṇḍāsana（双腿倒手杖式），习练时需要谨慎。尤其是在体式的进出过程中，保持双臂和双腿正确的力，以及保持腹部的柔软，能促进迟到经期的开始。而错误的习练，使用脊柱和腹部进入体式，并在体式中让这些区域一直处于僵硬的状态，或许会进一步推迟已经迟到的经期。大体而言，后弯体式不能由脊柱或腹部启动，而应由双手、双臂、双脚、双腿来启动、支撑和完成。整个身体的后侧要努力变得比前侧更长。后腰（肾脏和肾上腺）和下腹部（子宫、卵巢和输卵管）区域重复性变硬可能会导致这些器官功能失调。尽管如此，正确的后弯体式习练会让内分泌和生殖器官保持健康。对患有子宫内膜异位症的女性来说，正确的后弯体式习练或许能最终修正这一问题，不仅能平衡内分泌系统，还能分开腹腔内的黏连。

1. Sālamba Pūrvottānāsana（有支撑的东方强烈式）

a. 讲台支撑，双脚踩在狮式盒上（图4.1.37）。

b. 两把椅子支撑，伸展带绑腿，腿中间夹毛毯卷（图4.1.38）。

c. 四把椅子支撑，辅具搭建如图4.1.39所示（四把椅子两两相对，以此形成对躯干较宽的支撑；外髋用楔子支撑，胸腔下方垫泡沫板，头下以毛毯支撑，抱枕一端的下方用砖支撑，脚跟处放置杠铃片）。

d. 四把椅子支撑，伸展带绑腿（图4.1.40）。

e. 四把椅子支撑，手抓下墙绳（图4.1.41）。

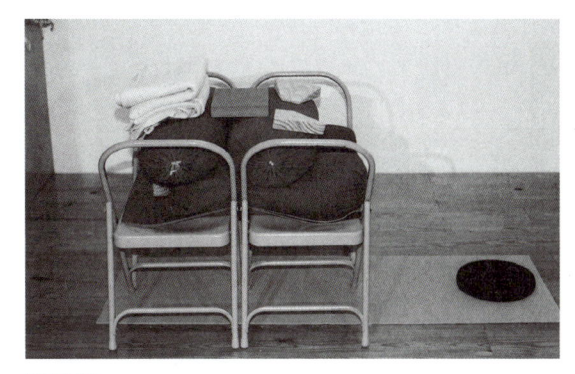

图4.1.39

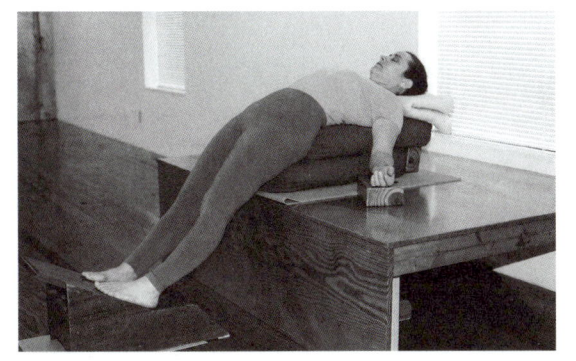

图4.1.37

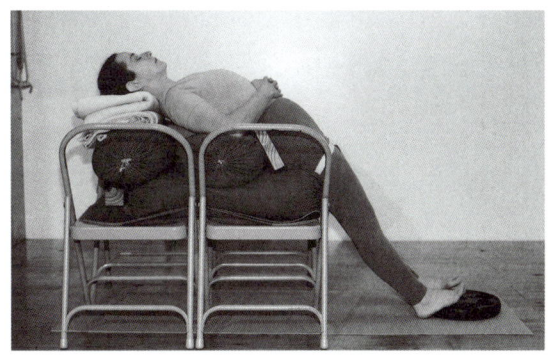

图4.1.40

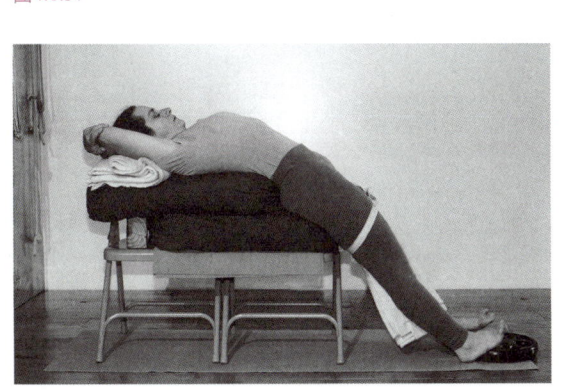

图4.1.38

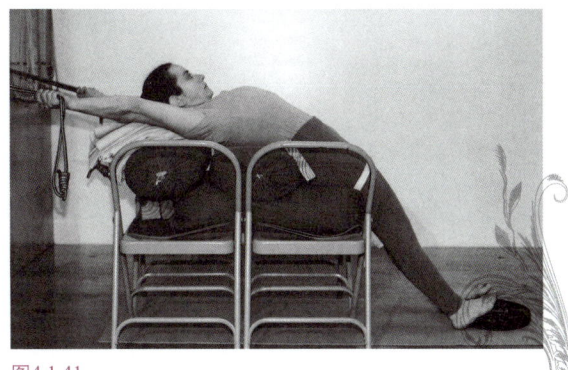

图4.1.41

2. Supta Baddha Koṇāsana（仰卧束角式）

a. 借助伸展带抓脚踝（图 4.1.42）。

b. 手抓脚踝（图 4.1.43）。

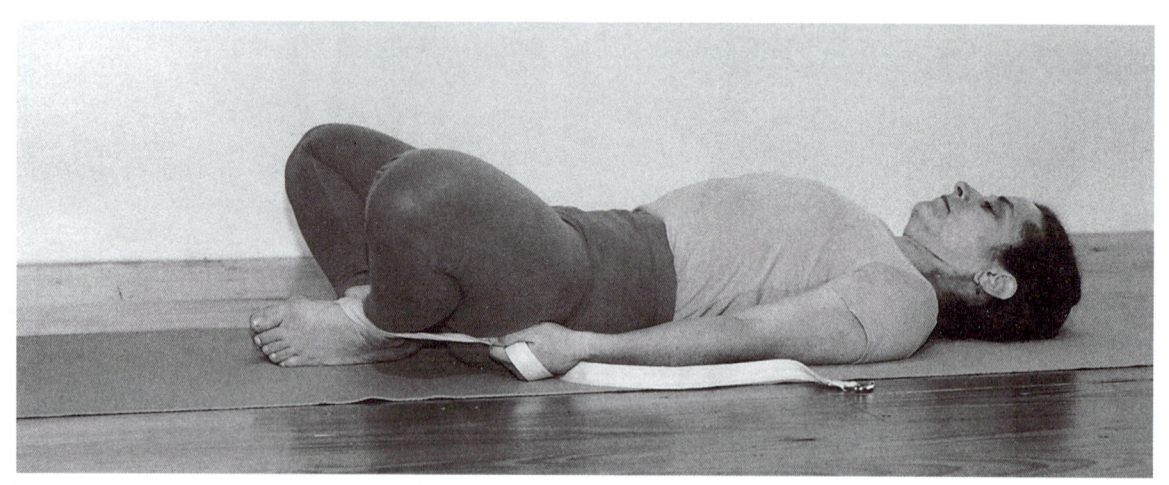

图4.1.42

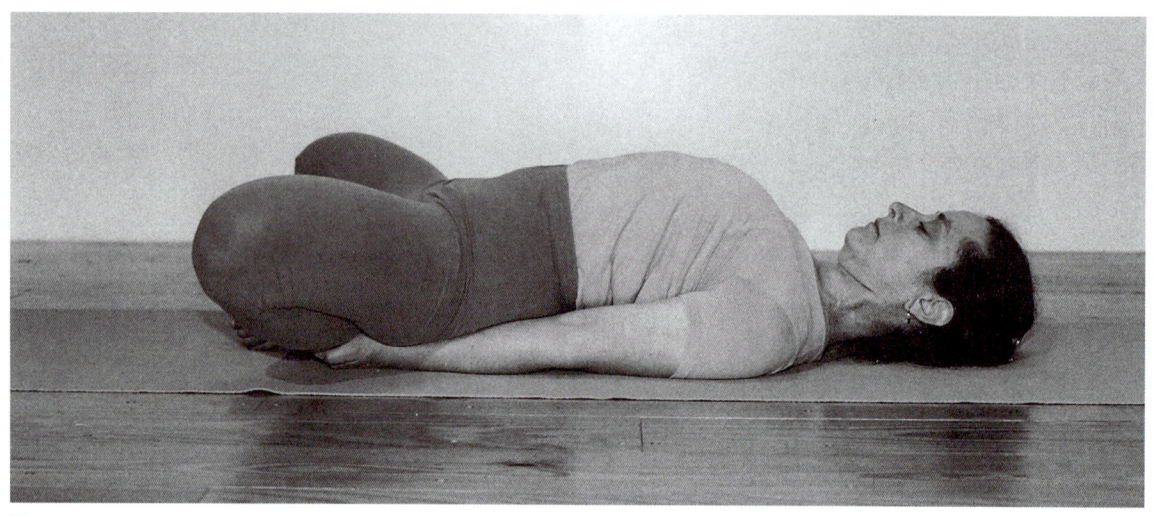

图4.1.43

3. Ūrdhva Mukha Śvānāsana（上犬式）

a. 椅子支撑（图 4.1.44）。

b. 讲台支撑（图 4.1.45）。

c. 讲台支撑，双手推砖（图 4.1.46）。

d. 方凳（抱枕）支撑（图 4.1.47）。

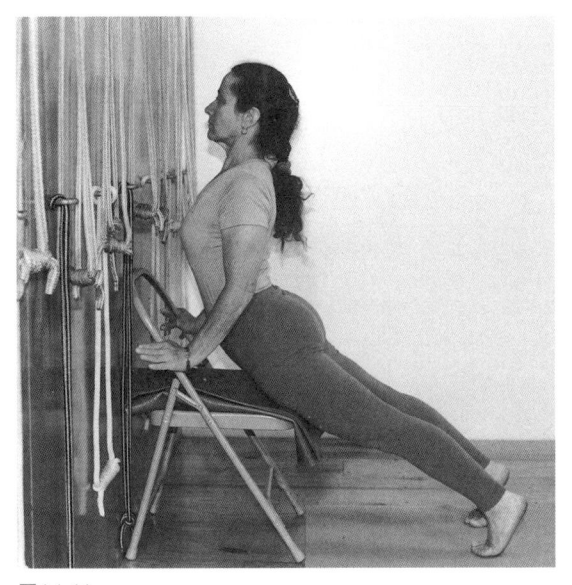

图4.1.44

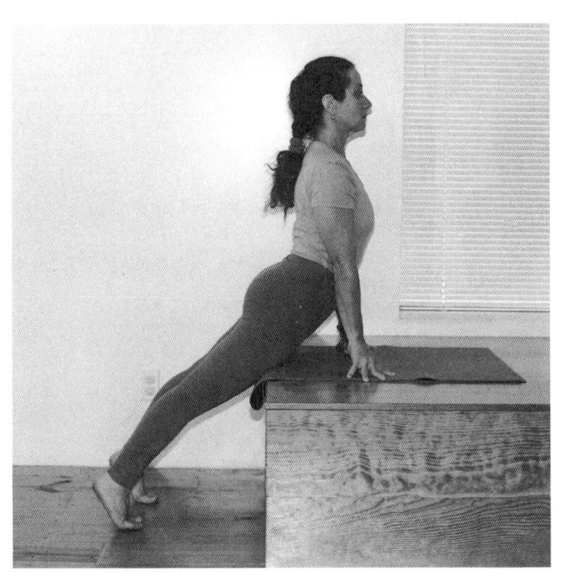

图4.1.45

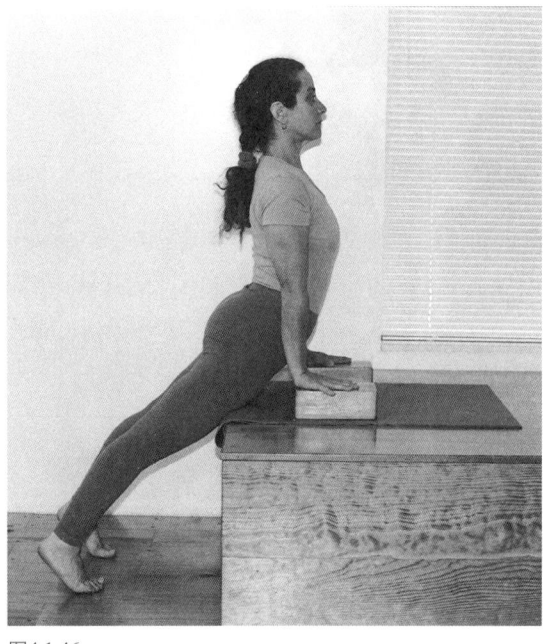

图4.1.46

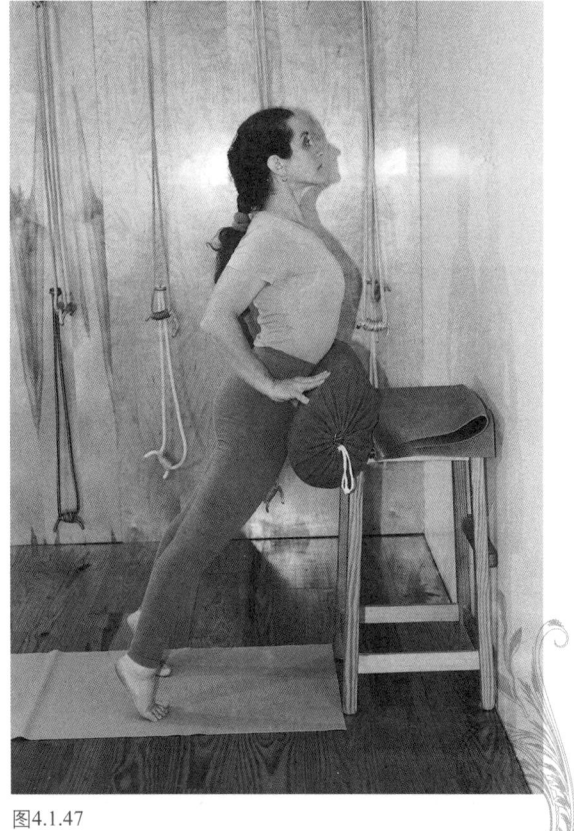

图4.1.47

4. Uṣṭrāsana（骆驼式）

a. 双手推砖（图4.1.48）。

b. 双手推抱枕（图4.1.49）。

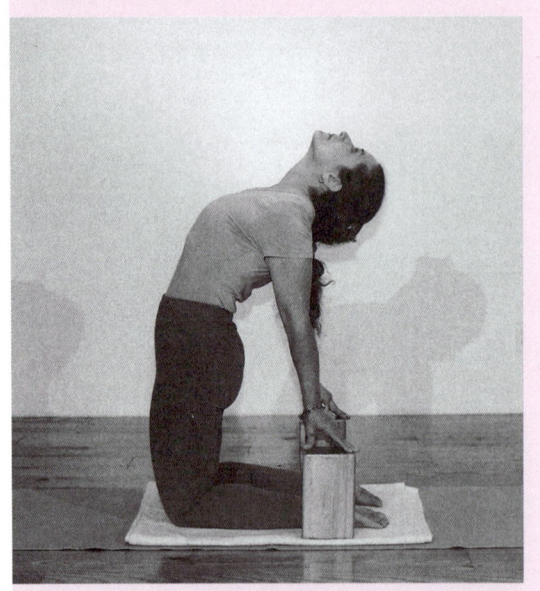

图4.1.48

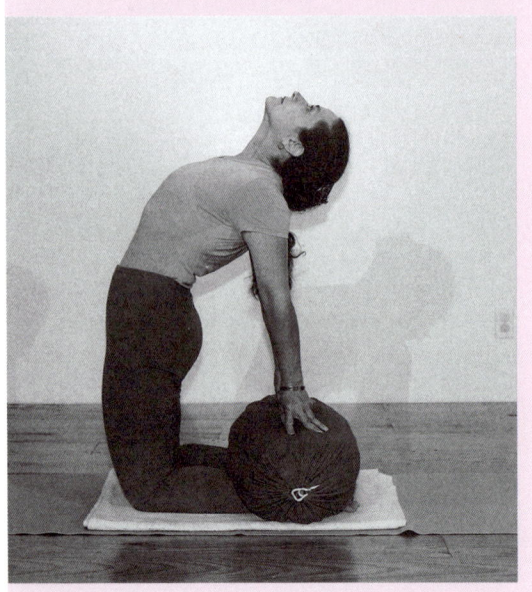

图4.1.49

5. Ūrdhva Dhanurāsana（上弓式）

a. 双脚踩砖（六块砖，两层三排摆放，并用伸展带固定）（图4.1.50）。

b. 双手推倒手杖凳（借助两个抱枕进入体式）（图4.1.51）。

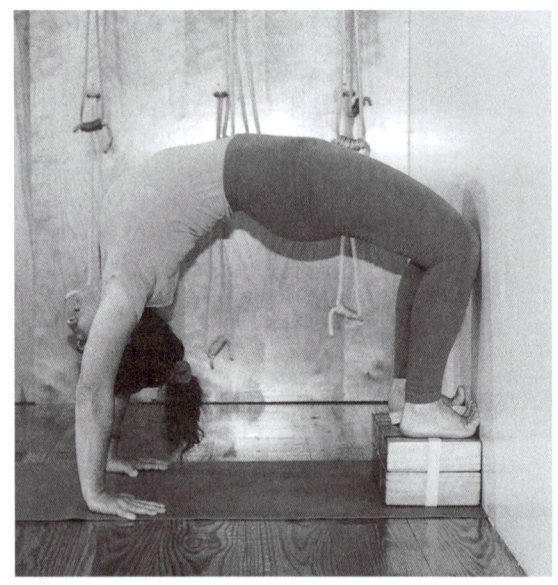

图4.1.50

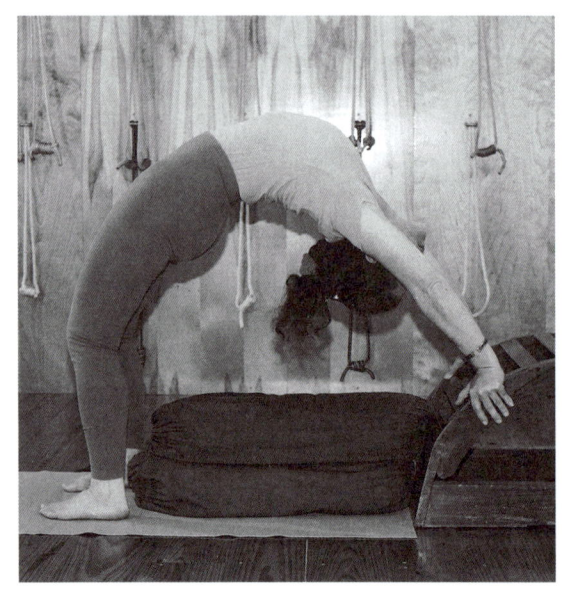

图4.1.51

6.Dwi Pāda Viparīta Daṇḍāsana（双腿倒手杖式）

a. 双脚踩在倒箭盒两侧的地面上（让臀部贴住盒子）（图4.1.52）。

b. 双脚踩在倒箭盒上，脚趾向上蹬在墙上（图4.1.53）。

c. 最终阶段（图4.1.54）。

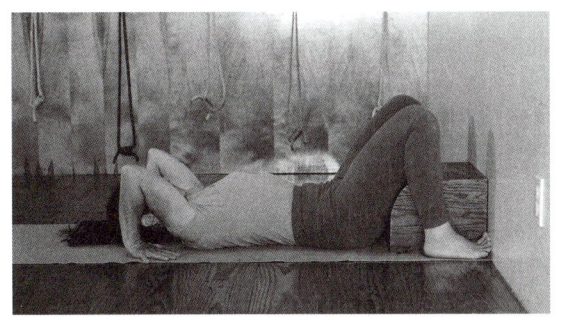

图4.1.52

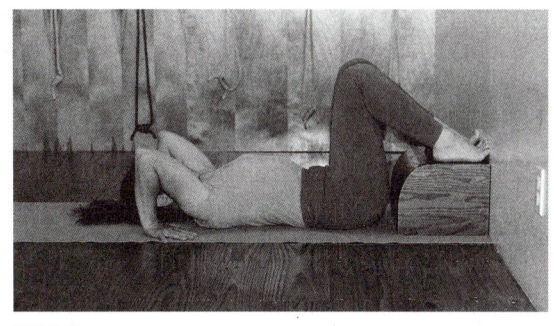

图4.1.53

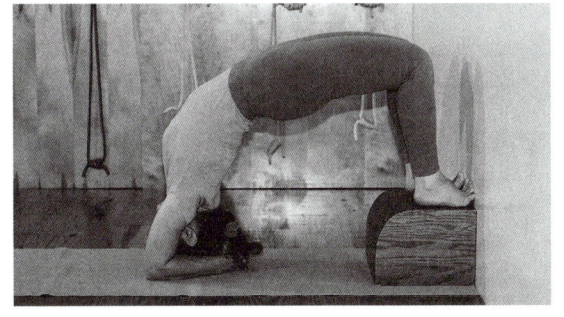

图4.1.54

7.Setubandha Sarvāṅgāsana（桥形所有肢体式）/ Dwi Pāda Viparīta Daṇḍāsana（双腿倒手杖式），交叉抱枕

a. 下方抱枕纵向摆放，上方抱枕横向摆放（图4.1.55）。

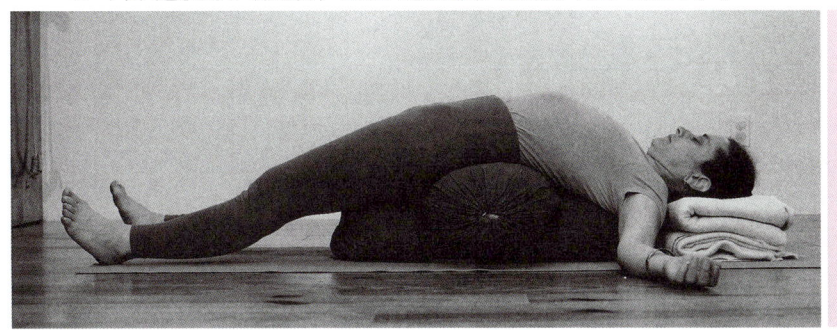

图4.1.55

Paśchima Pratana Sthiti（西方伸展稳定式）

这些体式让上肢和下肢的关节更灵活，使腰部更纤细。向前伸展体式能强健肝、肾、小肠、脾、肾上腺和胰腺，平衡消化系统；促进骨盆区域的循环，因而有益于生殖器官；强健脊柱，保持脊柱的健康。通往脑垂体、松果体、甲状腺和甲状旁腺的血液供给得到加强。前屈体式具有舒缓的功效，对神经系统尤其如此，能静心、减压、缓解焦虑和紧张，消除精神以及身体上的疲惫。

可以习练这些体式的经典式，除非患有较大的肌瘤、卵巢囊肿、子宫下垂和（或）子宫内膜异位症。

有便秘、腹泻以及其他肠道问题的习练者，需要习练脊柱的向后伸展体式和倒立体式，直到这些问题消失为止。向前伸展体式能让健康的消化系统保持健康，但是当消化系统不健康时，却会适得其反。在这种情况下，应遵循第一章中有支撑的背部凹陷变体的讲解进行习练。

Parivṛtta Sthiti（扭转稳定式）

扭转（twisting）或旋转（revolving）体式，加强了脊柱的侧向活动，椎间盘的周围区域被血液滋养。脊柱以及脊柱周围血液循环的增加能减轻背部、颈部和肩部的疼痛、紧张和僵硬。颈部和头部循环的加强或许能够疏通阻塞的耳道、鼻窦和鼻腔。颈椎下段和胸椎上段血液供给的加强，以及这一区域的侧向活动或许能够纠正"富贵包"。这是因为不良的姿态（头向前探，驼背）让这些椎骨周围的组织硬化，并让骨骼丧失其强度。扭转体式能强健肝、胃、小肠、肾和肾上腺。向内专注于脊柱，让心更平静，令感官收摄向身体的内在。

患有子宫肌瘤、卵巢囊肿、子宫内膜异位症和（或）经前肿胀、气胀的女性，Bharadvājāsana I（巴拉德瓦伽一式）和 Marīchyāsana I（圣马里奇一式）中的变体是较适合的扭转体式，这些变体不会对腹部造成不舒适的挤压。侧向的坐立体式、向一侧的扭转，也包含在这一组经期前的体式中。在这些体式中，头部不要向着扭转的方向转动。头部或向相反的方向转动，或保持与胸骨对齐，这样能保持头部的安静。

1. Bharadvājāsana（巴拉德瓦伽式）

a. 准备一把椅子，面朝椅背坐立，双腿穿过椅背（图 4.1.56）。

b. 准备一把椅子，侧面朝墙坐立，抱枕或墙面支撑，头转向相反方向（图 4.1.57）。

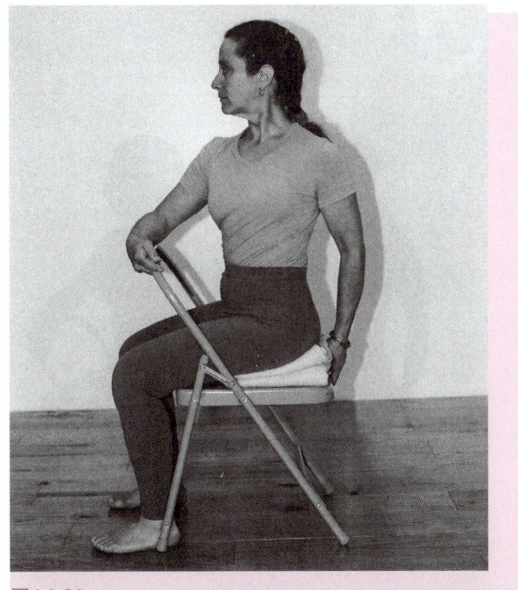

图4.1.56

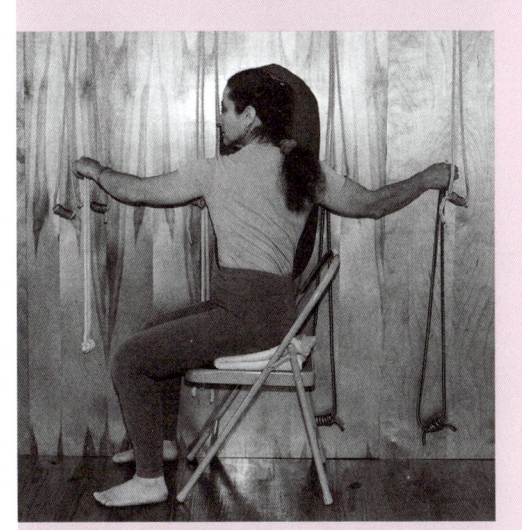

图4.1.57

2. Marīchyāsana I（圣马里奇一式），中间阶段

a. 犁式盒支撑（图 4.1.58）。

b. 椅子支撑臀部和屈膝一侧的脚（图 4.1.59）。

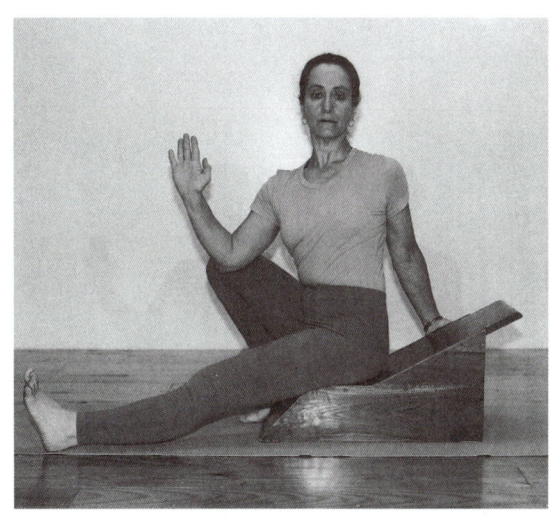

图4.1.58

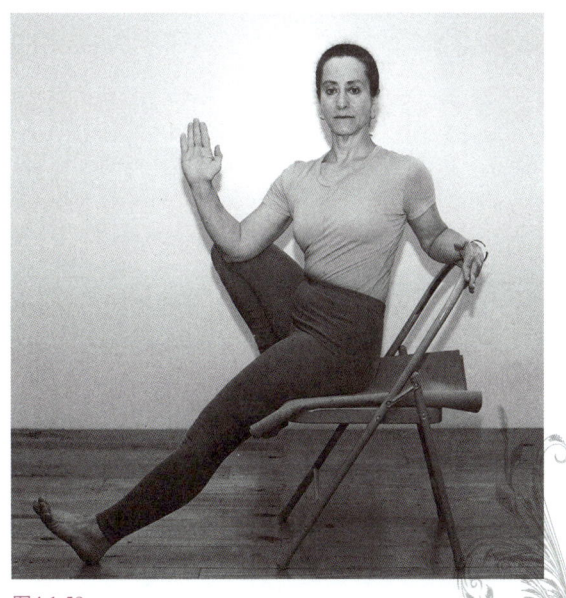

图4.1.59

3. Pārśva Upaviṣṭa Koṇāsana（侧坐角式）

a. 毛毯支撑臀部，后方手下垫砖（图 4.1.60）。

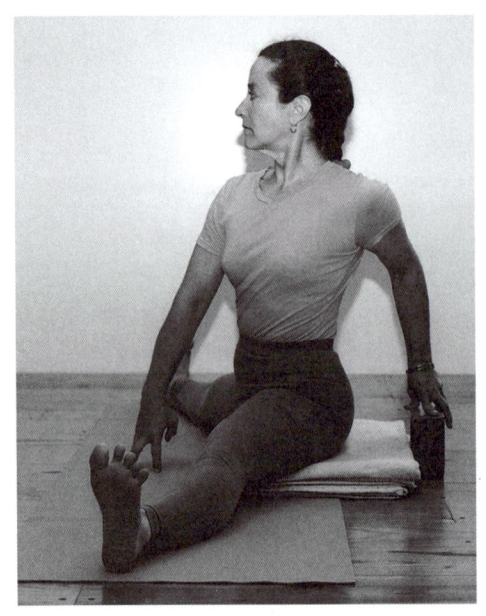

图 4.1.60

4. Pārśva Baddha Koṇāsana（侧束角式）

a. 毛毯支撑臀部，后方手下垫砖（图 4.1.61）。

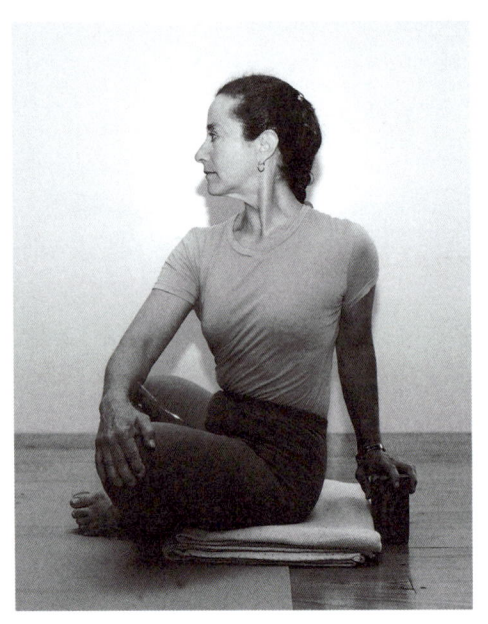

图 4.1.61

5. Pārśva Vīrāsana（侧英雄式）

a. 毛毯支撑臀部，后方手下垫砖（图4.1.62）。

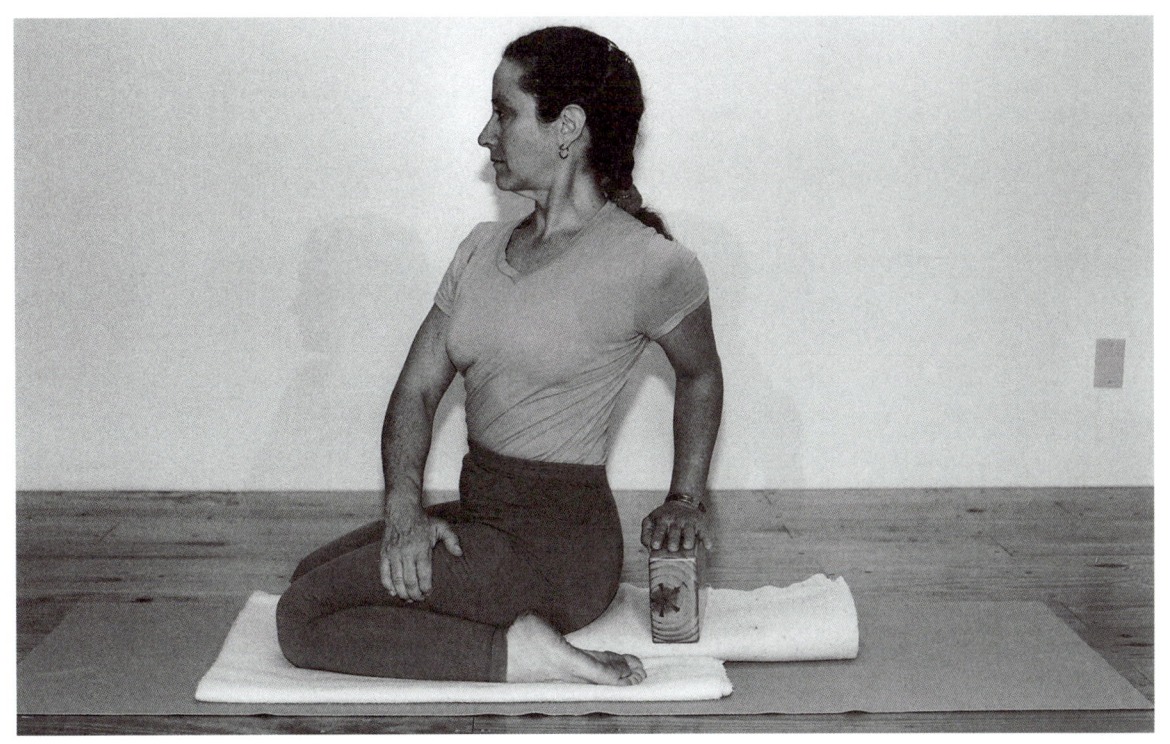

图4.1.62

Upaviṣṭa Sthiti（坐立稳定式）

坐立体式可以增强骨盆区域的循环，有助于保持生殖器官和泌尿系统的健康。它们能调节经期的不规律性，缓解膝关节和髋关节的疼痛，打破脚踝和双脚的僵硬。坐立体式可以起到静心的作用，减少焦虑、紧张和精神压力。坐立体式安排在习练的开始阶段，能为后面的习练做准备，让后面的习练在一种安静的专注中进行。在习练的中间阶段，坐立体式，尤其是 Vīrāsana（英雄式），能缓解肌肉压力，减少因强烈的站立体式习练导致的无氧代谢而分泌的乳酸。在习练的结束阶段安排坐立体式，骨盆关节和腿部关节的打开状态会比安排在序列中的其他位置更好。按照第一章的讲解，背部凹陷或背部挺直时，很多坐立体式都可以当作前屈体式来习练。

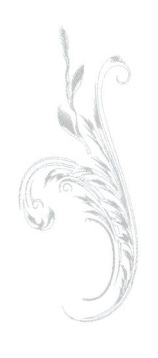

1.Urdhva Hasta Daṇḍāsana(手向上的手杖式)

a. 坐在椅子上,脚跟去向墙根,手抓上墙绳(图4.1.63)。

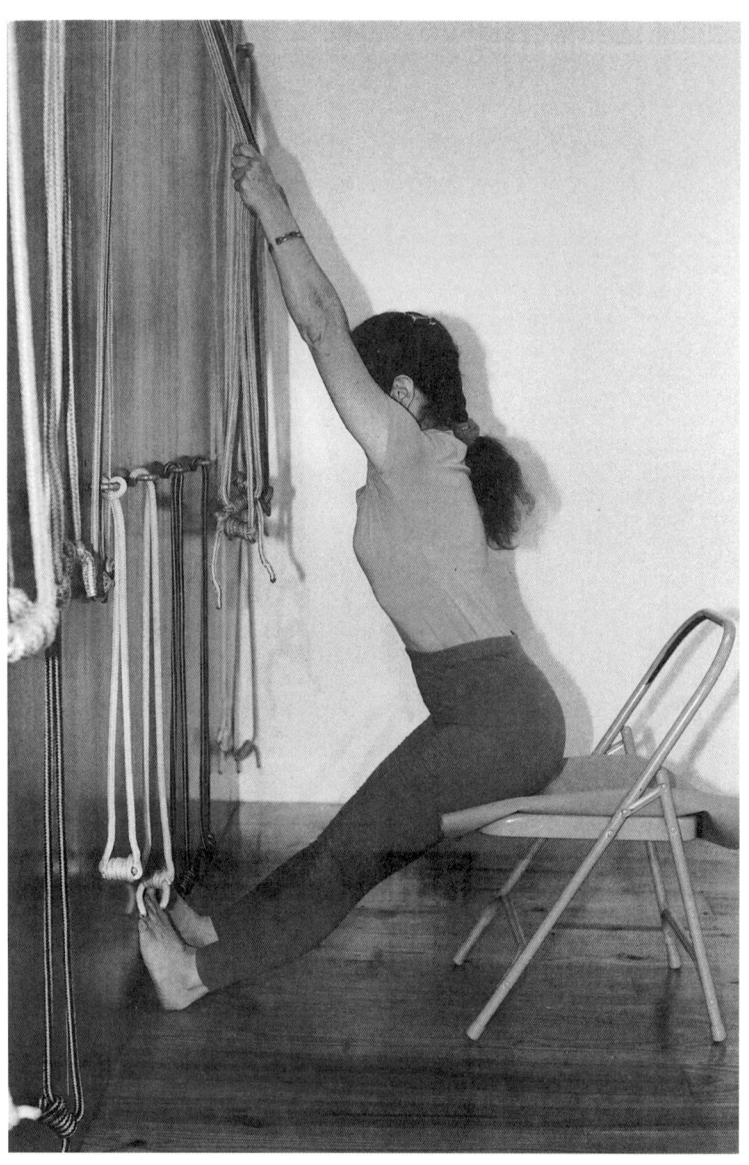

图4.1.63

2. Vīrāsana（英雄式）

两个抱枕放在胫骨下方，第三个抱枕垫在臀部下方，犁式盒辅助体式的进出（图 4.1.64）。

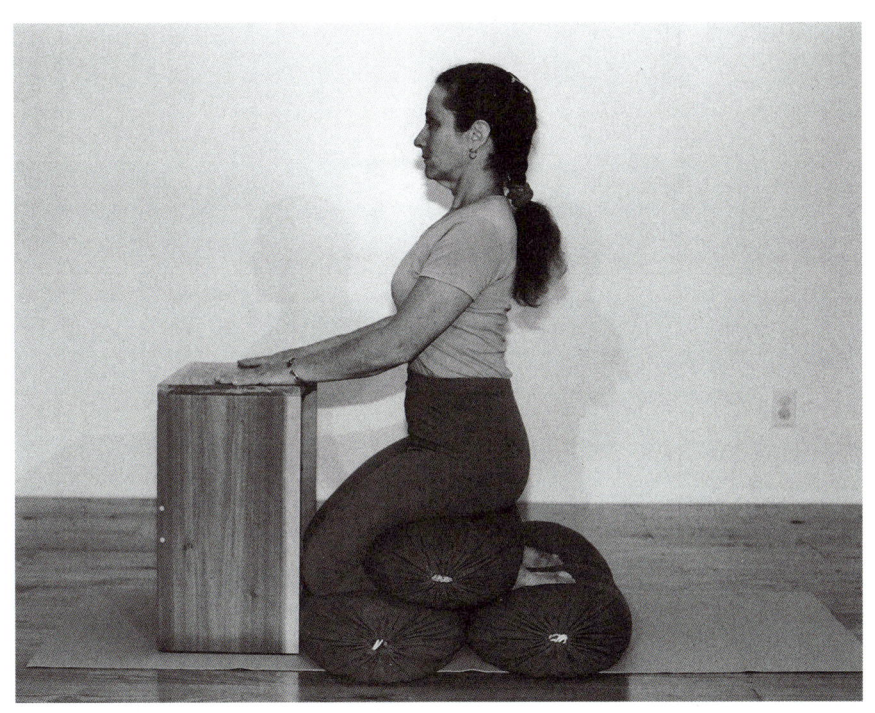

图4.1.64

Viśrānta Kāraka Sthiti（修复稳定式）

如前所述，经期迟到引起的焦虑或许会带来紧张不安的情绪，进而使迟到的经期进一步推迟。应当习练抱枕支撑躯干的仰卧体式，如 Supta Vīrāsana（仰卧英雄式）、Supta Baddha Koṇāsana（仰卧束角式）、Matsyāsana（鱼式）、Supta Svastikāsana（仰卧万字符式）和 Dwi Pāda Viparīta Daṇḍāsana（双腿倒手杖式）。这些体式的详细讲解见第一章。本章随后会有一套专注于这些体式的序列，序列中加入了倒立体式。

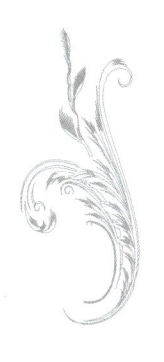

Sūrya Namaskārāsana（太阳致敬式）

这是一组串联在一起的体式，充满活力，带来热量，强健心血管系统，能创造出一种轻盈感，正确的习练还能润滑关节。能量的消耗还能帮助女性控制体重。身体健康的女性可以常规地习练太阳致敬式。不过，在经期前后要避免快速的动作和强劲的跳跃。具体时间安排因人而异。对于那些经期正常的女性，经期前后1～2天避免跳跃应该算是足够谨慎了。而经期有问题的女性，则要在经期前后3～5天内避免快速的动作。在习练太阳致敬式的过程中，要格外留意疲惫的发生，因为疲惫会带来肌肉和骨骼的虚弱，从而导致正位的缺失，这会给关节施加压力。在快速的移动中，这种压力如果经常发生，就会变成重复性的压力，长期习练，或许会给关节带来伤害。循序渐进地开始习练：刚开始时，每一个体式保持时间长一些，体式与体式间的过渡要流畅，确保每一步都有正位、平衡和轻盈感；然后，每一个体式的保持时间变得短一些，力的完成更快，体式间开始用跳跃来连接。对于长期伏案工作的女性、年长的女性以及有关节问题的女性，按照图示习练太阳致敬式的简易版，体式间走动转变即可。另外，延长 Adho Mukha Śvānāsana（下犬式）和 Uttānāsana（强烈式，分腿抱肘）的保持时间有助于习练过程中的恢复，让习练得以继续。

若感到疲惫，应该习练有支撑的修复体式。但是，习练者容易陷入这种习练中，以至于修复体式成了唯一选择，这会让惰性有机可乘。若是这样，太阳致敬式倒是有助于提升活力。从抱枕支撑的 Supta Baddha Koṇāsana（仰卧束角式）开始，让习练者首先获得想要的休息。接着习练 Supta Padaṅguṣṭhāsana〔仰卧（手抓）大脚趾式〕以对正并平衡两髋，拉长并展宽腿部肌肉和脊柱周围的肌肉，打开并拓宽胸腔。然后，根据自己的能力习练 Sūrya Namaskārāsana（太阳致敬式）。对有些人来讲，3～6轮的重复就足够了；还有些人，12轮甚至更多也是可能的。完成了既定的重复轮次之后，再次习练开始的两个体式，这里要把顺序颠倒一下。之后，习练倒立体式。这一序列能提升能量，培养耐力。

1.Sūrya Namaskārāsana（太阳致敬式），挑战版

a.Tāḍāsana（山式）。

b.Tāḍāsana（山式），掌心向外转。

c.Tāḍāsana（山式），双手胸前合十（Pūrva Namaskāra）。

d.Tāḍāsana（山式），双手上举合十（Ūrdhva Namaskārāsana）。

e.Ūrdhva Hastāsana（手臂上举式）。

f.Ardha Uttānāsana（半强烈式）。

g.Uttānāsana（强烈式）。

h.Utkaṭāsana（幻椅式）。

i. 向后跳。

j.Chaturaṅga Daṇḍāsana（四柱支撑式）。

k.Ūrdhva Mukha Śvānāsana（上犬式）。

l.Chaturaṅga Daṇḍāsana（四柱支撑式）。

m.Adho Mukha Śvānāsana（下犬式）。

n. ～ r. 向前跳跃 -1。

o. 向前跳跃 -2。

p. 向前跳跃 -3。

q. 向前跳跃 -4。

r. 向前跳跃 -5。

s.Uttānāsana（强烈式）。

t.Utkaṭāsana（幻椅式）。

u.Ardha Uttānāsana（半强烈式）。

v.Ūrdhva Hastāsana（手臂上举式）。

w.Tāḍāsana（山式），双手上举合十（Ūrdhva Namaskārāsana）。

x.Tāḍāsana（山式），双手胸前合十（Pūrva Namaskāra）。

y.Tāḍāsana（山式），掌心向外转。

z.Tāḍāsana（山式）。

（图 4.1.65 ～图 4.1.90）

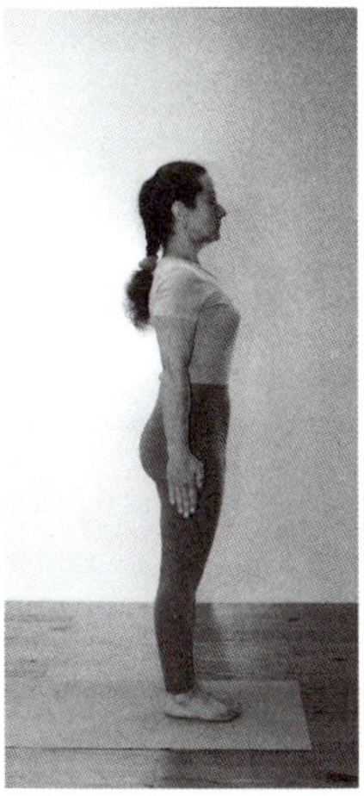

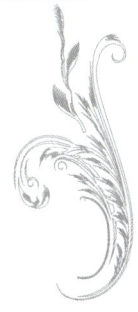

图4.1.65 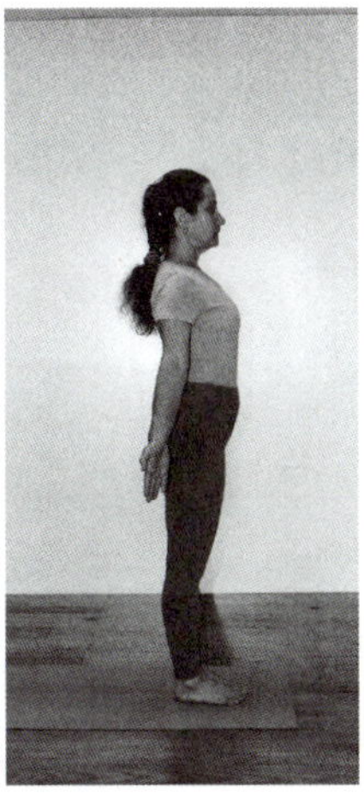　　图4.1.66 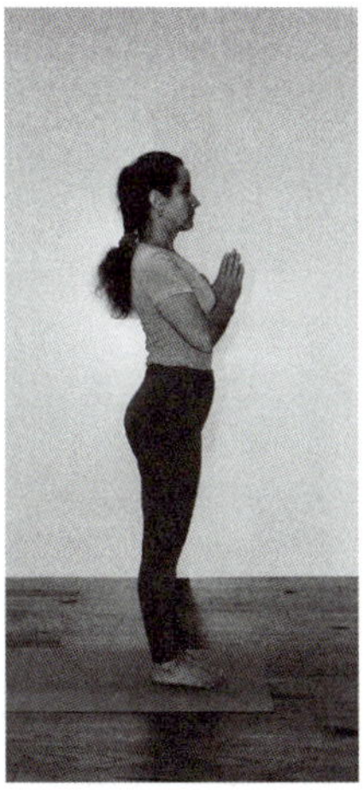　　图4.1.67 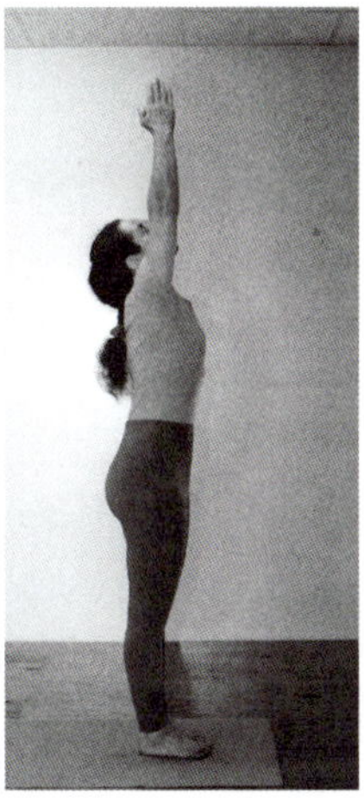　　图4.1.68 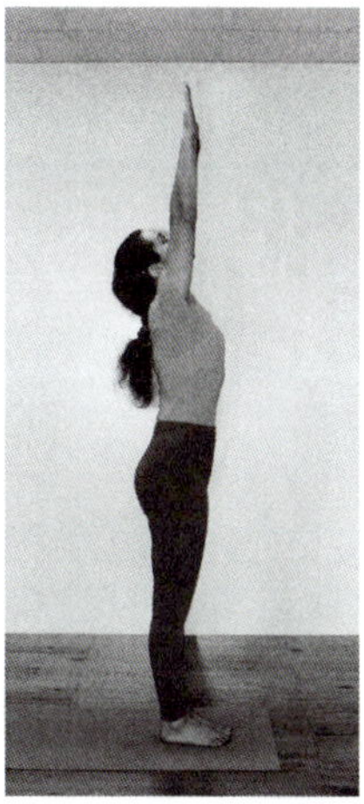　　图4.1.69

女性瑜伽习练
源自吉塔·S.艾扬格的指导

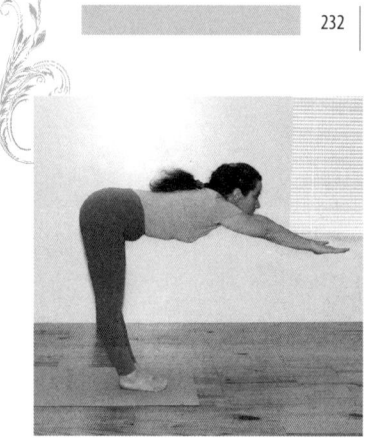

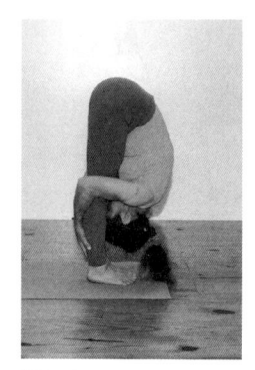

图4.1.70

图4.1.71

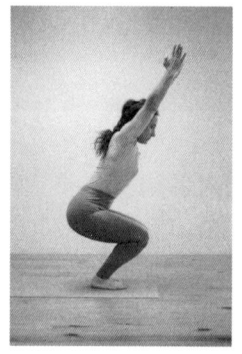

图4.1.72

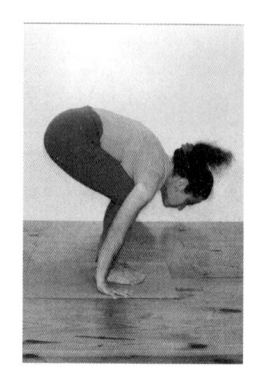

图4.1.73

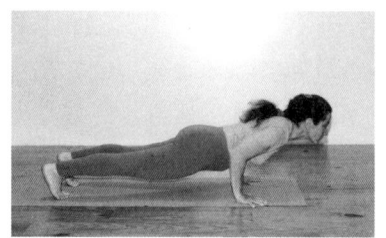

图4.1.74

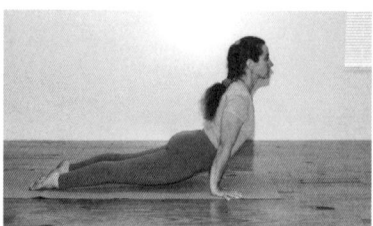

图4.1.75

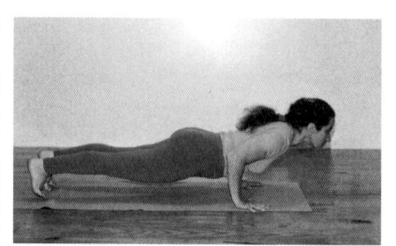

图4.1.76

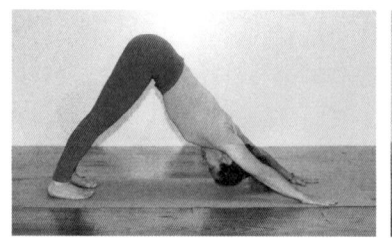

图4.1.77

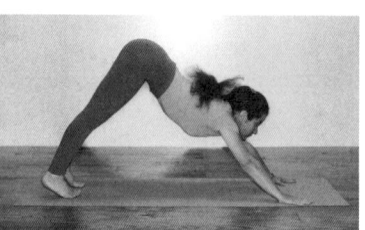

图4.1.78

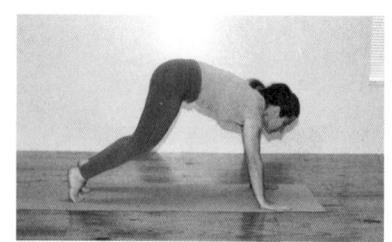

图4.1.79

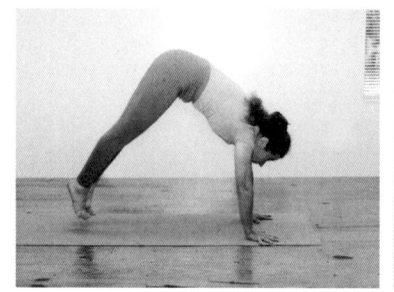

图4.1.80

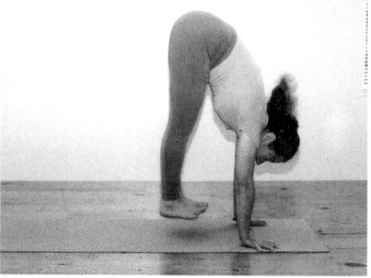

图4.1.81

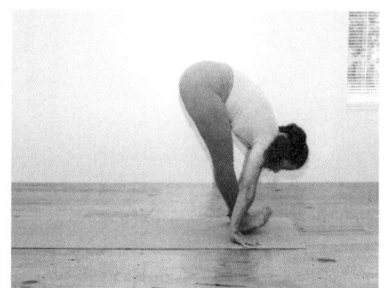

图4.1.82

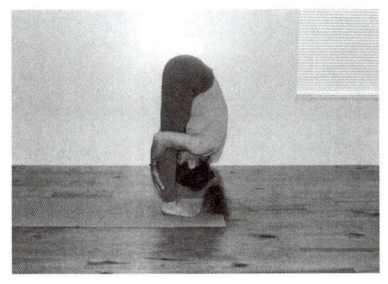

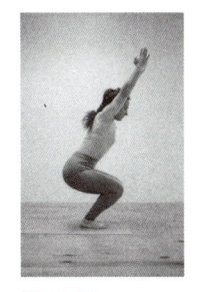

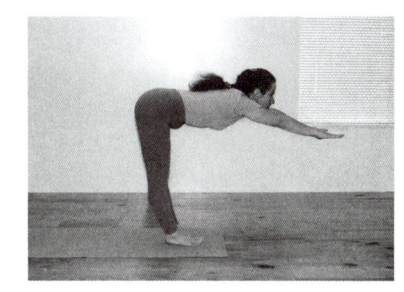

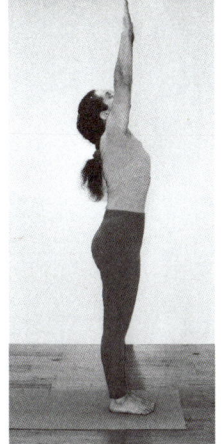

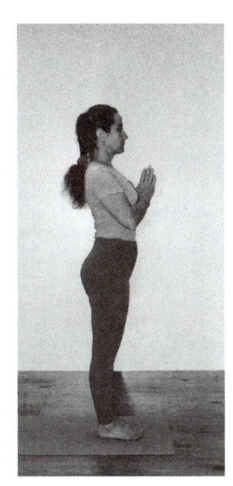

图4.1.83　　　　　　图4.1.84　　　　　　图4.1.85

图4.1.86 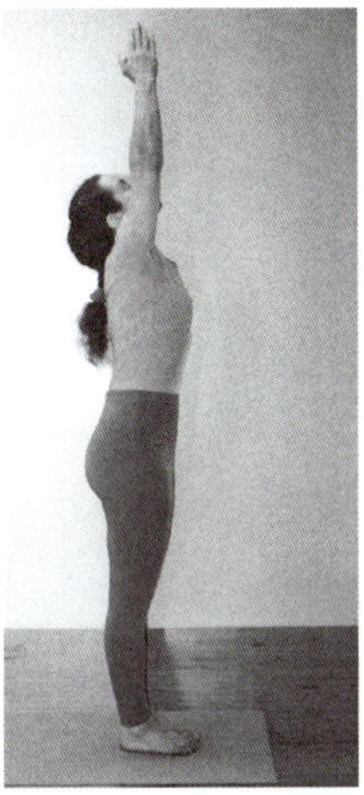　　图4.1.87　　图4.1.88 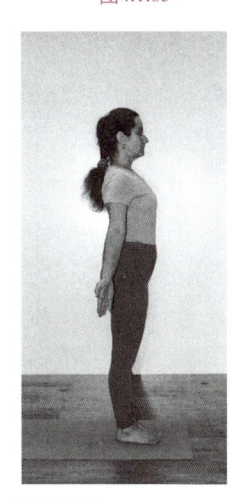　　图4.1.89 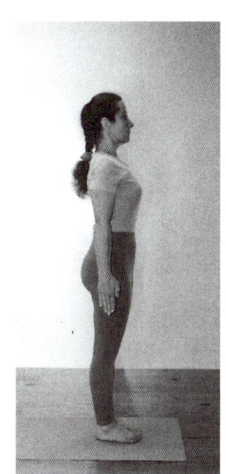　　图4.1.90

2.Sūrya Namaskārāsana（太阳致敬式），简易版

先习练图4.1.65～图4.1.71所示动作，然后向后迈步（图4.1.91）进入Adho Mukha Śvānāsana（下犬式）。保持脚趾回勾的状态，向前进入Ūrdhva Mukha Śvānāsana（上犬式）（图4.1.92）。继续进入Chaturaṅga Daṇḍāsana（四柱支撑式）（图4.1.74），然后回到Ūrdhva Mukha Śvānāsana（上犬式），还是脚趾回勾的状态。将大腿后侧上提进入Adho Mukha Śvānāsana（下犬式）。向前迈步到Uttānāsana（强烈式），然后如图所示完成图4.1.85～图4.1.90。

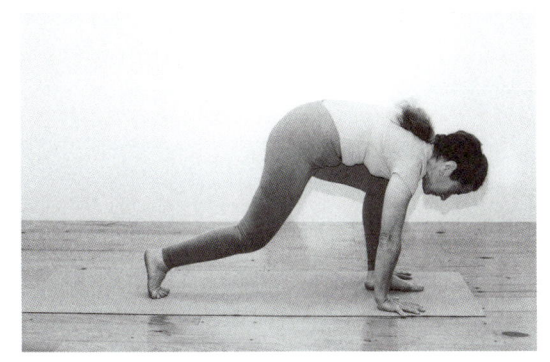

图4.1.91　　　　　　　　　　图4.1.92

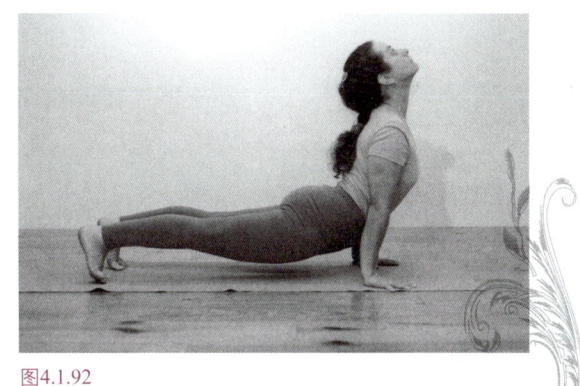

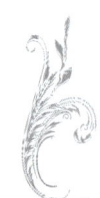

Udara Ākunchana Sthiti（腹部收缩稳定式）

这一组体式能强健腹部肌肉。站立体式也可以强健腹部肌肉，尤其是腹斜肌，或者说腹部两侧的肌肉，让腰椎更有力量。在经期前后要避免习练这些腹部收缩体式，排卵期疼痛时也要避免习练这些体式。患有子宫下垂、子宫肌瘤、卵巢囊肿和子宫内膜异位症的女性在习练腹部体式的时候要谨慎，尤其是在经期前出现肿胀、不适或者疼痛的女性。当这些问题在整个周期都存在时，应当彻底避免习练这些体式。在这些问题尚未解决之前不去习练这些体式并不意味着习练者会失去腹部肌肉的肌张力。在不知不觉中，腹部有可能一直都是紧张的，这种紧张或许会引发一些问题或者加剧已有的问题。颈部和头部习惯性的紧张也会让腹部变硬。将身体重心放在脚的前端会让大腿向前，也会让腹部不自然地变硬，又进一步让腹部更紧张。只有先顾及腹部习惯性变硬这一问题，才能习练这些腹部收缩体式。为了做到这一点，在每一个体式中都要专注于让紧张和僵硬的区域正位、拉长、展宽并柔软，并将这种觉知带到所有日常活动中。

1.Ūrdhva Prasārita Pādāsana（双腿上举式）

在 Ūrdhva Prasārita Pādāsana（双腿上举式）中，双腿与地面垂直，并没有更接近腹部（图4.1.93）。上升腿的重量应该落在下背部骶骨区域。伸展腰椎，令腰椎向下沉向地面，而不是被推向地面。保持腰椎的自然伸展状态时，腰的两侧是向下沉向地面的。注意，当这些力发生时，隔膜是处于柔软展开状态的，呼吸是自由的。臀部不要抬起来。坐骨向着三个方向做功：彼此远离，沉向地面，远离躯干（图4.1.94）。大腿内侧的后边缘转向大腿外侧。腹部不要缩紧，因为这会导致腹部肌肉向中心聚拢——腹部肌肉应该展开。腹部肌肉不应该推向腹部器官。手臂伸展过头拉长身体。将斜方肌，即上背部肌肉，向下沉向腰部，肩胛骨的下端向上进入背部；胸腔保持打开。这样习练可以强健腹部，且让腹部靠向脊柱，而不是被推向脊柱。这一强健过程带来紧实度，而强硬做功会给腹部器官制造一种刚硬，会让器官远离脊柱，并且还常常会错误地把器官推向腿的方向。脊柱应当支撑着器官，以令其发挥最佳功能。如果器官刚硬，则器官成了脊柱的支撑，进而变得彼此拥挤。

要习练经典式,即双腿起落的习练,首先要将双腿落到距离地面几厘米的位置。脚跟向远离身体的方向伸展,坐骨向脚跟伸展(图4.1.95)。腹部肌肉要参与其中,且不能把腹部器官推向双腿。双腿起落中要强调这些力。双腿上举的时候不要甩动超过90°,不要让腰椎错误地下压,腹部器官也不能剧烈地上下晃动。正确的力具有挑战性,并能强健下腹部肌肉。

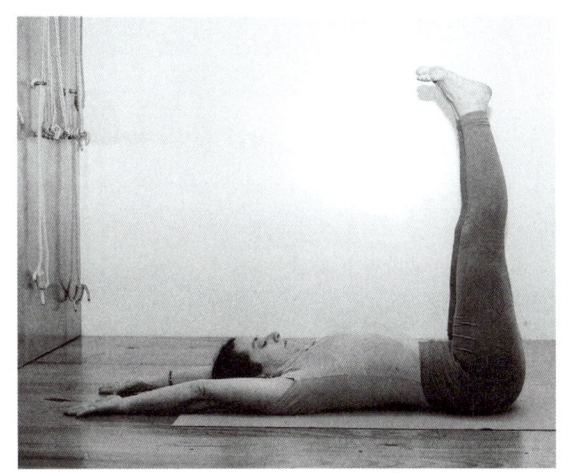

图4.1.93

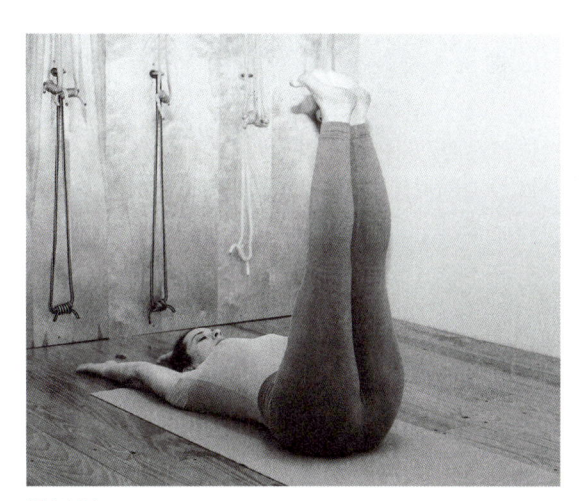

图4.1.94

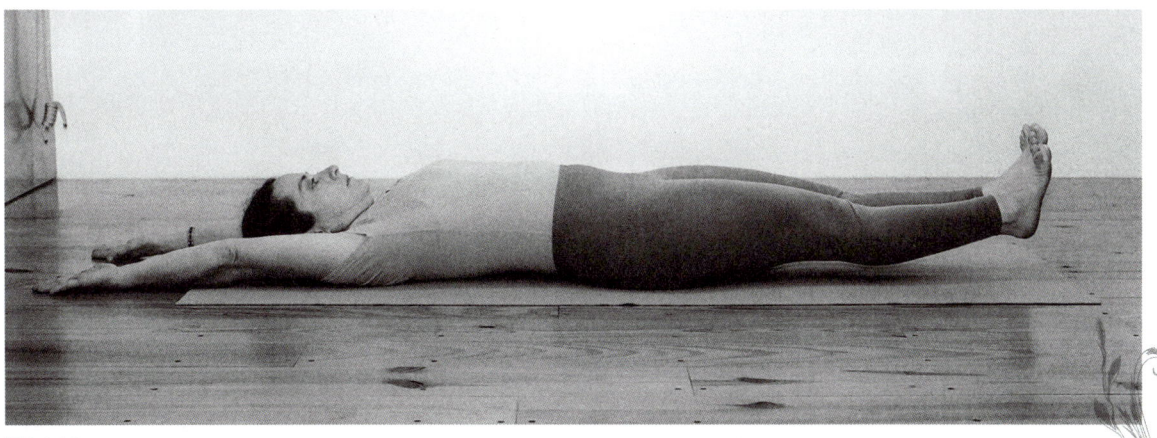

图4.1.95

2.Paripūrṇa Nāvāsana（全船式）

在 Paripūrṇa Nāvāsana（全船式）中，将脚跟放在墙面上以支撑体式，手落地，手指指向墙面方向（图4.1.96）。不要倚靠在手上：手形成杯状，屈肘向后。双肩向下，胸腔上提。在骶骨前侧和胸骨后侧之间画一条线，将骶骨提向胸骨。在这两点之间创造出最大的距离。沿着墙把脚跟向上伸展。在保持胸腔不下沉、双脚不向下的情况下，努力伸展手臂，让手臂与地面平行（图4.1.97）。

此体式还可以不借助墙面而独立完成，用一条伸展带将上背部和双脚套在一起，在体式中做出上述的力（图4.1.98、图4.1.99）。这里，因为腹部能向上拉长，腹部器官可以保持柔软。

Paripūrṇa Nāvāsana（全船式）还有另外一个变体，尤其有益于患有子宫下垂、子宫肌瘤、卵巢囊肿和子宫内膜异位症的女性，背部支撑在墙面上，臀部距离墙面约30厘米，双手推砖，腿的后侧搭在椅面边缘。这一变体会出现在本章的最后一个序列中（第259页），第三章第185页和第五章第317页中也有这个变体。骶骨和胸骨上提的同时，双肩和斜方肌向下。可以用一个毛毯卷或泡沫卷支撑上背部以达成这些力。骨盆的下端应该向下释放。若能正确完成，腹部将会极为柔软。

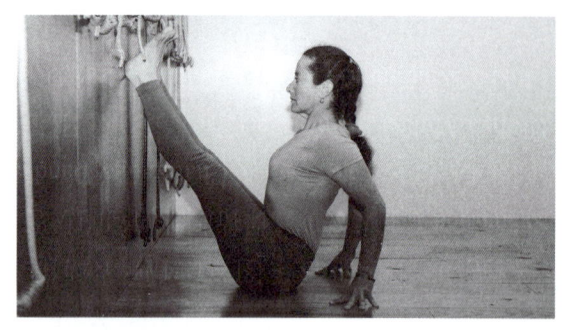

图4.1.96

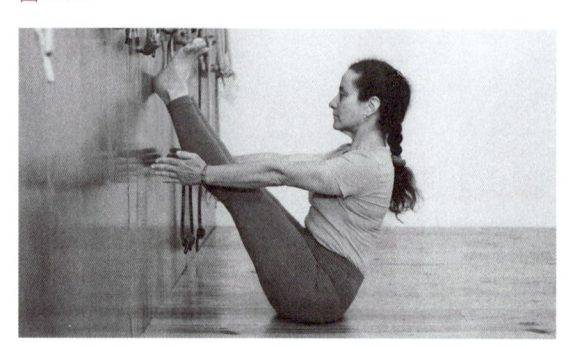

图4.1.97

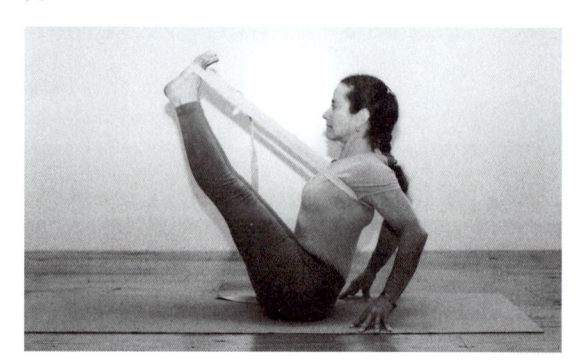

图4.1.98

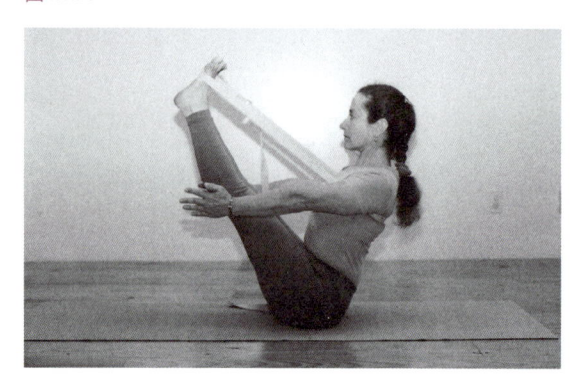

图4.1.99

3.Supta Pavana Muktāsana（仰卧祛风式）

在 Supta Pavana Muktāsana（仰卧祛风式）中将双肩和臀部抬离地面时，面部和颈部肌肉要柔软。手臂缠绕着胫骨（图4.1.100），或十指交扣抱住头的后侧（图4.1.101）。Supta Pārśva Pavana Muktāsana（侧面仰卧祛风式）能强健腹斜肌（图4.1.102）。这些体式或能缓解下背部疼痛。

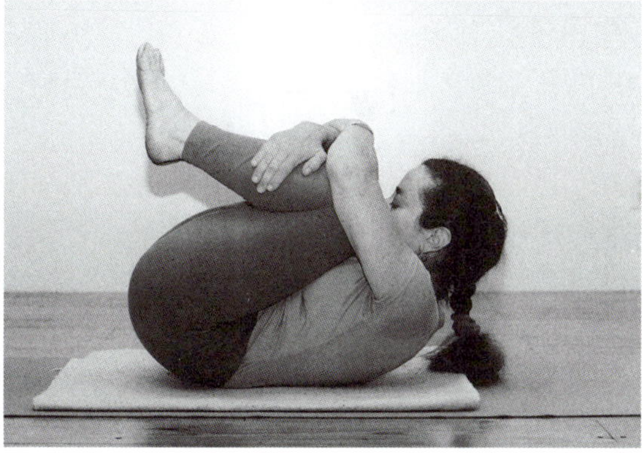

图4.1.100

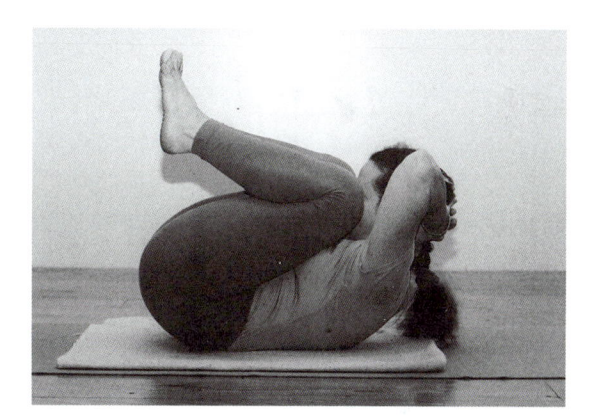

图4.1.101

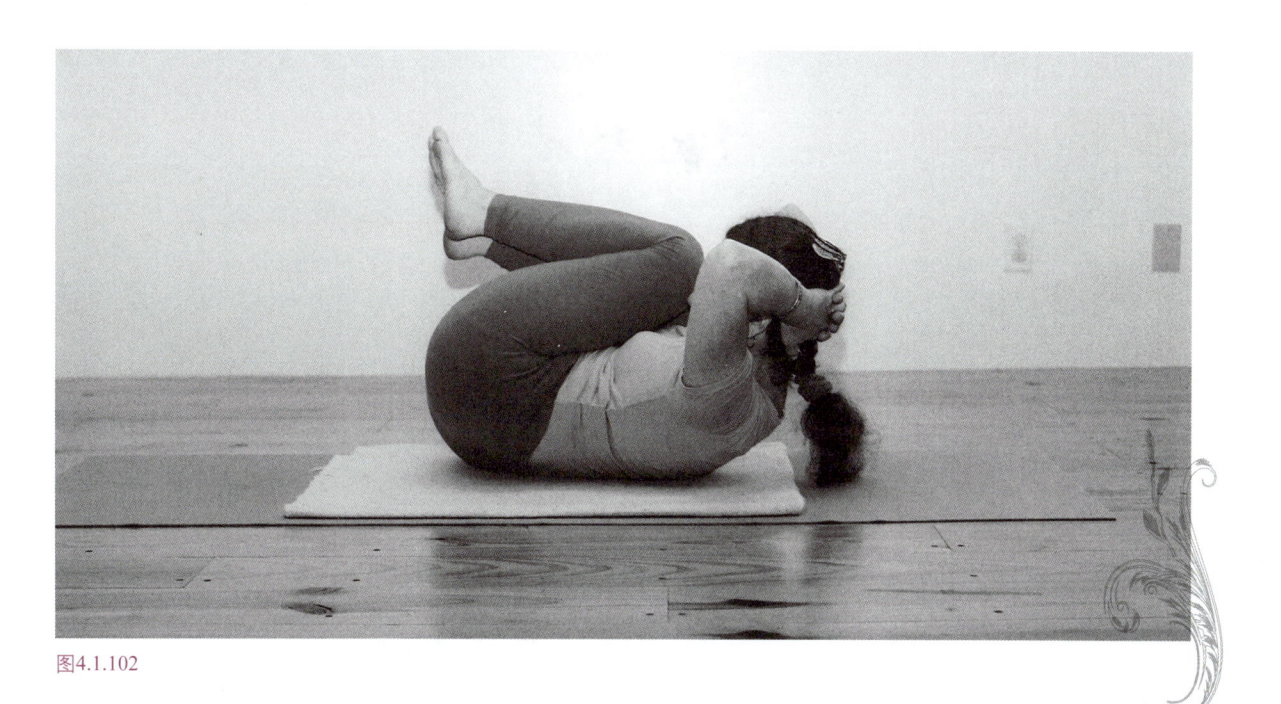

图4.1.102

体式序列

缓解经期前急性或剧烈腹部疼痛的体式序列

许多女性反映，自她们开始了日常的瑜伽习练之后，经期前及经期中的腹部痉挛就不再发生了。不过，也有一些例子表明，尽管有了常规的习练，这种状况（痉挛）仍在发生。笔者曾在加入印度普纳总院的学习之后经历过一次极为剧烈的腹部不适。但是，这次的疼痛与经期无关。笔者做了一次子宫输卵管造影[①]，对检查过程中使用的碘产生了过敏反应，腹腔及器官出现了痉挛，疼痛难忍到了呕吐的地步。正确的用药最终减轻了腹痛，但笔者还是感到极度不适，尤其是当尝试走动时，于是只能卧床。一天之后，笔者异常艰难地来到吉塔面前，向她解释发生的种种。她指导笔者习练了以下序列，习练结束之后，所有的疼痛和症状便平息了。

自那以后，当习练者经历让人虚弱无力的经前腹痛时，笔者都能够颇有成效地将这套序列的逻辑应用在她们身上。该序列的基础在于打开腹股沟和骨盆以使这一区域的循环最佳化的同时，柔软并放松腹部区域。腹部的拥塞、疼痛和紧张因此得以减轻。然后直接给腹部施加渐强的压力，以使其被"挤压"，压缩腹部的组织，这样一些坚硬的区域就易于软化了。下面的体式安排能达到这一目的。

1.Supta Baddha Koṇāsana（仰卧束角式）

用毛毯支撑背部，毛毯的一端摆放成阶梯状，为腰椎提供温和的支撑。头下垫一张毛毯。伸展带分别绑住每条腿的大腿上端和胫骨。带子不能绑得过紧，但要能够稳固腿的姿态。根据个人能力，在体式中保持5～10分钟，整个过程要彻底休息。用一个眼纱覆盖眼睛以安静头脑（图4.2.1）。

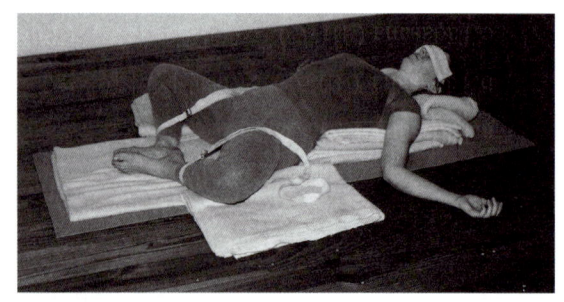

图4.2.1

[①] 通过子宫颈向子宫腔内及输卵管中注入不透射线的造影剂（一般为碘油或碘水），通过X射线透视显影。造影剂无法通过某处，无法进入更远的结构中，又从输卵管的另一端逃逸进入腹腔时（腹腔中出现游离的造影剂），即表明子宫及输卵管内有阻塞。连续的造影在不孕症的原因诊断过程中颇有作用。——译者注

2. Supta Svastikāsana（仰卧万字符式）

像上一体式那样支撑背部，先盘右腿，后将左脚置于右大腿下方。腿不要盘得很紧，盘得松一些能让腹股沟、大腿和腹部得到更好的休息。用毛毯支撑大腿外侧，可以让双腿彻底休息。闭上眼睛，深度休息（图4.2.2）。根据个人能力，在5～10分钟之后交换盘腿方向。

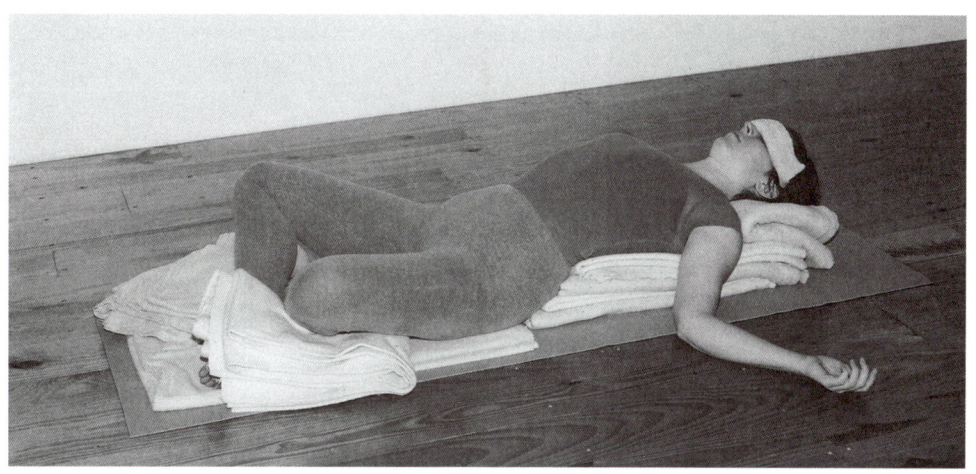

图4.2.2

3. Adho Mukha Śvānāsana（下犬式），墙绳

条件允许时可采用墙绳来支撑大腿上端（或采用第三章中所示的伸展带和门把手的使用方法）。在绳子上搭放一张毛毯，让支撑物柔软一些（图4.2.3）。头下用抱枕、毛毯或砖来支撑。头下的支撑物要顺应头部自然放松下落之后的高度，而不要强迫头向下去适应支撑物的高度。根据个人能力保持2～5分钟。

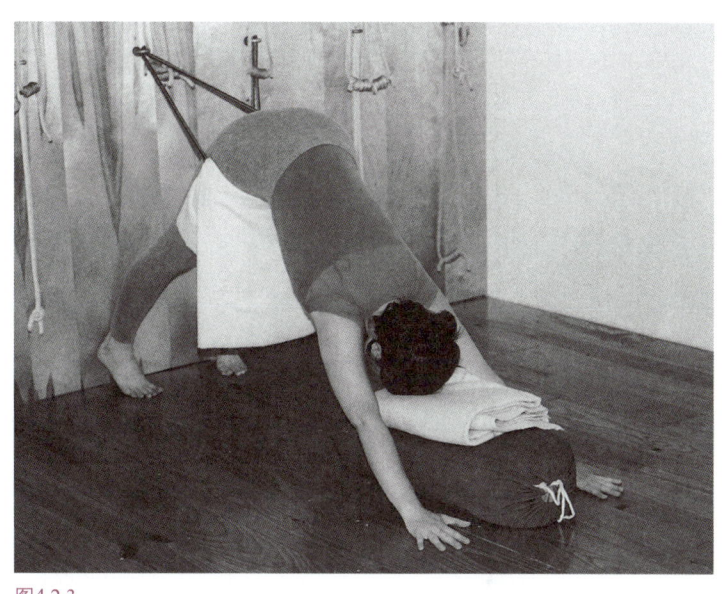

图4.2.3

4.Prasārita Pādōttānāsana（分脚强烈式），桥式凳

　　用桥式凳支撑躯干，根据个人能力和承受力，在下腹部用毛毯卷支撑。双脚与两髋在一个平面上。双脚分开得宽一些，让骶骨从中心向两侧展开。毛毯卷会深深地陷入腹部，以缓解腹部痉挛（图4.2.4）。完整的讲解见第一章第11～12页。保持2～5分钟。

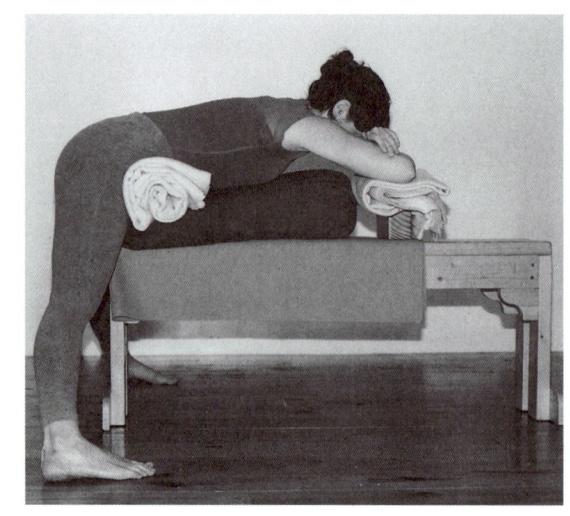

图4.2.4

5.Uttānāsana（强烈式），高凳

　　用高凳或类似的物体支撑腹部，躯干（背部）形成向外的弧形（圆背）。尝试让腹部挂在支撑物上（图4.2.5）。进入体式之后，悬挂的位置是体式的最高点。如果因为支撑物的缘故导致隔膜被挤压，进而呼吸变浅，则从体式中出来，让呼吸恢复正常后再继续习练。在第二次尝试中，通过将隔膜释放并向两侧展开来纠正隔膜的姿态。不要让胸部肌肉收缩。此体式可以重复几次，也可在体式中保持2～5分钟。

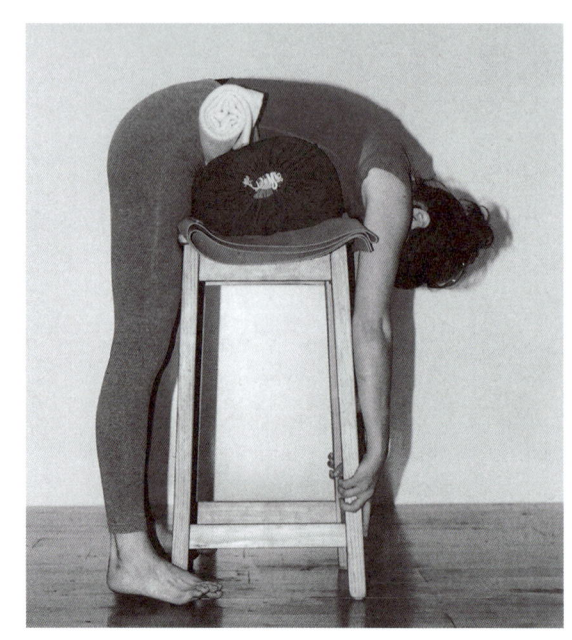

图4.2.5

6.Uttānāsana（强烈式），木马

可以重复上述体式，并让腹部承受的压力再增加一些。如果能够承受，让手臂和双腿处在完全悬垂的状态。可以使用木马、栏杆或椅子来支撑腹部（图4.2.6）。根据承受能力，可以通过重复习练增加时长，总计3分钟。给腹部施加压力之后，采用下面的变体习练Supta Baddha Koṇāsana（仰卧束角式）以打开这个区域。

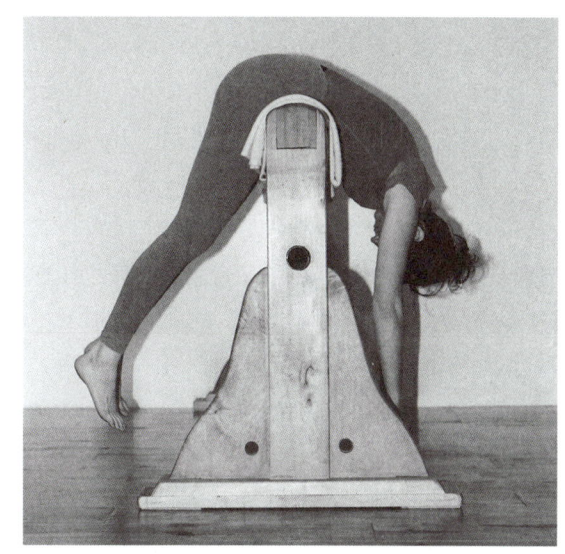

图4.2.6

7.Dwi Pāda Viparīta Baddha Koṇāsana（双脚倒束角式），垫高的倒手杖凳

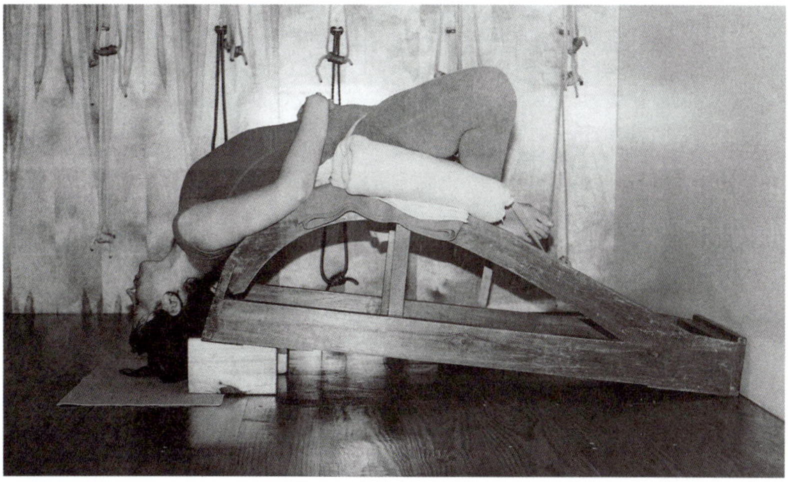

在这个姿势中，骨盆是体式的最高点，腹部会稍微向地面沉一些。如果有倒手杖凳，则将高的一侧用两块砖垫高，砖下放瑜伽垫。倒手杖凳上放一张两折的瑜伽垫。坐在倒手杖凳高的位置，双腿进入Baddha Koṇāsana（束角式）。伸展带套在下背部，并在靠近脚的位置与倒手杖凳相连。

图4.2.7

大腿的外侧分别垫上毛毯。小心地躺下来，或在向倒手杖凳上躺的过程中让一名辅助者支撑着背部和头部。头下可以放毛毯。如果肩部僵紧，可以把手放在腹部休息（图4.2.7）。手臂还可以在头的上方互抱手肘以拉长躯干和腹部（图4.2.8）。在体式中保持5～10分钟。

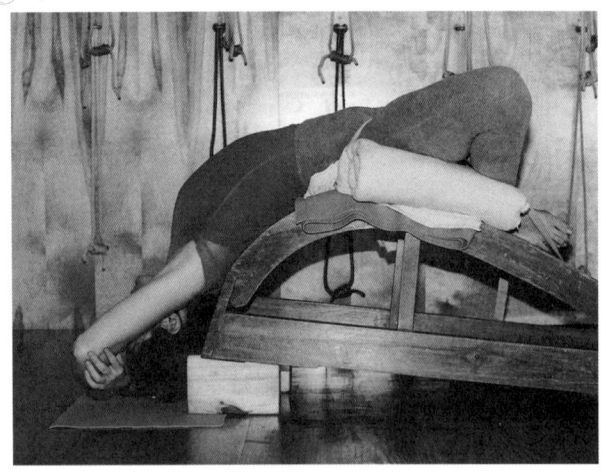

图4.2.8

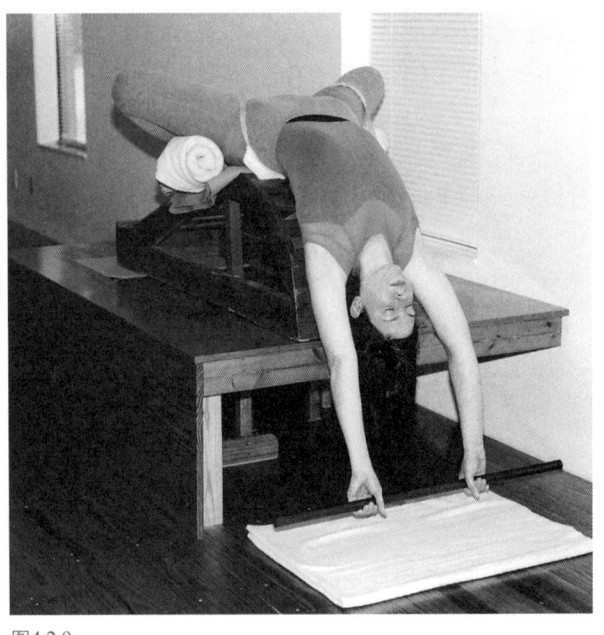

图4.2.9

出体式时，请一位辅助者帮忙托着头后侧以及上背部，坐起来，松开双腿。在没有辅助者的情况下，把脚从伸展带中滑出来，向头这一侧的地面滑动，让头顶、头的后侧、肩和臀部依次落地，臀部落地之后，转向右侧，坐立起身。

有讲台时，把倒手杖凳放在讲台上，高的一端与讲台边缘对齐。腿的位置如上所述。图4.2.8展示了手臂如何获得完全的伸展。还有更好的方式，如有辅助者在旁，又没有任何肩部问题，可让辅助者将一根金属棒放在习练者的手上。增加的这份重量使手臂得到了完全的伸展，并以一种愉悦的方式拉长了躯干（图4.2.9）。

如果没有倒手杖凳，按照第二章"月经过量的体式序列"一节中讲解的方法习练。

8.Supta Svastikāsana（仰卧万字符式）

重复第239页的体式。

9.Supta Baddha Koṇāsana（仰卧束角式）

重复第238页的体式。

10.Śavāsana（挺尸式），两把椅子

详见第二章"月经过量的体式序列"一节中这一体式的讲解。

经期前修复的体式序列

焦虑、身体和情感压力或许会抑制经期的开始。修复体式序列带来的深度休息能消除这些症状，建立身体系统的平衡，让经期能够开始。多数体式在第一章和第三章中都有详细的讲解。所有体式都应该根据个人能力保持5～10分钟。仰卧体式都可以用眼纱将双眼覆盖以保持其稳定、平静。

1.Sālamba Śavāsana（有支撑的挺尸式），抱枕

一个抱枕纵向放置支撑躯干，以获得仰卧的放松。让抱枕的一端对齐肋腔下端，使腰椎不被抱枕支撑。这个位置允许腹部向脊柱释放，同时胸腔是提起来的，创造一种胸腔"高一阶"而腹腔"低一阶"的效果。用一张折叠的毛毯支撑头的后侧和颈部后侧。双腿略微分开直到大腿内侧放松下来（图4.2.10）。更多的指令详见第一章"调息法习练指南"一节。

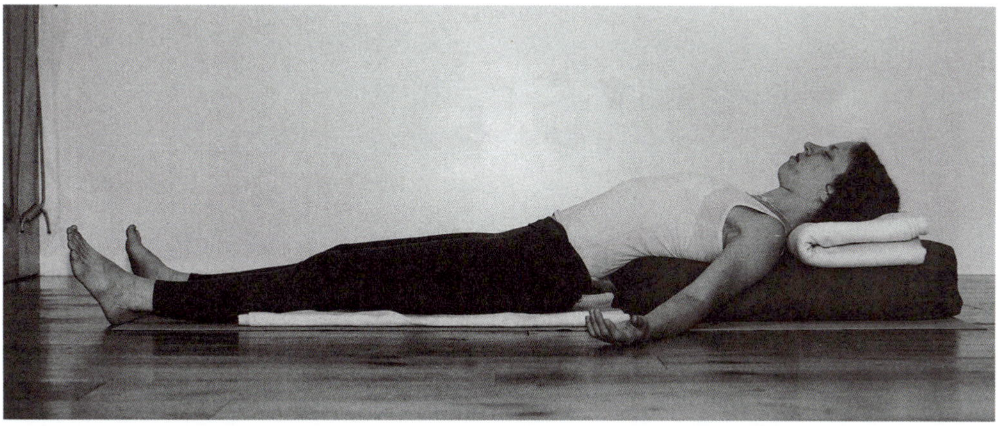

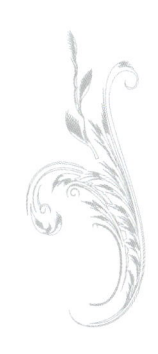

图4.2.10

2. Setubandha Sarvāṅgāsana（桥形所有肢体式）/Dwi Pāda Viparīta Daṇḍāsana（双腿倒手杖式），交叉抱枕

在瑜伽垫的中间位置横向放一个抱枕，第二个抱枕纵向摆于其上。头下放置一张折叠的毛毯。坐在上方抱枕的前端，屈膝，脚落地。手放在身后以提着胸腔向后躺，将头的后侧落在折叠的毛毯上（图4.2.11）。头下的毛毯一张或许不够，尤其是在肩和上胸腔比较僵硬的情况下。头的后侧与地面平行，胸腔应该成为体式的最高点；不要向头这一侧滑动太多，这会导致胸腔内陷，腹部鼓胀。若有背痛，将双脚用抱枕或毛毯垫高，并在大腿上端绑上伸展带。

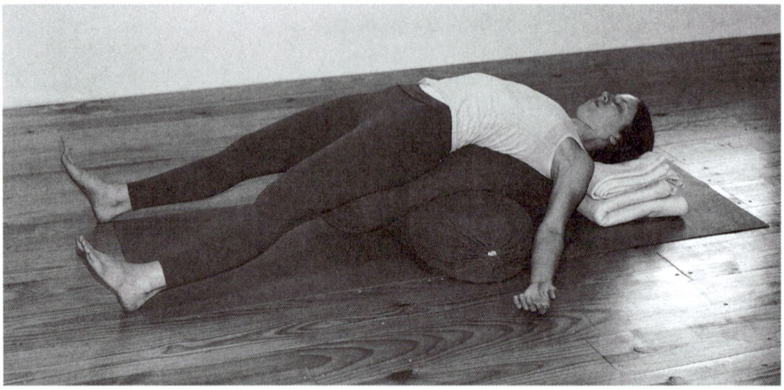

图4.2.11

3. Supta Baddha Koṇāsana（仰卧束角式），横向抱枕

此处展示抱枕横向支撑背部的变体（图4.2.12）。肾上腺和肾脏得到伸展和深度休息。若有背痛，则参考纵向抱枕的变体，详见第一章第47页。

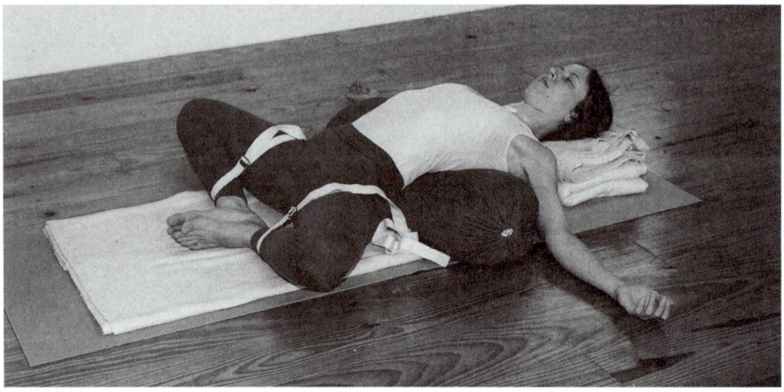

图4.2.12

4.Supta Vīrāsana（仰卧英雄式），横向抱枕

抱枕的放置与上一体式相同。大腿上可以压一个杠铃片，让大腿柔软，获得释放（图4.2.13）。纵向抱枕的变体详见第一章第43页。

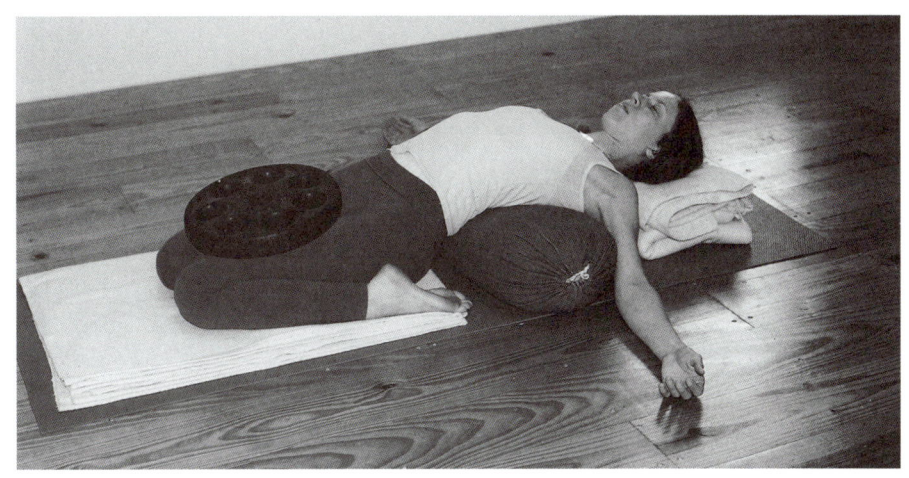

图4.2.13

5.Matsyāsana（鱼式）/Supta Bhadrāsana（仰卧吉祥式）/ Supta Svastikāsana（仰卧万字符式）

根据腿部的状态，在纵向抱枕的支撑下做任意一个体式（图4.2.14）。完整讲解见第一章第45页。

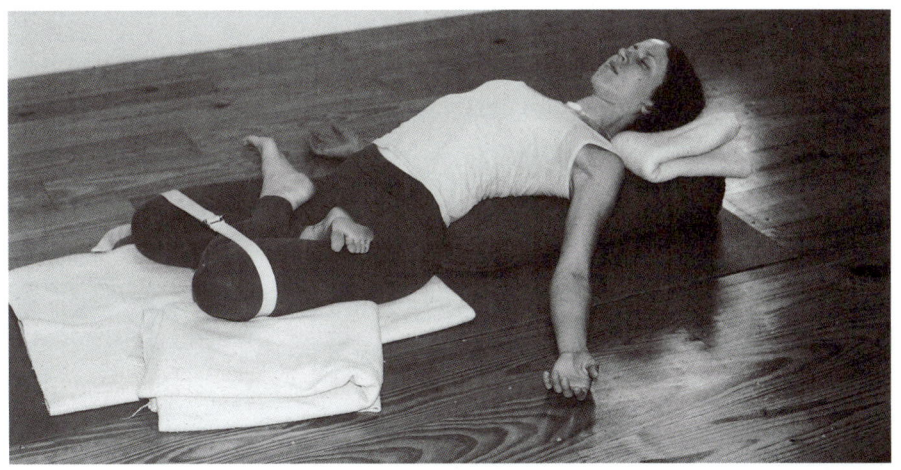

图4.2.14

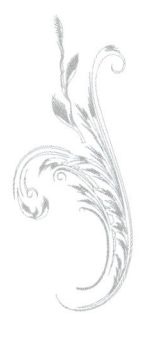

6.Sālamba Śīrṣāsana（有支撑的头部平衡式），双腿分开，墙绳

如图 4.2.15 所示，详见第二章第 101 页 Upaviṣṭa Koṇāsana（坐角式）。

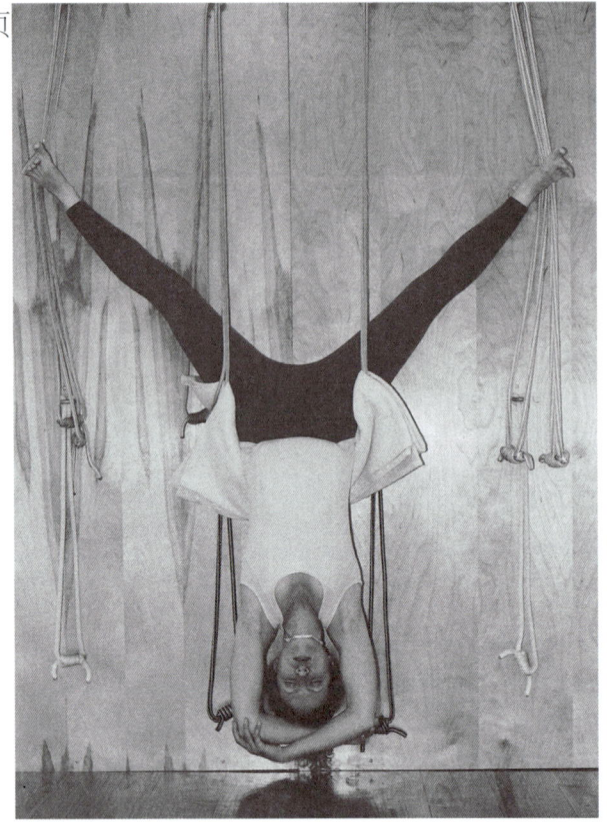

图4.2.15

7.Dwi Pāda Viparīta Daṇḍāsana（双腿倒手杖式），手臂向两侧

三个倒手杖凳有助于手臂向两侧伸展，进而展宽胸腔（图 4.2.16）。如果没有多余的倒手杖凳，则两侧可以用抱枕替代。此体式的细节见第一章第 37 页。

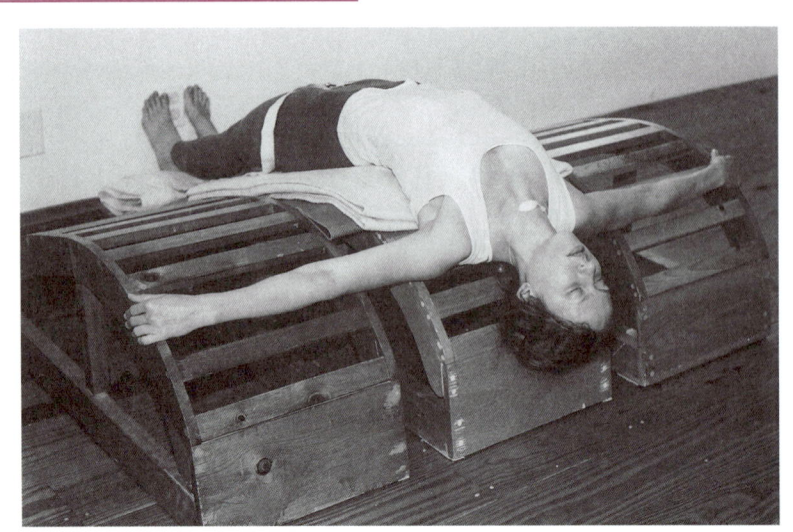

图4.2.16

8.Uṣṭrāsana（骆驼式），椅子或犁式盒

用椅面支撑背部，如图 4.2.17 所示。背部下方可以垫上更多的毛毯以提升胸腔并拉长脊柱。躯干长的习练者可以用两把椅子。还可以用犁式盒加一个抱枕来支撑背部，大腿前侧贴在带有墙绳的墙面上。手抓墙绳以打开胸腔（图 4.2.18），双手也可以放在腹部休息（图 4.2.19）。

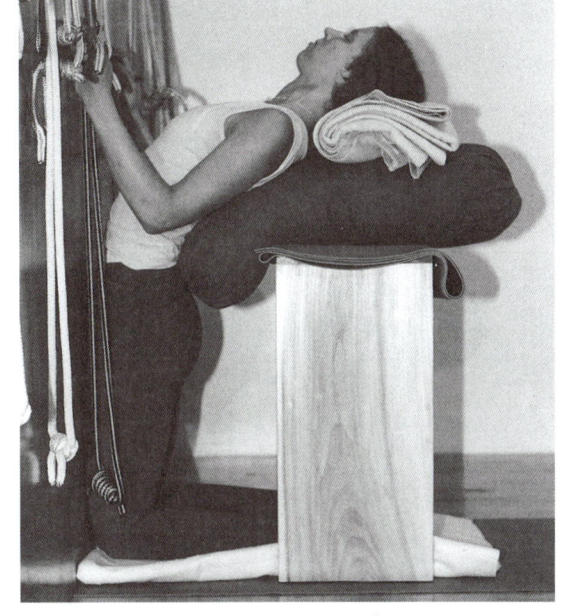

图4.2.18

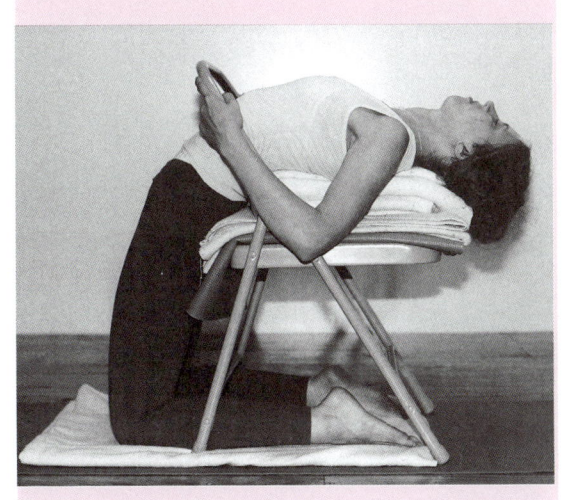

图4.2.17

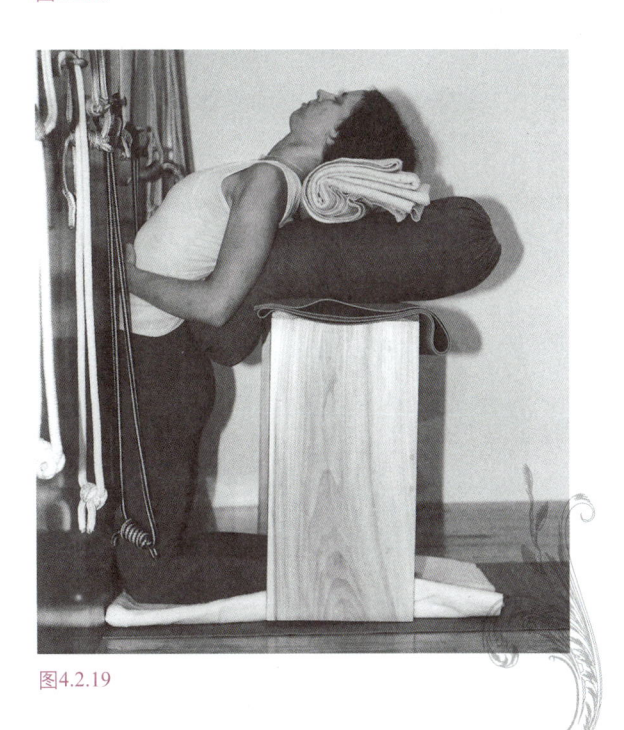

图4.2.19

9. Kapotāsana（鸽子式），椅子或抱枕

将一张折叠的瑜伽垫放在椅子上，另一张放在椅面下方的横杠上。面朝椅背坐进椅子里，将胫骨搭在后方的横杠上，脚背搭在前方的横杠上。可以在椅面上横向放一个抱枕以提起胸腔（图 4.2.20）。一到两个抱枕，或一个抱枕加毛毯放在椅子前方用来支撑头顶。如果身体不够柔韧，则将脚背置于地面上（图 4.2.21）。手臂可以在头的上方互抱手肘（图 4.2.22）。可以增加任意支撑，以能够舒适地保持体式 5 分钟。

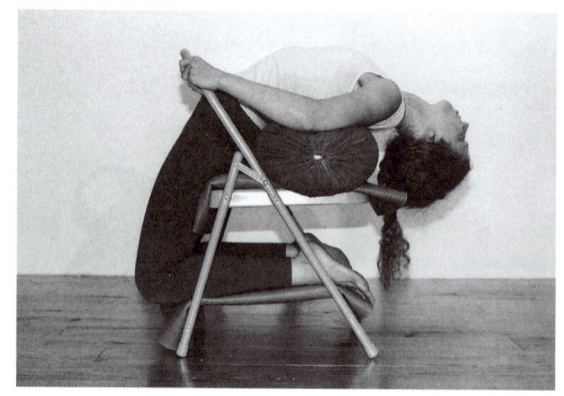

图4.2.20

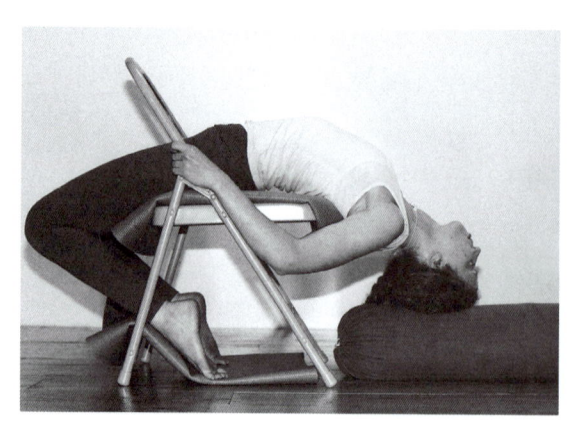

图4.2.21

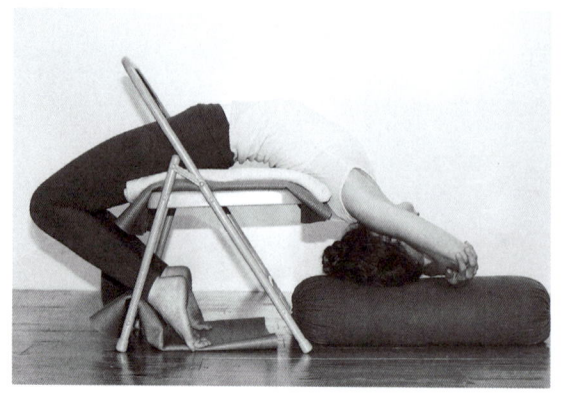

图4.2.22

10.Sālamba Sarvāṅgāsana（有支撑的所有肢体式），椅子

（在基本的椅子支撑以外）增加另外的支撑物，双脚可以在木马上休息（图4.2.23），还可以将抱枕搭靠在椅背上，双腿搭在抱枕上休息（图4.2.24）。

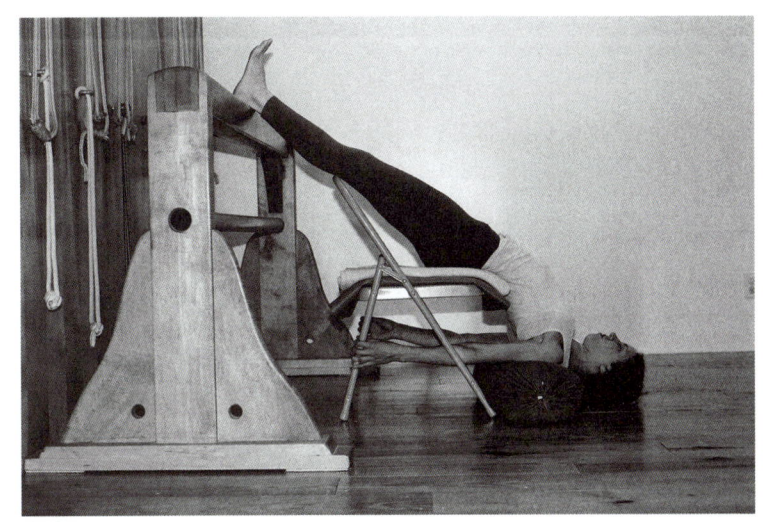

图4.2.23

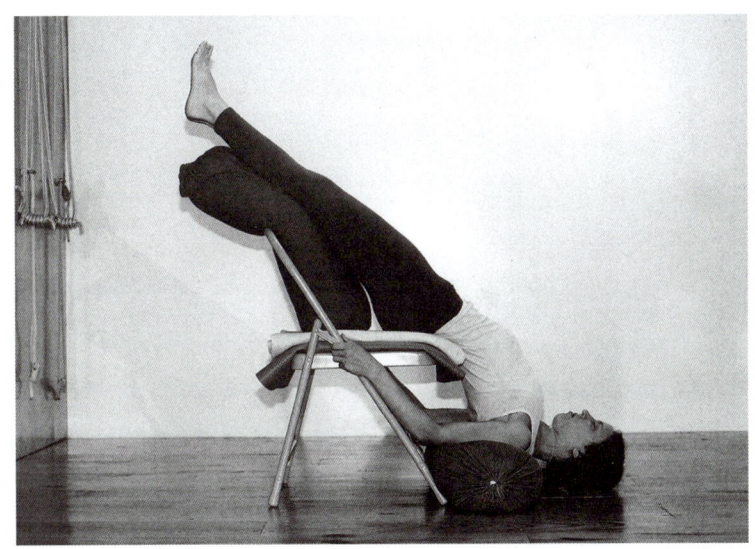

图4.2.24

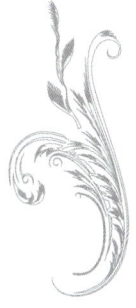

11. Setubandha Sarvāṅgāsana（桥形所有肢体式），桥式凳

如图 4.2.25 所示，详见第一章第 48 页。

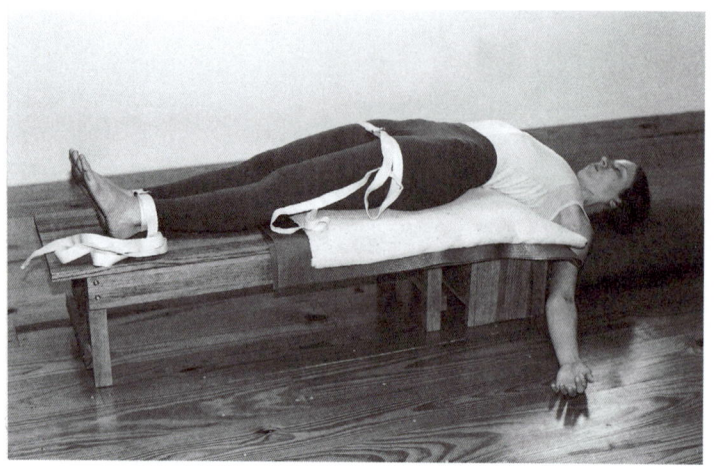

图4.2.25

12. Viparīta Karaṇī Upaviṣṭa Koṇāsana（倒箭坐角式）

如图 4.2.26 所示，详见第三章第 186 页。

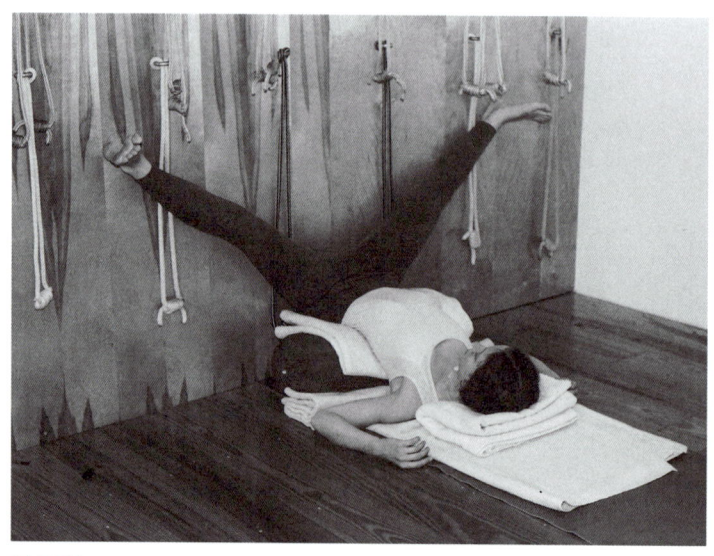

图4.2.26

13. Śavāsana（挺尸式）

详见第一章第 53 页。大腿上端可以加重物，也可以不加。

平衡激素的体式序列

这个序列是笔者为一位 16 岁的入门级习练者设计的，主要针对她的痛经（图中所示女性并不是这个女孩）。医生的检查表明她患有多囊性卵巢、睾酮升高、脱氢表雄酮（DHEA）[①] 浓度提高。她还出现了皮肤痤疮、多毛症（面部和身体毛发过多）和头痛的症状。在经期前，她会因为剧烈的腹部痉挛而卧床几日，无法正常生活；之后会有 7 天大流量的经期。她习练下面的体式序列几个月之后，就有了正常的经期，也不再有腹部痉挛。头痛时，她会习练第二章 124 页的体式序列。

1. Supta Baddha Koṇāsana（仰卧束角式）

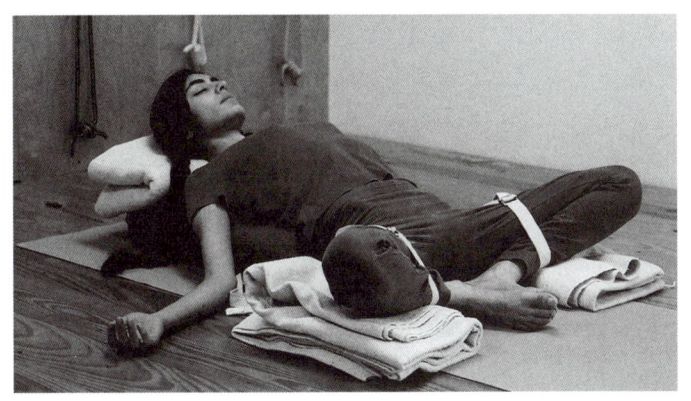

如图 4.2.27 所示，详见第一章第 47 页。

图4.2.27

2. Supta Pārśva Padaṅguṣṭhāsana（仰卧侧手抓大脚趾式）

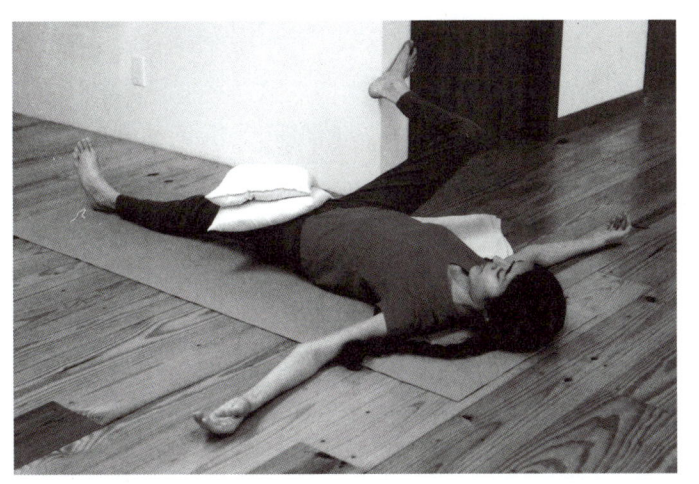

髋部僵紧的情况下屈膝习练。侧面腿的臀部下方放一张毛毯，伸展腿的髋部放上重物，以进一步打开骨盆（图 4.2.28）。详见第一章第 13 页。

图4.2.28

[①] Dehydroeplandrosterone 的缩写，一种主要产生于肾上腺的类固醇激素。分泌过多时可能产生雄激素，因而会出现声音变得低沉、体毛增加和皮肤痤疮。

3. Utthita Pārśva Hasta Pādāṅguṣṭhāsana（站立侧手抓大脚趾式），椅子

如图4.2.29所示，详见第一章第8页。

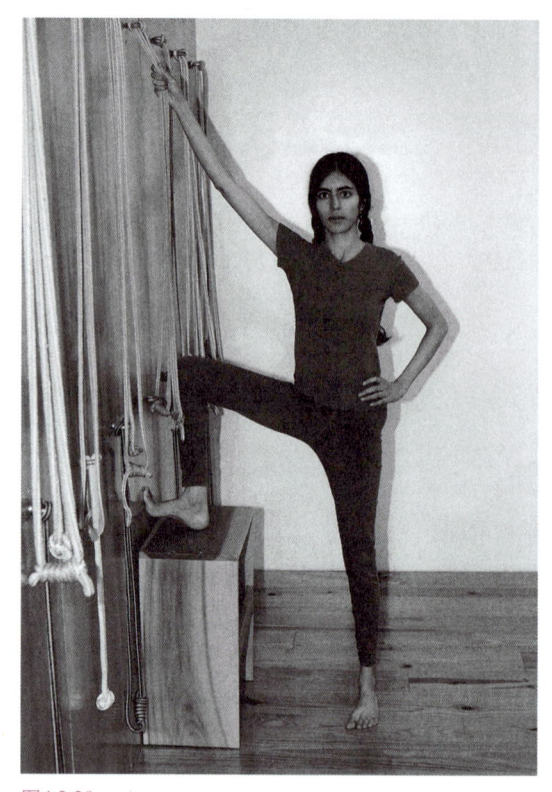

图4.2.29

4. Ardha Candrāsana（半月式），木马或高凳

灵活性不足时，上升腿的脚用高凳支撑，高凳放在木马前侧（图4.2.30）。详见第一章第10页。

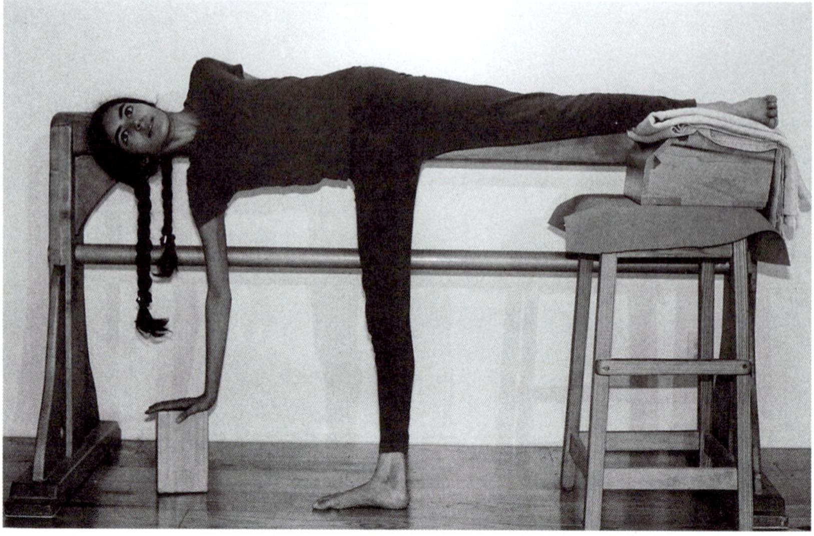

图4.2.30

5.Uttānāsana（强烈式），墙绳

如图 4.2.31 所示，详见第一章第 6～7 页。

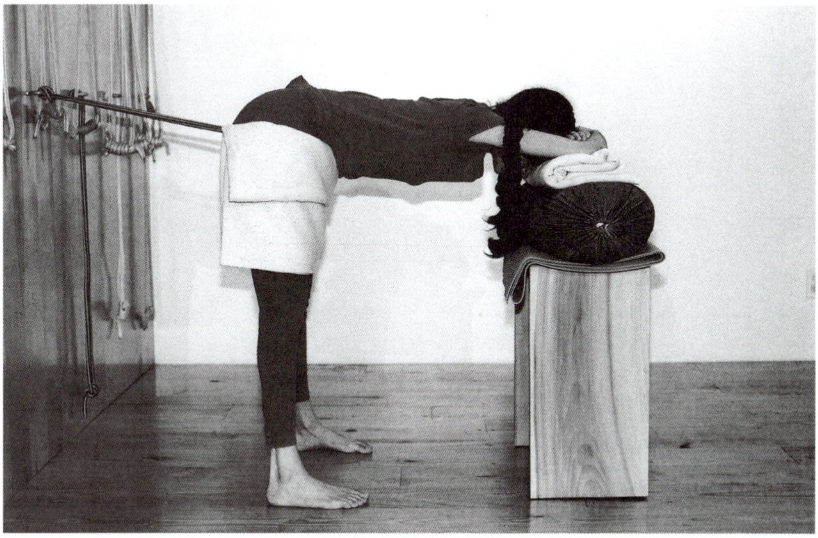

图4.2.31

6.Adho Mukha Śvānāsana（下犬式），墙绳

如图 4.2.32 所示，详见第一章第 4 页。

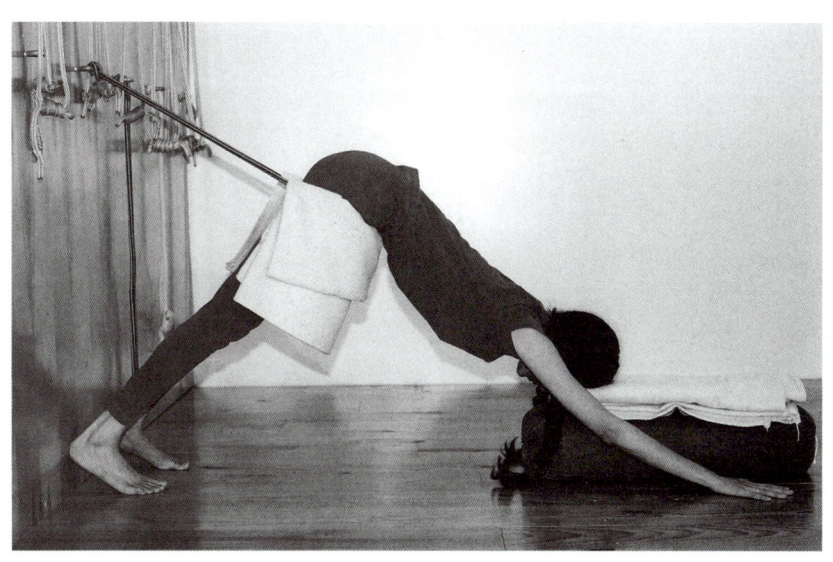

图4.2.32

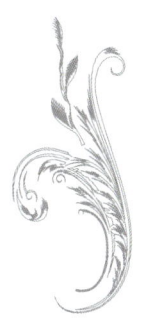

7.Dwi Pāda Viparīta Daṇḍāsana（双腿倒手杖式），桥式凳或三把椅子

如图 4.2.33、图 4.2.34 所示，详见第二章第 82～86 页。

a.Upaviṣṭa Koṇāsana（坐角式）

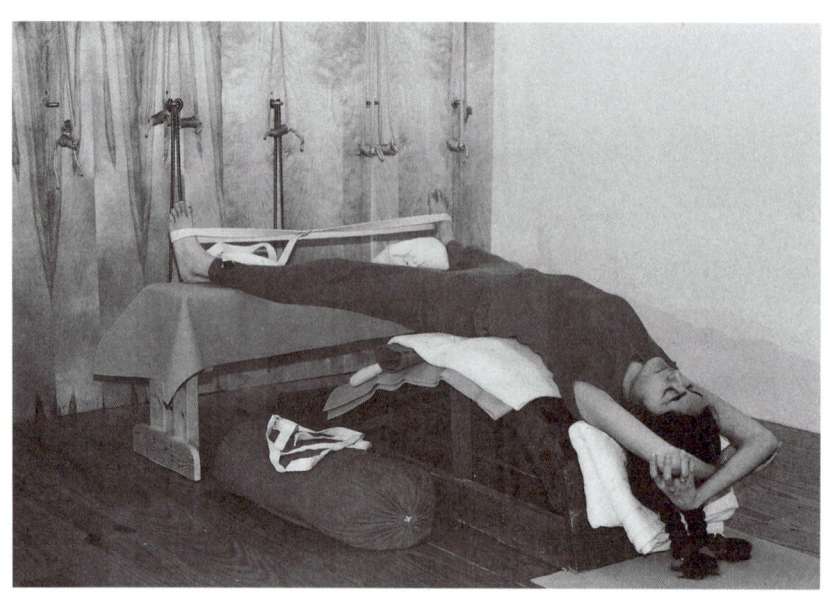

图4.2.33

b.Baddha Koṇāsana（束角式）

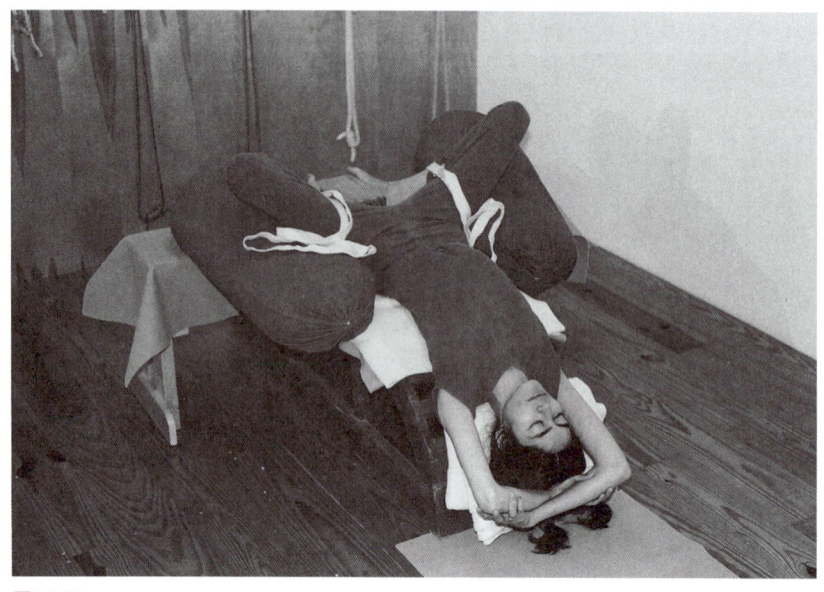

图4.2.34

8.Setubandha Sarvāṅgāsana（桥形所有肢体式）

此体式可以按照第二章第 87 ～ 90 页讲解的方法习练。不过，如果有两个窄的桥式凳，可以将两个桥式凳横向摆放，分别支撑臀部和脚跟（图 4.2.35、图 4.2.36）。这种横向的摆放，给肾脏和肾上腺提供了更强的支撑，能更有效地平衡内分泌系统。

a.Upaviṣṭa Koṇāsana（坐角式）

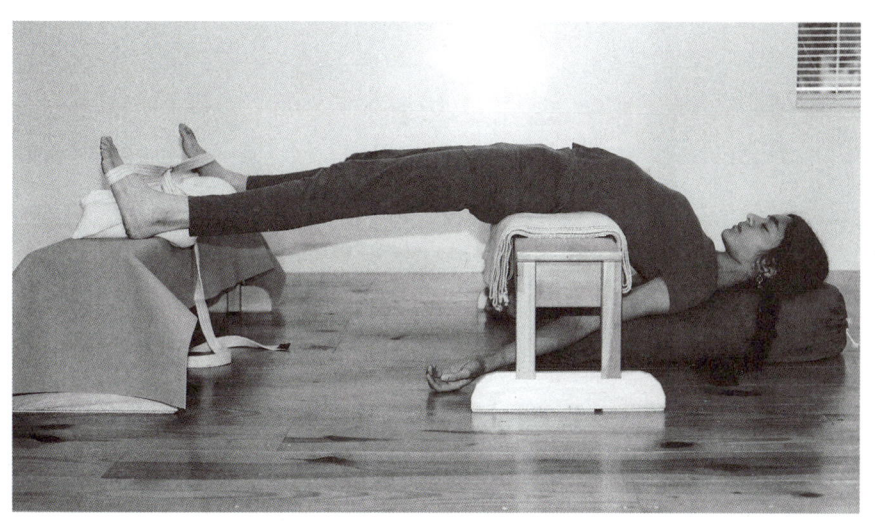

图 4.2.35

b.Baddha Koṇāsana（束角式）

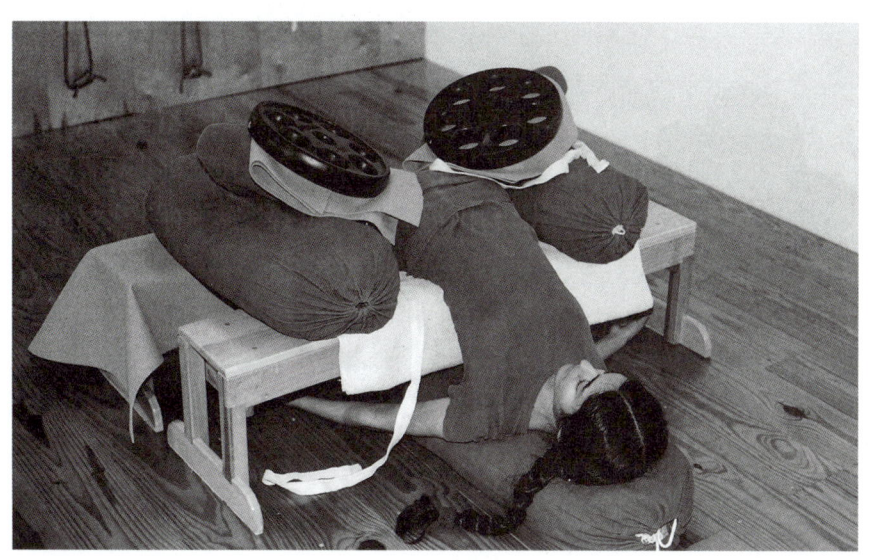

图 4.2.36

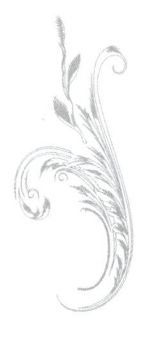

9. Pārśva Sarvāṅgāsana（侧面所有肢体式）

辅具搭建和第一章第 48 页中 Setubandha Sarvāṅgāsana（桥形所有肢体式）一样。需要一名辅助者，先将桥式凳的一端向习练者的右侧挪动，保持 1～2 分钟，然后挪回到中间，再挪到其左侧，与左侧保持时长一致（图 4.2.37）。这样会让肾脏和肾上腺获得完整范围的活动，或能抑制卵巢囊肿的生长。

若有木马，可以将辅具放在木马的下方，木马两侧放好抱枕，抓着木马下方的金属杆将躯干从一侧挪动到另一侧。还有一种方法，将辅具放置于带墙绳的墙边；使用墙绳将躯干从一侧挪动到另一侧。

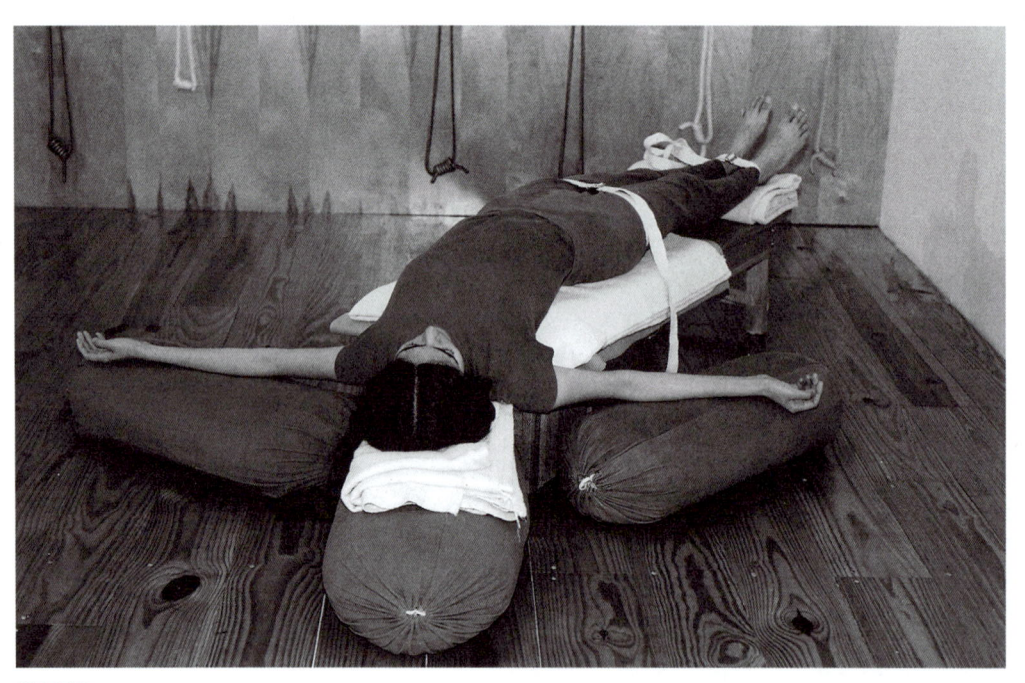

图4.2.37

10. Śavāsana（挺尸式）

详见第一章第 53 页。

打开并柔软腹部的体式序列

这个体式序列不仅仅局限在经期前习练,整个周期中都可以习练,来学习打开骨盆,在诸如子宫肌瘤、卵巢囊肿或子宫内膜异位症的情况下学会让腹部柔软。序列中的多个体式已经在前面的章节中讲解过了。

1.Ardha Candrāsana(半月式)

使用墙面、案台或木马作为支撑(图 4.2.38)。辅助者可以拿一根墙绳,绕过习练者站立腿的大腿上端及臀部,帮助将其髋的两侧均匀拉长,远离腰部(图 4.2.39)。更多细节见第一章第 10 页。

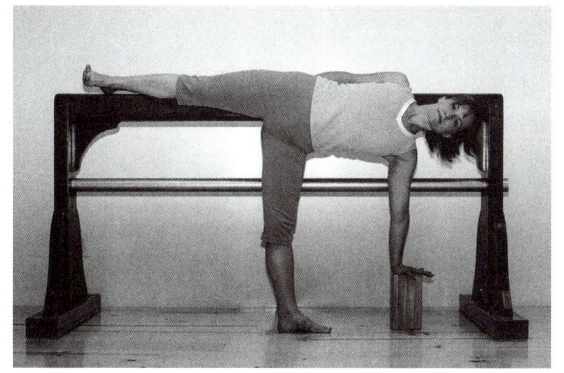

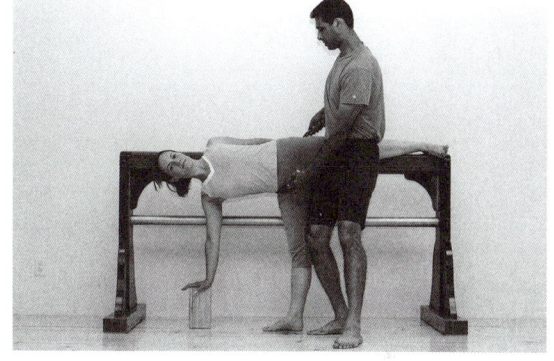

图4.2.38

图4.2.39

2.Vīrabhadrāsana Ⅱ(战士二式)

使用墙面、木马(图 4.2.40)或案台作为支撑。通过下面的调整,骨盆能获得更显著的打开。一根墙绳从头部套在身体上,在身体前侧,绳子横在骨盆前侧;在身体后侧,绳子作用于臀部上端。一名辅助者从骨盆下方抓住绳子,将一只脚踩在习练者前方腿的大腿内侧,另一只脚放在后方腿的大腿外侧。辅助者双脚施压的同时,将绳子向自己的方向拉(图 4.2.41)。

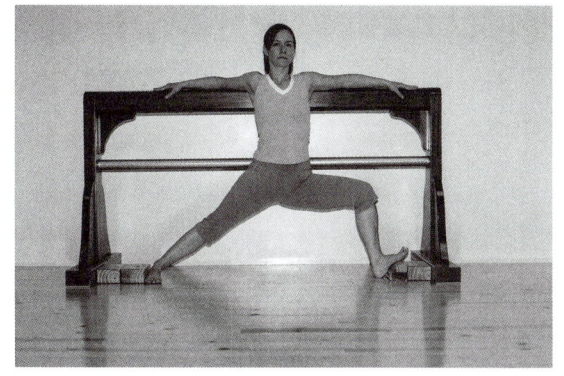

图4.2.40

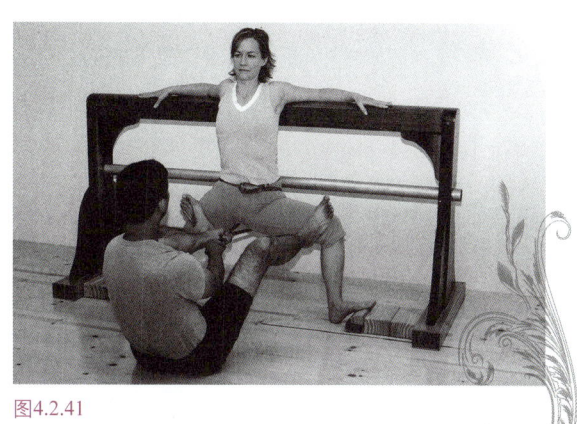

图4.2.41

3. Utthita Pārśva Hasta Pādāṅguṣṭhāsana（站立侧手抓大脚趾式）

在此体式中，向侧面展开的脚可以用下墙绳的墙钩支撑，双手抓住上墙绳，绳子置于头的后侧（图 4.2.42）。这就在上升腿的骨盆下端与对侧肩之间创造了更大的打开。两名辅助者可以用绳子将习练者站立腿的大腿向后调整，同时将上升腿一侧的臀部向前调整，以进一步打开骨盆（图 4.2.43）。体式细节详见第一章第 8 页。

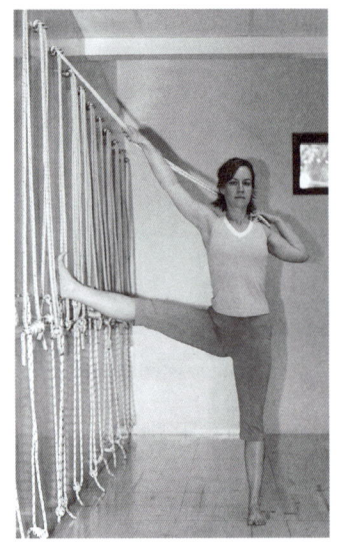

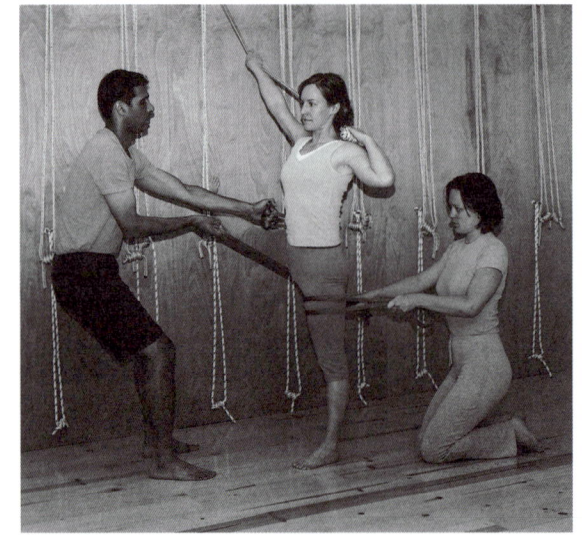

图4.2.42

图4.2.43

4. Supta Pārśva Padaṅguṣṭhāsana（仰卧侧手抓大脚趾式）

和上一序列中习练的体式相似（图 4.2.44），伸展腿的髋部压上沙袋。侧面腿的髋部垫在一块杠铃片上。随着习练者腿部伸展能力的提升，可以使用更为稳固的支撑物，以强化骨盆的打开。详见第一章第 13 页。

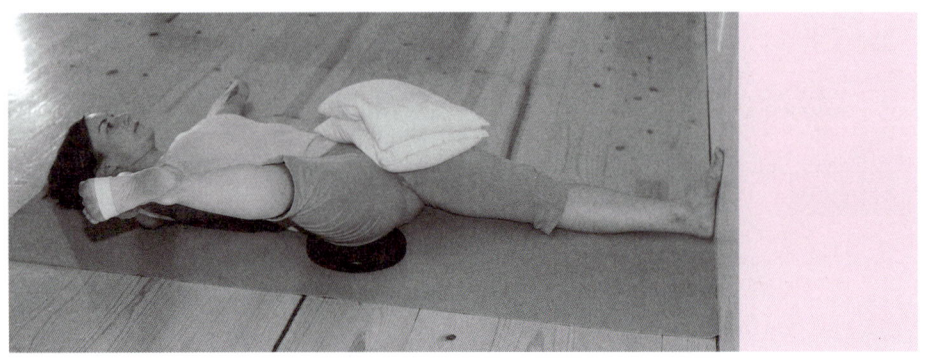

图4.2.44

5. Paripūrṇa Nāvāsana（全船式）

如图 4.2.45 所示，详见第三章第 185 页。

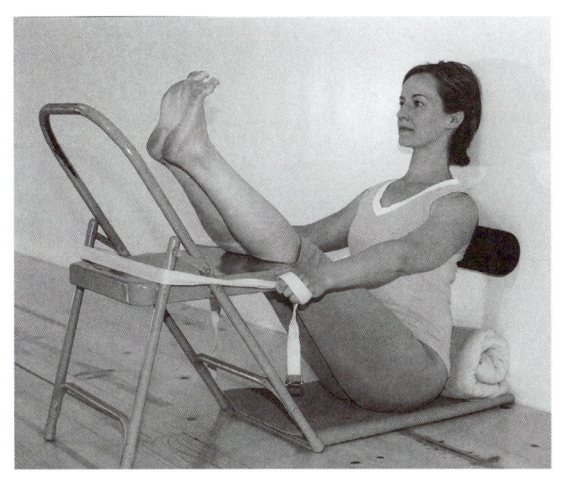

图 4.2.45

6. Upaviṣṭa Koṇāsana（坐角式），木马

详见第一章第 33 页。此处展示的是折叠毛毯的一角（朝向正前方）支撑臀部（图 4.2.46）。这一变体让股骨头外侧内收，躯干上提更多。

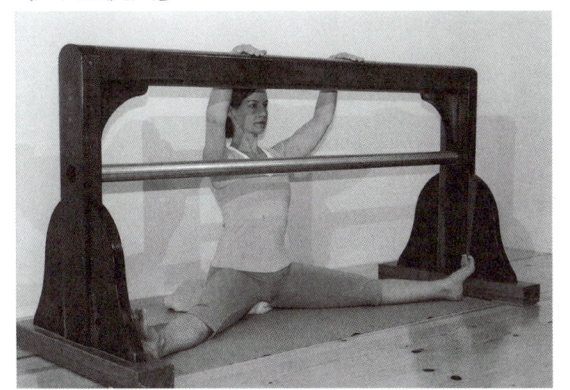

图 4.2.46

7. Baddha Koṇāsana（束角式），木马

详见第一章第 35 页。此处展示的是折叠毛毯的一角（朝向正前方）支撑臀部（图 4.2.47）。

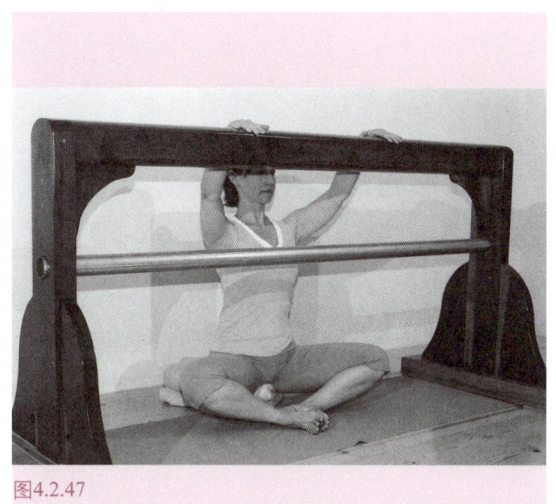

图 4.2.47

8. Adho Mukha Śvānāsana（下犬式），双脚垫高

详见第三章第 137 页，双脚垫高的变体（图 4.2.48）。

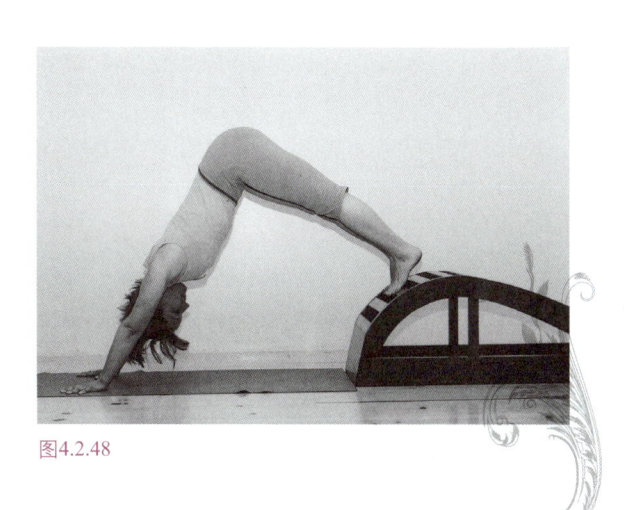

图 4.2.48

9.Uttānāsana（强烈式），伸展带

一条长伸展带或两条伸展带连接起来形成一个大环。双脚分开与髋同宽，踩到伸展带上。在前屈的姿势中将环状伸展带的另一端放在骶骨的中段。双手呈杯状，落在双肩下方的地面上，背部凹陷。如果双手落地时无法让背部凹陷，则双手推砖。指尖向地面施压，将掌心上提，掌心上提的力沿着手臂持续向上。从手臂内侧转动二头肌向外，以展宽锁骨。侧胸腔向前伸展。双脚外缘向下，内缘向上。将脚踝内侧提向脚踝外侧，以稳固小腿胫骨。腿的内侧上提，以使腿的外侧有力地去向腿的内侧。骨盆前侧皮肤拉长向前，去向腰部，臀部后侧皮肤去向腿的方向（图4.2.49）。如果习练正确，下腹部会被拉向脊柱，进而创造出一种抚慰感。

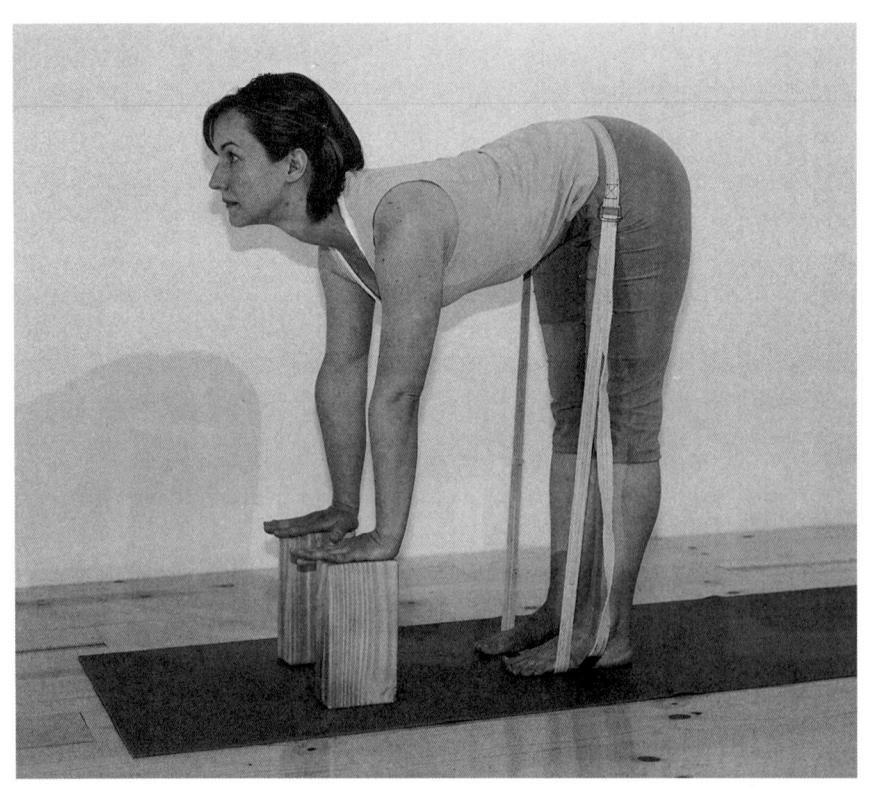

图4.2.49

10. Ūrdhva Dhanurāsana（上弓式），双脚垫高

随着习练者越来越能让腹部变得柔软，在习练中可以加入 Ūrdhva Dhanurāsana（上弓式）。后弯姿势的进入和保持都不能用腹部肌肉或腰椎，务必格外注意这一点。进入体式时，要让双脚、双腿、双手和双臂参与其中。进入体式后，四肢的力要持续进行，同时将侧肋上提，保持着这些力，从体式中退出。腹部应该被动地接纳脊柱前侧伸展所带来的益处，被脊柱吸引着与之更接近。

保持腹部安静的同时，为了学习双腿正确的力，可以用一个倒箭盒、脚凳，或六块砖双层摆放，用伸展带固定，置于墙边（第222页）。仰卧，双脚放在倒箭盒或砖两侧的地面上，让臀部尽可能接近支撑物。双脚分别踩到支撑物上，脚跟的前侧边缘踩在支撑物的边缘处。觉知脚的高度是如何拉长臀部，使其远离腰部的。在垫高的状态中，双脚和腿的后侧已经准备好将身体提起进入体式了。提起进入之前，先将内脚跟的后侧、小腿肌肉、大腿后侧从内——身体中线——向外旋。进一步移动臀部肌肉远离腰部。脚跟向前施压，压向支撑物边缘，脚趾向上，以强化腿后侧的力。避免从腿前侧过度做功；腿前侧应该保持拉长、内旋的状态。

在双脚垫高的状态中，手臂推起进入体式需要更多的力量。在进入之前，保持腿部的力，双手、双臂、斜方肌开始做功。手掌展开，手的内缘向下推。手肘外侧指向天花板，将大臂内侧转向大臂外侧。斜方肌去向腰部。上提的过程中，保持手肘外侧朝前。手臂一旦伸直，就提起侧胸腔远离双腿，不要推胸腔正中。腹部、颈部、头部应该在 Śavāsana（挺尸式）状态中，放松。

此体式的一个变体还可以在讲台上做。坐在讲台上，屈膝向后躺，将上背部靠在讲台的边缘，手掌展开推地（图4.2.50）。按照上一段所描述的方法进入体式（图4.2.51）。注意，因为双脚垫得更高，所以进入体式会更难。自己无法推起的习练者可由两名辅助者辅助，每名辅助者手里用一条墙绳作用在习练者的肩胛内侧和三角肌，这会有帮助（图4.2.52）。辅助者需要敏锐地觉知到习练者的身体能力，明确对方能够自己完成多少，需要提供多大的帮助。不能用力过大，以至于将对方的手拉离地面。辅助者可以用腿顶住习练者的手肘，令其手肘伸直。如果还有第三名辅助者，还可以用一根墙绳或斜木板横向作用在对方的臀部中段，使其臀部中段上提的同时，还向着双腿的方向拉，臀部的力应该与双肩的上提同步发生（图4.2.53）。

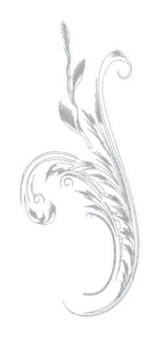

刚开始习练时，以重复三次为起点，每一次在体式中保持 20～30 秒；逐渐地，手臂和腿要学会做功且腹部能保持柔软，之后可提升至六次。躯干要拉长，而不是挤压腰椎。这是针对子宫内膜异位症的关键体式；此体式的正确习练能预防子宫内膜异位症导致的腹腔粘连，另外，还有可能缩小卵巢囊肿。

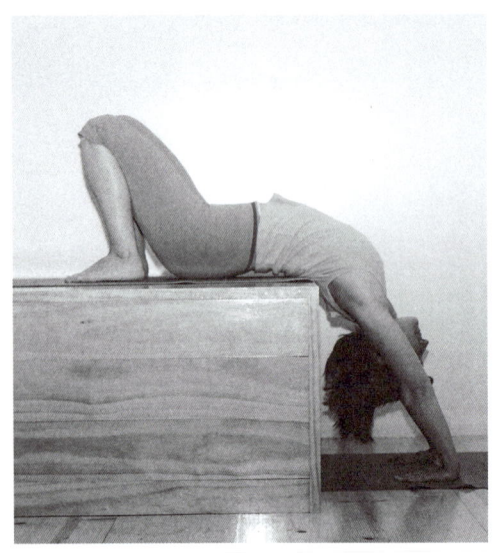

图4.2.50

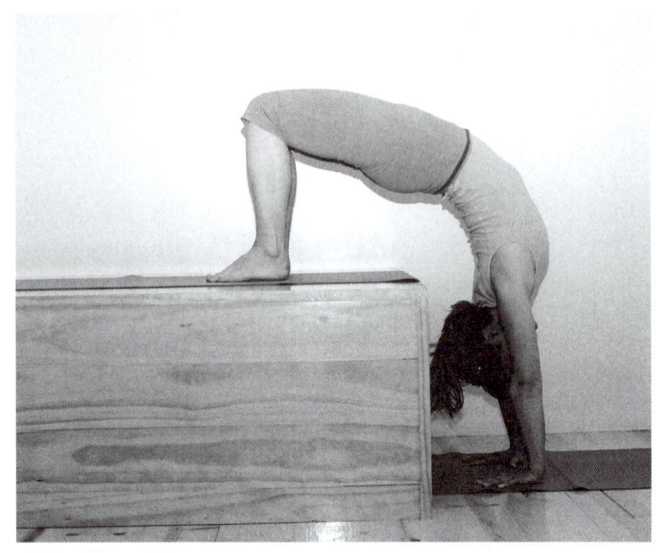

图4.2.51

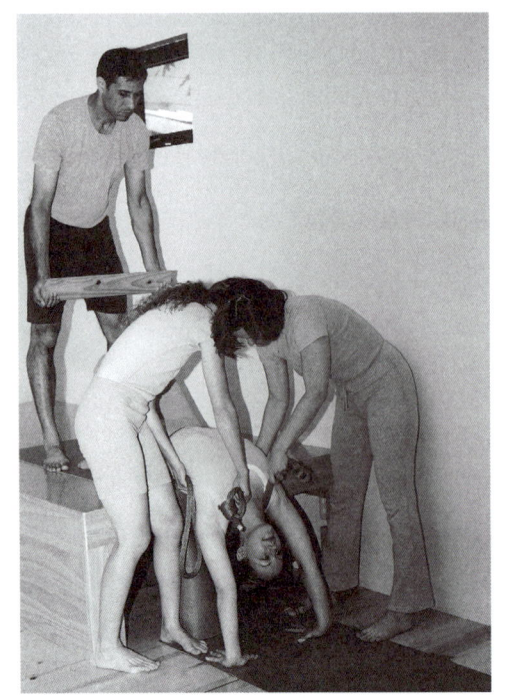

图4.2.52

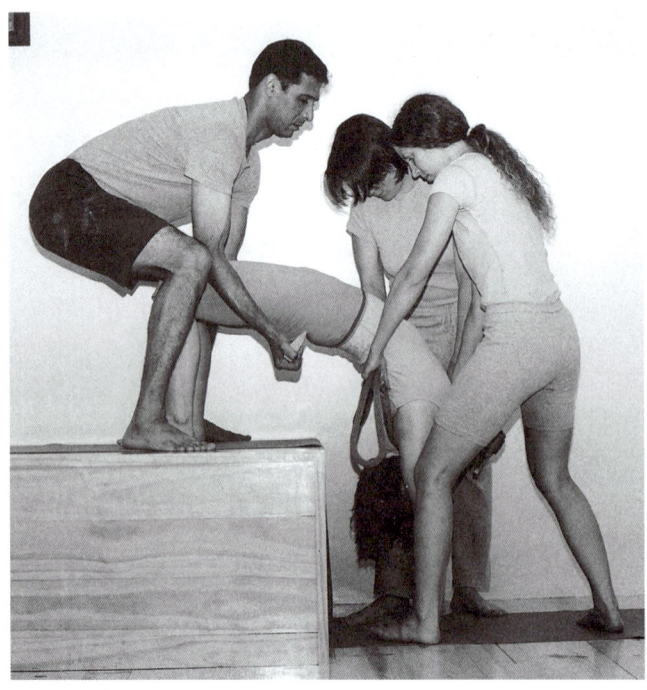

图4.2.53

11. Dwi Pāda Viparīta Daṇḍāsana（双腿倒手杖式），双脚垫高

使用上一体式的辅具，先进入双脚垫高的 Ūrdhva Dhanurāsana（上弓式）。保持腿后侧的上提，将头顶落地，双手十指交扣抱住头的后侧。习练此体式的中间阶段，屈着膝，保持着 Ūrdhva Dhanurāsana（上弓式）中双腿的力。双脚可以踩在砖上、倒箭盒上（第223页），或再次使用讲台（图4.2.54）。此外，脚下还可以用倒手杖凳（图4.2.55、图4.2.56）。为稳定体式，另一个选择是既垫高双脚，又支撑手肘。图4.2.57展示了脚踩倒箭盒、手肘用旁边摆放的桥式凳支撑的方式。辅助者可以使用与 Ūrdhva Dhanurāsana（上弓式）一样的技巧，用绳子支撑肩部，用斜木板支撑臀部。另外，辅助者还可以用自己的脚固定习练者的手肘（图4.2.58）。若手肘虚浮，向外打滑，两名辅助者各将一只脚放在习练者手肘外侧，起到支持和固定手肘于地面的作用。绳子的使用方法与 Ūrdhva Dhanurāsana（上弓式）相同。

脚跟下压的同时脚趾向上，以此从腿的后侧做功。小拇指向下压，以上提大臂、腋窝和后胸腔。向上提得越来越高，不要使用腹部肌肉，尝试在自己的能力范围内伸直双腿。以重复三次为起点，逐渐提升至六次。

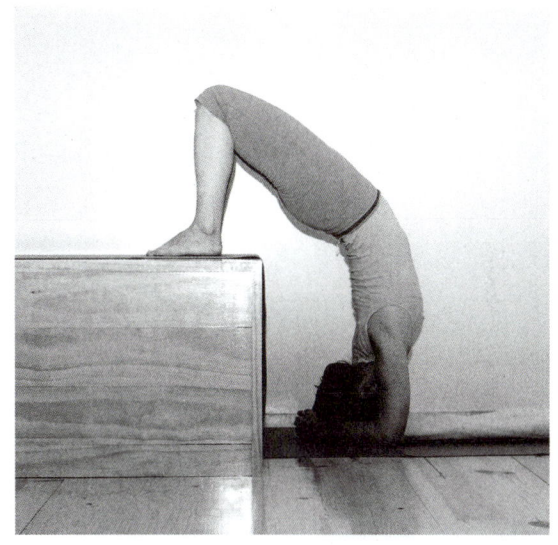

图4.2.54

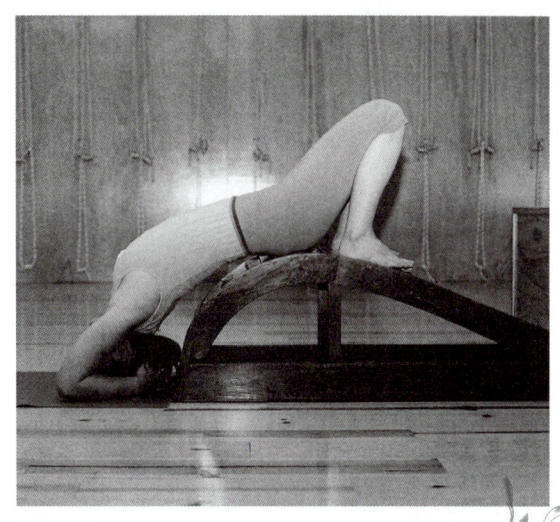

图4.2.55

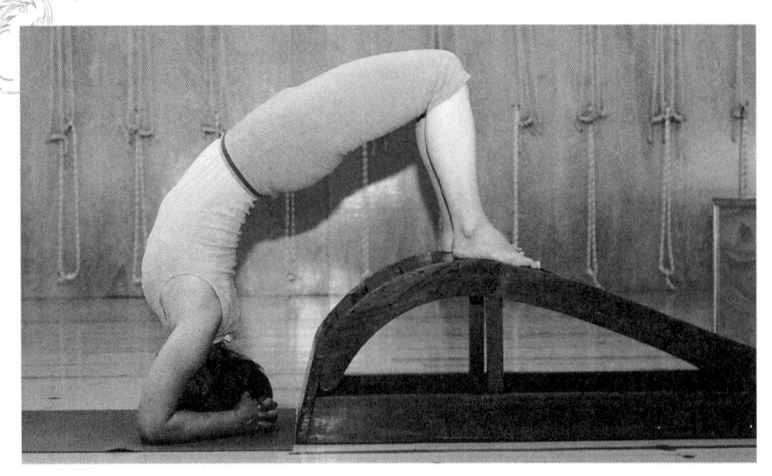

264 | 女性瑜伽习练
源自吉塔·S. 艾扬格的指导

图4.2.56

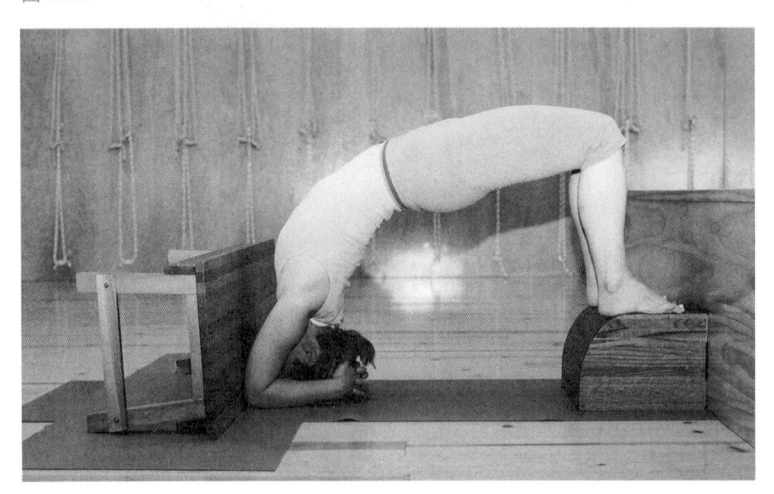

图4.2.57

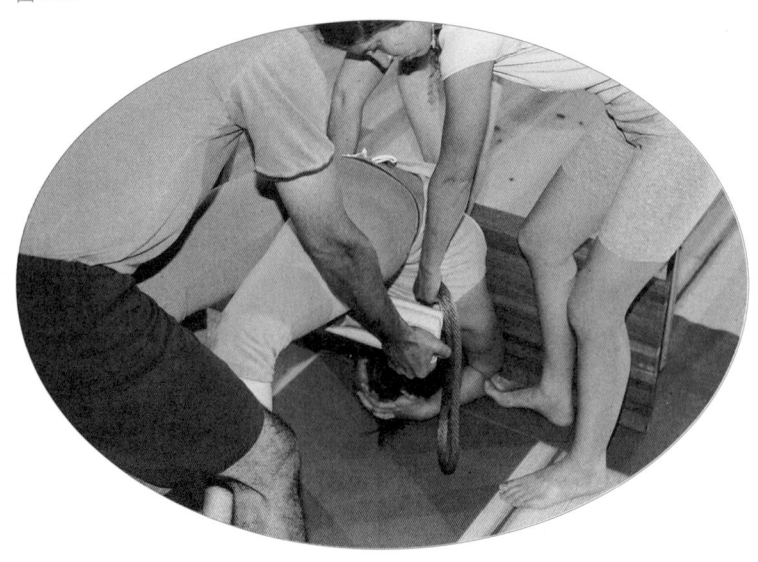

图4.2.58

12. Sālamba Śīrṣāsana Baddha Koṇāsana（有支撑的头部平衡束角式），墙绳

如图 4.2.59 所示，详见第二章第 104 页。

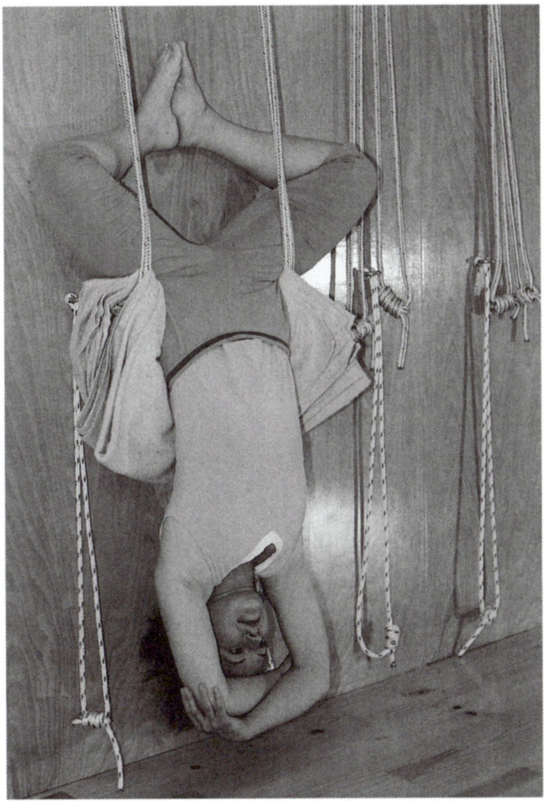

13. Nirālamba Sarvāṅgāsana（无支撑的所有肢体式）

如图 4.2.60 所示，详见第三章第 173 页。

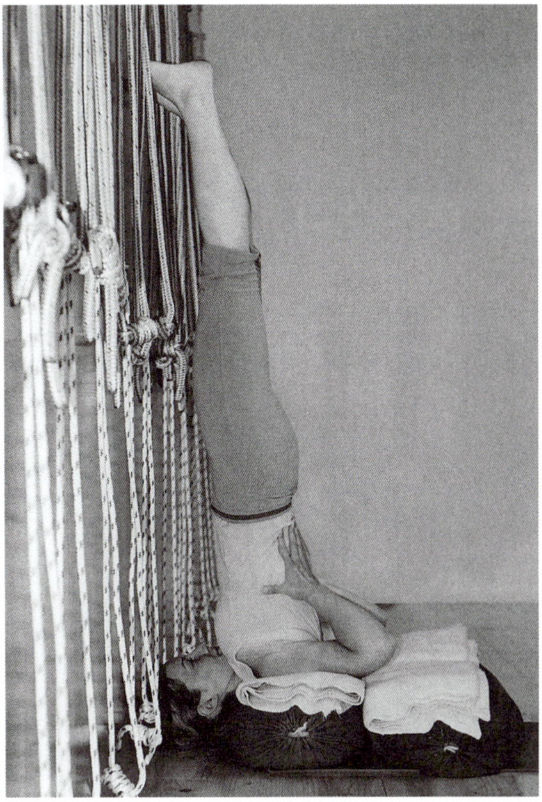

图4.2.59

图4.2.60

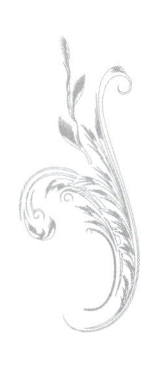

14. Ardha Halāsana（半犁式），墙绳或椅子

从 Nirālamba Sarvāṅgāsana（无支撑的所有肢体式）中下来后，将一张对折的瑜伽垫纵向铺在墙边。理想状态是将这张瑜伽垫铺在一组墙绳之间的地面上。一块砖呈第二高度，横着贴墙放好，纵向抱枕的一端贴在①砖上。第二个抱枕叠放其上，一端贴墙。一把椅子放在距离抱枕约60厘米处。如果髋部和腿后侧僵紧，在椅面上放一个抱枕以增加支撑双脚的高度。臀部贴墙躺在抱枕上，手抓下墙绳，头部在下面的抱枕上休息。双肩置于上面的抱枕上（图4.2.61）。抓着墙绳，双脚摆动落在椅面上，双腿分开与髋同宽，脚趾回勾，两髋置于肩的正上方（图4.2.62）。抓着墙绳，调整双肩，让肩的上端落在抱枕上，提起侧胸腔（图4.2.63）。无墙绳的话，双手沿着背部向下移动，以提起胸腔，然后，让手臂弯曲，在身体两侧放松。髌骨和大腿前侧向上，去向腿的后侧。向着墙的方向移动坐骨，但是，向着脚的方向转动臀部的肉。如果做得正确，下腹部会被拉向脊柱。

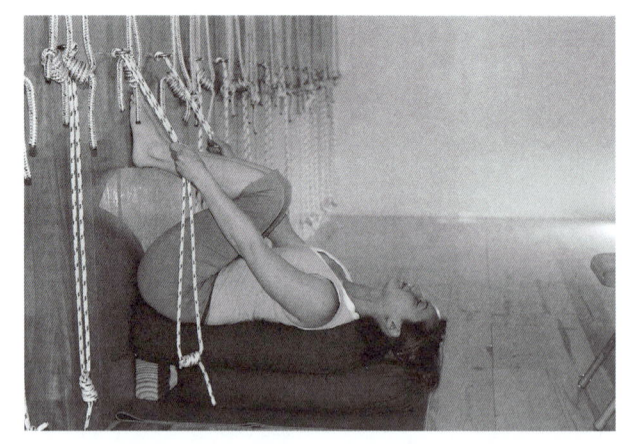

图4.2.61

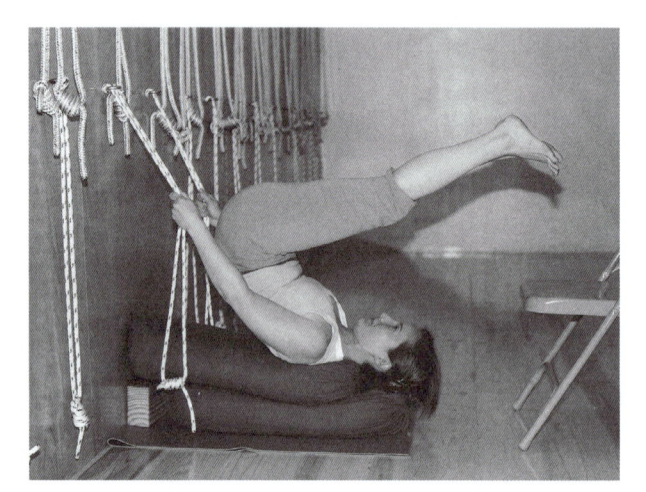

图4.2.62

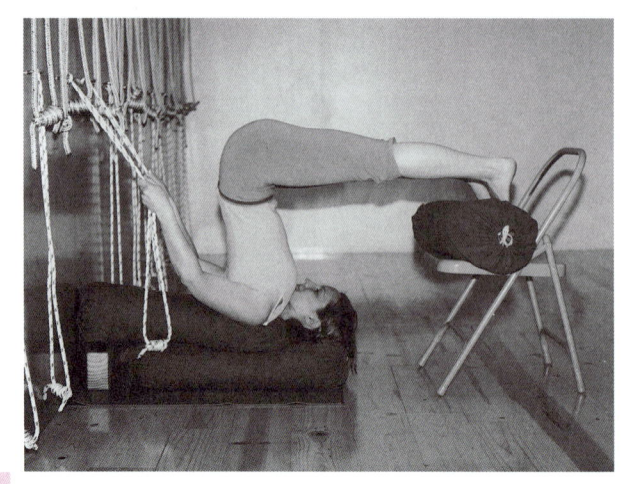

图4.2.63

① 图中留有空隙。——译者注

15. Setubandha Sarvāṅgāsana（桥形所有肢体式）/ Viparīta Karaṇī（倒箭式）

这是两个体式的组合体式，用一个宽的桥式凳和一个犁式盒支撑弯曲的双腿。用伸展带将双腿与犁式盒捆绑在一起。双肩不要过多地向下，以至滑到抱枕上。这个位置让腹部获得深度休息（图4.2.64）。

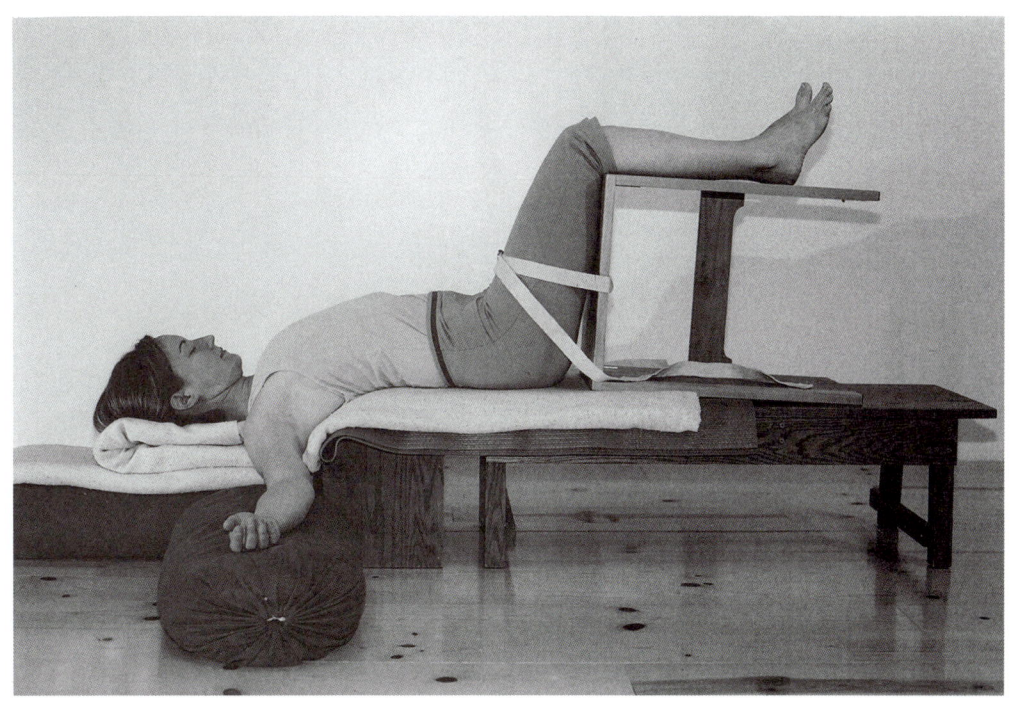

图4.2.64

16. Śavāsana（挺尸式）

详见第一章第53页。

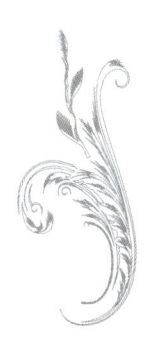

第五章
案例研习:
多重问题关照

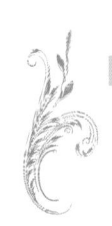

本章是一个介绍,让我们理解经典体式的变体如何能够让一个身处诸多健康困境的习练者明智地习练。前面几章中的序列和体式变体展示是为了让习练者能在整个生理周期的不同阶段做出体式中正确的力。有些序列则是为了应对诸如经期头痛或月经过量等特殊状况的。但有些女性可能会同时面对多重问题。安排整个经期不同阶段的习练可能会变得相当复杂,尤其是当一类症状让习练者无法进行某些习练,而这"某些习练"又刚好能解决另一类症状的时候。

首先,对于前面几章的内容,教师和习练者都要通过周期性的忠实习练获得彻底的理解。对习练的遵从能让教师获得一种领悟,而这种领悟或许能让教师在经历多重问题时开发出其他序列。如何设计一套课程,让习练者的经期更为顺利,并令其正常化,是教师们应有的目标。即使问题没有得到解决,至少习练者能够继续习练,并通过习练减轻不适。

本章囊括了6个序列,这些都是一名有着包括经期问题在内的多重问题的女士的体式序列。她还有下背部、颈部和肩部疼痛问题。本章展示的这一课程,意在让大家理解,当不同状况共存时,可以如何应用前面几章中的体式和序列。另外,这里展示了艾扬格瑜伽的方法论,以供教师和习练者共同使用,一起努力,发展并演化出应对几种状况并存的有效的体式习练。这6个序列分别是修复及拉长、正位及疤痕组织、经期前、经期、经期后和下背部、颈部及肩部。

一套课程不可能适用于每个人。教师需要观察每一个习练者的特殊情况及能力:年龄;身体类型(endo-, ecto-, mesomorph);长期伏案,还是较为活跃的生活模式;柔韧性;力量;关节的健康;身体的其他系统;姿态;正位;皮肤色调;眼神;学习意愿;近期或过去的手术、外伤或疾病;以及所有能帮助确定哪些瑜伽习练是否恰当的现存状态及可能因素。习练者的经典艾扬格瑜伽经验也是一个应考量的因素。比如说,为了缓解某种状况第一次来参加课程的习练者,应该先习练一段时间的修复体式,目的不仅仅是休息,还是建立其对瑜伽本身的信心;而一个经验丰富的习练者,在不疲惫的前提下,或许能够即刻且强有力地直指问题的根源。

一个序列一旦建立,教师需要通过对习练者的观察来进行一般性的判断,确定某些特定的体式或这个序列本身是否产生了积极作用。一位教师的观察技巧需要时间和经验的累积来发展,去看、去观察习练者对她们所习练体式的反应。实验、试错或许是必要的,但在过程中教师一定要对习练者进行问询,及时了解其对某一个体式的感受是否良好。除了口头上的反馈,教师还要对体式的整体呈现进行观察:习练者的身体和头脑做何反应;面部肌肉紧张还是放松;皮肤是闪光的、不均匀的、红润的，还是苍白的；眼睛是平静的、水汪汪的、呆滞的或泛红的；体式哪里有遗漏，比如说形态上本该是饱满的，却出现了凹陷；哪里可以进一步打开；习练者是否很积极，有信心更深入地探索体式。所有这些因素都要观察，以确定某一个体式或这个序列本身是否有益。教师需要具备丰富的知识，才能在一个序列中将体式的顺序进行改变，或在需要时，从其他序列中取用不同的体式。教师必须决定这个习练者何时做好了准备，可以迎接更具挑战的、能够直接应对问题根源的体式。

经典体式通过辅具的使用发生了变化。辅具支撑着身体，以获得最大限度的正位和平衡，并在身体里创造出空间，使身体打开，让习练者能够舒适地在体式中保持一定的时长。功效得到最优化，比如说促进拥塞区域的循环。读者会注意到，就像前几章一样，在基本搭建的辅具以外，很多体式都使用了额外的支撑。在基本搭建的辅具以外进行额外的改变，是为了进一步打开僵紧的区域，并让身体更加正位；不过，如果在最初就给出这些额外的变体，对习练者而言可能会太过强烈，或让她们觉得应接不暇。

伊娃-琳在33岁时开始参加每周一次的入门课程。3个月之后，她接着参加了下一个级别的课程，第二个级别持续了约6个月。之后，她学习了如何习练才能最好地解决她的经期问题，

这些问题在常规课中并没有得到解决。她的经期会以少量的淋漓状态开始，这种状态持续大约3天，然后是5天相对正常的经期。接下来的3～5天，又回到之前的淋漓状态。整个经期超过10天。她没有痛经（腹部痉挛），但经常会头痛。此外，她的两次经期间隔较短。少量的淋漓会在两到三周之后再次开始。这个经期模式是从5年前开始的，当时她因为输卵管破裂而发生了一次宫外孕。伊娃-琳的下腹部疼痛有可能是因为宫外孕手术留下的疤痕组织带来的。另外，她还经常出现阴道酵母菌感染和过敏症状。

伊娃-琳是一位性情愉悦、体重正常的女士。她的髋部、腘绳肌都比较僵紧，肩和股四头肌尤其僵紧。她有两个孩子，日常生活中户外活动较为丰富，喜欢骑行和徒步。但是，因其文学教授的职业，她会长时间坐在电脑前工作。她会进行经常性的旅行，参加学术会议。旅行以及相应的习练的缺失会使她本就不正常的生理周期更加不正常，同时带来下背部以及颈肩部的疼痛。

这些疼痛在她参加特定的课程之后变得更为明显。我们从修复体式开始，其中包括向后伸展习练。向后伸展是为了应对她的疤痕组织，打破粘连。但向后伸展加剧了她的下背部疼痛。两个月后，我们又将另外一个序列加入她的课程中，以缓解她的不适，之后有可能再进行向后伸

展习练。她逐渐有了成功的体验，尤其是当她能够常规上课、常规习练的时候。当她的下背部或肩部疼痛有所缓解时，她会习练那些能够改善经期的体式。随着习练的进步，她的经期间隔达到了26天以上，经期也会痛快地到来，整个经期持续5天，基本不再头痛。但是，经期问题会在她旅行途中且不能坚持习练的时候卷土重来。尽管会出现间歇性的逆行，缓慢而肯定地，她的疤痕组织性疼痛有了显著的减轻，直到不再是个问题；她的经期也正常化了，哪怕在旅行之后。习练此体式序列的6个月之后，她的生理周期达到了31天，经期为正常的5天。

伊娃-琳参加了入门课程及下一个级别课程的学习，并且有了规律的习练，她的日常习练大约每天一小时。她的这一经验在我们开发她的体式序列进程中也是一个考虑因素，这些体式序列在本章都有介绍。我们创造了6个核心序列。在评估她的当时状态以及课程、习练课之间所发生的事情之后，会挑选出其中一个序列作为她的上课序列或体式序列。为方便起见，我们按顺序将这6个序列排列如下。在发现第一个序列中的向后伸展体式会给她带来干扰后，我们特别设计了一套专门针对她的下背部及颈肩问题的序列。向后伸展体式的初衷是为了放松身心，打开胸腔，释放腹部，放松并柔和地拉长肾脏和肾上腺，以获得最佳的激素层面的功能，同时开始打破疤痕组织中的粘连。很多时候，向后伸展体式，即使向后伸展的幅度很小也会呈现出下背部以及颈肩部的问题，但很多时候会被习练者认为不重要，也没有反馈给教师。当这些结构性的问题在伊娃-琳身上越发明显时，她的经期问题必须暂时搁置一旁，直到下背部及颈肩问题得到解决。另外，她的头痛有时是因为颈部及肩部的僵紧导致的，并非一定是经期开始阶段激素水平的变化导致的。为了应对头痛，伊娃-琳会习练第二章第124页中的体式序列。

随着时间的推移，结构性问题减轻到了一定程度，这让她能够开始关照她的器官。不过，这些问题并未得到完全的根除。这一过程持续了近一年，尤其是还有她的旅行和工作等因素。偶尔，当她出现不太强烈的背部或肩部疼痛时，我们会选择几个体式合并到其他序列中，用来解决她的背部及肩部疼痛。一个序列中的体式也并非每次都严格地逐一习练，在观察伊娃-琳的身体及精神状态，观察她对每一体式及选定序列的反应的基础上，我们会对序列中的体式进行置换和组合。

伊娃-琳的修复及拉长体式序列

这一体式序列的创建是为了让伊娃-琳开始获得身、心以及腹部区域的休息，尤其是能温和地拉长并按摩肾上腺和肾脏。她对瑜伽有了积极的体验和主动习练的意愿之后，我们在序列中加入了一个更深的后弯，Dwi Pāda Viparīta Daṇḍāsana（双腿倒手杖式），以打破疤痕组织的粘连。倒立体式也合并到其中，给身体带来内稳态，尤其是稳定内分泌系统以平衡激素的产生，并进一步摆正且平衡生殖器官。这个序列要在非经期习练。

1. Supta Baddha Koṇāsana（仰卧束角式），T 形

此体式被视为 T 形的 Supta Baddha Koṇāsana（仰卧束角式），其做法是一个抱枕纵向放置支撑脊柱，另一个抱枕横向放置支撑双脚，两个抱枕搭建成 T 形。

双腿分别用伸展带绑好，以获得更强的打开骨盆的力。伸展带松的一头（尾巴）朝向躯干的方向，能够让胫骨更多地贴近大腿，伸展带的金属扣置于大腿和小腿之间的空隙处。伸展带放在此处能让双腿处在一种平稳状态中，金属扣不要卡在衣服或皮肤上。哪怕髋部和双腿打开得很好，大腿外侧也要用毛毯支撑。有一条一般性的规则，哪里都不应该自由"悬挂"着或无支撑。卷起来的小块瑜伽垫可以放在骶骨或尾骨的下方，以强化尾骨和耻骨的平行关系，让子宫正位、休息（图 5.1.1）。头部略微向后以拉长甲状腺，获得一种积极的头脑状态。如果颈部较厚或较硬，可以在颈部后侧垫一个毛毯卷（图 5.1.2）。为了正确放置颈部后侧的毛毯卷，观察颈部前侧，即甲状腺区域，不能向外鼓胀，颈部应呈现圆弧状，甚至管状①。头部向后还增强了拉长腹腔及腹部器官的引力效应，产生了一种舒缓而释放的感受。此体式还有益于缓解宫颈感染。

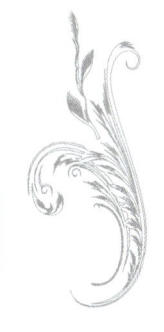

---

① 此处的"圆弧状"，更多的是指颈椎的自然生理曲度；而"管状"则是指在颈椎自然生理曲度的前提下，关照到颈部的整体形态，也包括颈部前侧放松、下沉，不能向外鼓胀，放松喉咙等。——译者注

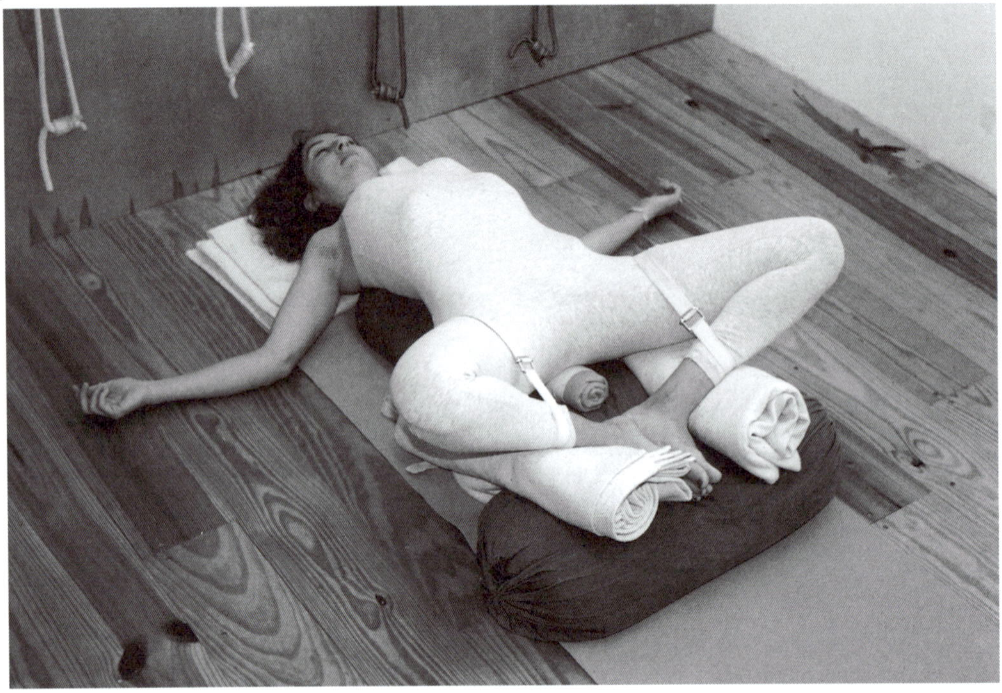

女性瑜伽习练
源自吉塔·S. 艾扬格的指导

图5.1.1

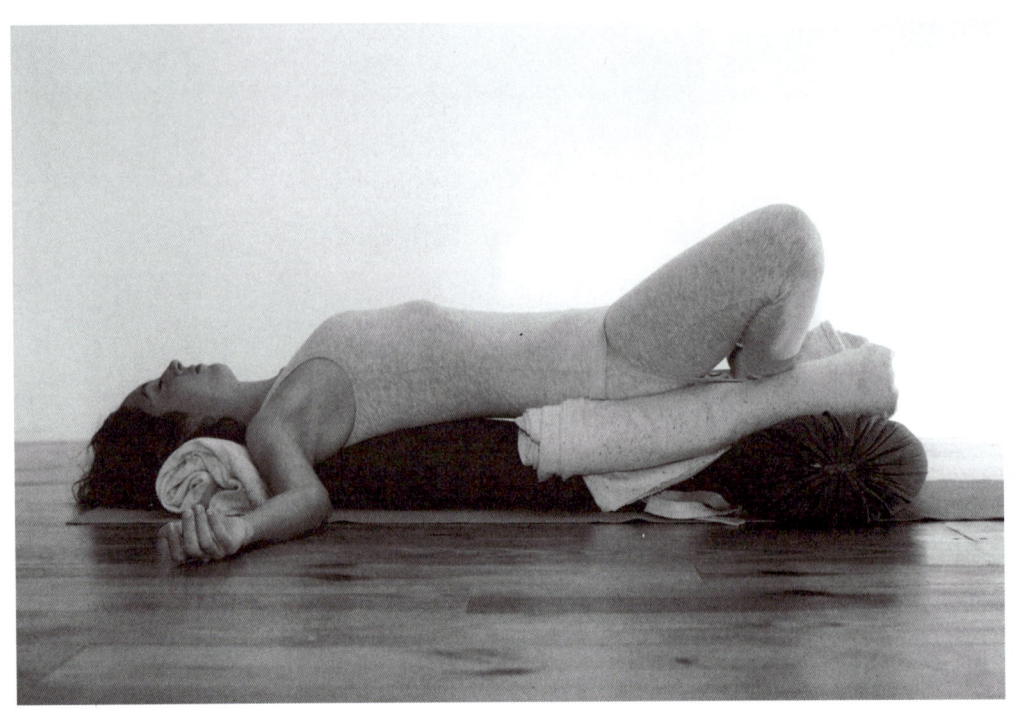

图5.1.2

2.Setubandha Sarvāṅgāsana（桥形所有肢体式），交叉抱枕

请于第二章第66页查看这一体式的完整讲解。伊娃-琳会习练两种腿的变体，Upaviṣṭa Koṇāsana（坐角式）和Baddha Koṇāsana（束角式）。可以像上一体式那样，将一个卷起来的小块瑜伽垫放在骶骨或尾骨下方。沙袋或杠铃片可以放在桥式凳的两端，作用于脚跟的内侧边缘。双脚分开至Upaviṣṭa Koṇāsana（坐角式）距离时，可以用一条长的伸展带套住双脚，以保持其直立的状态。将伸展带做成一个大环，调整好环的大小，放在桥式凳上，躺到抱枕上之后，将双脚伸进伸展带中。将一块砖放在桥式凳的正中间，以便在接下来的Baddha Koṇāsana（束角式）中，将其夹在双脚之间。坐在垫子卷上，双脚落地，双手置于身后的抱枕之上，提起胸腔（图5.1.3）。

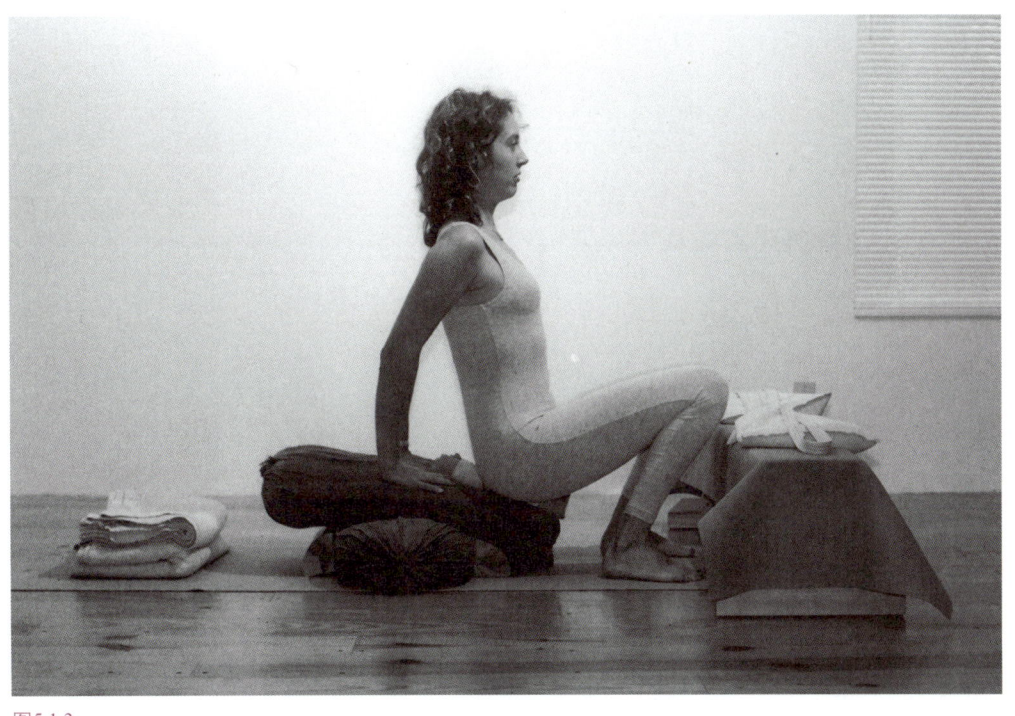

图5.1.3

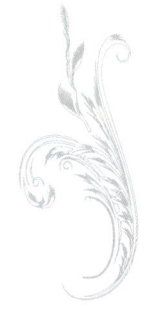

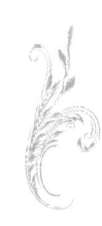

提着胸腔向后躺。双脚放到桥式凳上，伸进伸展带形成的大环中，脚跟内侧被重物支撑着处于稳定状态（图5.1.4）。伊娃-琳的肋腔很紧，锁骨下方有较浅的凹陷。随着习练的进行，她的肋间肌开始获得一些弹性，我们开始在其胸腔凹陷部分的下方放上斜木板，以将其胸腔打开更多，并进一步让腹部下沉（图5.1.5）。在 Baddha Koṇāsana（束角式）中，大腿内侧压上重物，能让骨盆更好地打开（图5.1.6）。但是，永远不要在大腿外侧没有支撑的情况下将重物压在大腿内侧。

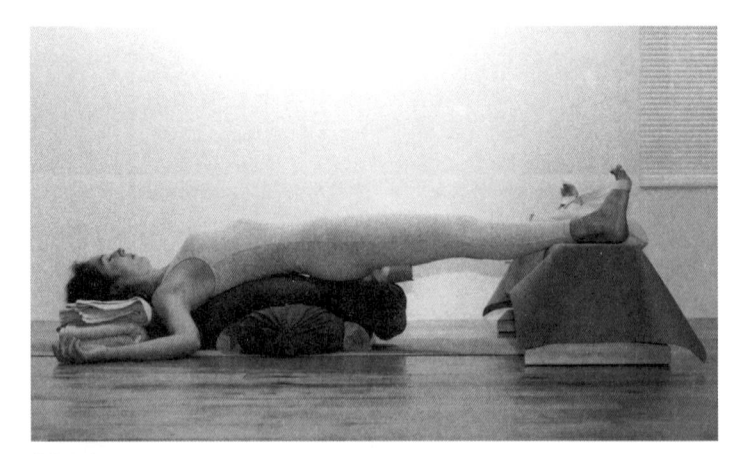

图5.1.4

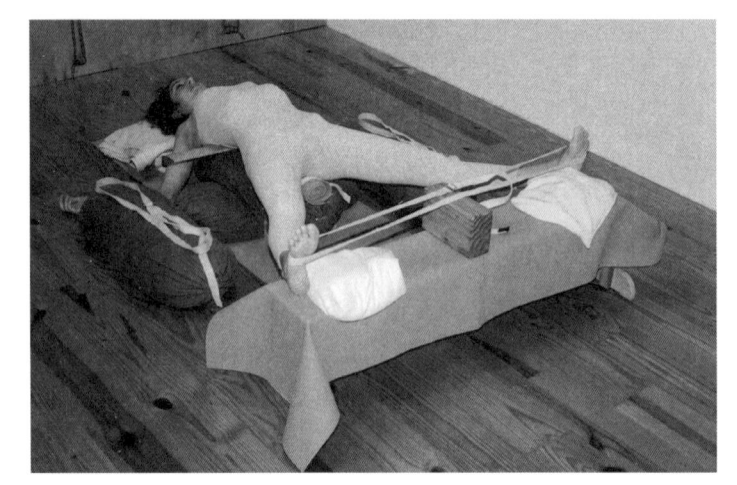

图5.1.5

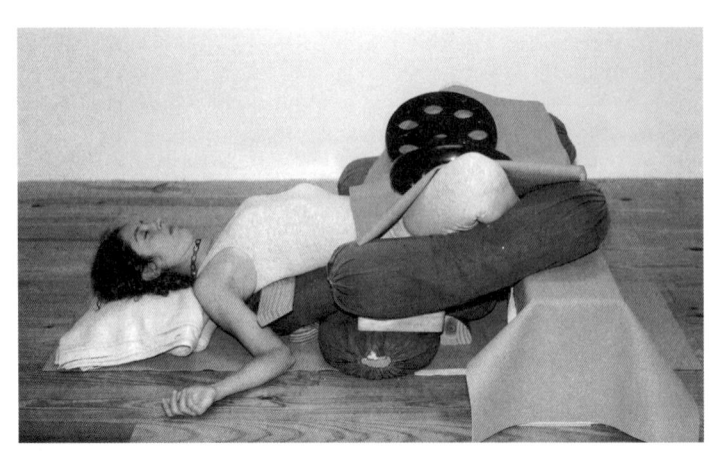

图5.1.6

3.Dwi Pāda Viparīta Daṇḍāsana（双腿倒手杖式），有支撑

此体式最初是在一把椅子或倒手杖凳上完成的，即双脚低于骨盆（第一章第37页），以打开胸腔。当习练者做好准备时，此体式可以做出调整，在一个更深的层面上，触及肾脏和肾上腺，以平衡激素的产生。在此处的变体中，双脚和骨盆等高，头部更接近地面。拉长、变窄的肾脏和肾上腺区域使器官在循环中充满活力，变得更强健，实现最佳功能。上肢越呈现出倒立状，越能平衡松果体和下丘脑（腺体）。图 5.1.7 展示的是讲台辅助的习练方法。如果没有讲台，可以用两把椅子，详见第二章第96页。不过，讲台的优势在于，习练者可以用双手推着讲台边缘，以打开胸腔和胸骨并拉长躯干，这就增加了腹腔的牵引力和长度。讲台表面给双腿提供完全的支撑，可以在大腿上方压上重物。在放重物之前，先将大腿上端和脚踝处用伸展带绑紧。这让双腿正位并紧实，因而让脊柱和腹部获得完全的拉长，这又强化了对器官的消肿作用，并可打破疤痕组织（图 5.1.7）。一名辅助者可以将一根墙绳放在习练者的上背部，进一步打开胸腔（图 5.1.8）。在没有重物的情况下，习练者可以试着在腿上做功，同时头部向下，更接近地面，以增强体式的力和功效（图 5.1.9）。如果头向下落时，胸腔被挤压，进而关闭，辅助者仍然可以用一条墙绳作用在其上背部，以保持胸腔的打开（图 5.1.10）。

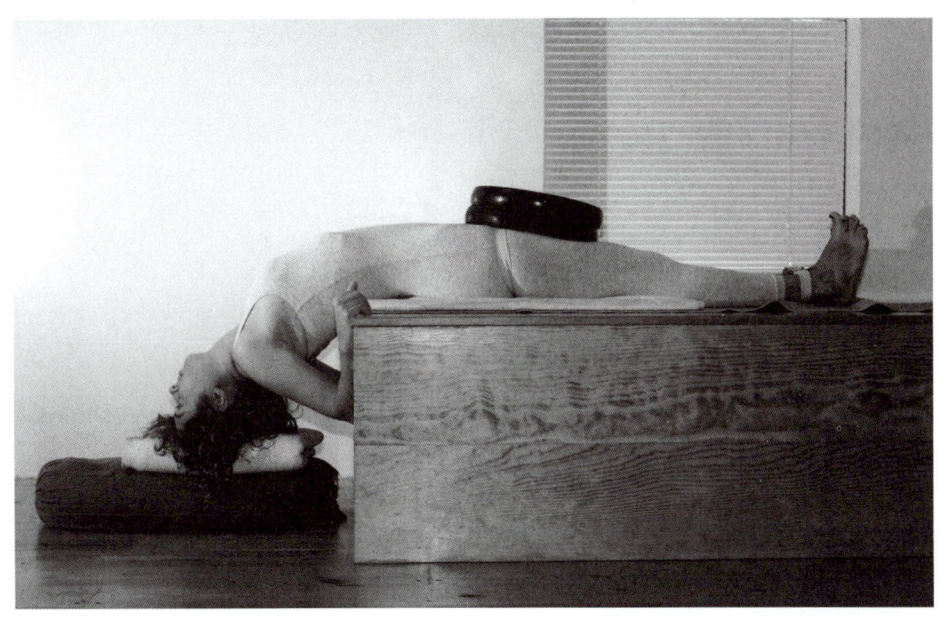

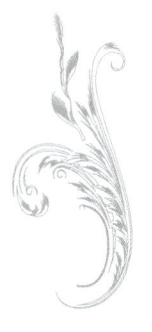

图5.1.7

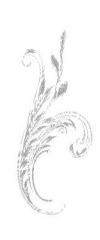

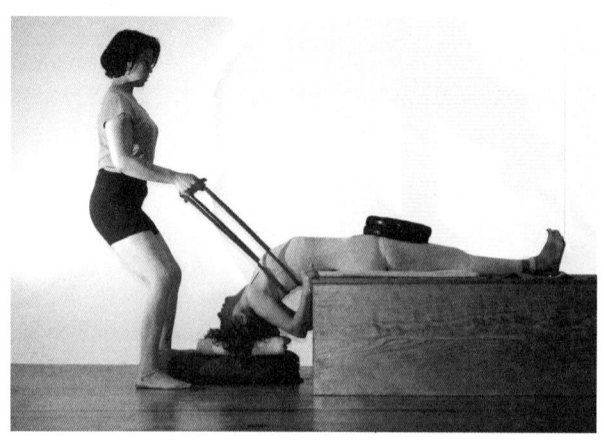

图5.1.8

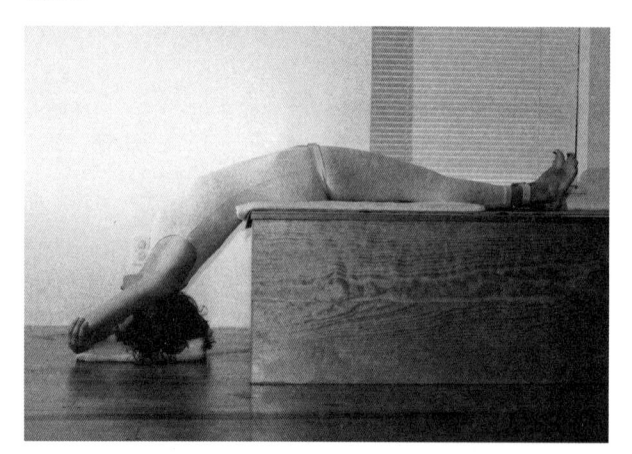

图5.1.9

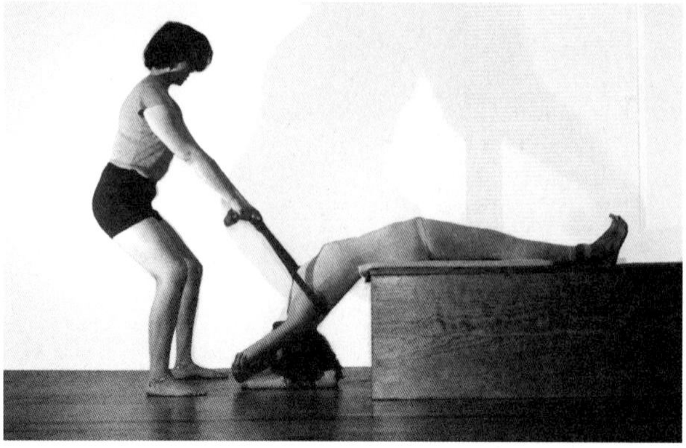

图5.1.10

对伊娃-琳而言，要打破腹腔内的粘连，并修正激素的失衡，这是一个很重要的体式。不过，最初，她的能力很有限，只能将上背部绕过讲台的边缘，头部下方需要较高的支撑。当她可以接受更多挑战时，腰部，即肾脏和肾上腺区域，便可以放在讲台边缘了。一开始，伊娃-琳能感受到身体前侧皮肤的伸展，在皮肤变得更有弹性之前，这种感受很正常。经过一段时间的课程之后，这种皮肤的感受不在了，取而代之的是腹部内粘连的拉扯感。这就是粘连被打破的开始。此体式还能让子宫回到正确的位置，能将下垂的子宫有效地上提。

4. Sālamba Śīrṣāsana（有支撑的头部平衡式），墙绳

上一体式中强烈的做功在此体式中得到释放，在墙绳的支撑中完成，详细的讲解见第二章第104页。如果髋部很紧，墙绳切着大腿内侧的感受可能是无法忍受的，此时，可在大腿和墙绳之间垫一张毛毯，使习练者能在体式中放松（图5.1.11）。将一块砖放在尾骨处，以端正尾骨和耻骨，增加腹腔及腹部器官的长度，打破粘连（图5.1.12）。内分泌系统和淋巴系统得到平衡和强化。

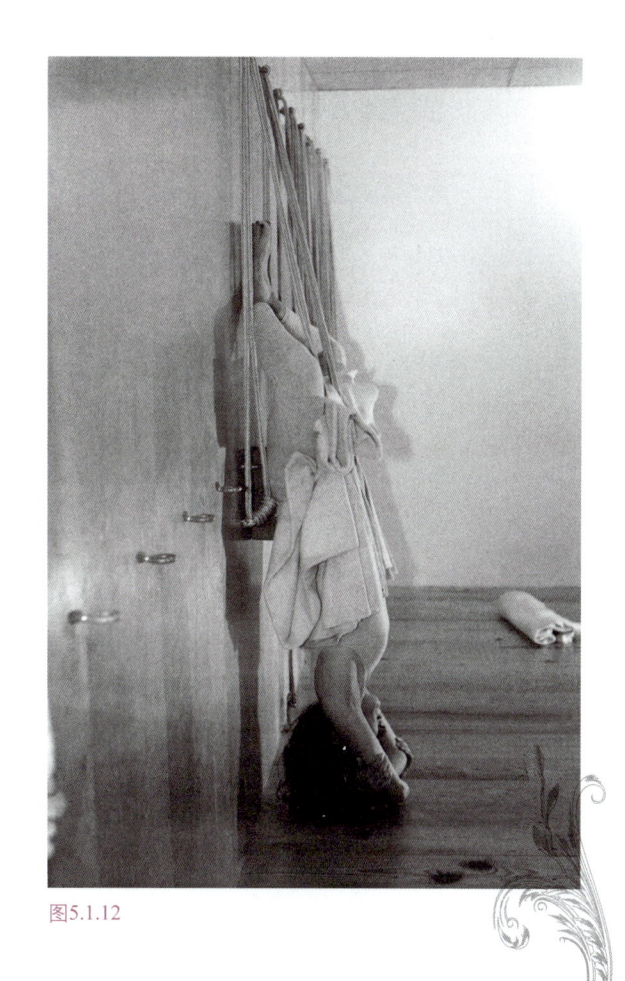

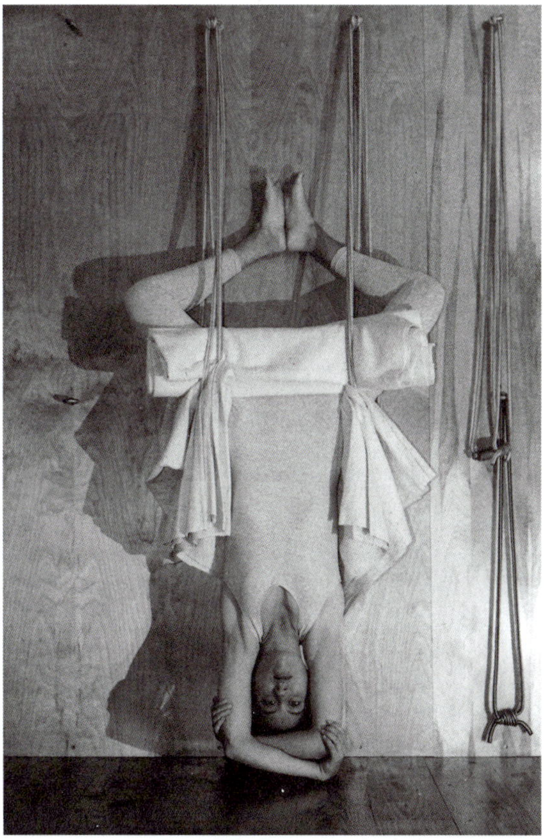

图5.1.11

图5.1.12

5. Sālamba Śīrṣāsana I（有支撑的头部平衡一式）

十指交扣呈杯状，一张三折的毛毯放在双臂之间。一块砖纵向夹在大腿上端。一条伸展带绑在大腿上和砖的下方，以保持砖的稳定。交扣的手指贴在墙上（图 5.1.13）。臀部丰满的习练者，手与墙之间保持一些距离。头放在三折毛毯靠墙端的边缘处（图 5.1.14）。因为同时使用这几样辅具进入体式是有难度的，因此可由一名辅助者提供辅助，将习练者的一条腿抬起来，使其双脚落在墙上。辅助者还可以帮助引导习练者手肘、头部、躯干、髋部和双腿的端正，不令其倾斜。观察位置离习练者远一些，这样才能清晰地看到整个体式正位与否（图 5.1.15）。砖的使用能让结构和器官正位，创造出腹部的柔软。为了做到这一点，夹砖的力来自股骨头的外侧，而非大腿内侧。而且，大腿内侧要向后移动，以将大腿前侧的肌肉沿着股骨从大腿外侧转向大腿内侧。坐骨、大腿后侧从内向外展开。后内腹股沟将砖压向尾骨，臀部上端和腰线向上，提向天花板。

图5.1.13

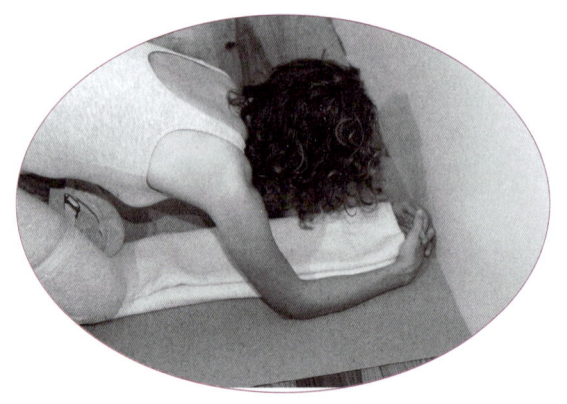

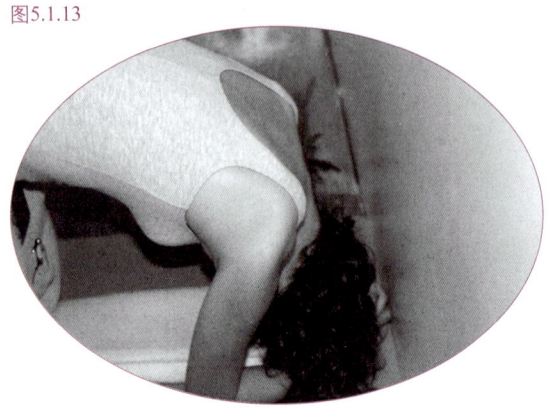

图5.1.14

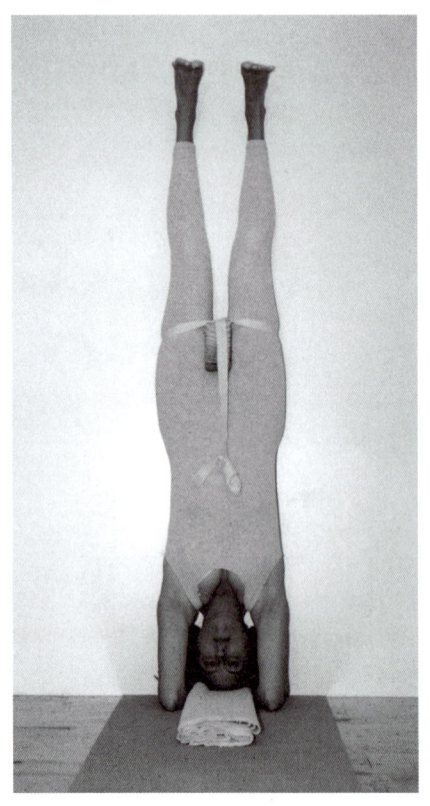

图5.1.15

6. Sālamba Adho Mukha Vajrasana（有支撑的面朝下的雷电式），墙绳或犁式盒

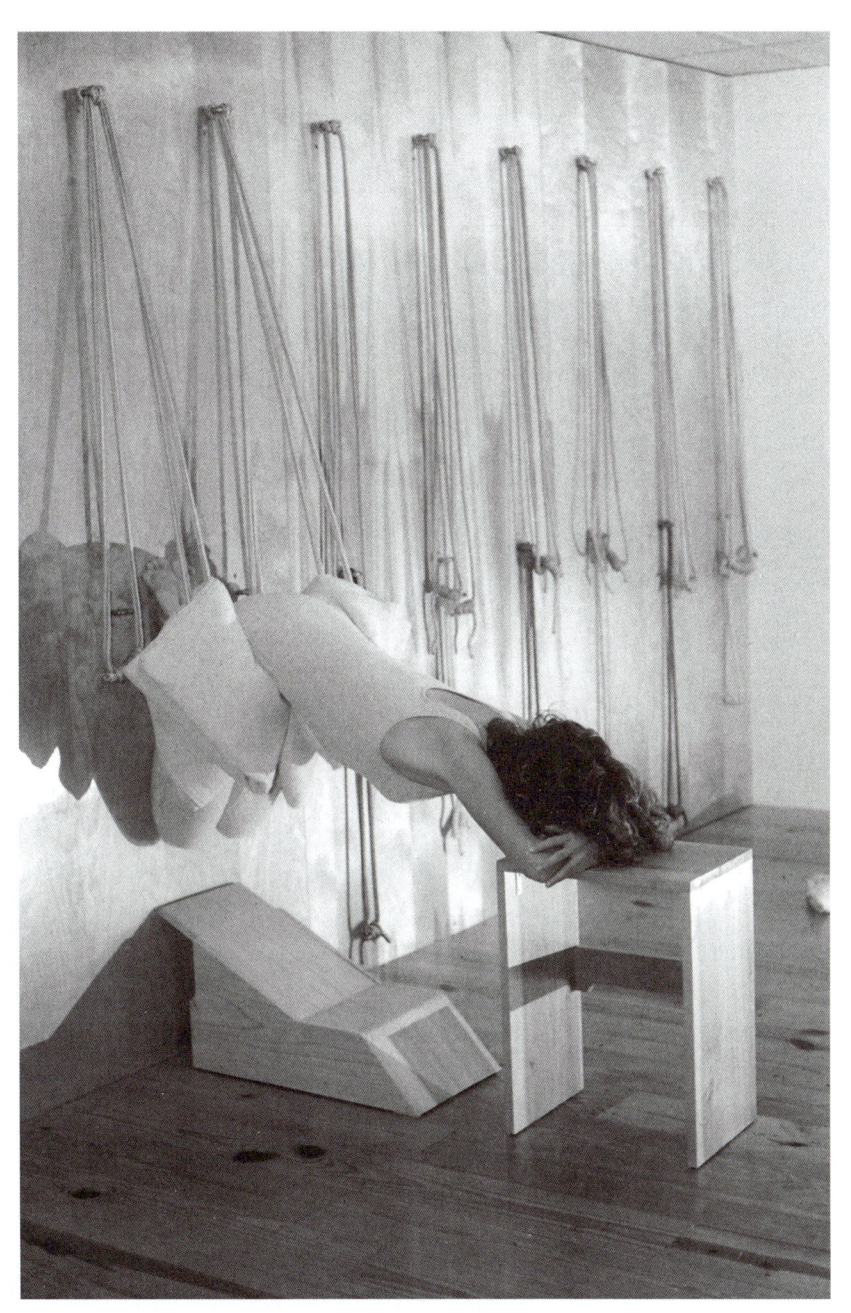

此体式详见第三章第149页，让身、心获得完全的休息。脊柱前侧比后侧更长，这使得腹部器官得到调节，更贴近身体后侧（图5.1.16）。

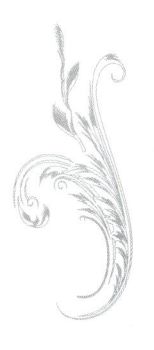

图5.1.16

7. Prasārita Pādōttānāsana（分脚强烈式），桥式凳和墙

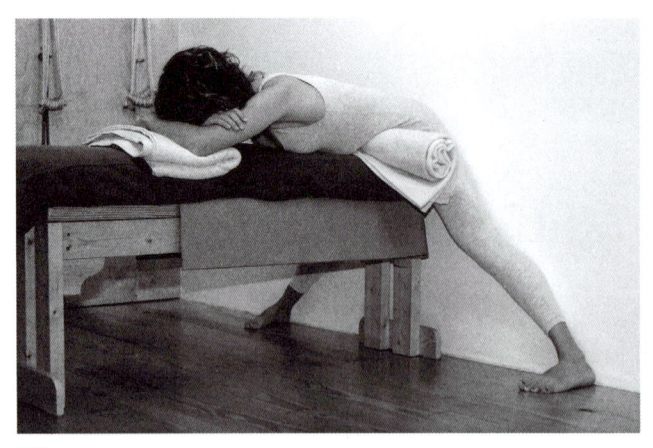

图5.1.17

躯干的前侧和腿的后侧在支撑中，分别与地面和墙面平行。双腿积极做功，靠向墙面，给脊柱拉长、远离墙面提供阻力。在这个力中，器官被调节向上，靠近脊柱。腹部下方的毛毯卷能展开骶骨，缓解背痛。施加在腹部的压力形成一种颇为美好的感受；同时，腹部及生殖器官的循环也不再迟缓懈怠，毒素从这一区域排出。心继而变得宁静（图5.1.17）。此体式能缓解或去除头痛。

8. Ardha Halāsana（半犁式）

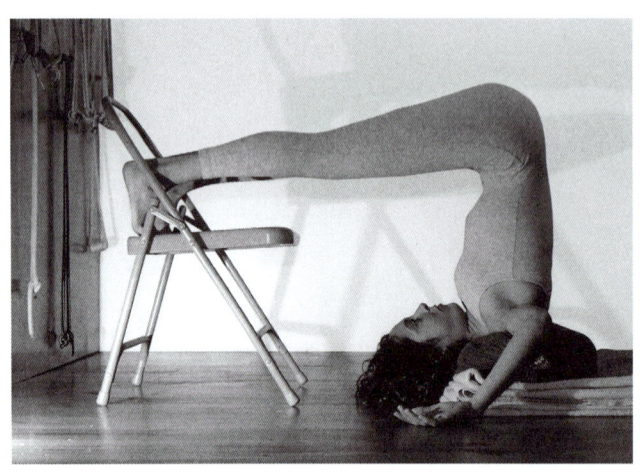

图5.1.18

参考第三章第161页肩部支撑更高的习练讲解。增加的支撑高度让肩部展宽，胸腔获得更好的上提和展开。为了打开腹股沟并拉长阴道内壁，双腿需要做更多的功。可以通过双脚积极地压向两侧的椅腿，并将小腿肌肉伸展向脚跟，来辅助腿部的力。大腿前侧向上提向腿骨，髌骨收紧。尽管如此，还是要让腿后侧的努力强于前侧，这样腹部才不会变硬。将大腿后侧从内向外旋。大腿的内侧和外侧向上提向天花板。胸腔的打开和腿部的努力共同创造了骨盆的空间，让腹部变得柔软，并强健、端正了器官。倒立平衡并加强了内分泌系统和淋巴系统。尽管腿在做功，胸腔在上提，但颈部一定要保持柔软，以使甲状腺沐浴在新鲜的血液供给中（图5.1.18）。

9. Adho Mukha Vīrāsana（面朝下的英雄式）

Halāsana（犁式）中的努力在这一体式中得到释放（图5.1.19）。

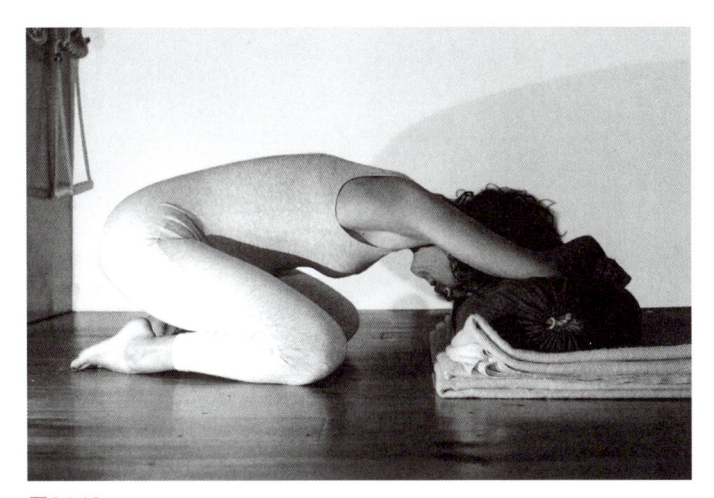

图5.1.19

10. Nirālamba Sarvāṅgāsana（无支撑的所有肢体式）

详见第三章第173页对这一倒立体式的完整讲解。内分泌系统和淋巴系统获得平衡。生殖器官得到调节，并与身体后侧对正（图5.1.20）。

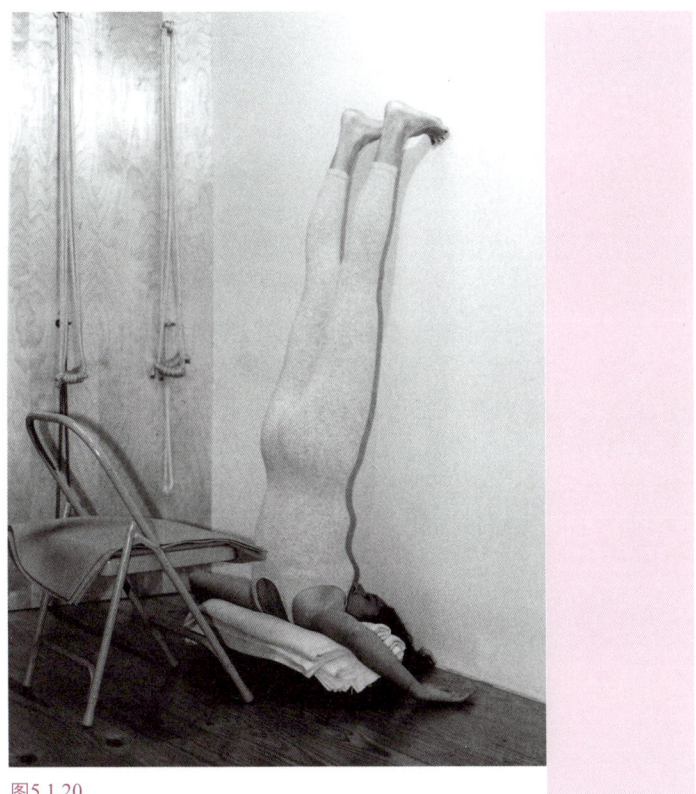

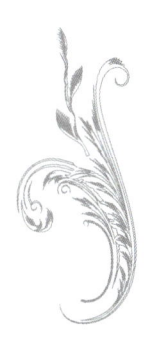

图5.1.20

11. Viparīta Karaṇī Sarvāṅgāsana（倒箭所有肢体式）

胸腔的打开和腹部于身体后侧的休息能深入地安静头脑。静脉血回流心脏，这让双腿和双脚的血液循环最大化（图5.1.21）。

12. Urdhva Hasta Daṇḍāsana（手向上的手杖式）

完整讲解见第三章第183页。将支撑物作为杠杆，最大限度地从骶骨根处向上提向胸骨，并在从大腿上端处折叠的同时伸展双腿的后侧。四肢被完全地伸展，腹部器官得到调节。此体式为下一体式的进行做好了准备（图5.1.22）。

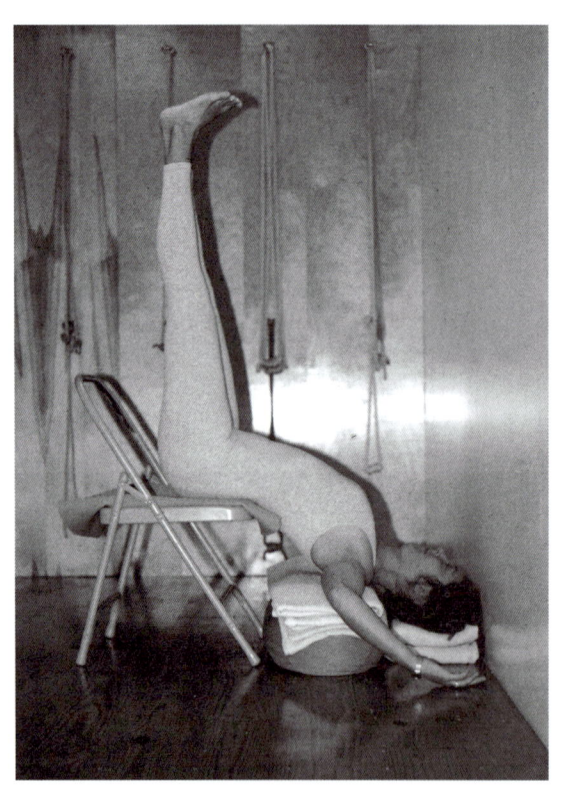

图5.1.21

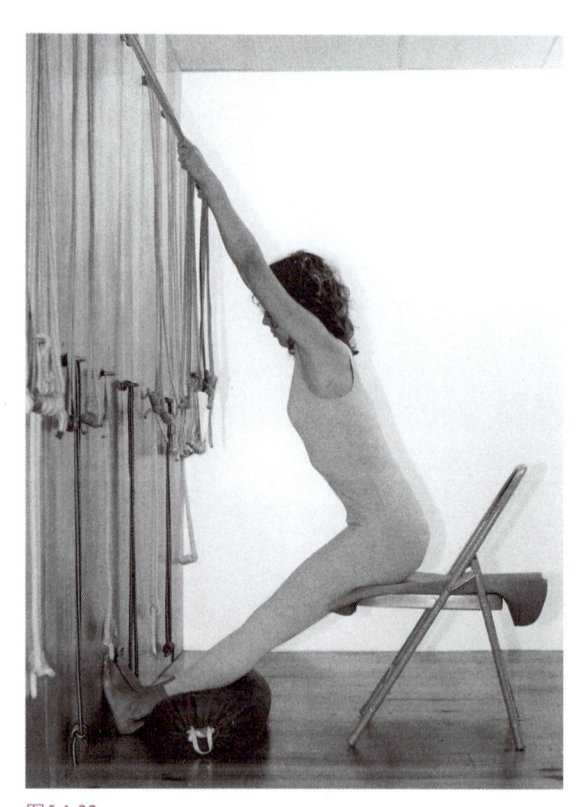

图5.1.22

13. Paripūrṇa Nāvāsana（全船式），V形式

此体式的形态和字母 V 相似，于是被称为 V 形式。完整讲解详见第三章第 185 页。骶骨、胸骨和胸腔必须完全上提，子宫和卵巢才能处在一种健康、正位、平衡的姿态中（图 5.1.23）。此体式的习练能够减轻胃酸反流现象。

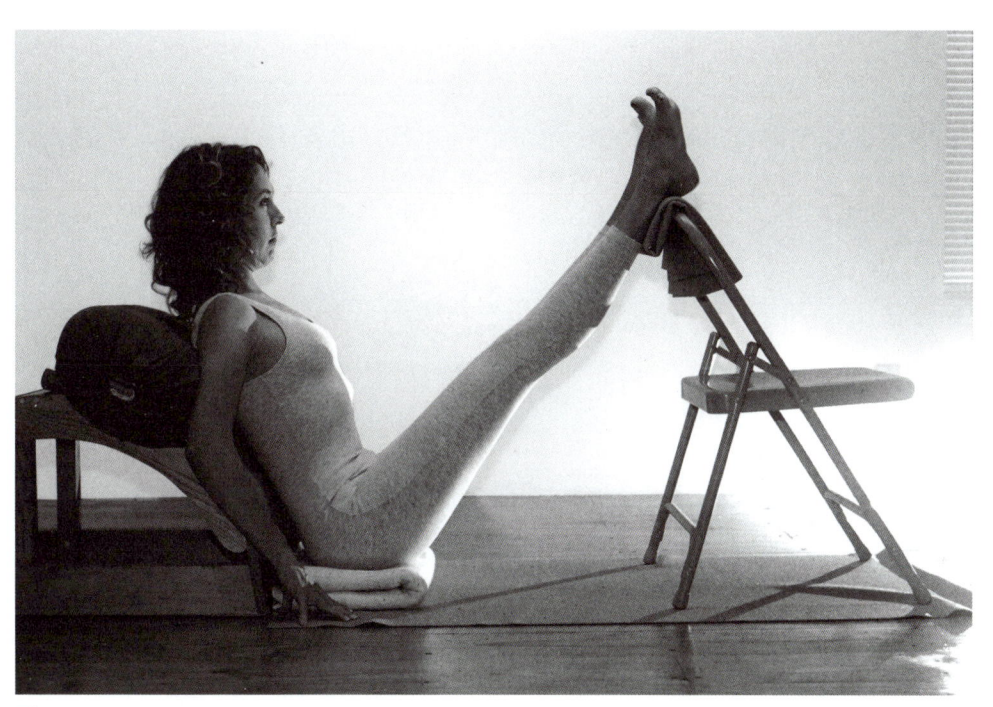

图5.1.23

14. Śavāsana（挺尸式）

详见第一章第 53 页。

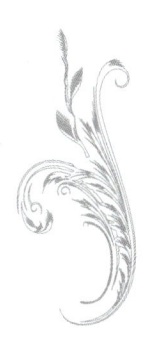

伊娃-琳的正位及疤痕组织体式序列

伊娃-琳习练这一序列意在端正和平衡身体，纠正身体姿态，并逐渐触及疤痕组织。经期、经期前、经期后的时间不适合习练此序列。最初，她较短的周期及背部疼痛问题使得这一序列的习练频率很低。随着伊娃-琳的进步，她可以更规律地习练这个序列了。

1. Setubandha Sarvāṅgāsana（桥形所有肢体式）/Dwi Pāda Viparīta Daṇḍāsana（双腿倒手杖式），交叉抱枕

详见第275页。

2. Supta Vīrāsana（仰卧英雄式），T形

最初，因其身体的僵紧，此体式对伊娃-琳而言非常难。随着时间的推移，她开始对此体式有了热切的期待。和修复及拉长的体式序列中的体式1 Supta Baddha Koṇāsana（仰卧束角式）相似，两个抱枕以T形摆放。双膝由横向放置的抱枕支撑，臀部和躯干由纵向放置的抱枕支撑。大腿和胫骨由伸展带绑在一起，在她进入体式并获得一些耐力之后，在骶骨或尾骨下方放一个小垫子卷，并在大腿上压上重物（图5.1.24）。出体式时，用双手协助坐起来，释放双腿，在Daṇḍāsana（手杖式）中伸直腿（图5.1.25～图5.1.27）。大腿前侧获得极佳的长度，有助于释放双腿，拉长并柔软腹部。腹部器官也获得了伸展，腹腔中的疤痕组织或许能被打破。耻骨和尾骨彼此平行，这一处的正位能纠正生殖器官的不平衡。

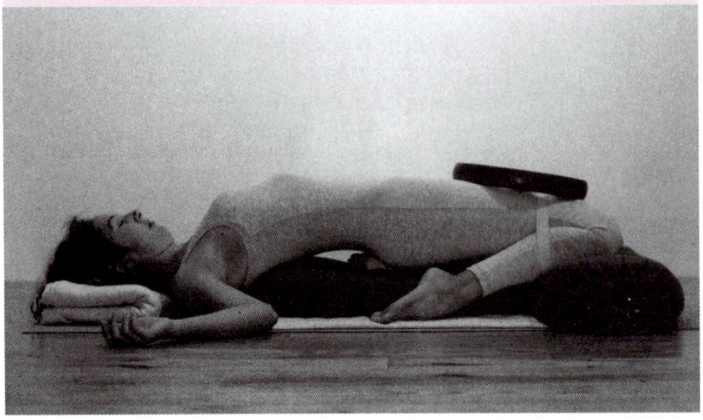

图5.1.24

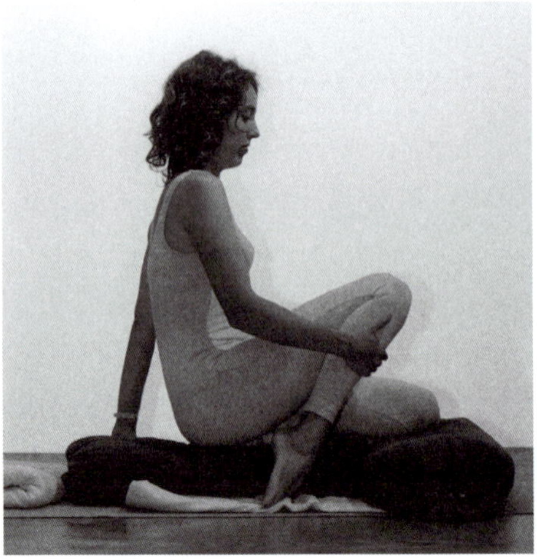

图5.1.25

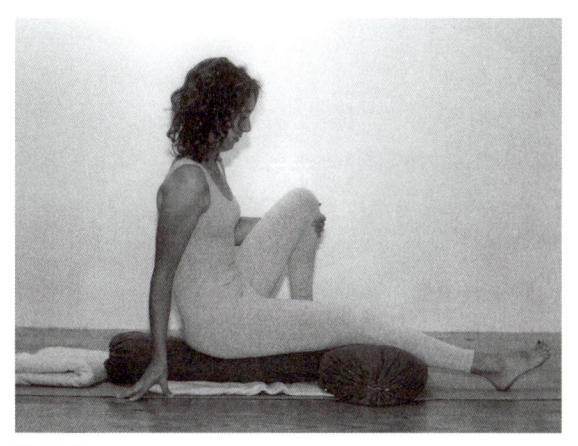

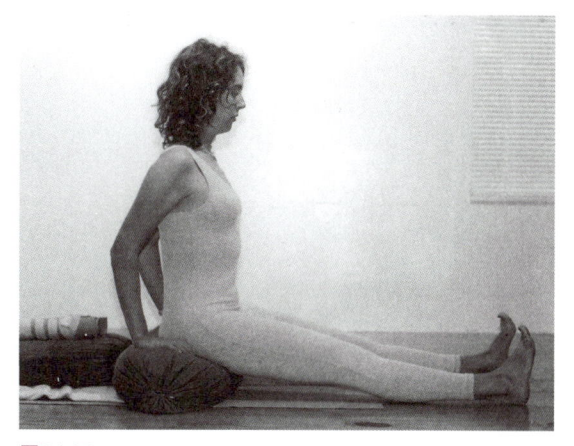

图5.1.26

图5.1.27

3.Supta Pārśva Padaṅguṣṭhāsana（仰卧侧手抓大脚趾式）

如有可能，在房间的一角习练此体式，这样双脚都能被墙支撑。在地面上的伸展腿一侧骨盆和大腿上压上重物，脚底蹬墙。这只脚的脚跟下方可以垫一块砖，如此一来，大腿前侧的肌肉能更容易地贴近骨骼。侧面展开的腿，脚贴墙的同时，将脚下垫上脚凳或砖（可将砖摞起来），以防止脚沿墙面向下滑。一条伸展带套在脚上，开放端穿过颈部后侧，手抓伸展带，以帮助腿完全伸展。如果肩部僵硬或紧张，头下可以用一张毛毯支撑。腹股沟的长度和盆底区域的拓宽增加了髋部的循环（图5.1.28）。对此体式的完整讲解详见第一章第13页。

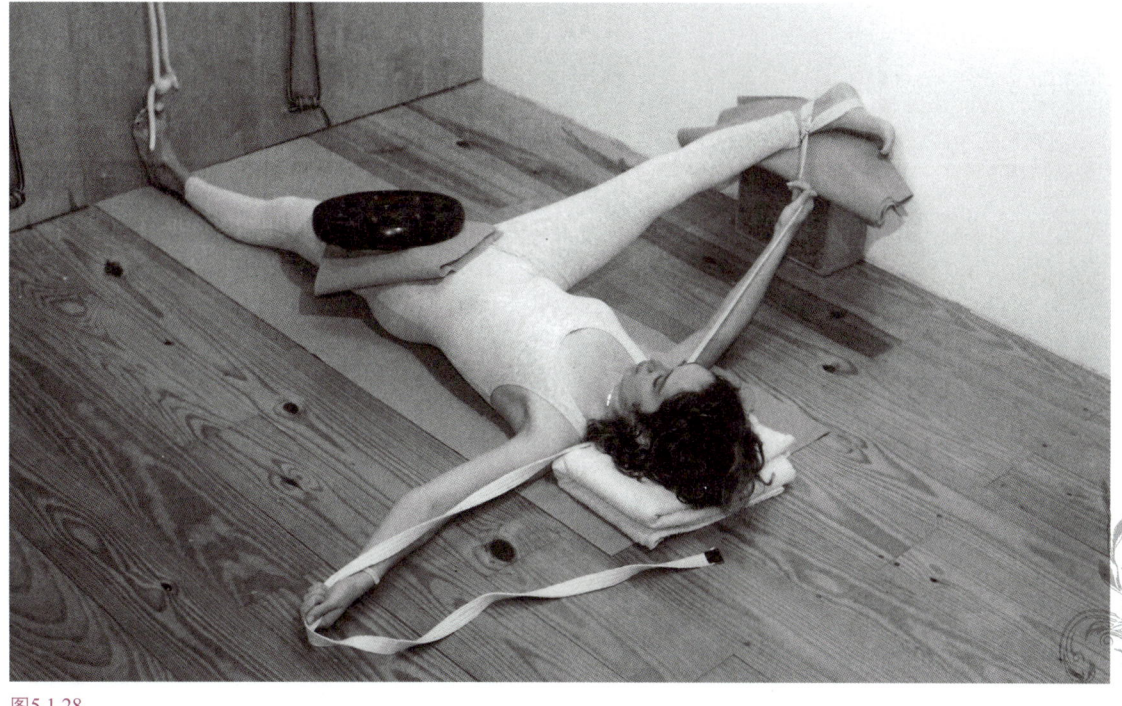

图5.1.28

4. Adho Mukha Śvānāsana（下犬式），墙绳

a. 在上墙绳支撑的同时，大腿用与上墙绳墙钩连接的伸展带支撑（图5.1.29）。完整讲解详见第二章第99页。股四头肌得到加强。拉长并展宽了腿后侧肌肉。髋部的支撑能对正骨盆和骶骨。整条脊柱的拉长创造出一种愉悦振奋之感。胸腔是打开的，腹部器官移动去向身体后侧的同时得到调节。膀胱和子宫得到调节并对正。头部是放松的，大脑变得安静。

b. 如果没有上墙绳，使用下墙绳也能产生相似的力（图5.1.30）。

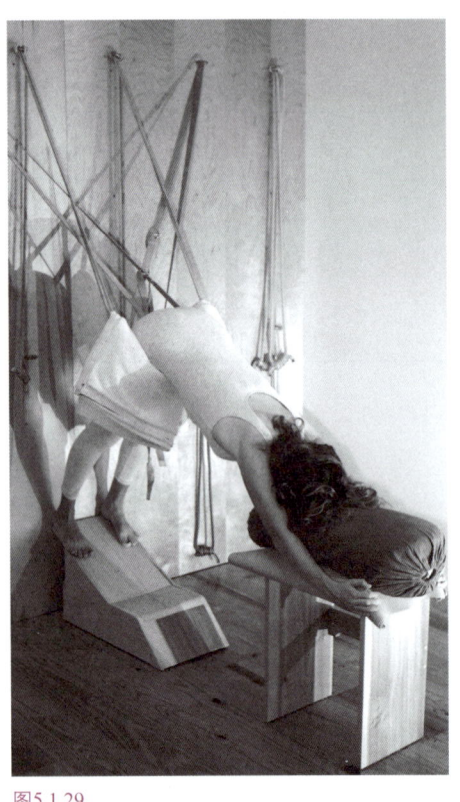

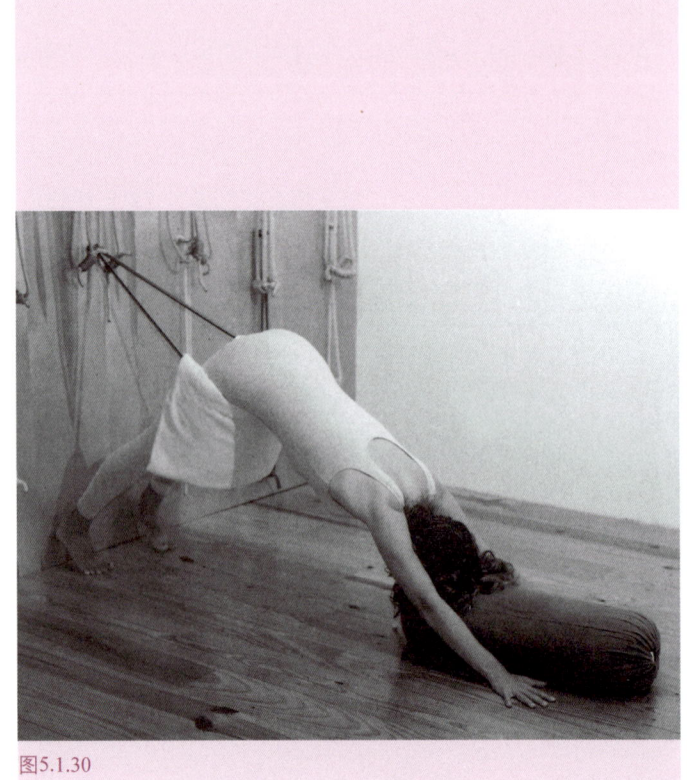

图5.1.29

图5.1.30

5. Sālamba Śīrṣāsana I（有支撑的头部平衡一式）

正如修复及拉长的体式序列中的体式5那样，此体式在本序列中的位置有着策略上的考虑。我们在整个身体有了正位、拉长和展宽之后再习练这一体式，同时腹部是柔软的，且具有健康的弹性。尾骨在倒立中要努力内收去向耻骨，以对正并柔软生殖器官，这样就能保持住上述的几种状态。完整讲解见第280页。

6. Supta Baddha Koṇāsana（仰卧束角式），向后倾斜

这是一个神奇的体式，辅具的摆放也很特别。用一个矮的犁式盒或矮凳支撑桥式凳的一端，桥式凳要既高又宽。一条对折的瑜伽垫铺在桥式凳上，瑜伽垫上放一个抱枕，以支撑躯干。抱枕上可以放一张毛毯支撑头部。进入体式时，将一根长的上墙绳从身后绕在髋部，绳子的两端用一个S形钩子连接。抓着上墙绳跨坐在桥式凳上（图5.1.31），脚底贴合成 Baddha Koṇāsana（束角式），脚趾向两侧回勾，踩在墙面上，以打开骨盆（图5.1.32）。将S形钩子的一端勾住墙钩（图5.1.33），并将绳子的位置向下调至尾骨处（图5.1.34）。仍然抓着上墙绳，向后躺在抱枕或毛毯上。如有必要，大腿的外侧可以用泡沫板或毛毯支撑（图5.1.35）。手臂可以在头的上方互抱手肘。此体式能非常有效地打破疤痕组织，并修正卵巢囊肿。为了休息，可以在后弯体式之后即体式18之前习练此体式，而非在 Śīrṣāsana（头部平衡式）之后。

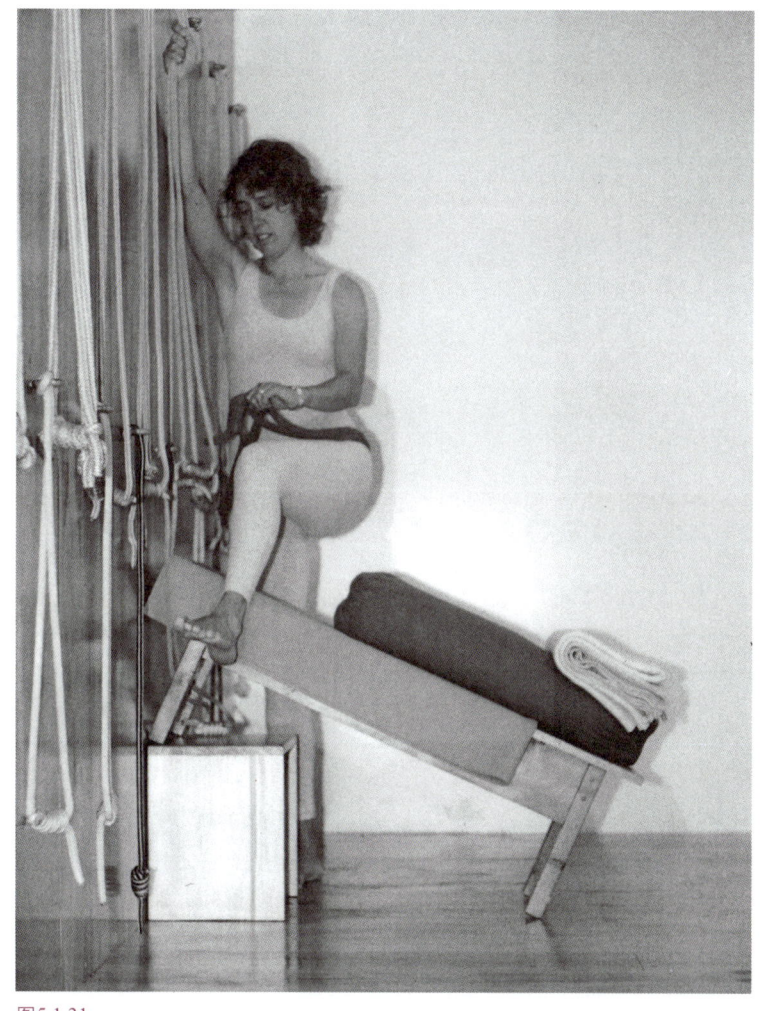

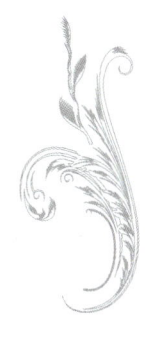

图5.1.31

图5.1.32

图5.1.33

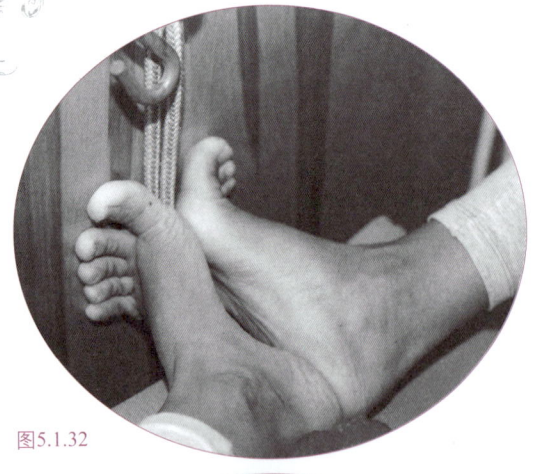

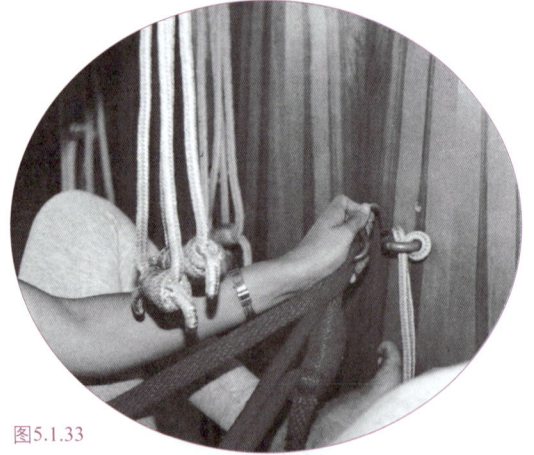

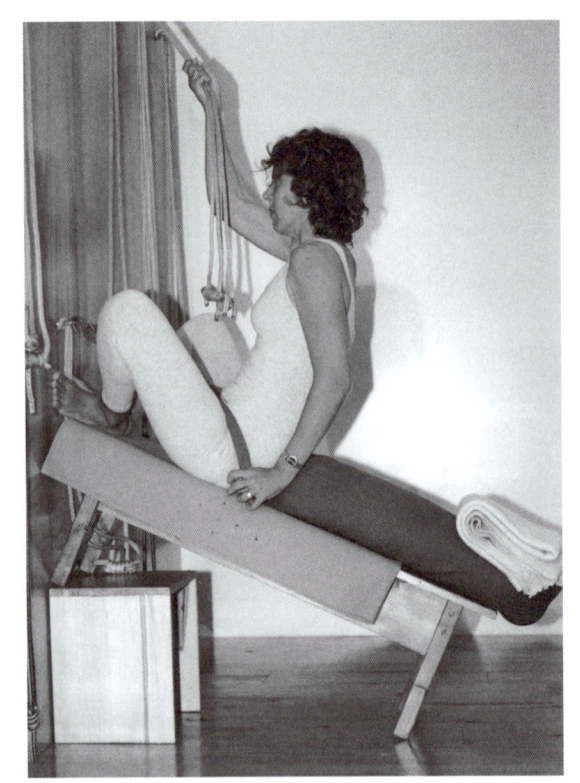

图5.1.34

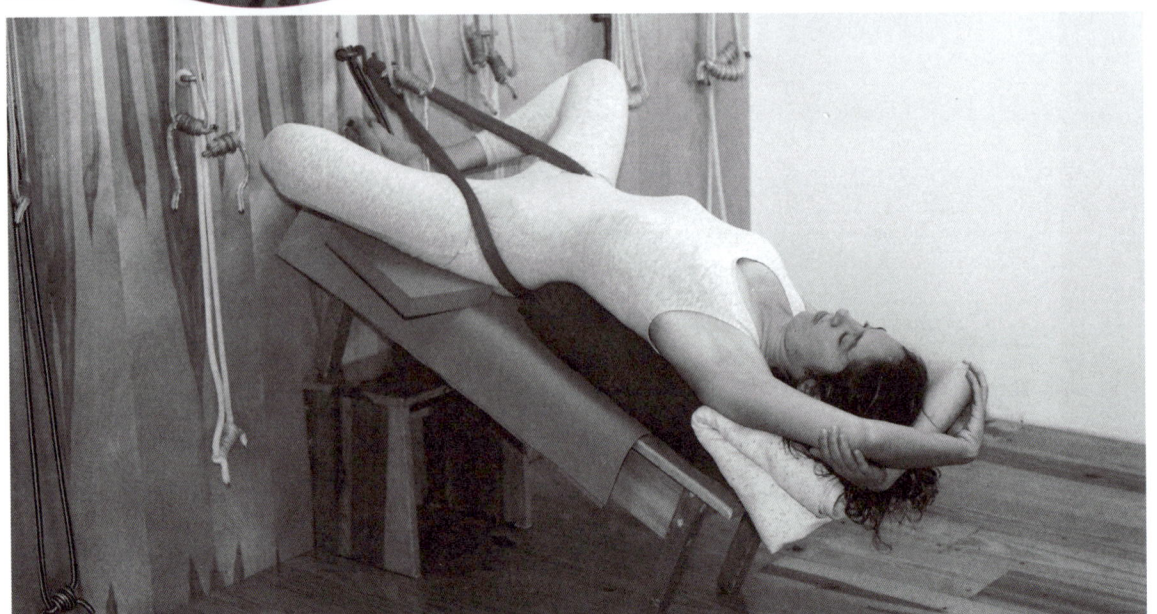

图5.1.35

7.Utthita Trikoṇāsana（三角伸展式），木马

站立体式的习练可以采用不同的方法，取决于习练者在每节课中的需求。最初，伊娃-琳是面朝木马习练Utthita Trikoṇāsana（三角伸展式）的，她会完全贴在木马上，学习让腹部柔软。这种方法还能给习练者提供反馈，以明确在双腿主动做功时腹部是否柔软。另外，贴着木马还能帮助习练者理解如何在一个平面上做功；腹部不允许向前鼓胀（图5.1.36）。后来，在伊娃-琳学会保持腹部柔软、身体对正之后，其前方脚开始用一个倒箭盒垫高，调整股骨头的外侧向内，同时不允许后方腿的大腿向前，继而将腹部从前方腿一侧转向后方腿一侧。前方腿的脚可以更多地向外转，超过90°，以协助这个力（图5.1.37）。当前方脚垫高时，此变体还有益于膝盖；此时的膝盖是无法向下沉向地面的，只能向上提起。脚下的支撑物可以更低，但其效果也会降低。不过，较高支撑物的习练经验可以在较低支撑物中积极地应用（图5.1.38）。

图5.1.37

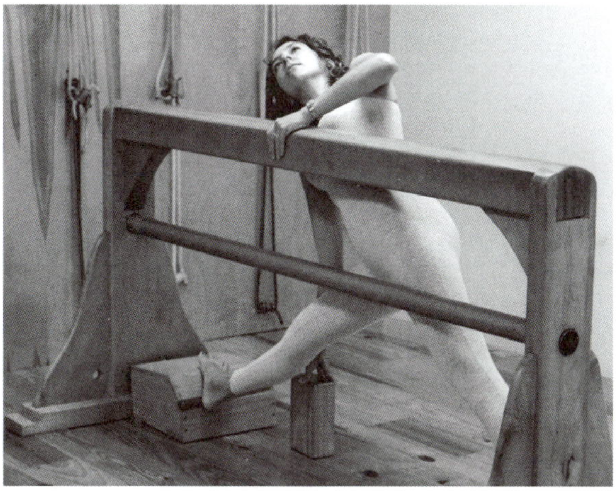

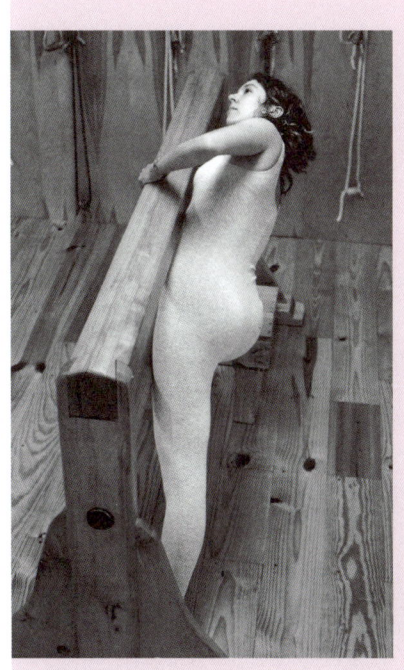

图5.1.36

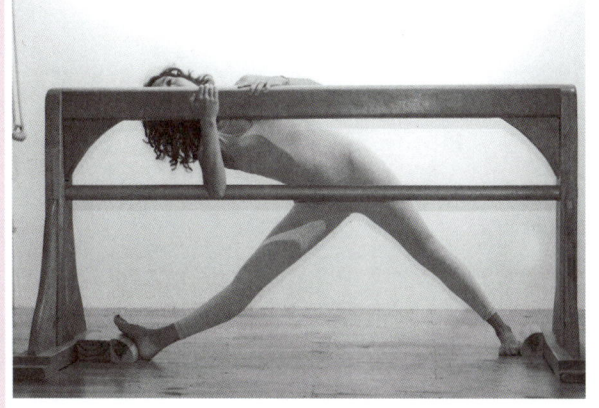

图5.1.38

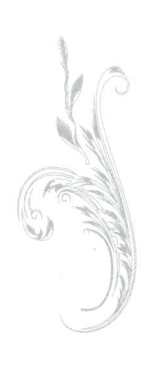

此体式还可以倾斜着面朝木马习练，以拉长骶骨并调节尾骨向内，去向耻骨。后方脚距离木马稍远一些，前方脚距离木马稍近一些，这样就创造了一个角度。后方腿的大腿前侧要有力地向后远离支撑物，同时将股骨头的内侧上提，将内侧提得与外侧等高。而股骨头的外侧要向内去向大腿内侧，与股骨头内侧的力相拮抗。同时，前方腿的大腿内侧要靠近支撑物。上方手推在木马横木的上端，下方的手肘则置于金属杆上，手扶横木；双手和双臂形成的支点有助于胸腔和骨盆的转动。前方腿的大腿外侧要向上，提向对侧髋，而前方腿的臀部上端要远离腰部。这对下背部是很好的调整，或许能缓解坐骨神经痛（图 5.1.39）。

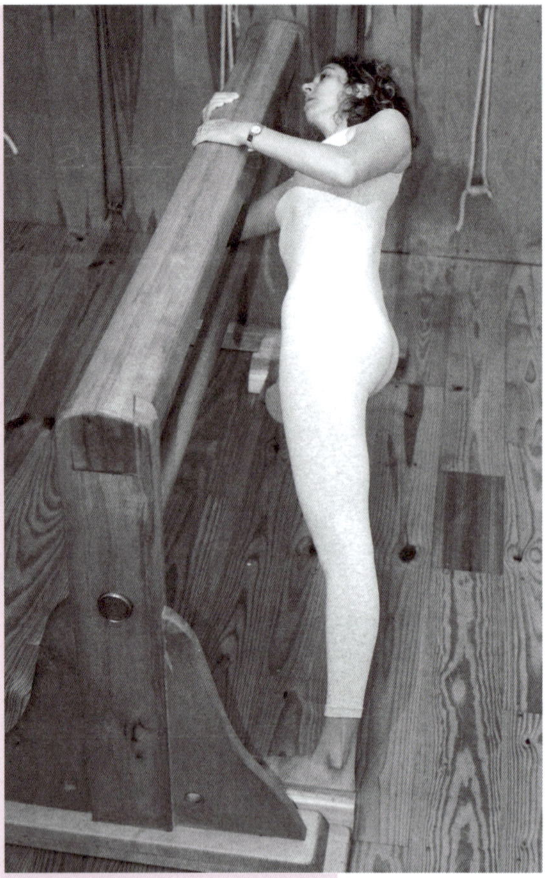

图5.1.39

8.Utthita Pārśvakoṇāsana（侧角伸展式），木马

习练此体式时，伊娃-琳采用和 Utthita Trikoṇāsana（三角伸展式）一样的变体。前方腿膝内侧转向膝外侧的力打开了骨盆，给骨盆器官提供了很好的循环。躯干的侧伸展帮助打破腹腔的疤痕组织。此处展示的体式为面朝木马且与木马平行，前方脚踩在倒箭盒上的做法（图 5.1.40）。

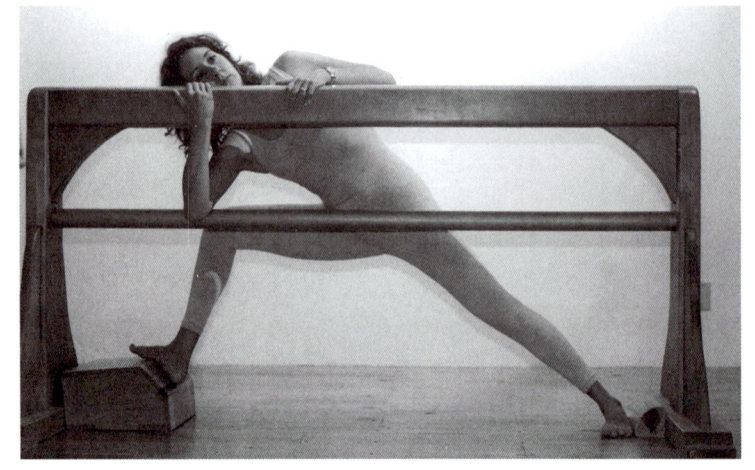

图5.1.40

9. Vīrabhadrāsana II(战士二式),木马

骨盆是打开的,骶骨和尾骨前侧努力靠近木马。此外,尾骨的后侧应该向着地面的方向做功。借助双手下压木马的力,耻骨两侧、肚脐和胸腔能向上提起。盆腔和腹腔的展开,以及这个区域循环的加强,让耐受力得以建立。如图 5.1.41 所示的体式为前方脚踩在四分之一圆砖上,前方脚也可以踩在倒箭盒上,或者让身体与木马形成倾斜的角度习练,详见 Utthita Trikoṇāsana(三角伸展式)中的示范(图 5.1.39)。

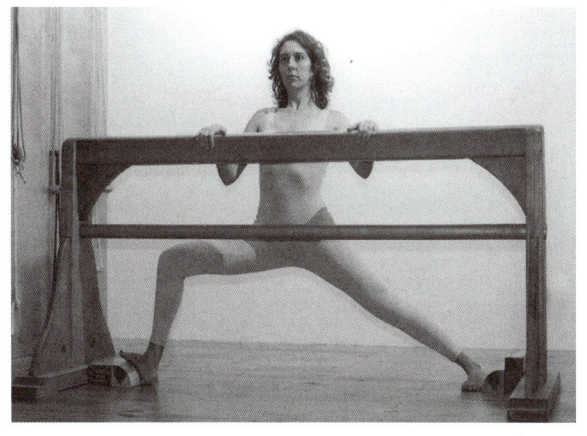

图5.1.41

10. Ardha Candrāsana(半月式),木马

此体式极大地打开了骨盆和腹部,让腹部柔软。最初,伊娃-琳将后方脚支撑在木马上习练(图 5.1.42)。臀部外侧要均匀做功,远离腰部,以此来平衡并纠正下背部肌肉,使之正位。接下来,为了增加腹部更深层的长度以打破疤痕组织,并按摩肾脏和肾上腺以获得激素平衡,后方脚被支撑在一个距离木马有一定距离的更有挑战的位置(图 5.1.43)。

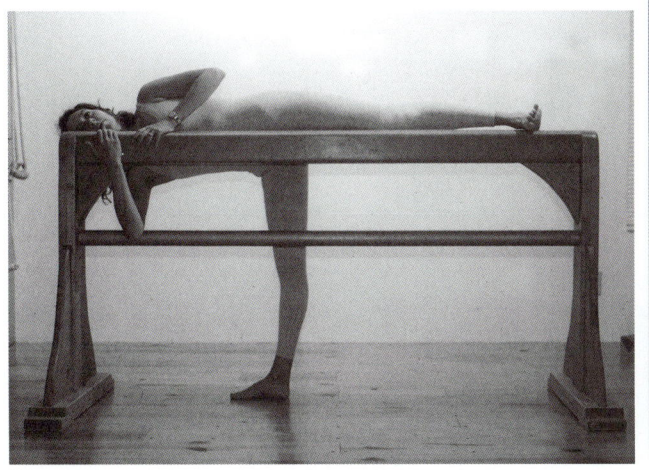

图5.1.42

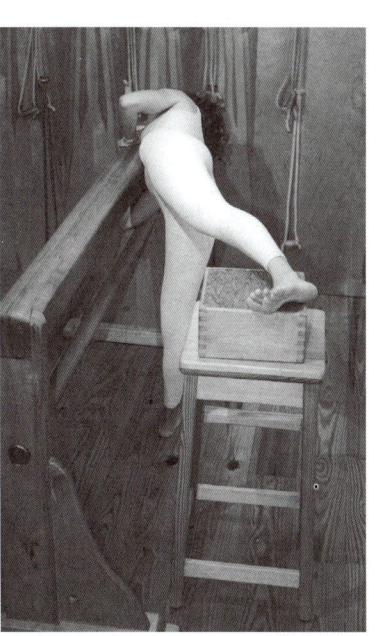

图5.1.43

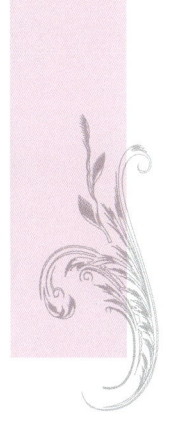

11.Utthita Padmāsana（站立莲花式），单腿

因为伊娃-琳的髋和腿非常紧，此体式用来帮助她更好地完成 Vīrabhadrāsana Ⅰ（战士一式）。使用高凳或任意支撑物，将呈莲花状的上升腿支撑到与髋齐平的高度。站立腿与地面垂直。脚跟下压，大腿前侧去向大腿后侧，并将大腿外侧转向大腿内侧。上升腿并没有进入完全的 Padmāsana（莲花式），而是让胫骨与躯干平行（图 5.1.44）。将大腿内侧转向大腿外侧。如果有了稳定的平衡，则可以用双手来辅助这个力（图 5.1.45）。上升腿一侧的臀部有两个移动方向：从臀部上端外侧去向臀部下端；从骶骨处向外，去向外髋。

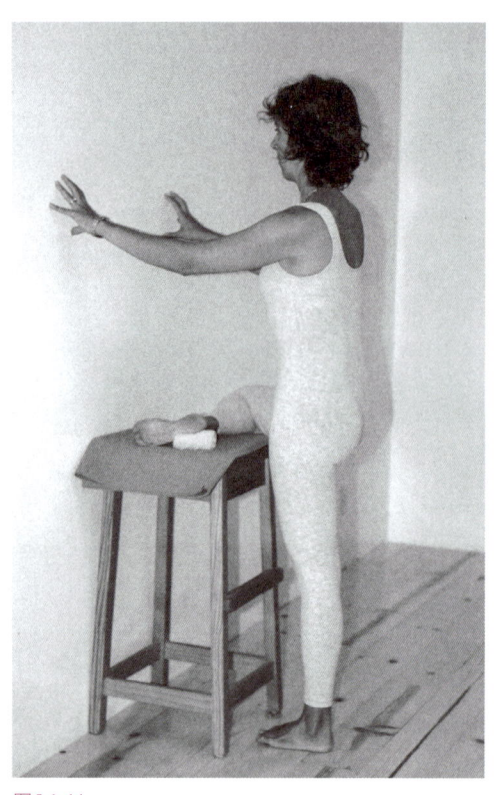

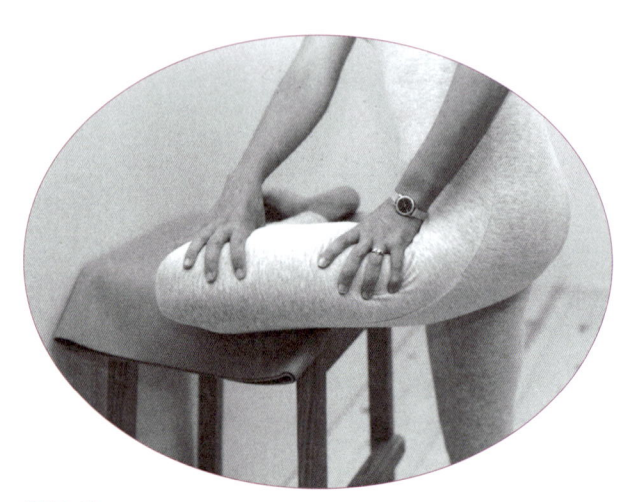

图5.1.44　　　　　　　　　图5.1.45

12. Vīrabhadrāsana I（战士一式），墙角

在外凸的墙角习练此体式（图 5.1.46），将一个绷带卷垫在耻骨处（图 5.1.47）。耻骨下端必须向前，贴向绷带卷，骶骨或尾骨向内收，以正确地调整骨盆，获得生殖器官和膀胱的正位。

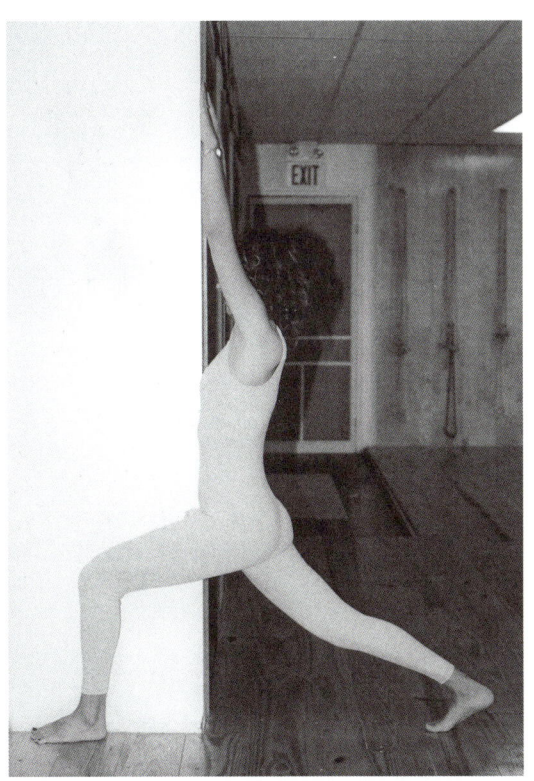

图5.1.46

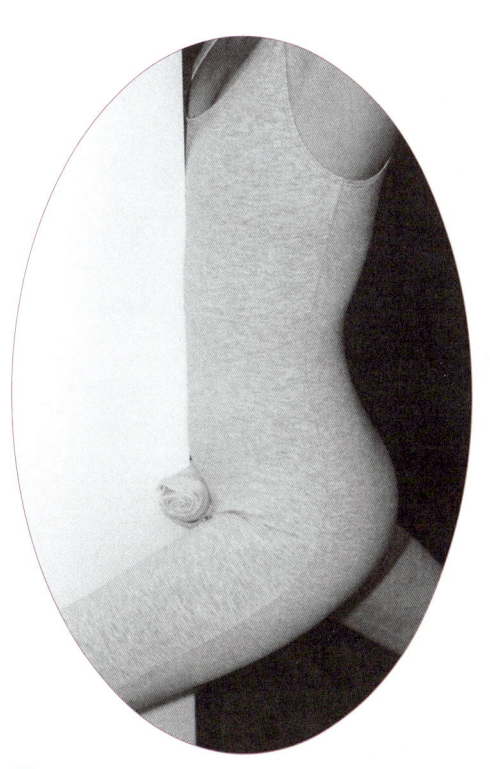

图5.1.47

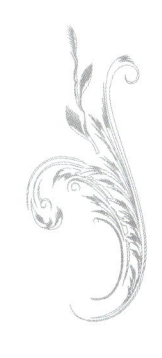

13.Vīrabhadrāsana Ⅲ（战士三式），木马和高凳

用两个高凳分别支撑上升腿一侧的脚和腹部。木马支撑手臂和头。在这里，骶骨是展开的，腹部因躯干两侧向前的伸展变得柔软（图 5.1.48）。腹部的感受十分愉悦，大脑变得安静。一位知识丰富的教师或许能在此体式中帮助习练者调整其脊柱侧弯的问题。

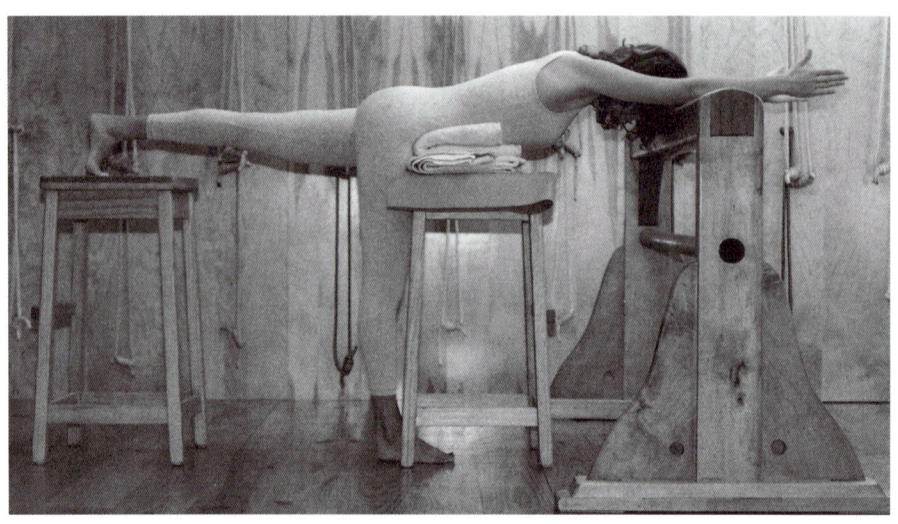

图5.1.48

14.Prasārita Pādōttānāsana（分脚强烈式），木马

木马支撑双脚外侧，如有需要，可以用砖调节双脚之间的距离。木马的横杠支撑骨盆。生殖器官的空间和正位都得到强化（图 5.1.49）。

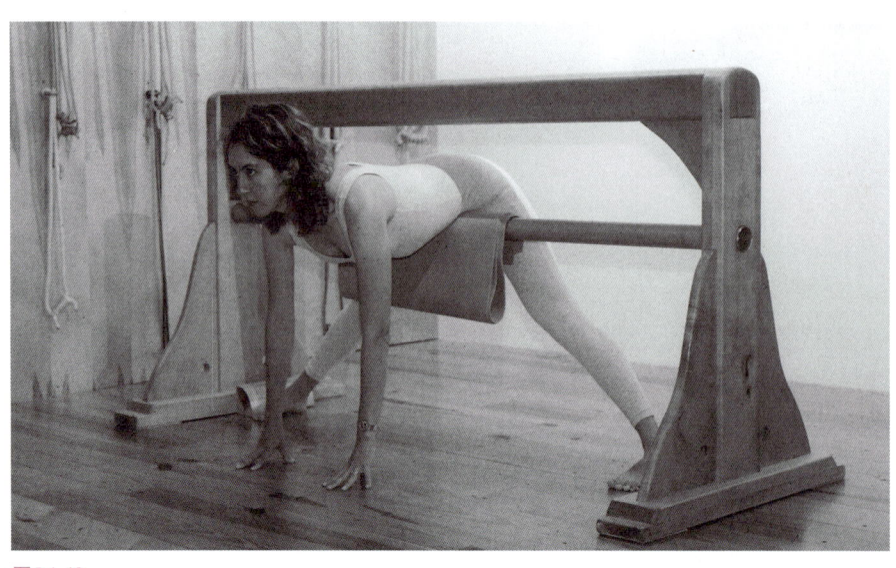

图5.1.49

15.Sālamba Pūrvottānāsana（有支撑的东方强烈式）

后弯体式对伊娃 - 琳而言非常重要，但在最初也异常困难。在整个习练周期的早期，木马一直被用来打开她的胸腔和胸骨（区域）。大腿之间像 Śīrṣāsana（头部平衡式）中那样夹一块砖，一条伸展带紧紧地绑在臀部中段，以支撑下背部，让肌肉不至于错误地挤压脊柱。双腿获得训练，开始做功。首先双手推木马，作为支点帮助打开胸腔和胸骨(区域)（图5.1.50）。双臂伸展过头，并在手肘的位置套上伸展带，可以获得更深的打开肩部和拉长侧胸腔的力（图5.1.51）。如此，双腿和双臂的位置是为了获得脊柱的正确长度和胸腔的打开。在后弯的习练中，腹部也可以是柔软的。

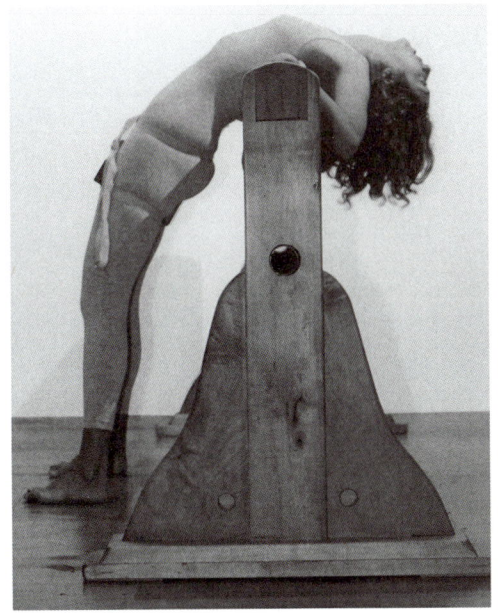

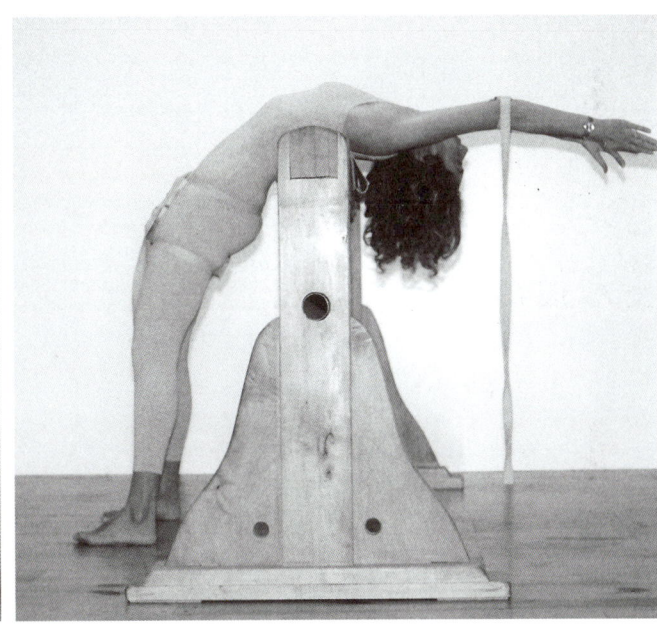

图5.1.50

图5.1.51

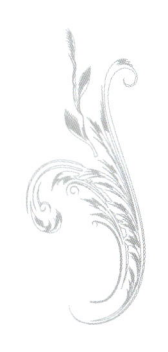

16. Dwi Pāda Viparīta Daṇḍāsana（双腿倒手杖式），高凳和桥式凳

随着伊娃-琳的进步，背部有了不错的状态，她开始习练此体式。在这一变体中，她的背部由一个高凳加一个抱枕支撑。她的双脚放在讲台上。双手抓着倒箭盒的两侧，以获得躯干的完全伸展（图 5.1.52）。通过大腿外侧强有力地旋向内侧以及大腿后侧从内侧向外侧打开，骨盆两侧能够向上提向天花板，强化腹腔的长度（拉长腹腔）。这是一个极佳的打破疤痕组织的体式，可拉长并强健腹部器官和生殖器官，并按摩肾脏和肾上腺。

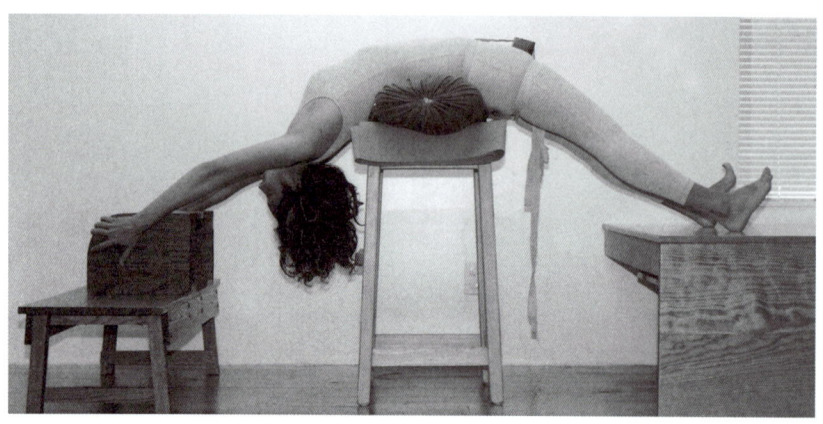

图 5.1.52

17. Kapotāsana（鸽子式）

关于双腿位置的细节参考第四章第 248 页。当她的双脚搭在前方（椅面下方）的横杠上时，伊娃-琳需要在头下用抱枕支撑，才不会刺激到下背部。她尝试抱着手肘，避免抓握大腿和腹部（勉力维持体式），释放大腿和腹部（图 5.1.53）。她还会双手推地，将胸腔上提，以获得胸腔更多的打开（图 5.1.54）。另外，她还会抓着连接着椅腿的伸展带，将手逐渐往里（图 5.1.55）。图 5.1.53 ~ 图 5.1.55 显示出她的骨盆曲度的局限——它是平的。于是她的躯干被从椅子上"甩出去了"（离椅子很远）。图 5.1.56 ~ 图 5.1.58 中，她的双脚落在地面上，呈现出骨盆更大程度的打开，躯干也有了更好的曲度。在这种情况下，她的头部可以更多地向下，只需一张毛毯支撑即可。观察图 5.1.59 ~ 图 5.1.61 中臀部中段用毛毯卷支撑的作用——躯干曲度是最理想的。辅具的恰当使用让伊娃-琳的头部能落地，手抓到了椅腿（图 5.1.61）。

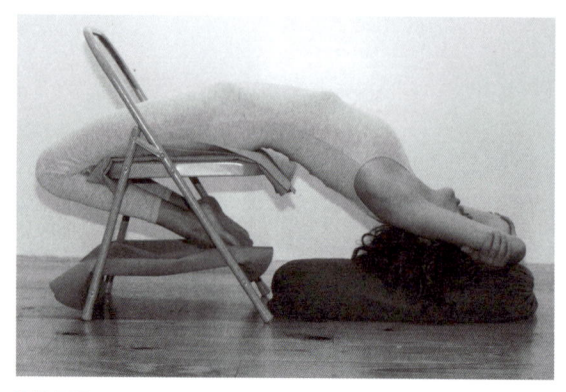

图 5.1.53

第五章
案例研习：多重问题关照

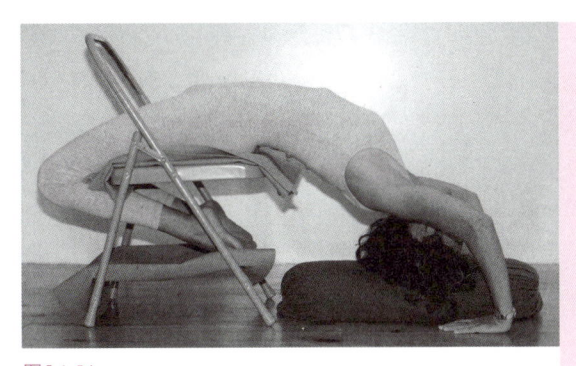

图5.1.54

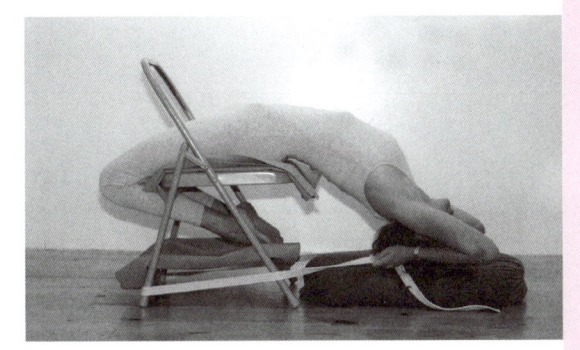

图5.1.55

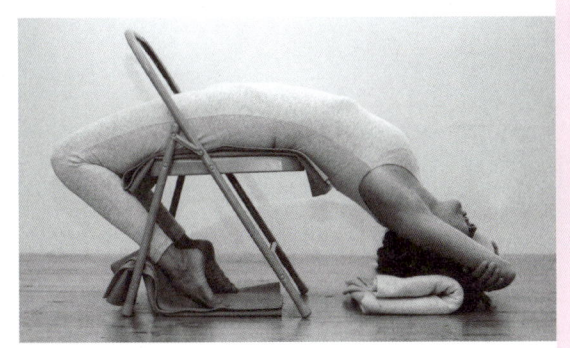

图5.1.56

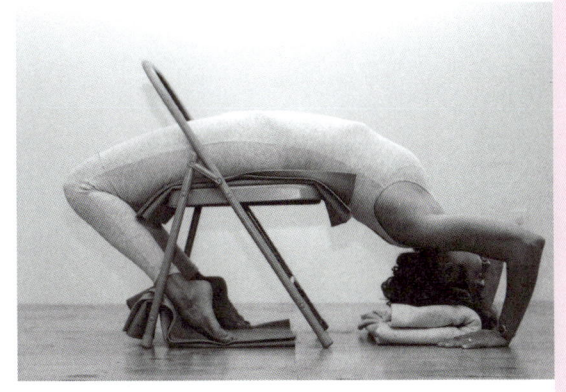

图5.1.57

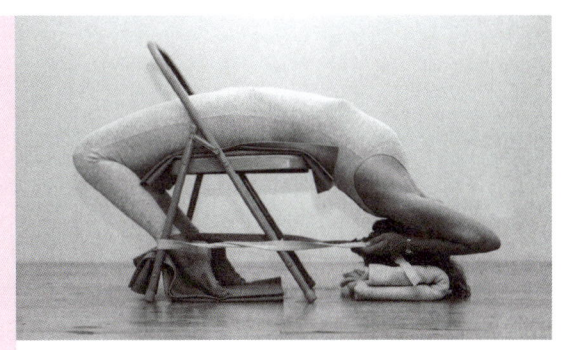

图5.1.58

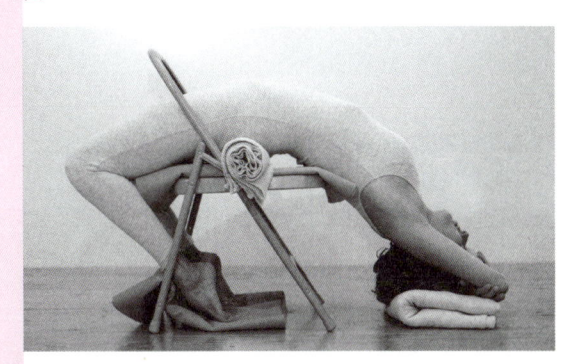

图5.1.59

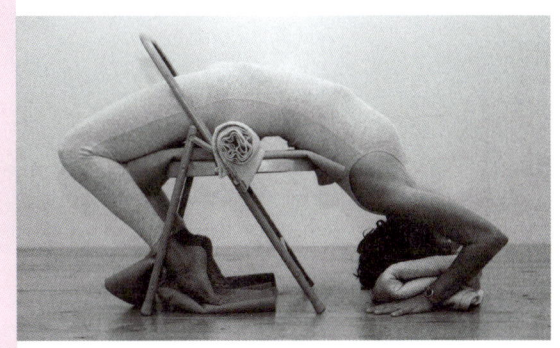

图5.1.60

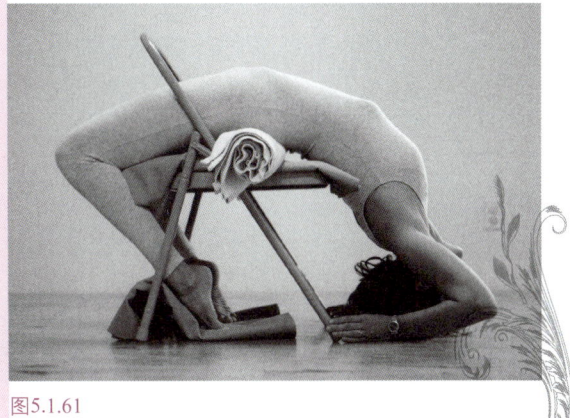

图5.1.61

18. Pārśva Sarvāṅgāsana（侧面所有肢体式），桥式凳

伊娃-琳将一个毛毯卷夹在双腿中间，大腿上端绑一条伸展带，脚踝处再绑一条伸展带；脚跟下方垫一张毛毯，让脚跟略微抬高以保护下背部。先进入桥式凳上的 Setubandha Sarvāṅgāsana（桥形所有肢体式），详见第一章第 48 页，一名辅助者帮忙将桥式凳向一侧移动，先移动至右侧，然后再移动到左侧（图 5.1.62 和图 5.1.63）。在桥式凳的移动过程中，习练者应该完全放松。如果躯干开始向一侧轻微扭动，不要去纠正，要克服想要纠正的意愿。允许这种倾斜的存在，但不要从抱枕上掉下来。此体式能打破疤痕组织，对卵巢、肾脏和肾上腺的健康大有益处。有些不孕症会因为此体式的习练得到纠正，尤其是因为囊肿或卵巢上覆盖的薄膜阻碍了卵泡释放卵子而导致的不孕。

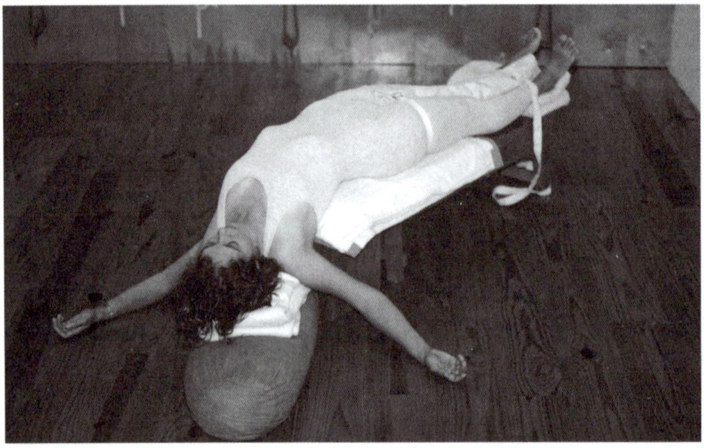

图 5.1.62

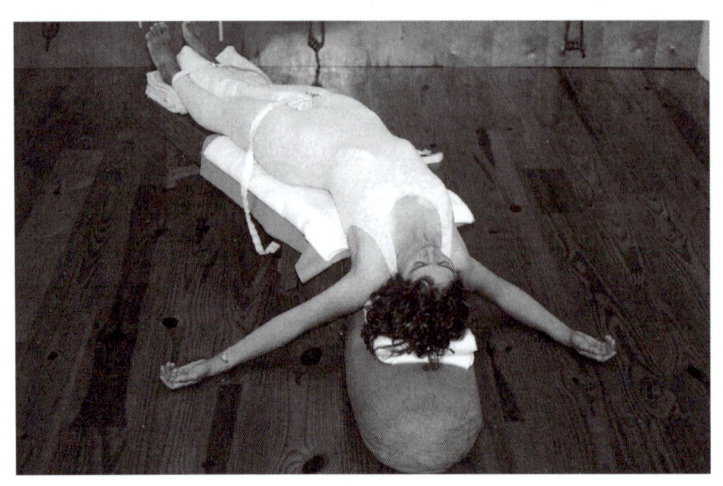

图 5.1.63

伊娃-琳的经期前体式序列

第四章中所描述的经期前习练原则也用在了伊娃-琳的课程中。她会习练一系列的"安静"体式，用修复性的向后伸展来安静头脑、打开胸腔、放松腹部，休息；用站立体式来拉长脊柱并平衡中枢神经系统，同时放松、打开并强健腹部。接下来是几个有支撑的、休息性的向前伸展体式，来深入地安静头脑。整个课程还包含倒立体式，以获得激素水平的平衡，这样她的经期才不会提前到来。当她能够完成这些习练时，她一度常常经历的经期前以及（或）经期中的头痛就不会发生。此外还有一个功效，那就是她的经期开始有了干净利索的开始和结束，而不会再经历前后几天的淋漓。

1.Setubandha Sarvāṅgāsana（桥形所有肢体式）/Dwi Pāda Viparīta Daṇḍāsana（双腿倒手杖式），交叉抱枕

详见第 275 页。

2.Matsyāsana（鱼式），Supta Bhadrāsana（仰卧吉祥式）/Supta Svastikāsana（仰卧万字符式），T形

与修复及拉长的体式序列中的体式 1 相似，身体被搭成 T 形的两个抱枕支撑。根据伊娃-琳的能力，从三种腿的姿势中选择。此处给出三种示范。Bhadrāsana（吉祥式），即一条腿进入 Padmāsana（莲花式），另一条腿呈 Svastikāsana（万字符式）盘在 Padmāsana（莲花式）的腿的下方。用一条伸展带支撑双腿。将伸展带扣成环状，金属扣朝向地面（图 5.1.64）。将圆环的一端套住 Padmāsana（莲花式）的腿（接近膝盖的位置）和 Svastikāsana（万字符式）的脚（图 5.1.65）。之后将圆环扭一下（形成 8 字），将另一端套住 Svastikāsana（万字符式）的腿和 Padmāsana（莲花式）的脚（图 5.1.66）。金属扣最终应在上端，以方便收紧伸展带（图 5.1.67）。向后躺，双肩越过抱枕的一端，头落地（图 5.1.68）。

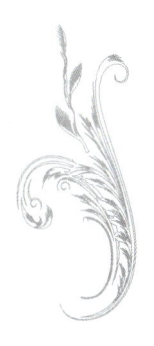

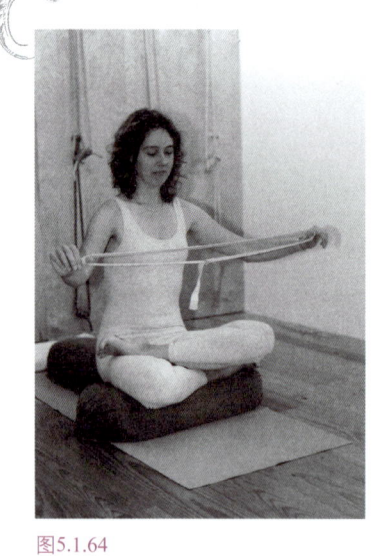

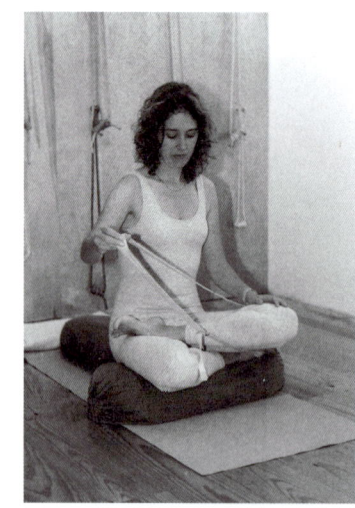

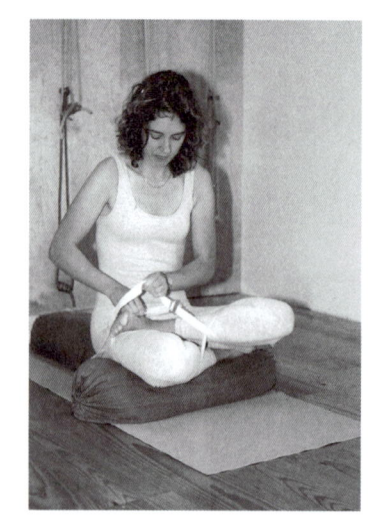

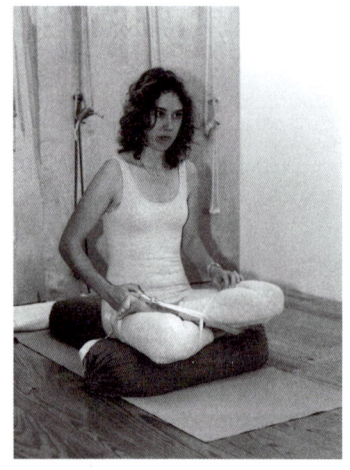

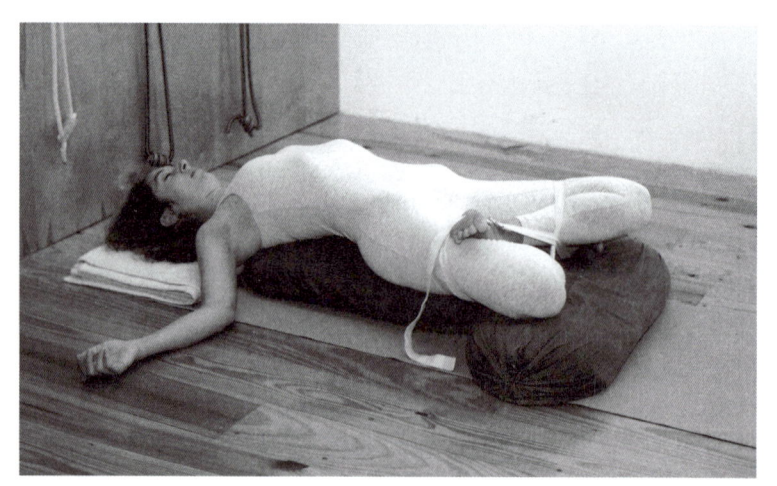

图5.1.64   图5.1.65   图5.1.66

图5.1.67   图5.1.68

3. Adho Mukha Śvānāsana（下犬式），墙绳

此体式借助墙绳完成，详见第288页。

4. Sālamba Śīrṣāsana（有支撑的头部平衡式），墙绳

此体式借助墙绳完成，详见第279页。

5. Ardha Candrāsana（半月式），木马

详见第293页。

6. Pārśvottānāsana（侧面强烈式），墙绳和犁式盒

此体式和下一体式是连在一起习练的。后方脚靠墙放好，将下墙绳套在大腿上端。这样的支撑让双腿力度的保持和骨盆的正位无须太多努力。一个犁式盒加一个抱枕用来支撑躯干。小臂和头的下方放一张毛毯（图5.1.69）。脊柱能够拉长，腹部在一种被调和的状态中休息。头脑是放松的。使用同样的辅具进入下一体式。

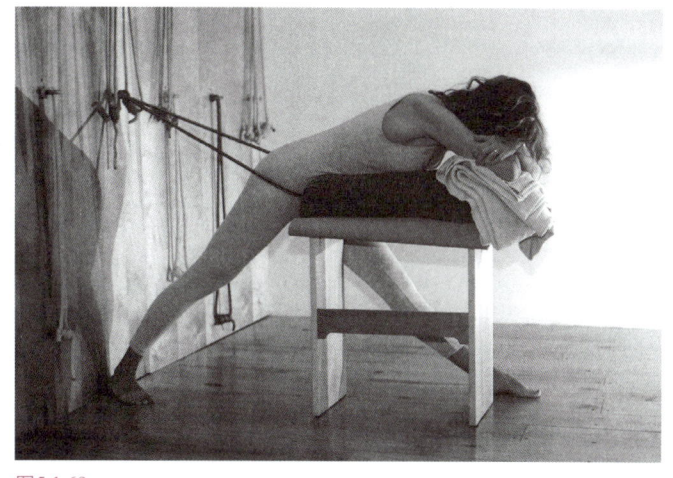

图5.1.69

7. Parivṛtta Pārśvakoṇāsana（扭转侧面强烈式），墙绳和犁式盒

从上一体式开始，将放着抱枕的犁式盒移到前方腿的外侧。躯干在犁式盒或抱枕上扭转并在其上休息。后方腿一侧的脊柱肌肉会轻柔地向地面方向释放（图5.1.70）。除了上一体式的功效外，肾脏和肾上腺有了转动和释放，以保持其健康和活力。

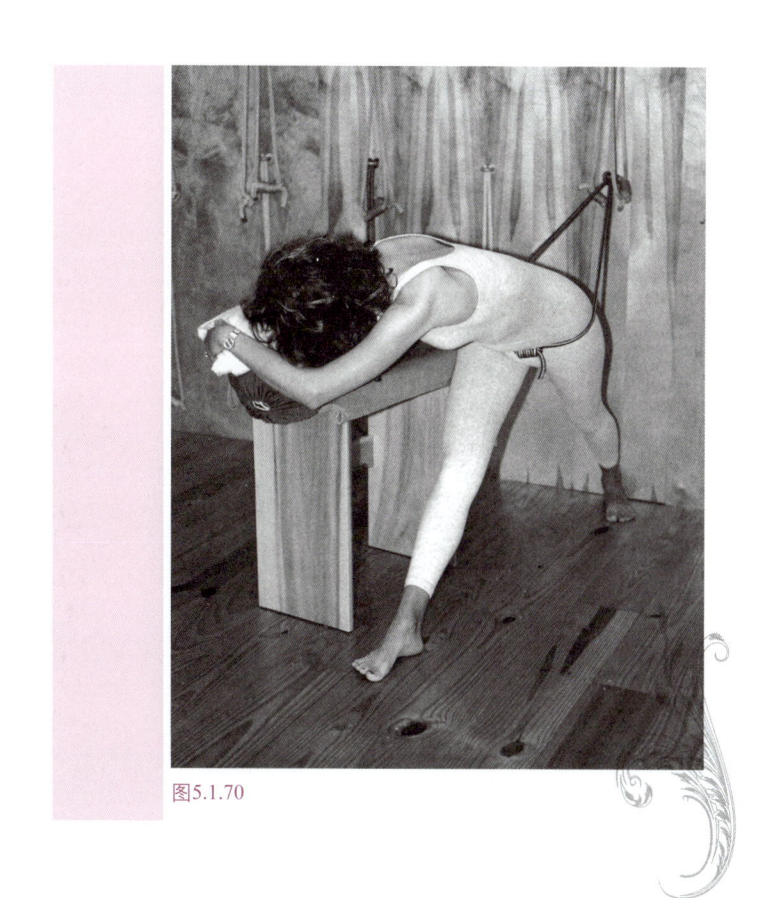

图5.1.70

8. Prasārita Pādōttānāsana（分脚强烈式），桥式凳和墙

详见第282页。

9. Jānu Śīrṣāsana（膝盖头式），腹部垫毛毯

因为伊娃-琳的身体颇为僵硬，所以她将两个抱枕加一张毛毯放在伸直腿的胫骨上，以支撑头部和手臂。腹部放一个毛毯卷来展宽骶骨，以预防或缓解下背部疼痛（图5.1.71）。骨盆区域循环得到加强，鼓胀或拥塞感得到缓解。因为意识向内专注，变得宁静，所以头脑进入沉思状态。此体式还有可能缓解腿部痉挛（抽筋）。

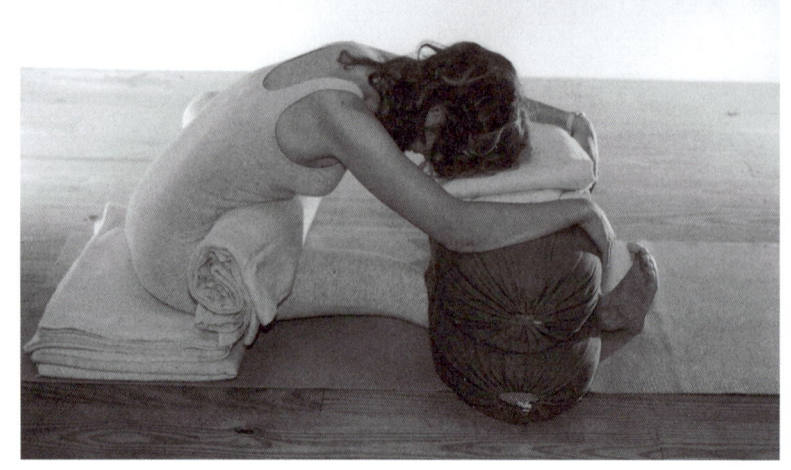

图5.1.71

10. Paścimottānāsana（西方强烈式），毛毯和杠铃片

双脚与髋同宽给腹部创造了更多的空间，伊娃-琳使用了与Jānu Śīrṣāsana（膝盖头式）同样的支撑物。此外，辅助者还将一个重物压在她的上背部，让斜方肌向下，使前侧胸腔打开（图5.1.72）。此体式的功效与Jānu Śīrṣāsana（膝盖头式）相似。此体式的中心化属性让意识进一步向内，继而带来深度的身心宁静感。经期即将到来却尚未到来之际，此体式有助于经期如期而至。

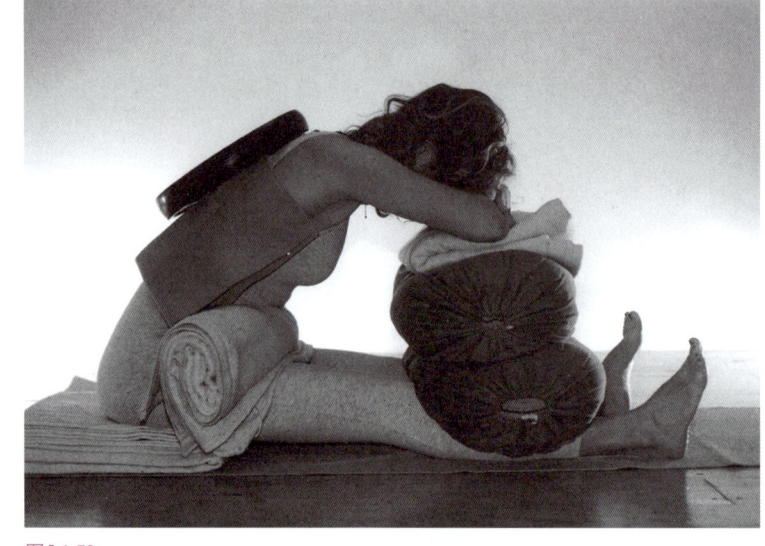

图5.1.72

11. Nirālamba Sarvāṅgāsana（无支撑的所有肢体式）

此体式（图 5.1.73）的完整讲解见第三章第 173 页。前屈之后，伊娃-琳非常享受此体式，处于宁静状态，让她能够感受到内在器官的状态，器官是被挤压的还是有足够的空间。当她感受到器官的挤压时，她会在腿上做功，更用心地将胸腔上提。体式的调整能让腹部器官靠近脊柱，以一种积极的模式被支撑。

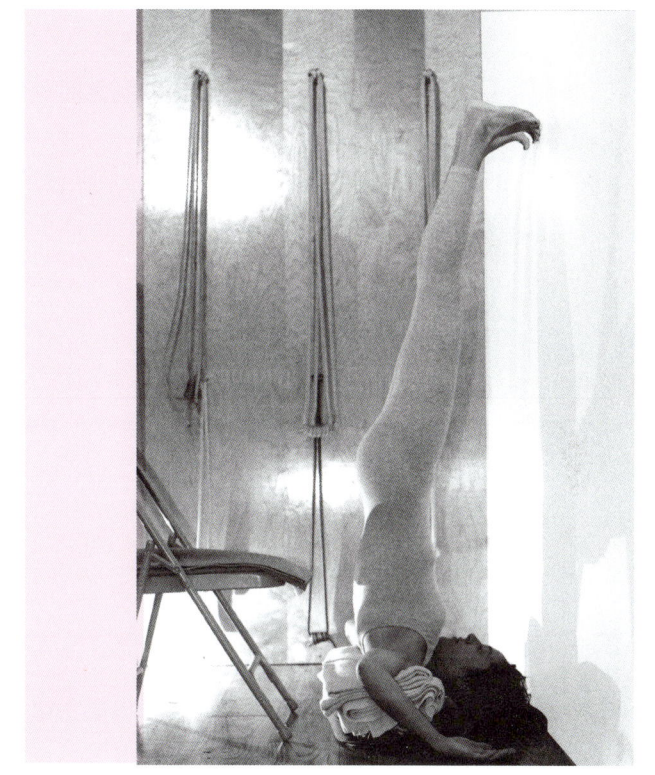

图5.1.73

12. Setubandha Sarvāṅgāsana（桥形所有肢体式），抱枕和脚凳

这个简单的变体用了两个抱枕支撑躯干，一个脚凳垫在脚下，一条伸展带作用在脚外侧，让双腿在大腿前侧内旋的状态中保持端正。毛毯放在头部和肩部的下方，给予这些部位完全的支撑（图 5.1.74）。也可以使用桥式凳；不过，使用抱枕或许会更轻松一些，因为在经期前原有的僵硬往往更硬。

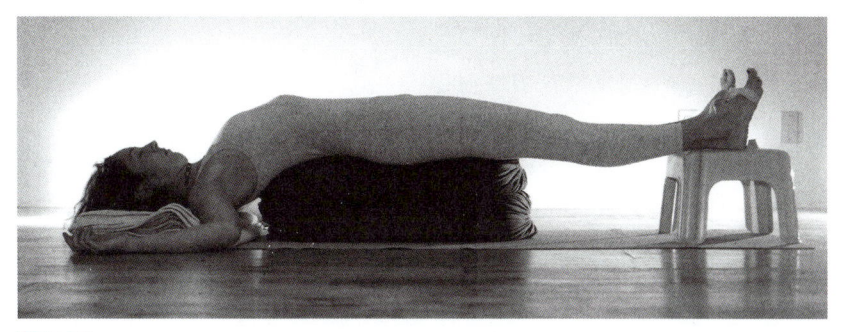

图5.1.74

伊娃-琳的经期体式序列

经期的习练可能会影响下一次经期的到来时间。在伊娃-琳的例子中，她需要延长两次经期之间的时长。经期一旦开始，她便会进行以下习练：仰卧体式，背部凹陷的前屈体式，以相反的顺序重复仰卧体式，之后以 Setubandha Sarvāṅgāsana（桥形所有肢体式）结束习练。开始阶段的仰卧体式让身心得到休息；背部凹陷的前屈体式能促进经血的流动，因为她的头几天是淋漓状态；相反顺序的仰卧体式再一次放松身体的同时还平衡了激素。对于那些不存在经量过大、子宫肌瘤、子宫内膜异位症或卵巢囊肿问题的女性，仰卧体式中可以只用一个抱枕支撑躯干。对伊娃-琳而言，为了继续打破疤痕组织，最好按照前面序列中所描述的方法，使用T形抱枕支撑。

1.Supta Vīrāsana（仰卧英雄式），T形

详见第286页。

2.Matsyāsana（鱼式），Supta Bhadrāsana（仰卧吉祥式）/Supta Svastikāsana（仰卧万字符式），T形

详见第301页。

3.Supta Baddha Koṇāsana（仰卧束角式），T形

详见第273页。

4.Dwi Pāda Viparīta Daṇḍāsana（双腿倒手杖式），桥式凳

A. Daṇḍāsana（手杖式）

将一张折叠的瑜伽垫放在倒手杖凳上，接近较低一侧的边缘，瑜伽垫将会在下一体式中垫在脚下。正确地进入体式，首先坐在倒手杖凳较低的一侧。最好从更低一些的位置开始，以避免进入体式之后发现太偏向头部一侧而挪不回去。很重要的一点是在经期中腹部不能成为体式的顶点。从脚的一侧开始，即倒手杖凳较低的一侧，就能避免此事的发生。屈膝，双手放在躯干后侧的倒手杖凳上，提

升胸腔（图 5.1.75）。屈膝向后躺（图 5.1.76），然后慢慢向头的方向滑动，直到头部和颈部处于一种舒适的状态，胸腔成为体式的顶点（图 5.1.77）。伊娃-琳需要在头下垫一张毛毯以应对其僵硬的肩部。最终，伸直双腿，手臂伸展过头，互抱手肘，或者选择第一章第 37 页中示范的任意手臂姿势（图 5.1.78）。如果肩部过紧，可能会导致双手发麻。双手相扣放在腹部休息会让发麻的双手很快恢复。

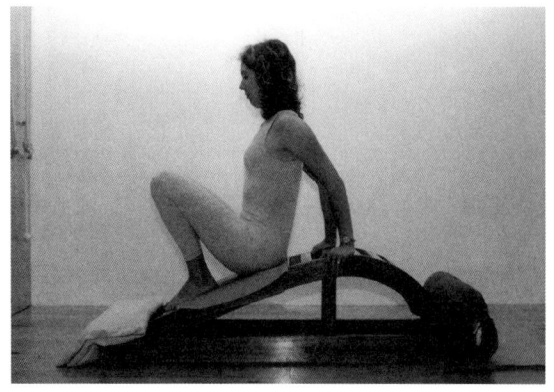

图5.1.75

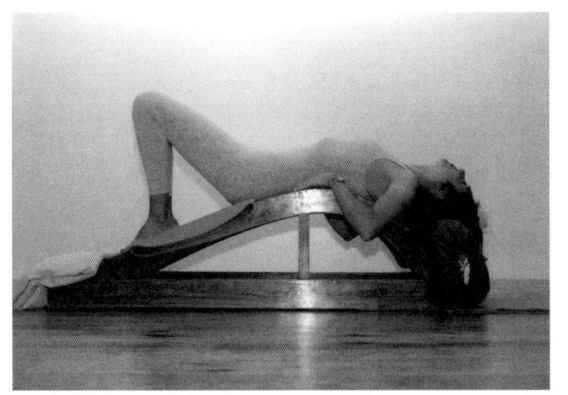

图5.1.76

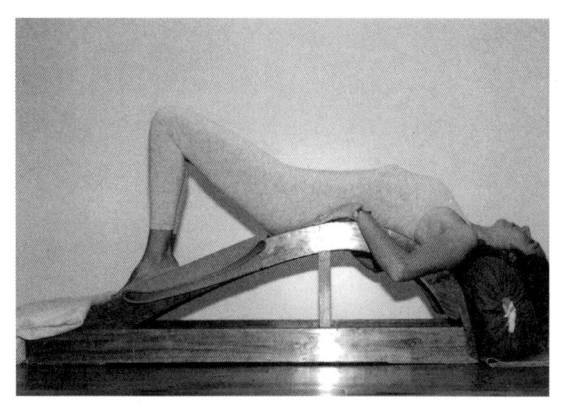

图5.1.77

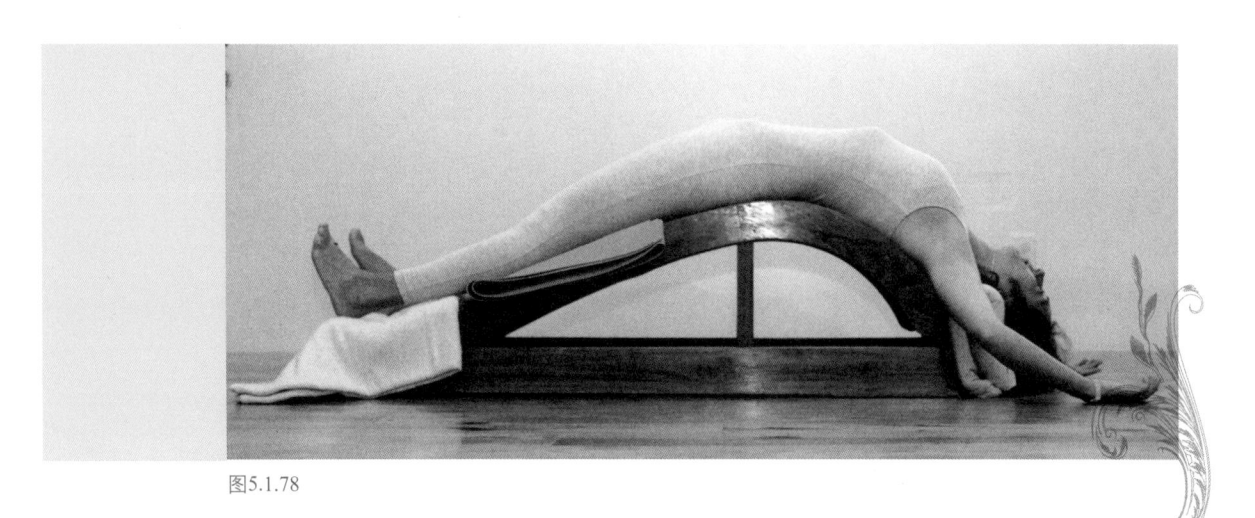

图5.1.78

B. Baddha Koṇāsana（束角式）

在上一体式中简单地屈双膝，让脚底相互贴合形成 Baddha Koṇāsana（束角式）。双脚刚好落在折叠的瑜伽垫上，以防止打滑。用毛毯支撑大腿外侧（图5.1.79）。

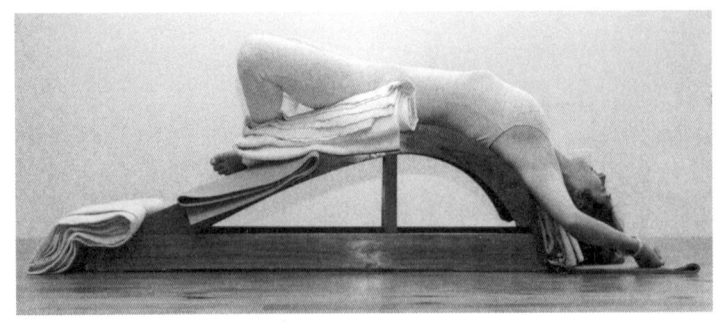

图5.1.79

C. Matsyāsana（鱼式）、Bhadrāsana（吉祥式）或Svastikāsana（万字符式）

伊娃-琳能够单腿进入 Padmāsana（莲花式），另一条腿以 Svastikāsana（万字符式）盘在其下。这个盘腿方式称为 Bhadrāsana（吉祥式）。伸展带的使用方式见40页。膝盖和（或）大腿用毛毯支撑（图5.1.80、图5.1.81）。

图5.1.80

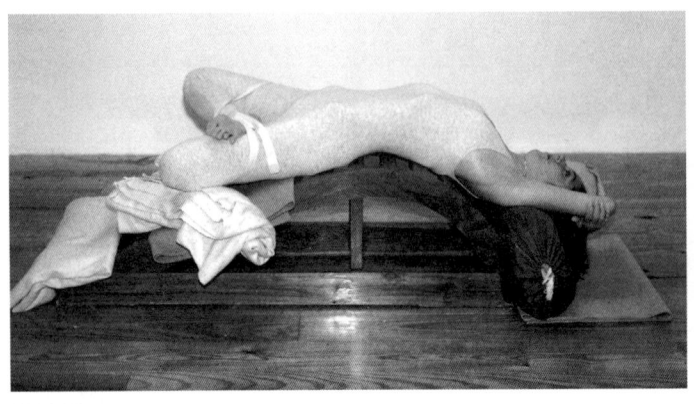

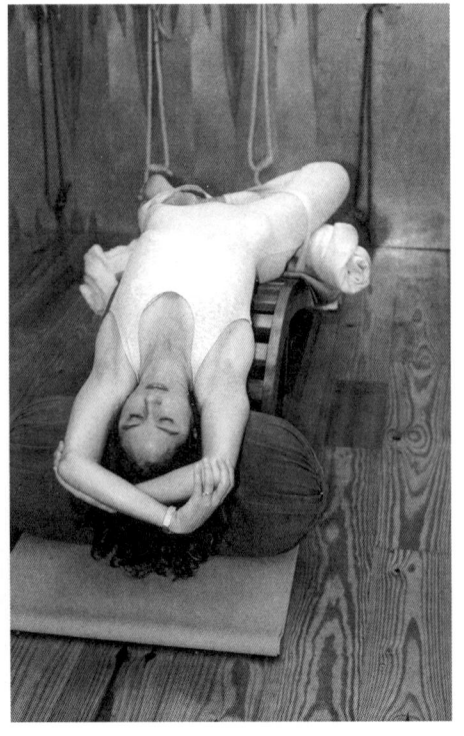

图5.1.81

5. Jānu Śīrṣāsana（膝盖头式）

为了获得良好的背部凹陷状态，尤其是在髋和腿很僵硬的情况下，坐在抱枕上，将一条伸展带套在脚上，手拉伸展带（图 5.1.82）。伊娃-琳在所有的坐立前屈体式中都用了抱枕支撑。大体而言，无论习练者的前屈能力如何，采用臀部下方更高的支撑高度、手拉伸展带套住脚的方式都能够获得最大限度的背部凹陷。此变体对于生理周期短的习练者很有必要，因为它能调节肾上腺，增强活力，平衡激素的分泌，进而让经期间隔规律化。

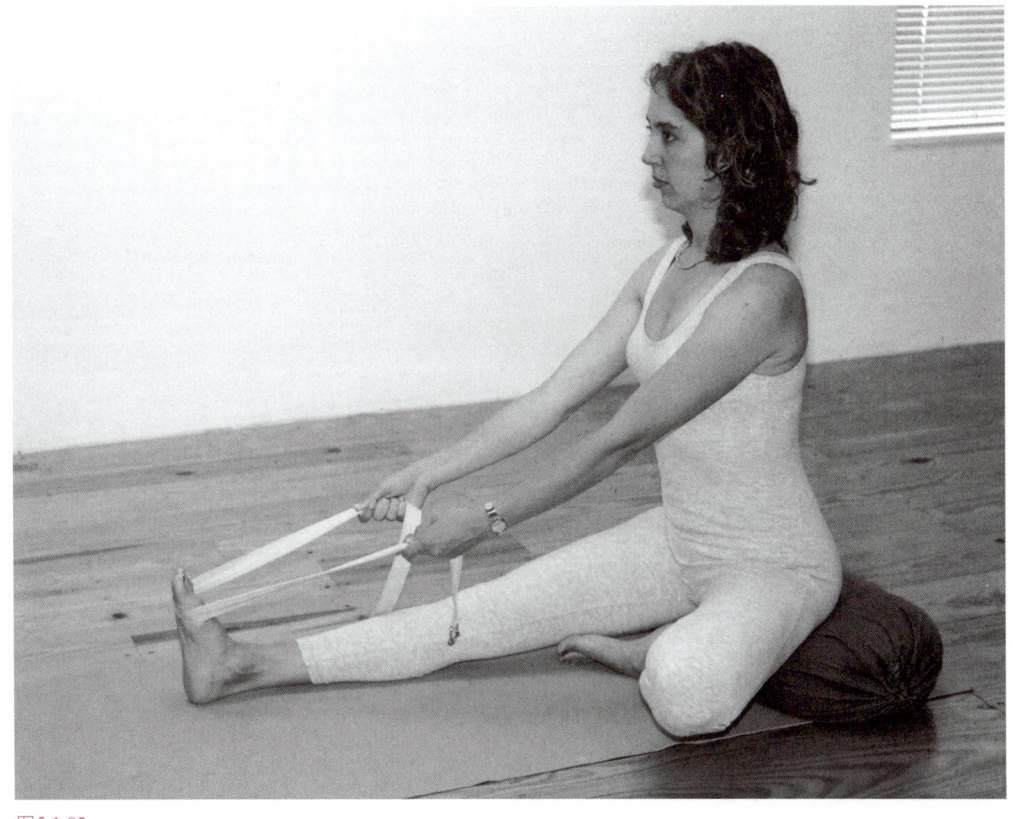

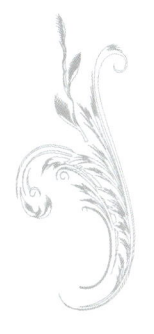

图5.1.82

6.Triaṅga Mukha Eka Pāda Paścimottānāsana（三肢面朝单腿西方强烈式），背部凹陷

抱枕放在伸直腿的臀部下方以使髋部水平（图5.1.83）。

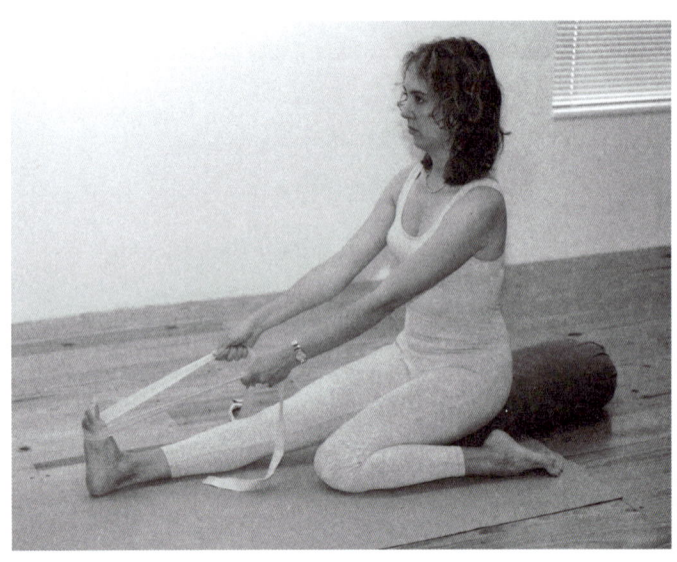

图5.1.83

7.Ardha Baddha Padma Paścimottānāsana（半莲花西方强烈式），背部凹陷

坐得高一些以提升骶骨，让Padmāsana（莲花式）一侧的膝能够下沉（图5.1.84）。

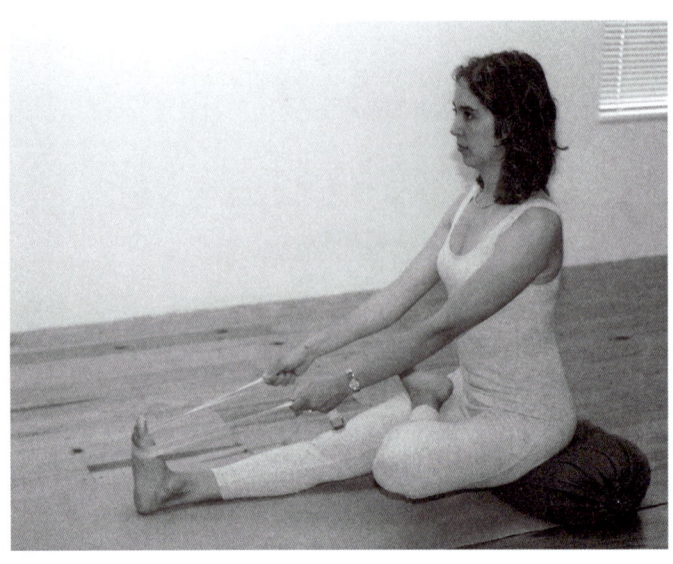

图5.1.84

8.Marīchyāsana I（圣马里奇一式），背部凹陷

手臂在屈膝腿的内侧伸展（图 5.1.85）。

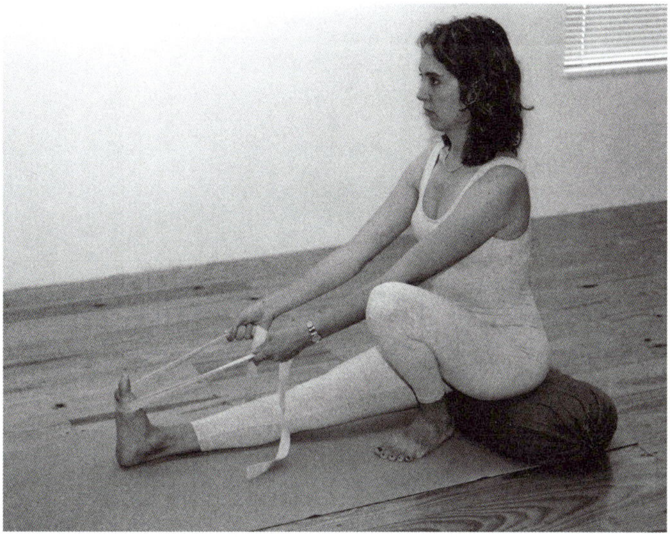

图5.1.85

9.Paścimottānāsana（西方强烈式），背部凹陷，双脚分开

双脚可以分开至瑜伽垫边缘，以使骨盆获得更大程度的打开，脊柱也能更好地上提和凹陷（图 5.1.86）。

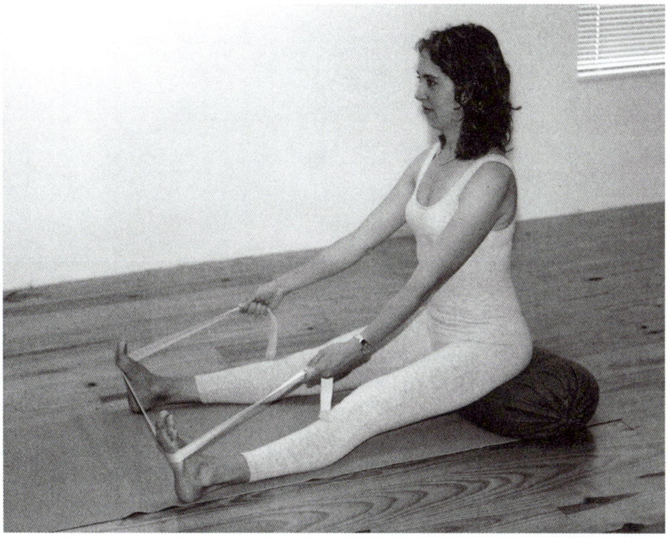

图5.1.86

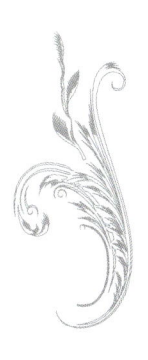

10. Pārśva Daṇḍāsana（侧手杖式）

因为臀部下方垫了抱枕，所以后方手需要用砖进行支撑，以帮助侧胸腔上提。另一只手抓住对侧大腿的外侧以转动胸腔（图5.1.87）。此体式侧面伸展了肾脏和肾上腺，进一步改善了其状态。

11. Baddha Koṇāsana（束角式）

坐在抱枕上以提升骶骨，这也增加了手与脚之间的距离。在这种情况下，用伸展带套住双脚，手从脚外侧抓伸展带，以上提躯干，并将脊柱收进体里（图5.1.88）。

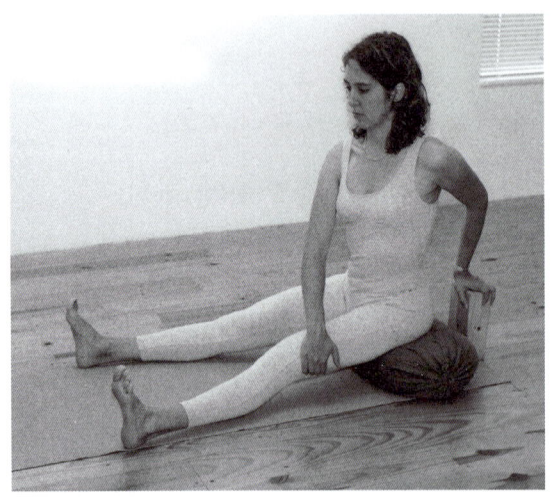

图5.1.87

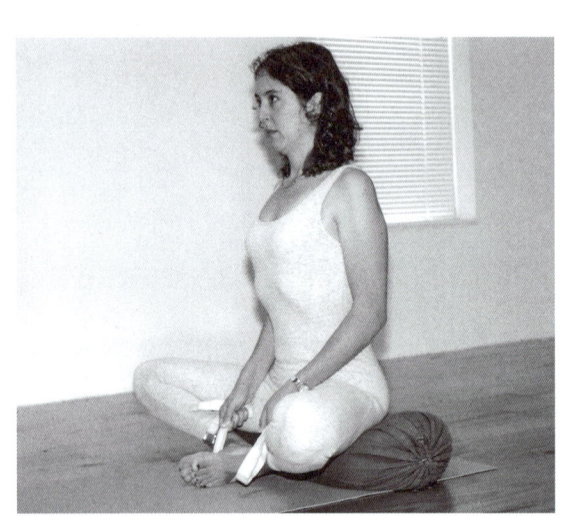

图5.1.88

12. Supta Baddha Koṇāsana（仰卧束角式），T形

仰卧体式在这里以相反的顺序重复习练，从最容易的 Supta Baddha Koṇāsana（仰卧束角式），到最具挑战性的 Supta Vīrāsana（仰卧英雄式）。最容易的体式让刚刚努力拉长并扭转的肾脏和肾上腺得到即刻的休息（第273页）。

13. Matsyāsana（鱼式），Supta Bhadrāsana（仰卧吉祥式）/Supta Svastikāsana（仰卧万字符式），T形

详见第301页。

14. Supta Vīrāsana（仰卧英雄式），T形

详见第286页。

15. Setubandha Sarvāṅgāsana（桥形所有肢体式），桥式凳

A. Daṇḍāsana（手杖式）

双腿在大腿上端和脚踝处用伸展带绑紧，以保持腿的内旋并让双腿休息（图 5.1.89）。

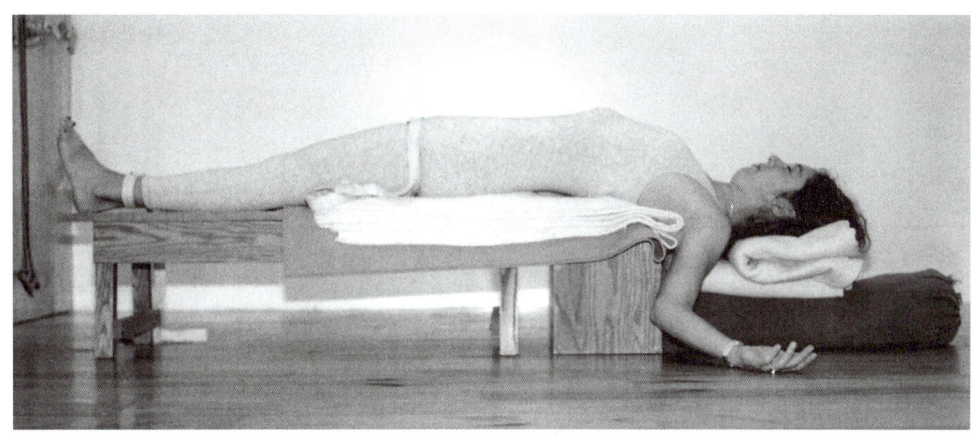

图5.1.89

B. Baddha Koṇāsana（束角式）

每条腿单独使用一条伸展带固定，以增加骨盆打开的程度，让经血更自然地排出。大腿外侧用毛毯进行支撑（图 5.1.90）。

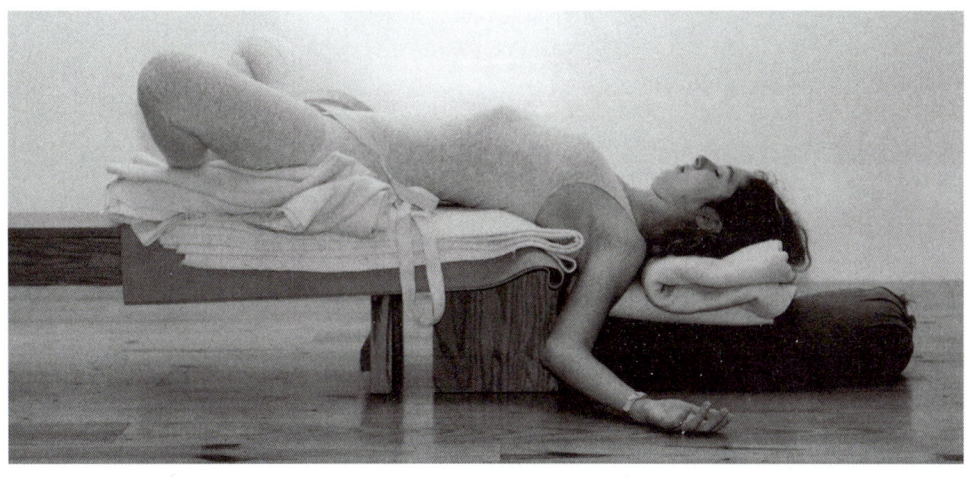

图5.1.90

16. Śavāsana（挺尸式）

详见第一章第 53 页。

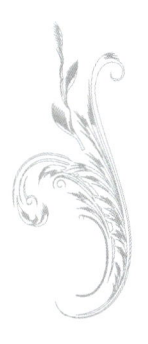

伊娃-琳的经期后体式序列

伊娃-琳会遵循第三章中的经期后体式序列习练。下述的几个示范针对她的需求对辅具使用做出了调整。

1.Adho Mukha Vīrāsana（面朝下的英雄式），两个抱枕

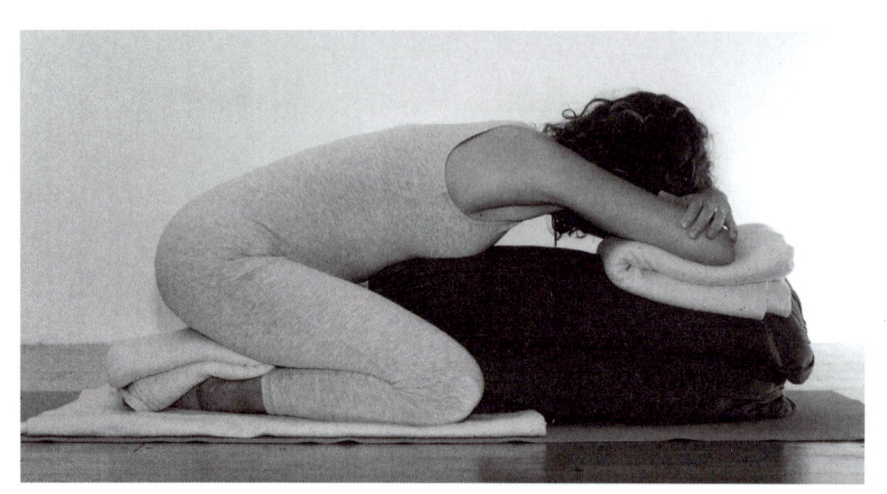

伊娃-琳需要两个抱枕支撑她的躯干（图5.1.91）。

图5.1.91

2.Adho Mukha Śvānāsana（下犬式），倒箭盒和伸展带

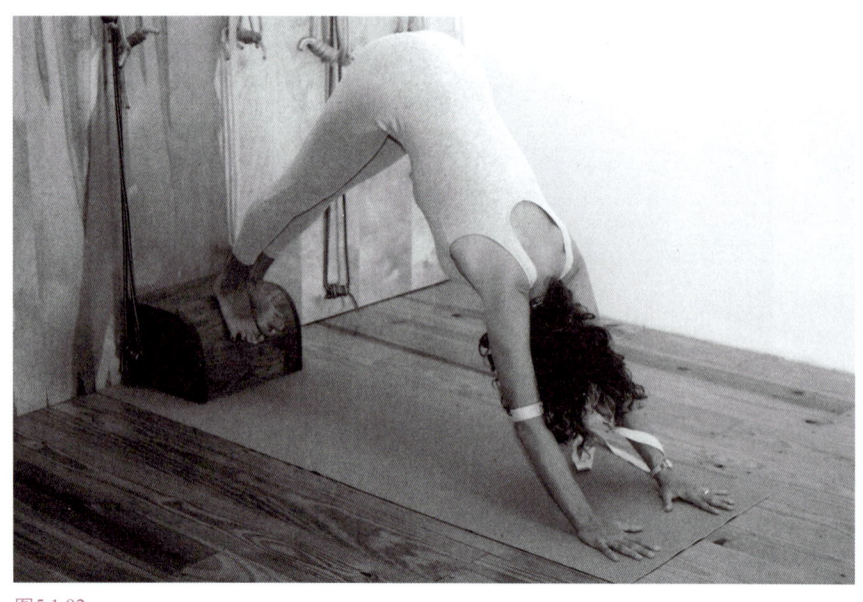

双脚踩在倒箭盒上，一条伸展带套在手肘的位置，以帮助手臂伸直（图5.1.92）。

图5.1.92

3.Uttānāsana（强烈式），狮式盒和墙绳

为了帮助她够到盒子，获得伸展侧躯干的支点，将一条伸展带套在狮式盒上（图 5.1.93）。

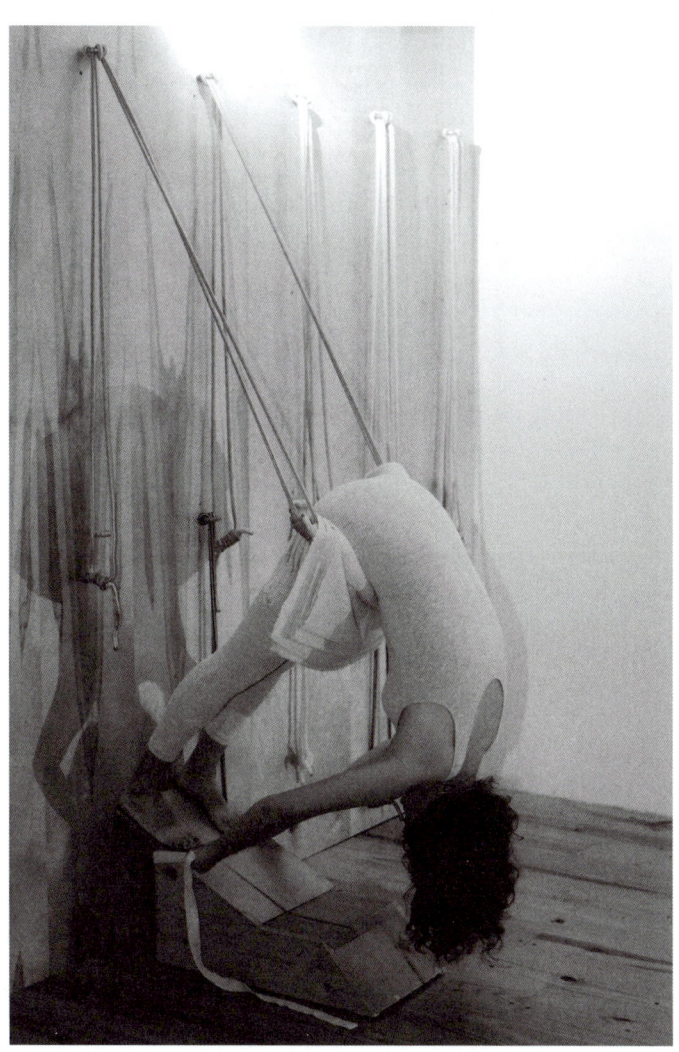

图5.1.93

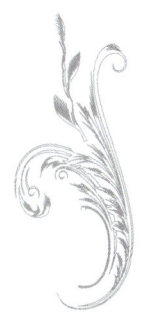

4. Pārśvottānāsana（侧面强烈式），背部凹陷，砖

手在砖上向外转动，能帮助手臂从内向外转，展宽锁骨，打开双肩和胸腔，并将斜方肌向下移动去向腰部（图 5.1.94）。

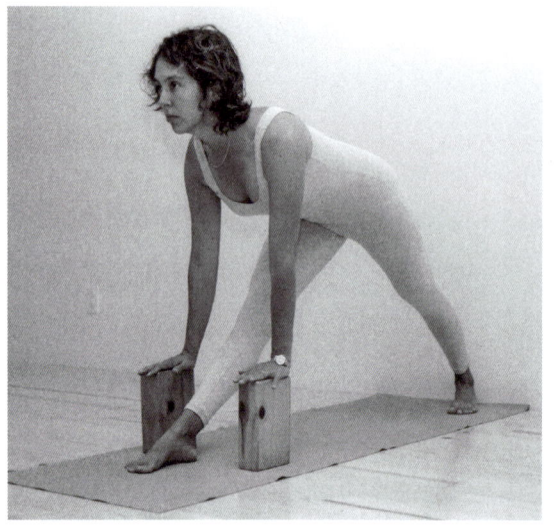

图5.1.94

5. Pārśvottānāsana（侧面强烈式），圆背，手向前

指尖落地，在前方脚的稍前侧（图 5.1.95）。

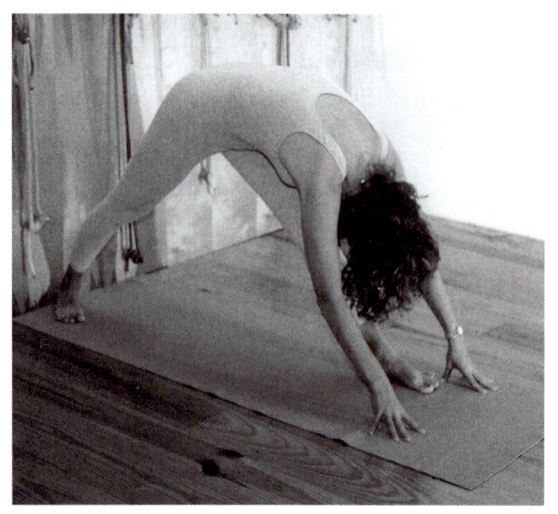

图5.1.95

6. Pārśvottānāsana（侧面强烈式），圆背，手向后

转动手指，让手指指向后方脚的方向，以获得侧躯干的完全伸展（图 5.1.96）。

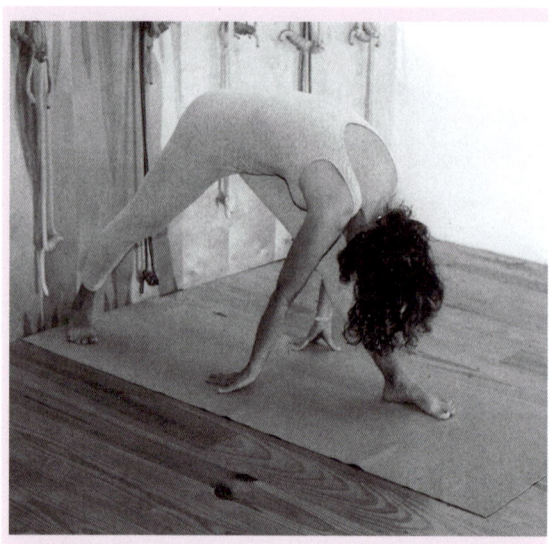

图5.1.96

7.Supta Koṇāsana（双角犁式），辅助者支撑

此处展示的方法对身体僵硬的习练者来说是一个极佳的变体。肩下额外的支撑高度给侧胸腔带来了特别的上提。抱枕横向两两叠放。一名辅助者坐在讲台上。两块砖垫在辅助者脚下。进入体式时，习练者抓住辅助者的脚踝，辅助者抓住对方提起来的一条腿，另一条腿跟随，两条腿分开，落在辅助者的大腿上方。辅助者用手帮助习练者伸展脚跟的内侧，协助习练者双腿的打开（图 5.1.97）。

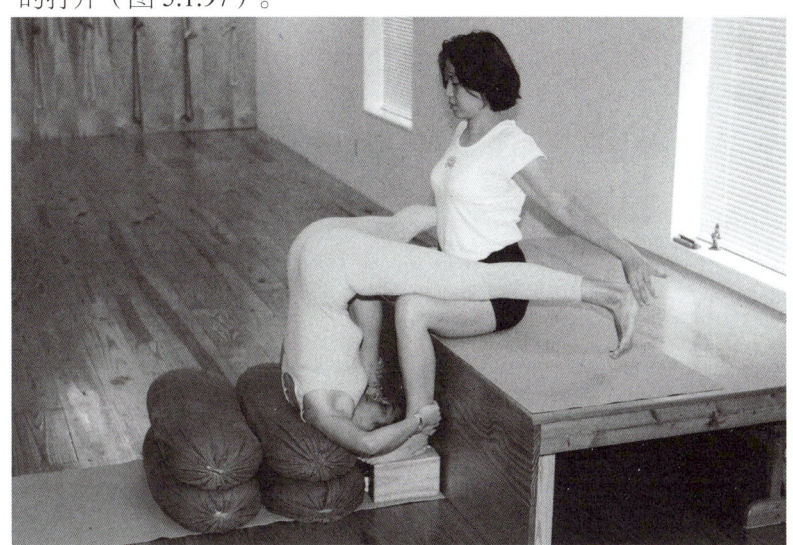

图5.1.97

8.Paripūrṇa Nāvāsana（全船式），门框

门框用来支撑她的双脚和背部（图 5.1.98）。

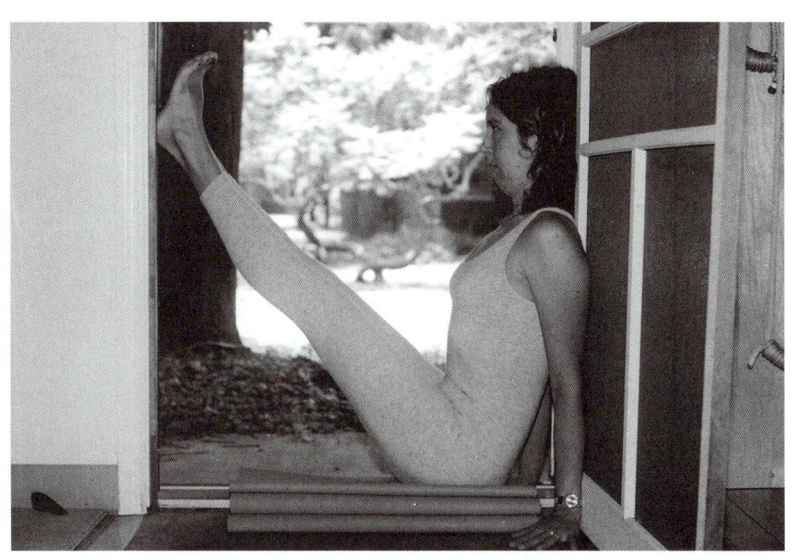

图5.1.98

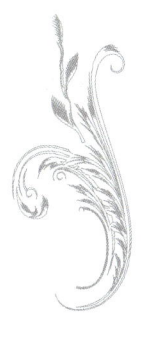

伊娃-琳的下背部、颈部及肩部体式序列

在习练的早期以及旅行之后，伊娃-琳需要将习练完全专注于下背部和肩部，不论她是否处于经期。如果刚好处在经期，她就会习练经期序列中那些背部凹陷的前屈体式。另外，在此时段，下述课程中的一些体式也会加入她的习练中。那些适宜经期习练的体式会在下方进行标注。辅具专为伊娃-琳的需求而搭建，并非一成不变。

1.Śavāsana（挺尸式①），椅子，杠铃片，沙袋

辅助者帮助调整习练者的肩胛骨，肩胛骨要进入身体里。从内向外调整手臂，并将几个沙袋压在习练者的手臂上，总重约4.5千克。一个抱枕横向压在腹部，并在抱枕上放一片约11千克的杠铃片（图5.1.99）。经期中，腹部不要放重物。由身体紧张和精神压力导致的下背部、颈部和肩部的紧张得到释放。

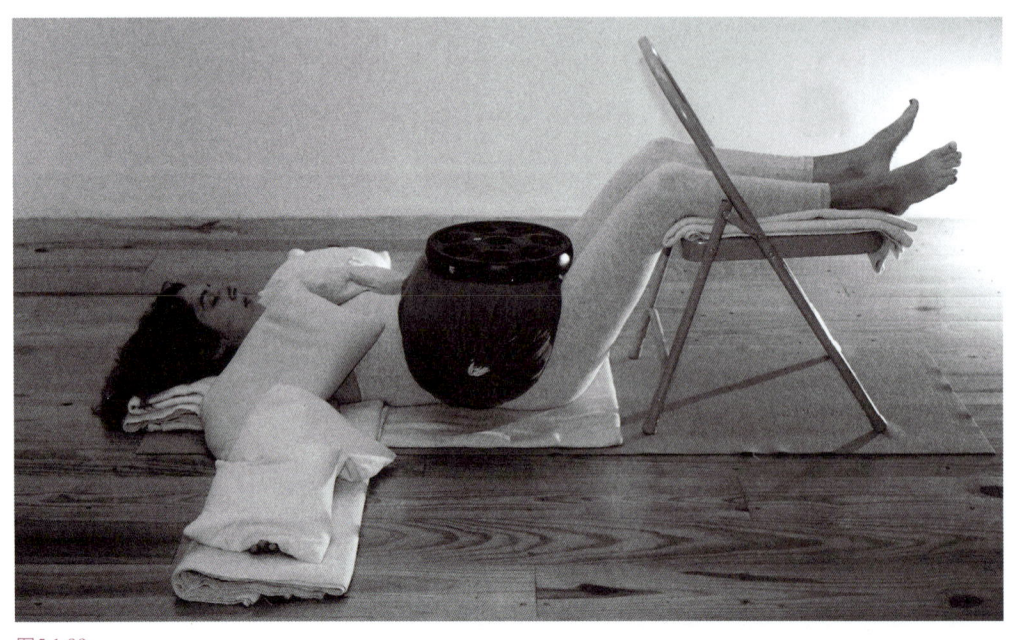

图5.1.99

① 此体式变体也称为下背部和（或）颈肩挺尸式。——译者注

2.Supta Padaṅguṣṭhāsana〔仰卧（手抓）大脚趾式〕，俯卧变体

两个抱枕用来支撑弯曲腿；一个置于大腿内侧上端。这样，即使内腹股沟非常僵紧，也不会被拉扯到，比如伊娃-琳的情况。另一个抱枕用来支撑膝和胫骨；小腿胫骨要与另一条腿平行。杠铃片压在臀部。要调整杠铃片的放置方向，其作用是让臀部肌肉远离腰部。躯干向远离弯曲腿的方向转动，略微加大与弯曲腿形成的角度，以进行伸展（图5.1.100），弯曲腿一侧的手臂向前伸展以进一步拉长同侧的躯干。另一只手可以按压胸腔侧面的地面来帮助躯干扭转，躯干前侧从弯曲腿一侧转向伸直腿一侧（图5.1.101）。伊娃-琳会在经期习练此体式。

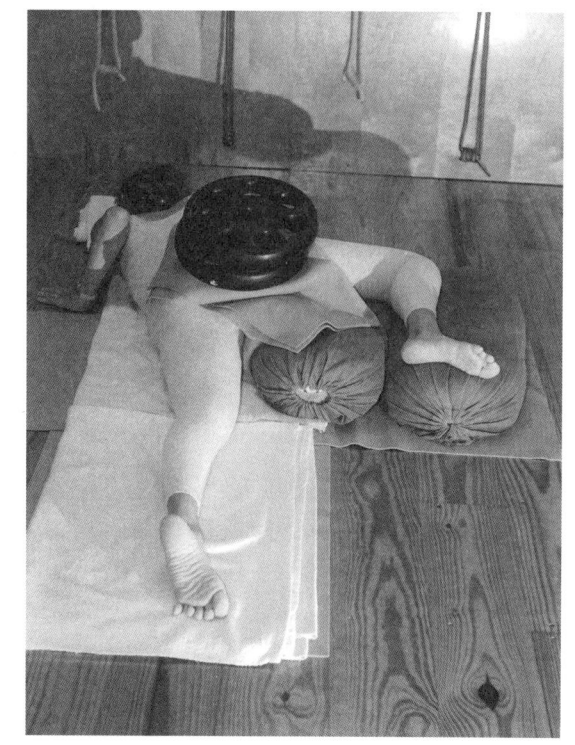

图5.1.100

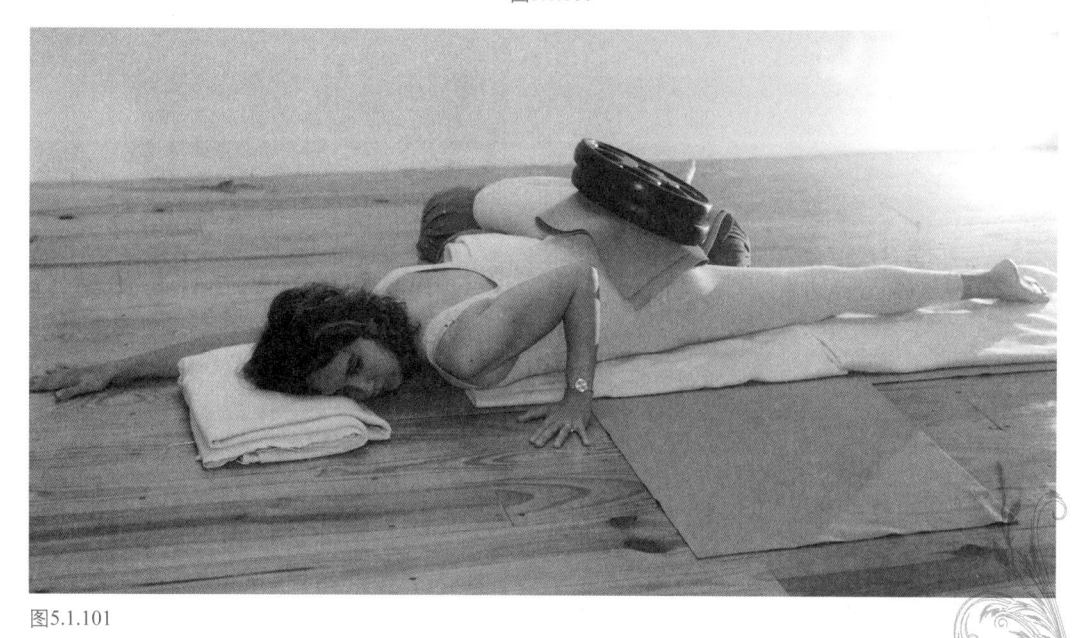

图5.1.101

3. Supta Padaṅguṣṭhāsana〔仰卧（手抓）大脚趾式〕，木马

下方腿的脚踩在墙上的同时，用木马支撑上升腿。为了帮助髋部保持端正，将一条伸展带套在下方腿的脚上和上升腿的大腿上端。手臂可以伸展过头，以拉长侧躯干和脊柱（图5.1.102）。上升腿会给髋部区域带来热量，因而此体式不适宜在经期习练。

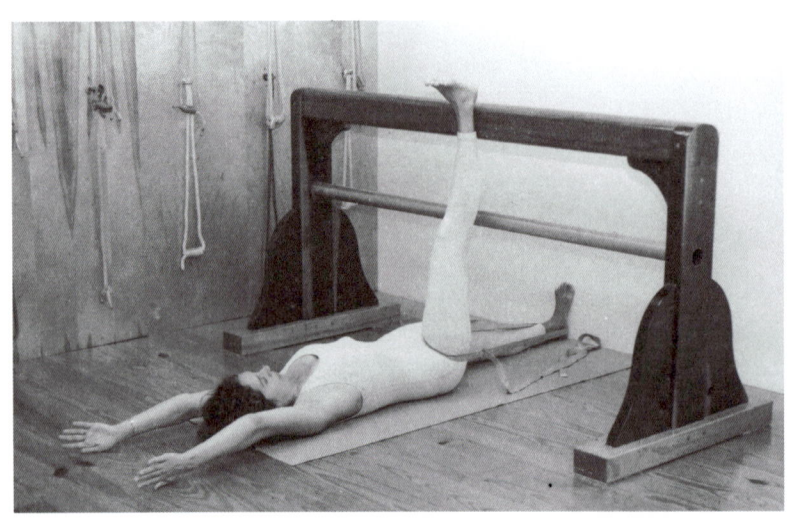

图5.1.102

4. Supta Pārśva Padaṅguṣṭhāsana（仰卧侧手抓大脚趾式）

用与上一体式相同的辅具支撑双腿。下方腿的髋部可以压一片约11千克的杠铃片，以防止这条腿和髋离开地面，并且有助于更好地打开骨盆。手臂向两侧伸展，为胸腔创造更大的宽度（图5.1.103）。此体式可以在经期习练。

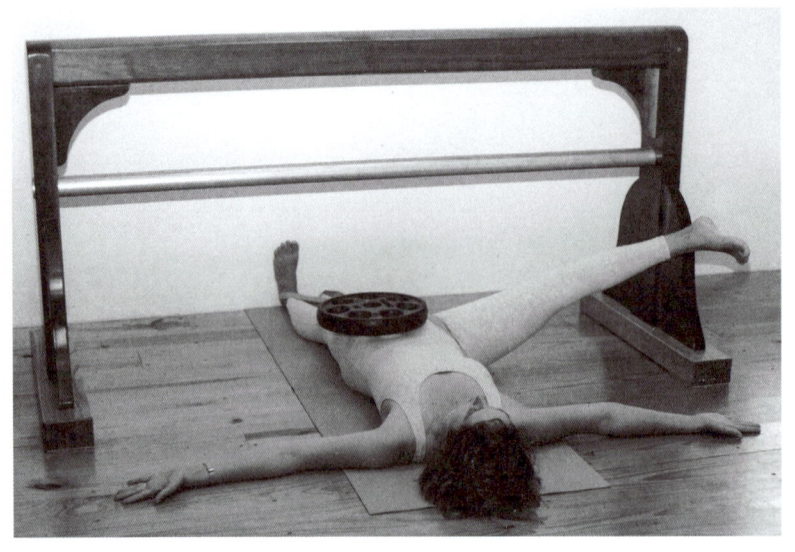

图5.1.103

5.Utthita Hasta Pādāṅguṣṭhāsana（站立手抓大脚趾式）

面朝墙抓着上墙绳。上升腿的脚在下方墙钩上支撑（图5.1.104）。经期不要习练此体式，原因与体式3相似。

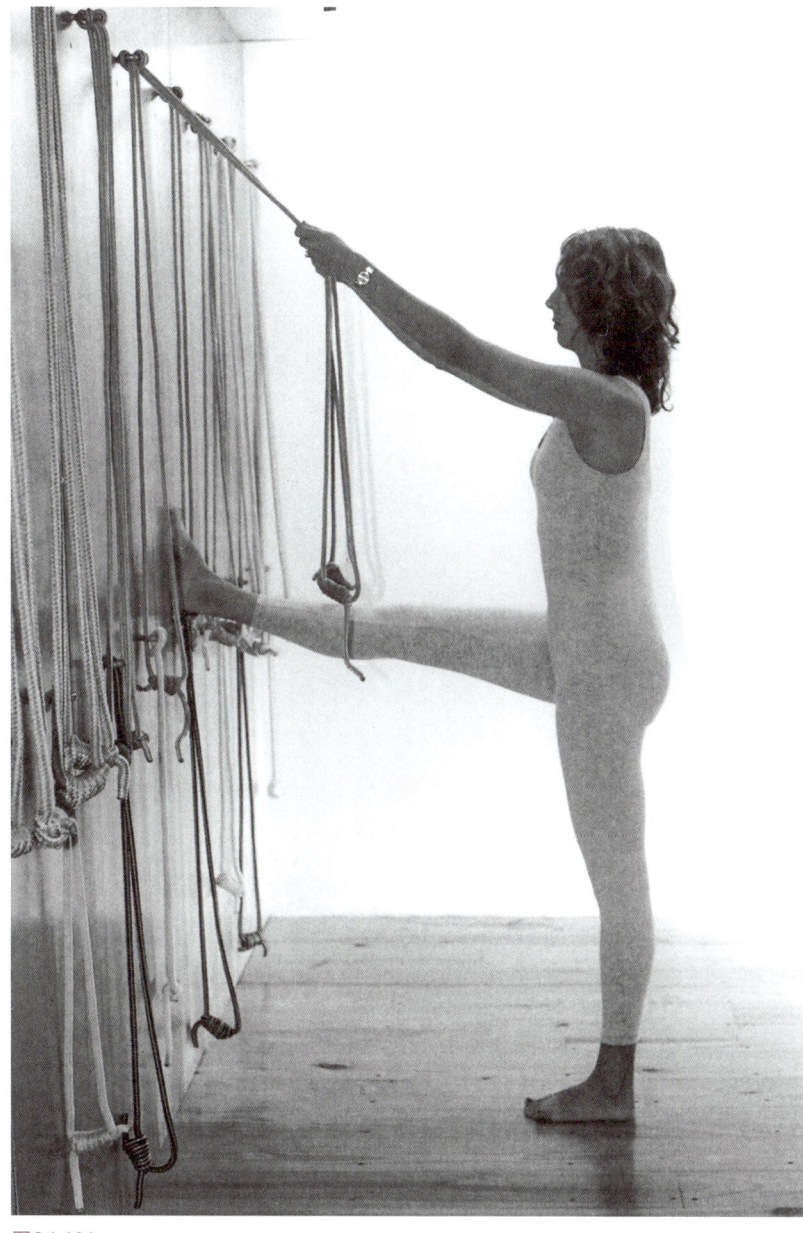

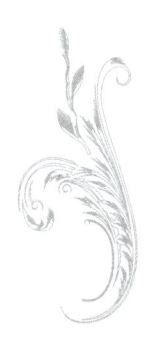

图5.1.104

6.Utthita Pārśva Hasta Pādāṅguṣṭhāsana（站立侧手抓大脚趾式）

身体侧面与墙面平行，一只手抓着上墙绳，另一只手扶髋，手肘向后（图5.1.105）。此体式经期可以习练。

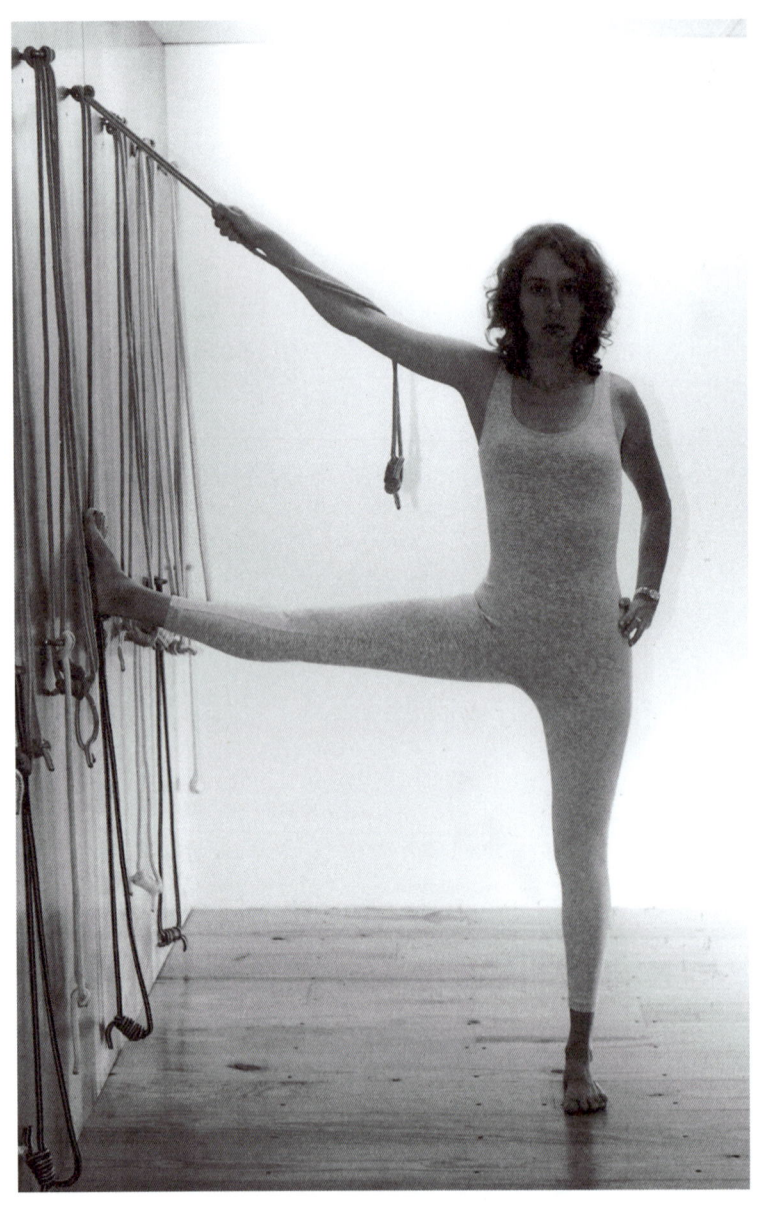

图5.1.105

7.Adho Mukha Śvānāsana（下犬式），墙绳

详见第288页。

8. Ardha Uttānāsana（半强烈式），墙绳，辅助者

下墙绳支撑大腿上端。垫上毛毯是为了避免大腿被绳子勒疼。习练者的双手在辅助者的后腰处十指交扣，辅助者将其大臂从内向外旋（图5.1.106）。

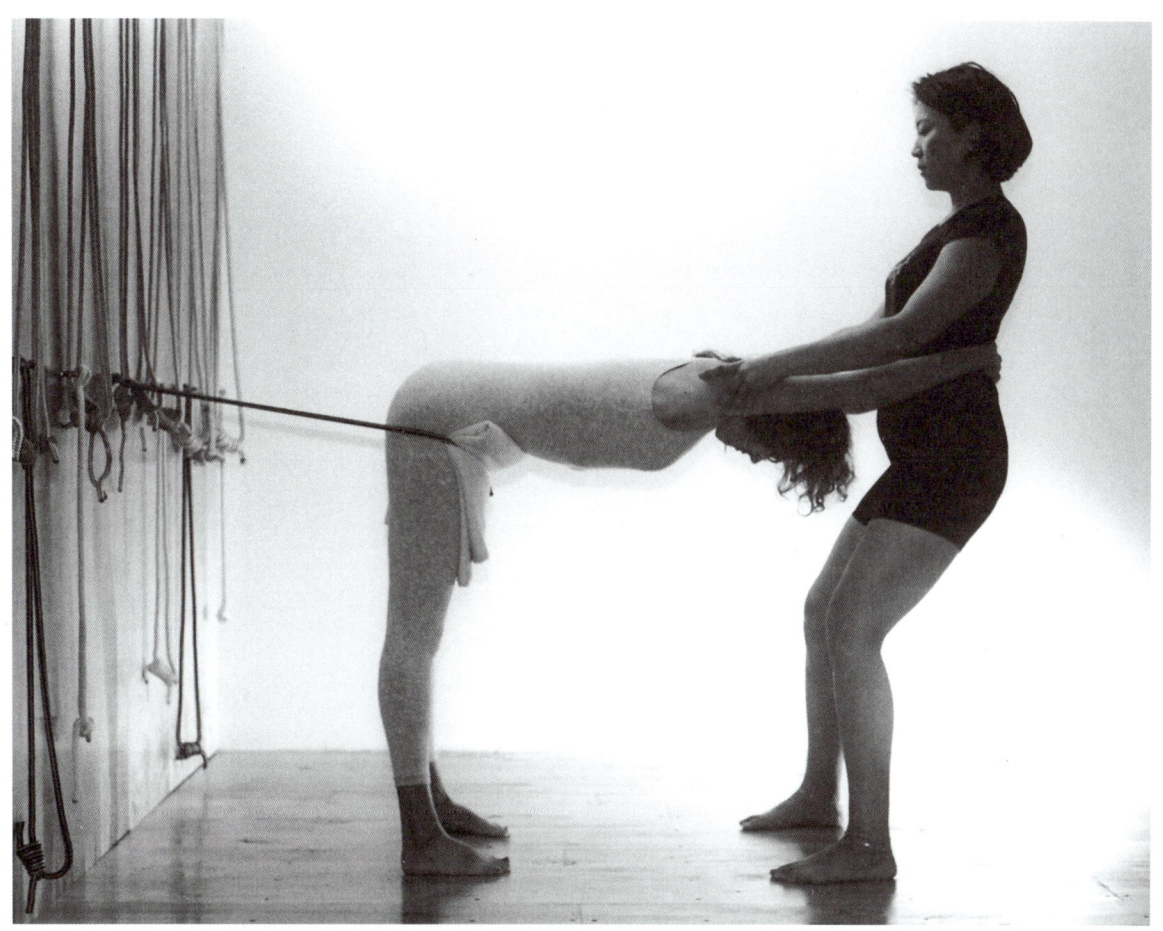

图5.1.106

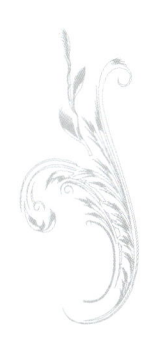

9. Bharadvājāsana（巴拉德瓦伽式），椅子，膝部辅助

夹在双膝之间的辅具是一段硬塑料管，外面包裹了一层泡沫。这个辅具的使用保持了双腿向侧面打开的状态，并且让（扭转方向反侧的）外髋在扭转的过程中保持向下，使扭转在脊柱轴上发生（图5.1.107）。骨盆和腹部处于打开状态，没有被挤压，所以此体式可以在经期习练。脊柱的循环得到加强，脊柱的肌肉变得更柔软、灵活。

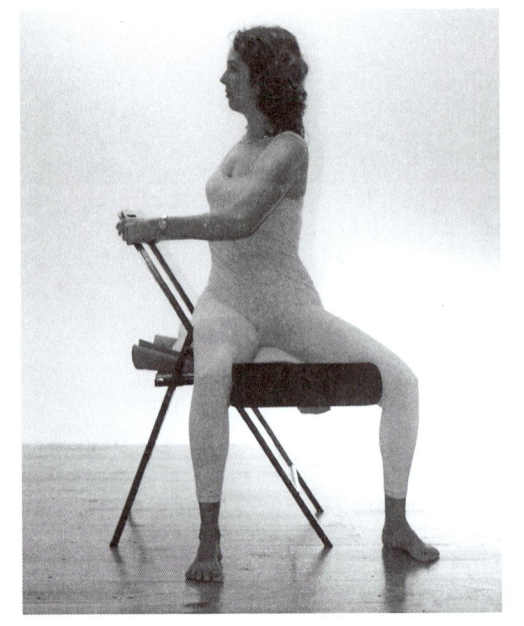

图5.1.107

10. Viparītā Pārśva Hastāsana（反转侧手臂式）

伊娃-琳能够单手向后，与肩同高，抓住墙角。有些习练者或许能让手的位置略高于肩，还有些习练者或许只能（在这个姿势中）向后够到与髋同高的位置。用手抓住墙角，掌根展宽的同时，将小臂和大臂骨骼向上提。保持肩和手臂贴着墙面，反侧肩向远离墙的方向转动。反侧手去够墙。伊娃-琳僵硬的肩部只能转动至此，于是她保持与墙面垂直的角度，但仍然很主动地向远离墙的方向转动（图5.1.108）。

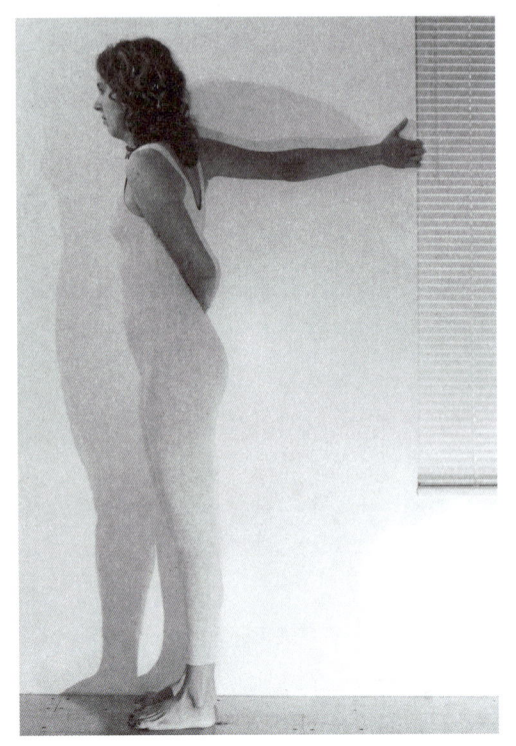

图5.1.108

11. Ardha Pārśva Hastāsana（半侧手臂式）

　　此体式分为两部分，并且看起来颇为简单。身体侧面朝墙站立，双脚分开与髋同宽。单手推墙。手与肩同高，手指向后转 90°（手指指向正后方）。所有指关节都要努力贴住墙面。手臂伸直，手肘锁住，从内向外转动手臂。这是该体式的第一部分（图 5.1.109）。第二部分是将手指转向上方，指向天花板，同时保持手打开，贴墙，手臂内侧转向外侧（图 5.1.110）。Tāḍāsana（山式）的力要保持，尤其是保持脚跟下压，大腿前侧向后。侧胸腔一定要上提，锁骨展宽。腹部不要向前凸出。

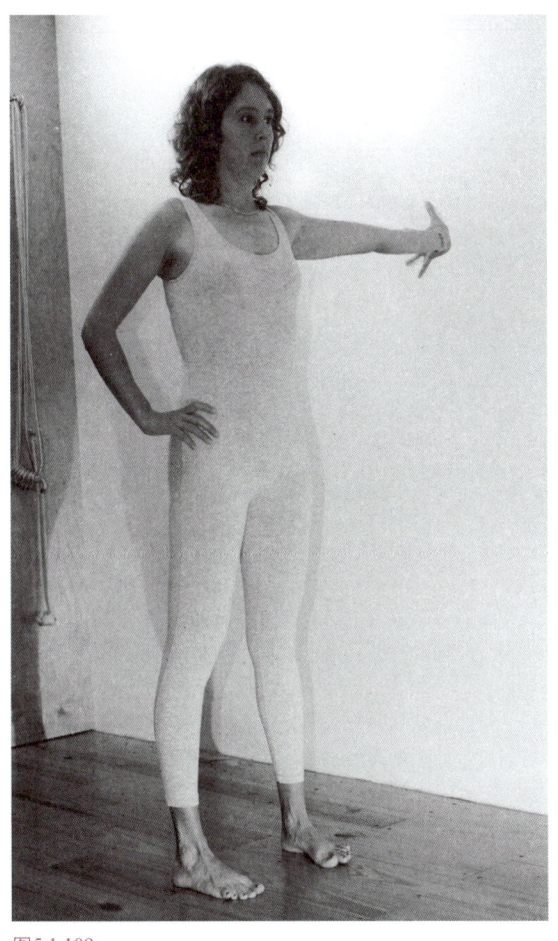

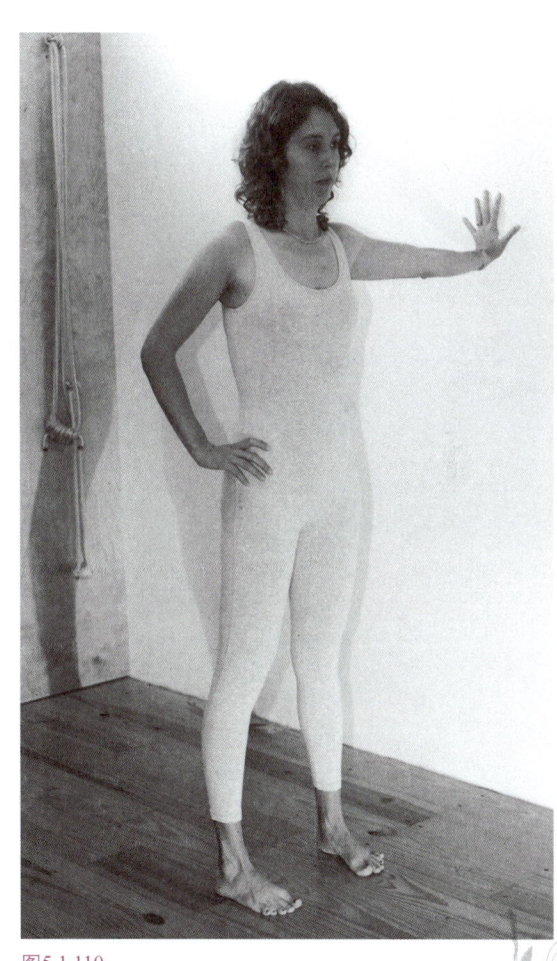

图 5.1.109　　　　　　　　　　　　图 5.1.110

12. Gomukhāsana（牛面式），仅手臂

如果双手无法抓到一起，可以借助一条伸展带。下方手一定要居中，置于脊柱之上（图 5.1.111）。

13. Ūrdhva Daṇḍāsana（向上的手杖式），木马

最好有辅助者协助习练此体式。木马支撑大腿上端，让躯干能够从这个支点悬垂向下。木马和墙的距离要恰当，确保踩在墙上的双脚不会打滑。辅助者可以支撑着习练者的脊柱、颈部和头部，让它们更靠近木马（图 5.1.112）。此体式会生热，因而不适宜在经期习练。

图5.1.111

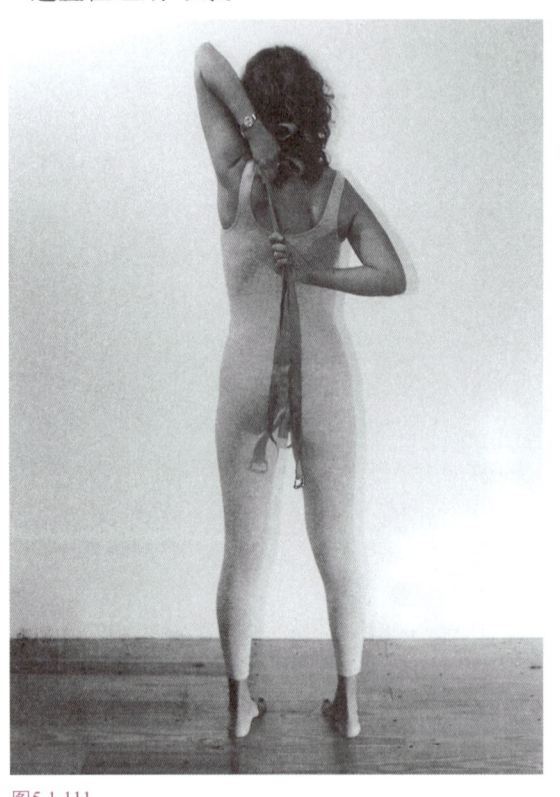

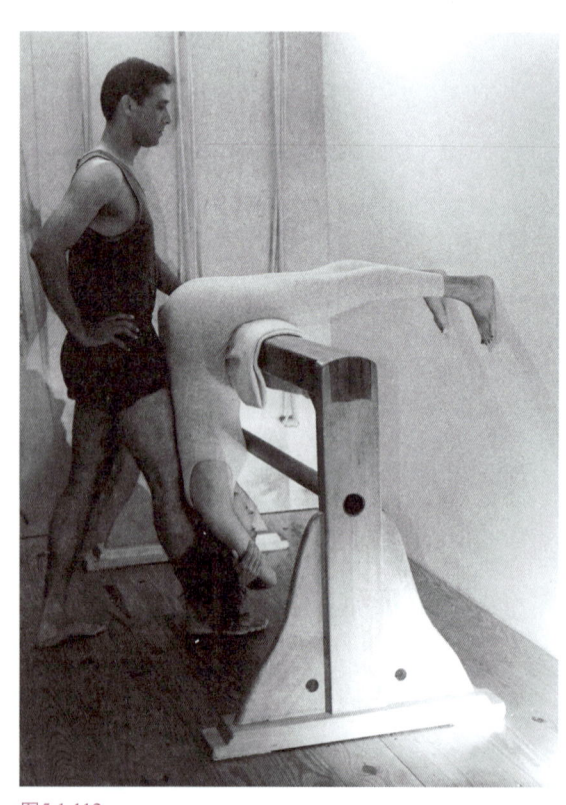

图5.1.112

14. Utthita Trikoṇāsana（三角伸展式），木马

详见第291页。在经期时，此体式可以放在 Ardha Candrāsana（半月式）之后习练。

15. Utthita Pārśvakoṇāsana（侧角伸展式），木马

详见第292页。此体式可以在经期习练，但要在手下垫砖，砖以最高高度放置。

16. Ardha Candrāsana（半月式），木马

详见第 293 页。在经期时，此体式最好在 Utthita Trikoṇāsana（三角伸展式）之前习练。

17. Bhekāsana（蛙式），辅助者

需要两名辅助者。一位站在习练者脚的一侧，帮忙将其大腿前侧向内转；另一位站在头的一侧，习练者用双手抓住这名辅助者的脚踝（图5.1.113）。在辅助者进行调整的过程中，习练者需要完全放松自己的腹部、臀部和大腿。头侧的辅助者将自己的双手压在其骶骨处，推着她的骶骨远离腰部。脚侧的辅助者拿两条墙绳，分别将一端套在习练者的膝窝处，另一端套在自己的脚踝上，将习练者的双膝向后拉，与前侧的力形成牵引；同时，手握习练者的脚背处，将其脚背向下压向臀部和大腿外侧。向下压几次（图5.1.114），直到感受到一股阻力为止；然后松开一些，再次下压。这会帮助拉长并端正习练者的骶骨，极大地缓解习练者的疼痛。因为大腿前侧的拉长，习练者可以在此体式之后马上舒适地坐进 Vīrāsana（英雄式）中。因为此体式腹部有压力，所以不适宜在经期习练。

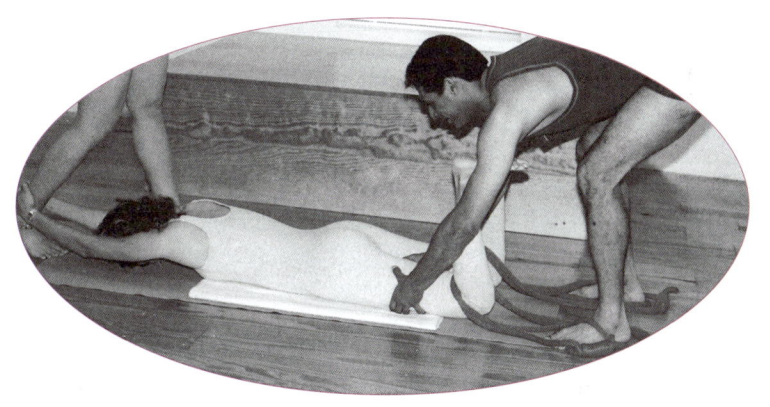

图5.1.113

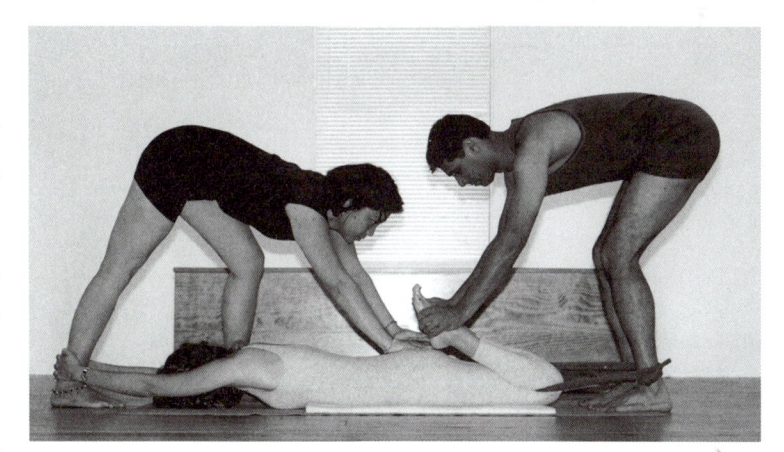

图5.1.114

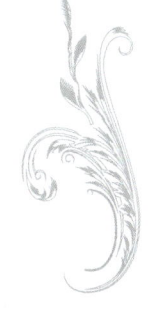

18. Vīrāsana（英雄式）

伊娃-琳需要用一个抱枕支撑臀部才能坐得舒适，膝和脚踝才不至于疼痛（图5.1.115）。她常常在 Baddha Koṇāsana（束角式）（体式20）之后重复此体式，尤其是经期中不能习练 Bhekāsana（蛙式）时。

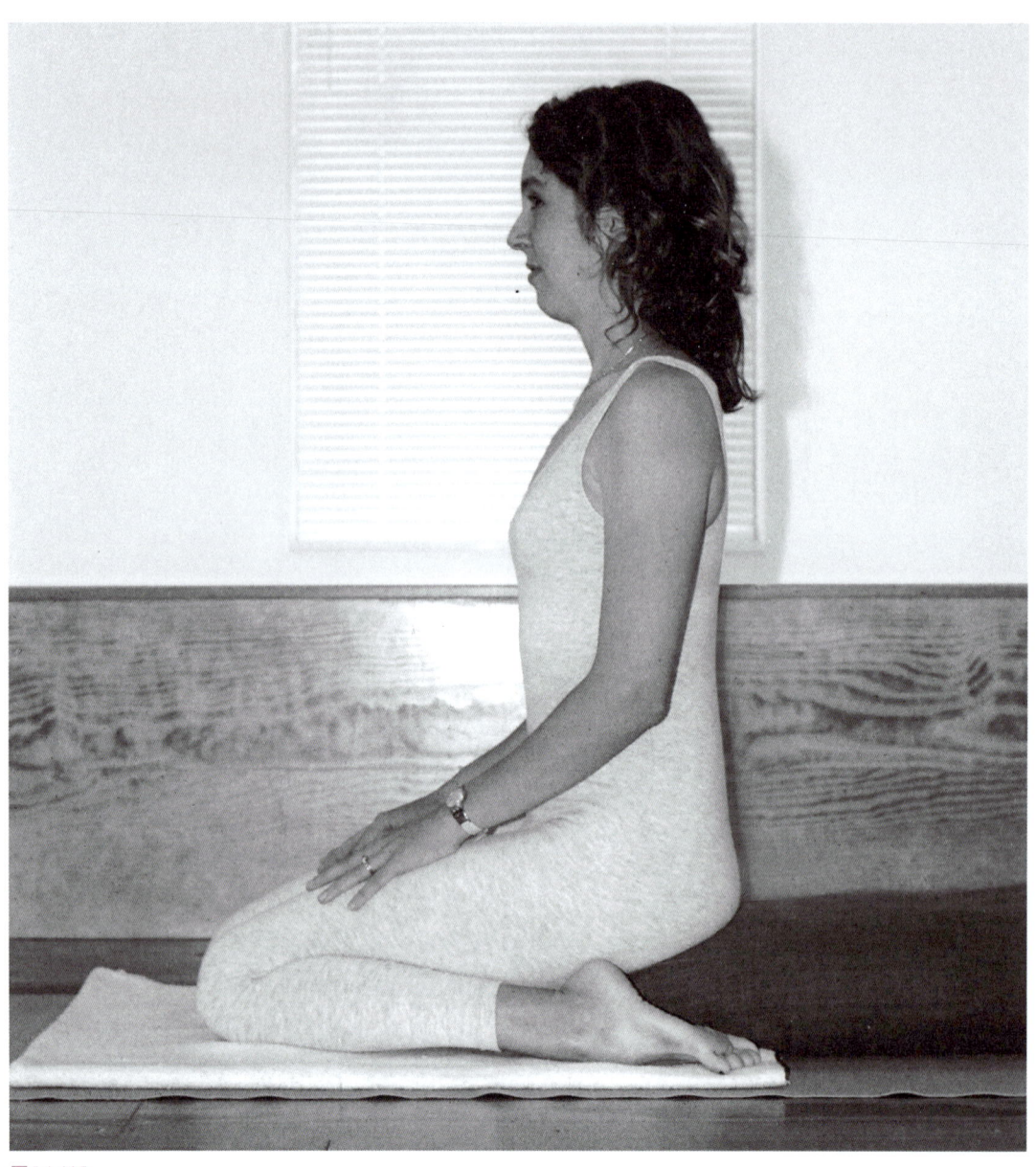

图5.1.115

19.Upaviṣṭa Koṇāsana（坐角式），杠铃片

一面墙或讲台的一侧用来支撑背部，臀部下方垫上一个抱枕。将两片约11千克的杠铃片分别放在两大腿内侧，帮助打开骨盆（图5.1.116）。体式进行到一半时，将杠铃片挪到大腿上端，将股四头肌拉长，向下压向大腿后侧（图5.1.117）。即使加上重物，这也是一个极佳的经期习练体式。完成之后立即进入下一体式。

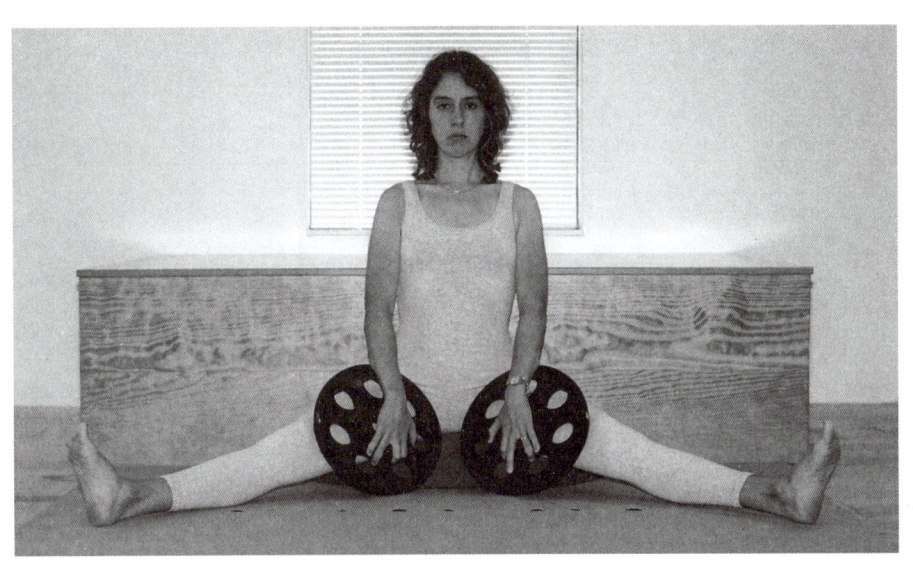

图5.1.116

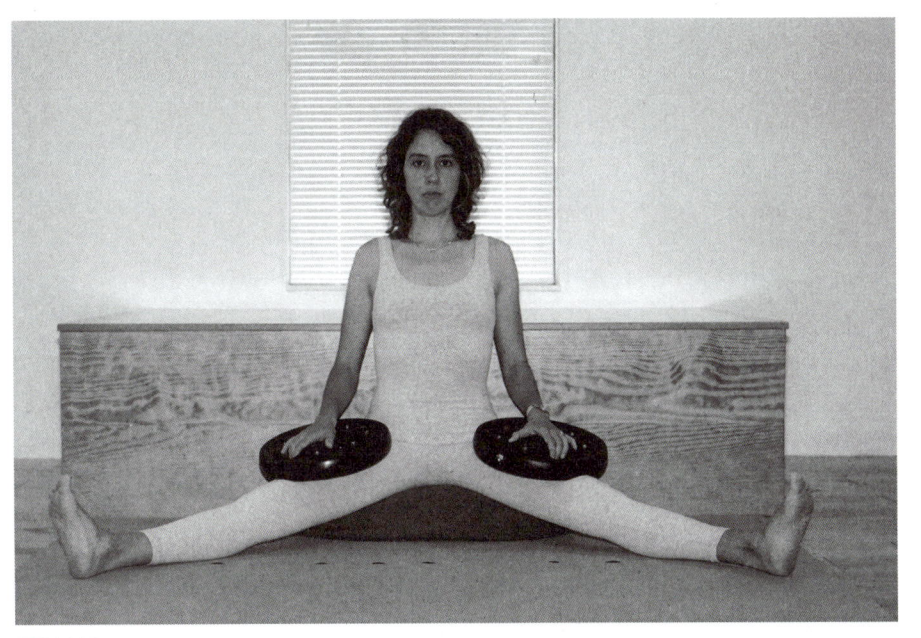

图5.1.117

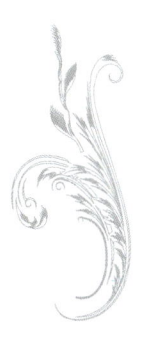

20. Baddha Koṇāsana（束角式），杠铃片

使用与上一体式相同的辅具。用抱枕或毛毯卷支撑大腿外侧，然后再将杠铃片放在大腿内侧（图 5.1.118）。此体式非常适宜在经期习练。双腿能获得下一体式所需的释放。

21. Daṇḍāsana（手杖式），背部支撑，双脚与髋同宽

用一张折叠的毛毯垫在臀部下方，双腿在与髋同宽的状态中伸展（图 5.1.119）。坐得更低时，脚跟和腿能更有力地压向地面，让脊柱和胸腔提得更高。此体式适宜在经期习练，并能有效缓解腿部痉挛或下肢水肿。

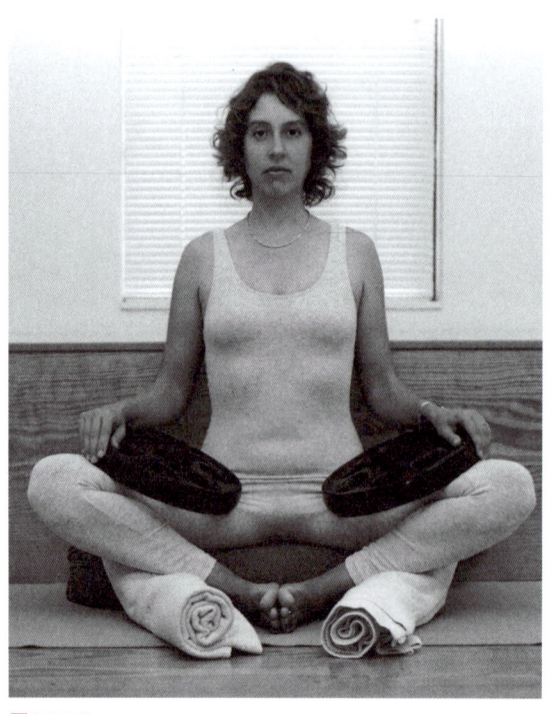

图 5.1.118

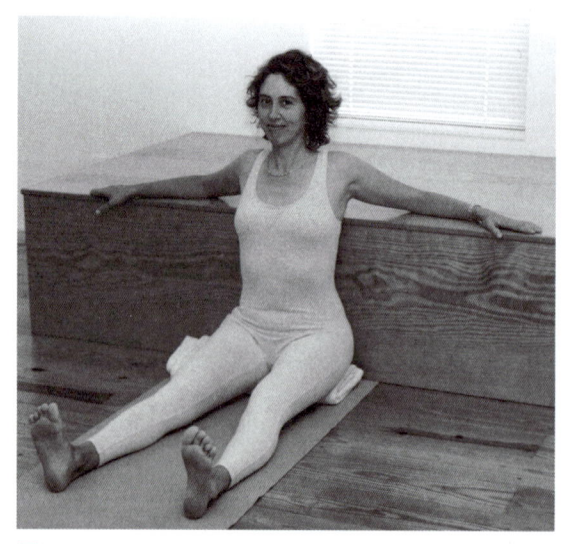

图 5.1.119

经典的瑜伽著作曾有所述，瑜伽之路让我们在喜与悲、果实累累与德行有亏（善与恶）的行为中发展友善、慈悲、喜悦和不执（的态度）；使意识顺利地进入一种健康、平静、慈悲的境界中。瑜伽能让身心复原至良好的健康态中。许多习练者因为身体上的种种问题找到瑜伽，但随着习练的进行，瑜伽开始转变他们的精神。当他们发现瑜伽带来的喜悦时，其习练也开始演化。从最初的关注身体康复转变为对瑜伽科学、艺术及哲学的探索。这一转变就发生在伊娃 - 琳身上。她仍然会考虑身体需求和（或）问题，但这已不再是她习练的关注点。她对瑜伽的兴趣从最初身体问题的潜在解决方案演化成了对深入瑜伽学习的承诺，因为这种积极的改变不仅发生在身体层面，也发生在心灵层面，这让她找到了一种更深的稳定和宁静。

附 录

附录A 艾扬格瑜伽辅具

家庭习练的基本辅具：一张瑜伽垫、三四张毛毯、一条伸展带和一个抱枕。艾扬格瑜伽中心会配备所有这些辅具，另外还会有安装了墙绳的墙面。若要将下列所有辅具备齐，应当花费不菲。下列辅具按照其重要性排序。

Iyengar Yoga Prop《艾扬格瑜伽辅具手册》（Lozier，1994）中给出了每件辅具的规格和安装细节。

必备辅具

1. **伸展带**——来自普纳总院（RIMYI）的标准棉质伸展带约为 1.9 米长，2.7 厘米宽，带有一枚方形的金属扣（附图 A.1）。同等宽度的长伸展带约为 2.9 米长。在美国，人们又做出了多种其他材质的配有可快速释放的塑料扣的伸展带。更宽的伸展带在使用上会有一些局限。不要选用"D 形"扣的伸展带，这种带子在收紧的时候容易滑脱。

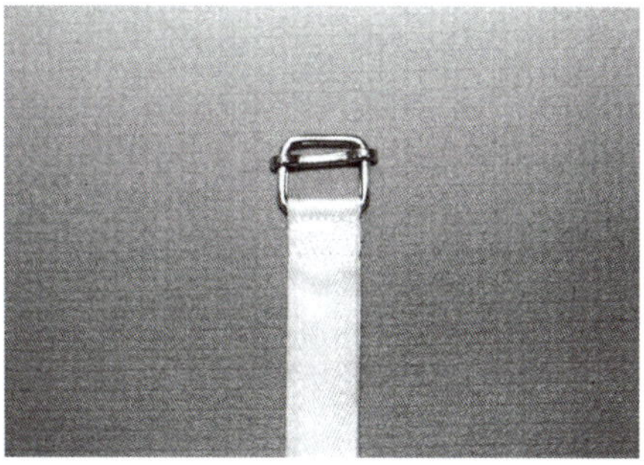

附图A.1　伸展带

2. **毛毯**——作为瑜伽辅具，来自印度的标准自然白色的棉质毛毯是理想选择，和羊毛毯以及墨西哥棉或聚酯纤维毯比较起来，这种毛毯更薄，也更易折叠（更服帖），不过，也需要更多的维护，需要以温和的模式清洗并晾干（附图 A.2）。

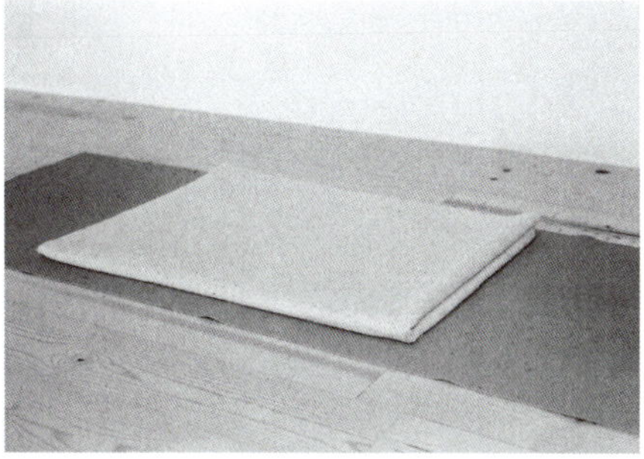

附图A.2　毛毯

3. **瑜伽砖**——标准的，也最结实的砖是木砖。也可以使用泡沫或软木砖，只是不太耐用，但胜在材质轻便。附图 A.3（右 2）所示为更薄的泡沫砖，在仰卧体式中，经常被用来帮助打开胸腔。这种薄泡沫砖还有其他创造性的应用。

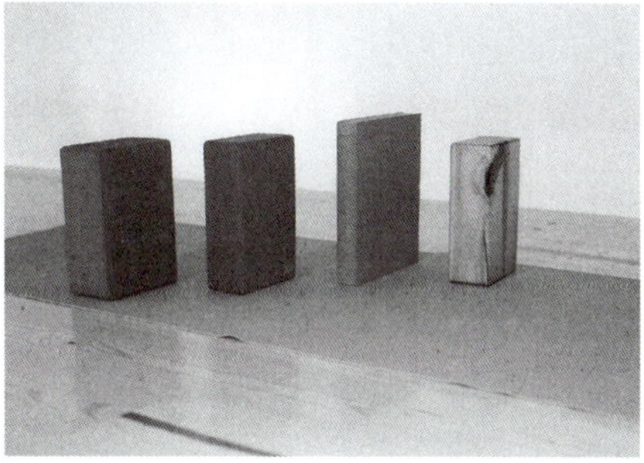

附图A.3　瑜伽砖

4. **抱枕**——（椭）圆抱枕最为理想。崭新的抱枕很"厚实"，如附图 A.4（左）所示。但随着日久使用，它会被压平至完美形态，如附图 A.4（右）所示。有时，或许还需要重新填充。两端成方形（长方形），填充物为聚酯纤维的抱枕，会在仰卧体式中错误地切入背部，而在坐立体式中作为坐具时又会被压得太扁。

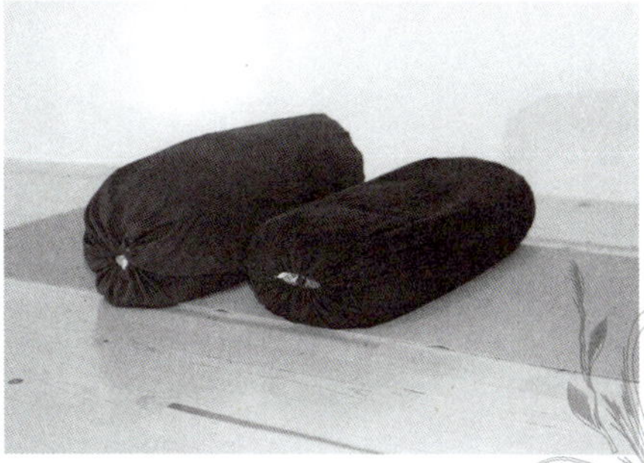

附图A.4　抱枕

5. 眼纱（缠头）——实际上是一种印度产的布织绷带，所用材料恰到好处。美国造的绷带缠在头上则太厚，也不舒服。绷带要卷起来存放，缠头的时候顺着卷松开；或用来支撑身体的不同部位。眼纱（附图A.5）也可以折叠起来覆盖眼睛。不要用眼枕，眼枕或许过重，会造成短暂的视线模糊，不适于瑜伽习练使用。

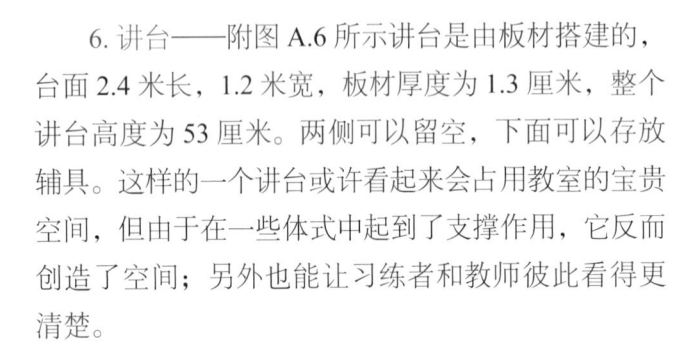

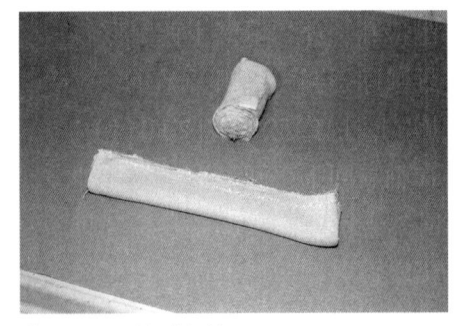

附图A.5　眼纱（缠头）

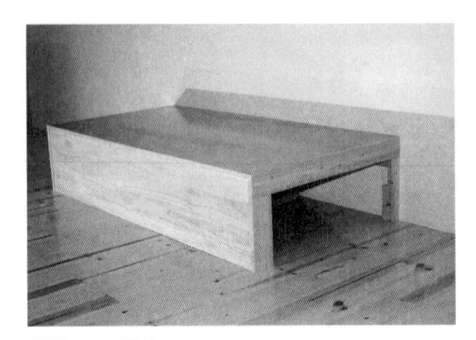

6. 讲台——附图A.6所示讲台是由板材搭建的，台面2.4米长，1.2米宽，板材厚度为1.3厘米，整个讲台高度为53厘米。两侧可以留空，下面可以存放辅具。这样的一个讲台或许看起来会占用教室的宝贵空间，但由于在一些体式中起到了支撑作用，它反而创造了空间；另外也能让习练者和教师彼此看得更清楚。

附图A.6　讲台

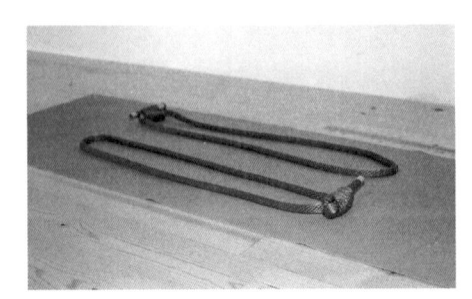

7. 绳子——除了挂在墙钩上的墙绳（附图A.7）以外，还可以另外准备一些绳子。直径超过1.3厘米的绳子在屈腿体式中可以用在膝的后侧，比如 Vīrāsana（英雄式）、Padmāsana（莲花式）和 Vamadevāsana（圣哲涡摩提婆式）。另外，绳子还可以在 Supta Padaṅguṣṭhāsana〔仰卧（手抓）大脚趾式〕中创造牵引力。

附图A.7　绳子

高度优先辅具

1. **绳墙或绳子**——为稳固起见，设计有多种结构的绳墙。一种方法是用尺寸为 5 厘米 ×15 厘米的木板横着在三个高度上铺到墙面上，并固定到墙骨上。最低的一组木板贴地铺好，第二组距离地面约 84 厘米，第三组距离地面约 198 厘米。再用宽 120 厘米、长 240 厘米、厚 1.3 厘米的芯板纵向将其盖住。最下方也可以装上墙钩（附图 A.8 中没有下墙钩）。最上端的墙钩中应该放两根绳子。不过能容纳两根绳子的墙钩不易找到。若是这种情况，可以将两个墙钩并排安装。在 RIMYI（普纳总院），每一组墙绳之间是留有间隔的。这其实并不必要，如果按照墙或教室的规格，将墙钩均匀地安装在墙上，一面墙就能容纳更多组墙绳，不过彼此间的距离不能小于 40 厘米。上墙绳的长度约为 3.5 米，直径约为 1.3 厘米。下墙绳的长度约为 2.7 米，直径约为 1 厘米。绳结为天梯结（Jacob's ladder knot），需要一些练习才能保证所有绳子在打结之后是一致的。

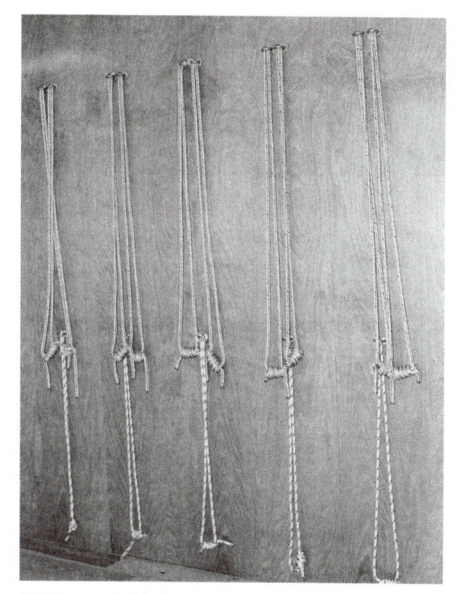

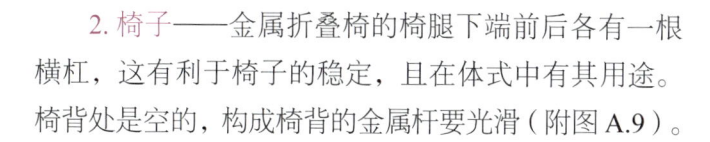

附图A.8　绳墙或绳子

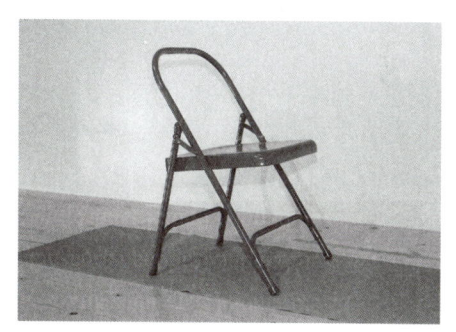

2. **椅子**——金属折叠椅的椅腿下端前后各有一根横杠，这有利于椅子的稳定，且在体式中有其用途。椅背处是空的，构成椅背的金属杆要光滑（附图 A.9）。

附图A.9　椅子

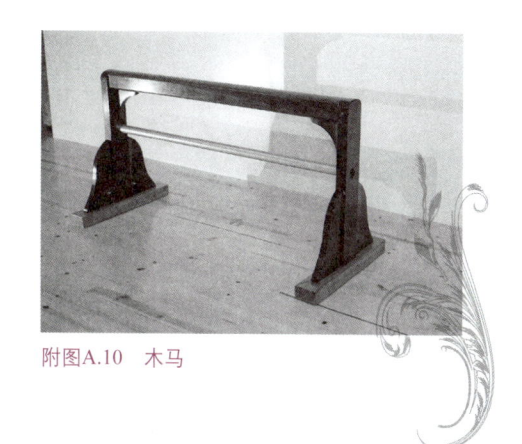

3. **木马**——艾扬格大师最初在普纳的住处靠近赛马场，那里的一些习练者是驯马师。他们用来训练跳马用的马架启发了艾扬格大师，他看到了其作为瑜伽体式支撑物的可能性。附图 A.10 所示的木马，其底座用的是松木，用来减轻整体重量；上方的横木用的是坚硬的枫木。橡木、肯塔基咖啡木以及其他硬木都可以使用。附图 A.10 中的木马已经手工涂抹了 11 次桐油。

附图A.10　木马

4. **狮式盒**——也被称作心脏凳，这一被经常使用的辅具最初是为习练 Simhasana（狮式）设计的，将身体的前侧置于盒子上：胸腔放在上层斜面上，骨盆置于中间平台处，双腿则落在下层斜面上。不过，这件辅具更多地被用于仰卧体式的支撑。这个盒子还可以用于 Setubandha Sarvāṅgāsana（桥形所有肢体式）的变体：臀部放在最高处，双肩被中间的平台支撑。（市面上）许多错误设计的盒子限制了其用途。要购买符合《艾扬格瑜伽辅具手册》规格的盒子（附图 A.11）。

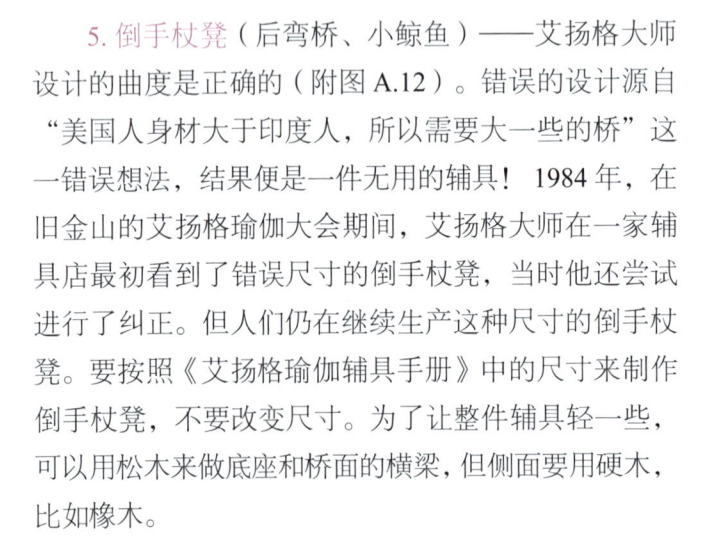

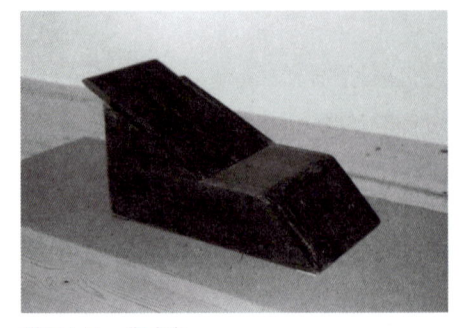

附图A.11　狮式盒

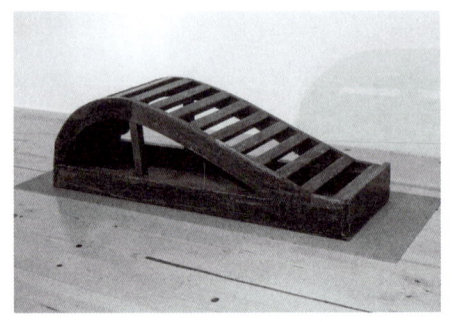

5. **倒手杖凳**（后弯桥、小鲸鱼）——艾扬格大师设计的曲度是正确的（附图 A.12）。错误的设计源自"美国人身材大于印度人，所以需要大一些的桥"这一错误想法，结果便是一件无用的辅具！1984 年，在旧金山的艾扬格瑜伽大会期间，艾扬格大师在一家辅具店最初看到了错误尺寸的倒手杖凳，当时他还尝试进行了纠正。但人们仍在继续生产这种尺寸的倒手杖凳。要按照《艾扬格瑜伽辅具手册》中的尺寸来制作倒手杖凳，不要改变尺寸。为了让整件辅具轻一些，可以用松木来做底座和桥面的横梁，但侧面要用硬木，比如橡木。

附图A.12　倒手杖凳（后弯桥、小鲸鱼）

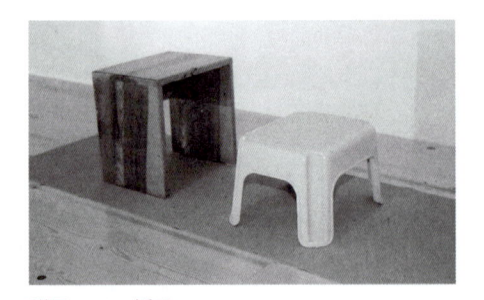

6. **矮凳**——如附图 A.13（右）所示的塑料凳可以在一般的商店买到。如附图 A.13（左）所示的矮凳和犁式盒的结构相似（第 338 页）。如果在 Halāsana（犁式）中双脚不能落地，可以用矮凳支撑双脚。

附图A.13　矮凳

7. **四分之一圆砖**——木质的最为结实耐用（附图 A.14）。

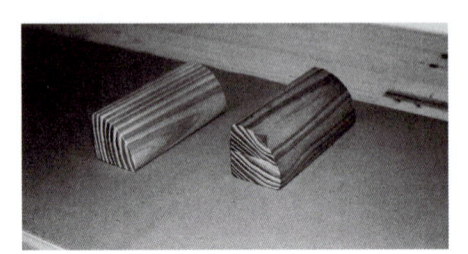

附图A.14　四分之一圆砖

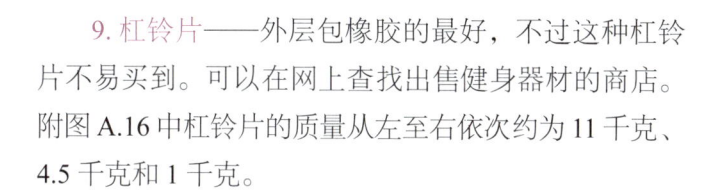

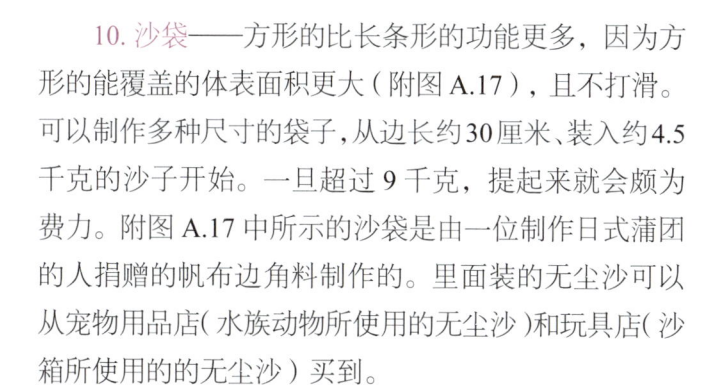

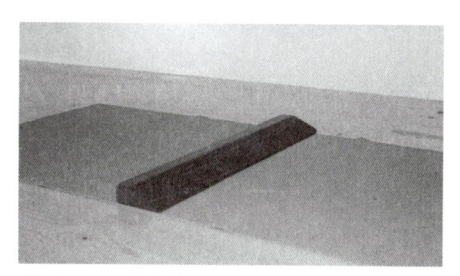

8. 斜木板——木质的最好（附图 A.15），泡沫质的缺乏稳定性，且形状也不对。市面上有许多在售的错误结构的斜木板，其实用性是受限的，所以要遵照《艾扬格瑜伽辅具手册》中的规格制作。

附图 A.15　斜木板

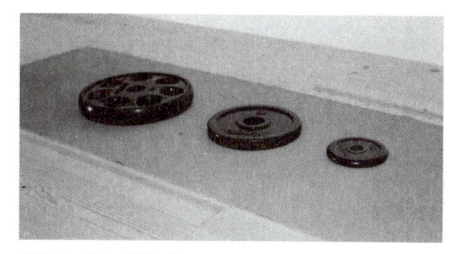

9. 杠铃片——外层包橡胶的最好，不过这种杠铃片不易买到。可以在网上查找出售健身器材的商店。附图 A.16 中杠铃片的质量从左至右依次约为 11 千克、4.5 千克和 1 千克。

附图 A.16　杠铃片

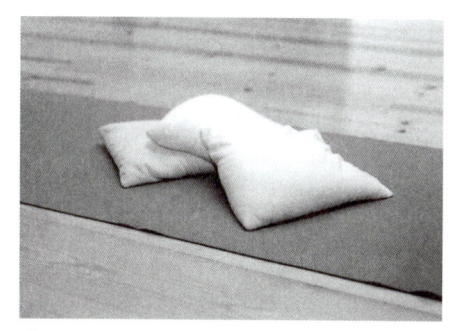

10. 沙袋——方形的比长条形的功能更多，因为方形的能覆盖的体表面积更大（附图 A.17），且不打滑。可以制作多种尺寸的袋子，从边长约 30 厘米、装入约 4.5 千克的沙子开始。一旦超过 9 千克，提起来就会颇为费力。附图 A.17 中所示的沙袋是由一位制作日式蒲团的人捐赠的帆布边角料制作的。里面装的无尘沙可以从宠物用品店（水族动物所使用的无尘沙）和玩具店（沙箱所使用的的无尘沙）买到。

附图 A.17　沙袋

中度优先辅具

1. 桥式凳（Setubandha Bench，长凳）（约 30 厘米高）——考虑到存储因素，这种窄凳最为常用。市面上可以见到多种桥式凳，只要足够稳定都是好用的。附图 A.18 中的桥式凳可以轻松地立起来放置。当有好几个桥式凳时，可将其紧凑地摆放好。

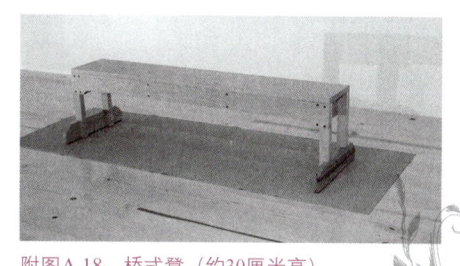

附图 A.18　桥式凳（约30厘米高）

2. 倒箭盒——倒箭盒本身就可以用来习练 Viparīta Karaṇī Sarvāṅgāsana（倒箭所有肢体式），若与桥式凳组合在一起，在习练 Setubandha Sarvāṅgāsana（桥形所有肢体式）时可以形成更温和的支撑。根据与之搭配的桥式凳尺寸的不同，倒箭盒的尺寸也有不同（附图 A.19）。

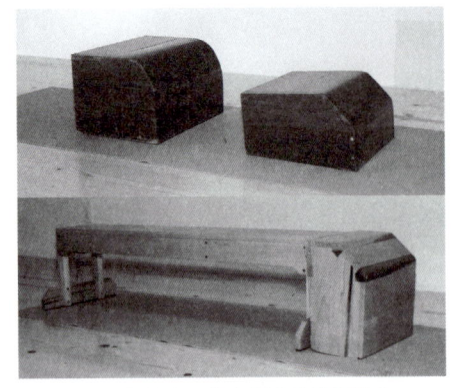

附图 A.19　倒箭盒和带有桥式凳的倒箭盒

3. 祛风式凳（Pavana Muktāsana Bench，高长凳）——祛风式凳的高度大约是窄面或标准桥式凳的两倍（附图 A.20）。一般用来支撑不同的坐立体式和站立体式。如果在 Setubandha Sarvāṅgāsana（桥形所有肢体式）中，因为所有的桥式凳都被占用了，而有人需要用这个祛风式凳，则头部和肩部下方需要用两个抱枕支撑，而非一个抱枕。

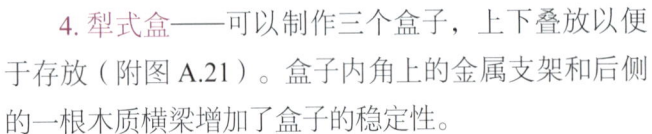

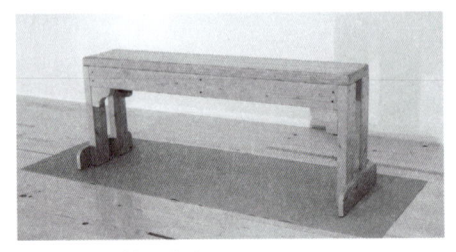

附图 A.20　祛风式凳

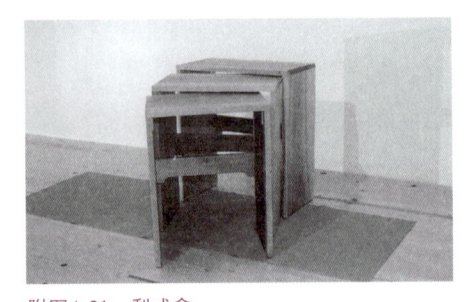

4. 犁式盒——可以制作三个盒子，上下叠放以便于存放（附图 A.21）。盒子内角上的金属支架和后侧的一根木质横梁增加了盒子的稳定性。

附图 A.21　犁式盒

5. 高凳——可以用高脚凳作为替代使用，但不如附图 A.22 所示的标准方形的高凳有效。

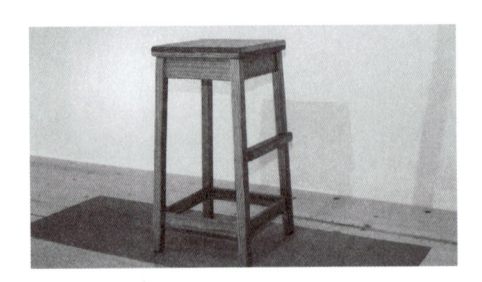

附图 A.22　高凳

低度优先辅具

1. **宽长凳**（标准的和高的）——更宽的长凳对体重大的人群更具休息作用，且非常有效。附图A.23（左）所示较高的宽长凳用来做墙绳上的 Supta Baddha Koṇāsana（仰卧束角式），也可以放在讲台上支撑 Ardha Uttānāsana（半强烈式）。因其高度原因，用来习练 Setubandha Sarvāṅgāsana（桥形所有肢体式）时，头部和肩部下方需要用两个抱枕来支撑，而非一个。

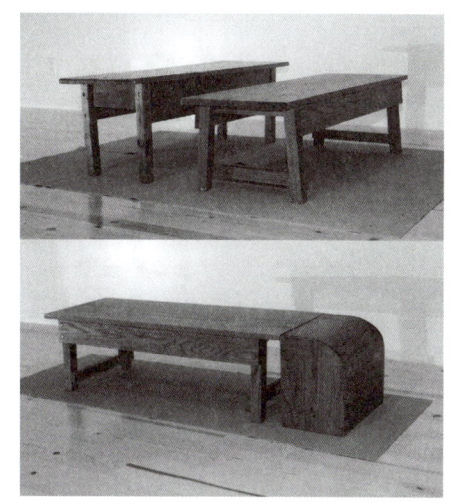

附图A.23　宽长凳（标准的和高的）和带有倒箭盒的长凳

2. **木桩**——为了最佳的使用效果，木桩的高度应该与讲台的高度（约为53厘米）相同（附图A.24）。

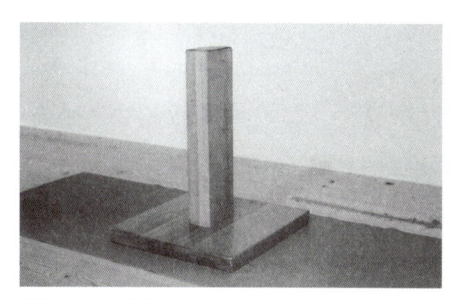

附图A.24　木桩

3. **金属棒**——这两根金属棒约107厘米长（附图A.25），可以在农具用品店买到。在 Sālamba Śīrṣāsana（有支撑的头部平衡式）中，它们有助于大臂的上提；在 Sālamba Sarvāṅgāsana（有支撑的所有肢体式）中，有助于大臂的下压；在 Adho Mukha Vīrāsana（面朝下的英雄式）中，有助于将大腿下压。

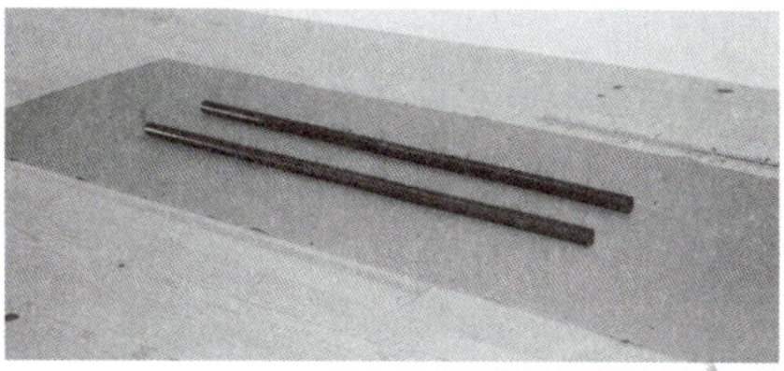

附图A.25　金属棒

4. 三角板（楔子）——木质（附图 A.26）和泡沫质都好用。三角板可以在仰卧体式中支撑骨盆外侧，还有其他富于创意的用途。

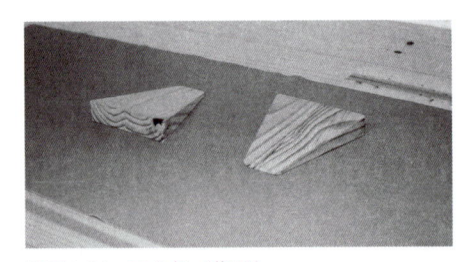

附图 A.26　三角板（楔子）

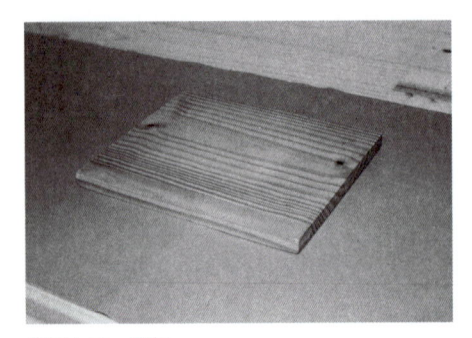

5. 平板——一块 35 厘米 ×28 厘米 ×1.3 厘米大小的木板（附图 A.27）常常在椅子上的 Sālamba Sarvāṅgāsana（有支撑的所有肢体式）中横放在骶骨处。这一用法意在展开骶骨，因为体式中骶骨的挤压或许会导致疼痛。

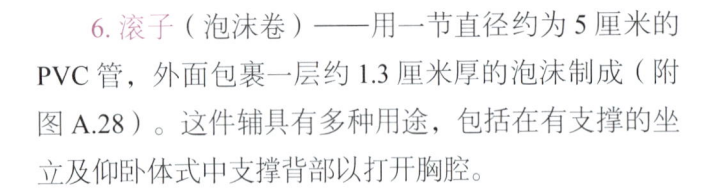

附图 A.27　平板

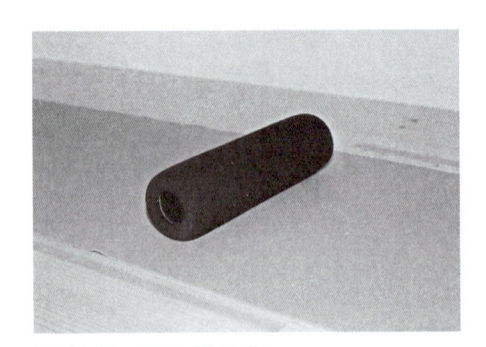

6. 滚子（泡沫卷）——用一节直径约为 5 厘米的 PVC 管，外面包裹一层约 1.3 厘米厚的泡沫制成（附图 A.28）。这件辅具有多种用途，包括在有支撑的坐立及仰卧体式中支撑背部以打开胸腔。

附图 A.28　滚子（泡沫卷）

7. 滚筒——这件辅具里面用芯板制成，外面包裹一层约 1.3 厘米厚的泡沫；直径约为 35 厘米（附图 A.29）。其典型用法是在 Dwi Pāda Viparīta Daṇḍāsana（双腿倒手杖式）、Upāśrayii（后仰）及 Samashrayii（直立）的 Upaviṣṭa Koṇāsana（坐角式）、Baddha Koṇāsana（束角式）、Svastikāsana（万字符式）和 Daṇḍāsana（手杖式）中支撑背部。

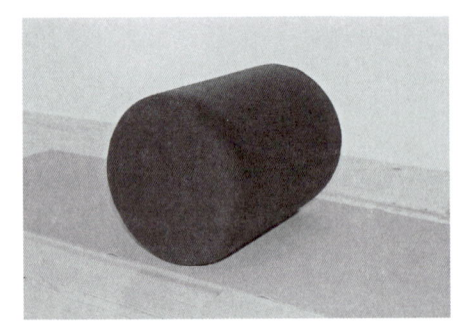

附图 A.29　滚筒

附录B 体式序列总表

每一个条目都包含该体式在序列中的位置、体式名称、页码和与之相互参考体式的页码。

经期体式序列

1. Adho Mukha Śvānāsana（下犬式），4~5
2. Uttānāsana（强烈式），6~7
3. Utthita Hasta Pārśva Pādāṅguṣṭhāsana（站立侧手抓大脚趾式），屈膝和（或）直腿变体，8~9
4. Ardha Candrāsana（半月式），10
5. Prasārita Pādōttānāsana（分脚强烈式），11~12
6. Supta Pārśva Padaṅguṣṭhāsana（仰卧侧手抓大脚趾式），13~14
7. Adho Mukha Vīrāsana（面朝下的英雄式），15~16
8. Parivṛtta Adho Mukha Vīrāsana（扭转的面朝下的英雄式），17~18
9. Adho Mukha Svastikāsana（面朝下的万字符式），19
10. Parivṛtta Adho Mukha Svastikāsana（扭转的面朝下的万字符式），20
11. Parvatāsana（山式），21~22
12. Parvatāsana（山式），变体，23
13. Jānu Śīrṣāsana（膝盖头式），24~25
14. Triaṅga Mukha Eka Pāda Paścimottānāsana（三肢面朝单腿西方强烈式），26
15. Ardha Baddha Padma Paścimottānāsana（半莲花西方强烈式），27
16. Marīchyāsana Ⅰ（圣马里奇一式），28
17. Paścimottānāsana（西方强烈式），29
18. Pārśva Upaviṣṭa Koṇāsana（侧坐角式），30
19. Adho Mukha Upaviṣṭa Koṇāsana（面朝下的坐角式），纵向抱枕，31
20. Adho Mukha Upaviṣṭa Koṇāsana（面朝下的坐角式），横向抱枕，32
21. Upaviṣṭa Koṇāsana（坐角式），33~34
22. Baddha Koṇāsana（束角式），35~36
23. Dwi Pāda Viparīta Daṇḍāsana（双腿倒手杖式），倒手杖凳，37~38
24. Dwi Pāda Viparīta Baddha Koṇāsana（双脚倒束角式），倒手杖凳，39
25. Dwi Pāda Viparīta Padmāsana（双脚倒莲花式），倒手杖凳，40~41
26. Dwi Pāda Viparīta Daṇḍāsana（双腿倒手杖式），椅子，42
27. Supta Vīrāsana（仰卧英雄式），43~44

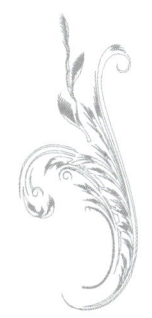

28. Matsyāsana（鱼式），45
29. Supta Svastikāsana（仰卧万字符式），46
30. Supta Baddha Koṇāsana（仰卧束角式），47
31. Setubandha Sarvāṅgāsana（桥形所有肢体式），桥式凳，48～49
32. Setubandha Baddha Koṇāsana（桥形束角式），50
33. Setubandha Padmāsana（桥形莲花式），51
34. Pavana Muktāsana（祛风式），52
35. Śavāsana（挺尸式），重物，53

调息法习练指南

Sālamba Śavāsana（有支撑的挺尸式），58

月经稀少的体式序列

习练64页的序列，第一章体式1至体式22，然后习练Paścimottānāsana（西方强烈式），以Śavāsana（挺尸式）结束。

月经过量的体式序列

1. Setubandha Sarvāṅgāsana（桥形所有肢体式）/Dwi Pāda Viparīta Daṇḍāsana（双腿倒手杖式），交叉抱枕
   Upaviṣṭa Koṇāsana（坐角式）和Baddha Koṇāsana（束角式），66～75
2. Samāśrāyi Upaviṣṭa Koṇāsana（直立坐角式），76～78
3. Upāśrāyi Upaviṣṭa Koṇāsana（后仰坐角式），79
4. Samāśrāyi Baddha Koṇāsana（直立束角式），80
5. Upāśrāyi Baddha Koṇāsana（后仰束角式），81
6. Dwi Pāda Viparīta Daṇḍāsana（双腿倒手杖式），桥式凳、方凳或三把椅子
   Upaviṣṭa Koṇāsana（坐角式）和Baddha Koṇāsana（束角式），82～86
7. Setubandha（桥形所有肢体式），桥式凳
   Upaviṣṭa Koṇāsana（坐角式）和Baddha Koṇāsana（束角式），87～90
8. Śavāsana（挺尸式），两把椅子，91

经期超过十天的体式序列

1. Setubandha Sarvāṅgāsana（桥形所有肢体式），交叉抱枕
   Upaviṣṭa Koṇāsana（坐角式），Baddha Koṇāsana（束角式）和Daṇḍāsana（手杖式），93～94
2. Dwi Pāda Viparīta Daṇḍāsana（双腿倒手杖式）
   Upaviṣṭa Koṇāsana（坐角式），Baddha Koṇāsana（束角式）和Daṇḍāsana（手杖式），95～96
3. Samāśrāyi Daṇḍāsana（直立手杖式），97

4.Upaśrāyi Daṇḍāsana（后仰手杖式），98

5.Prasārita Pādōttānāsana（分脚强烈式），98

6.Adho Mukha Śvānāsana（下犬式），墙绳，99～100

7.Sālamba Śīrṣāsana（有支撑的头部平衡式），墙绳
　　Upaviṣṭa Koṇāsana（坐角式）和Baddha Koṇāsana（束角式），101～107

8.Sālamba Śīrṣāsana I（有支撑的头部平衡一式），108

9.Ardha Supta Koṇāsana（半双角犁式），109

10.Sālamba Sarvāṅgāsana Baddha Koṇāsana（有支撑的所有肢体束角式），110～111

11.Sālamba Sarvāṅgāsana（有支撑的所有肢体式），椅子，112～113

12.Setubandha Sarvāṅgāsana（桥形所有肢体式），114
　　Upaviṣṭa Koṇāsana（坐角式），Baddha Koṇāsana（束角式），Daṇḍāsana（手杖式），114

13.Viparīta Karaṇī（倒箭式），115
　　Upaviṣṭa Koṇāsana（坐角式），Baddha Koṇāsana（束角式），115～120

14.Śavāsana（挺尸式），两把椅子，121

延长过短生理周期的体式序列

1.Supta Vīrāsana（仰卧英雄式），122

2.Matsyāsana（鱼式）或Supta Svastikāsana（仰卧万字符式），122

3.Supta Baddha Koṇāsana（仰卧束角式），122

4.Dwi Pāda Viparīta Baddha Koṇāsana（双脚倒束角式）或Padmāsana(双脚倒莲花式），桥式凳或倒手杖凳，122

5.Dwi Pāda Viparīta Daṇḍāsana（双腿倒手杖式），椅子，122

6.Jānu Śīrṣāsana（膝盖头式），背部凹陷，122

7.Triaṅga Mukha Eka Pāda Paścimottānāsana（三肢面朝单腿西方强烈式），背部凹陷，122

8.Ardha Baddha Padma Paścimottānāsana（半莲花西方强烈式），背部凹陷，122

9.Marīchyāsana I（圣马里奇一式），背部凹陷，122

10.Paścimottānāsana（西方强烈式），背部凹陷，122

11.Pārśva Daṇḍāsana（侧手杖式），123

12.Baddha Koṇāsana（束角式），123

13.Supta Baddha Koṇāsana（仰卧束角式），123

14.Matsyāsana（鱼式）或Supta Svastikāsana（仰卧万字符式），123

15.Supta Vīrāsana（仰卧英雄式），123

16.Setubandha Sarvāṅgāsana（桥形所有肢体式），桥式凳，123

17.Śavāsana（挺尸式），123

缓解经期头痛的体式序列

1. Pavana Muktāsana（祛风式），桥式凳（椅子），126～129
2. Adho Mukha Śvānāsana（下犬式），130
3. Uttānāsana（强烈式），130
4. Adho Mukha Vīrāsana（面朝下的英雄式），130
5. Parivṛtta Adho Mukha Vīrāsana（扭转面朝下的英雄式），130
6. Jānu Śīrṣāsana（膝盖头式），130
7. Adho Mukha Upaviṣṭa Koṇāsana（面朝下的坐角式），130
8. Paścimottānāsana（西方强烈式），130
9. Śavāsana（挺尸式），130

经期后体式序列

1. Adho Mukha Vīrāsana（面朝下的英雄式），134～135
2. Adho Mukha Śvānāsana（下犬式），136～137
3. Uttānāsana（强烈式），138～139
4. Pārśvottānāsana（侧面强烈式），140～141
5. Prasārita Pādōttānāsana（分脚强烈式），142～144
6. Sālamba Śīrṣāsana I（有支撑的头部平衡一式），砖，145～147
7. Uttānāsana（强烈式），148
8. Sālamba Adho Mukha Vajrasana（有支撑的面朝下的雷电式），墙绳，149
9. Sālamba Uttānāsana（有支撑的强烈式），150
10. Prasārita Pādōttānāsana（分脚强烈式），151
11. Uttānāsana（强烈式），152～153
12. Pārśvottānāsana（侧面强烈式），154～155
13. Jānu Śīrṣāsana（膝盖头式），156～158
14. Paścimottānāsana（西方强烈式），159～160
15. Ardha Halāsana（半犁式）（翻滚进入），抱枕或椅子，161～163
16. Nirālamba Sarvāṅgāsana（无支撑的所有肢体式），164
17. Supta Koṇāsana（双角犁式），165～166
18. Halāsana（犁式），砖或凳子，167～169
19. Sālamba Sarvāṅgāsana I（有支撑的所有肢体一式），砖，170
20. Paścimottānāsana（西方强烈式），背部凹陷，171
21. Jānu Śīrṣāsana（膝盖头式），背部凹陷，172
22. Nirālamba Sarvāṅgāsana（无支撑的所有肢体式），173～174
23. Ardha Supta Koṇāsana（半双角犁式），175
24. Ākuñcana in Nirālamba Sarvāṅgāsana（收缩无支撑的所有肢体式），176
25. Sālamba Sarvāṅgāsana（有支撑的所有肢体式），椅子，177～178

26.Viparīta Karaṇī Sarvāṅgāsana（倒箭所有肢体式），179

27.Adho Mukha Svastikāsana（面朝下的万字符式），180

28.Bharadvājāsana（巴拉德瓦伽式），181～182

29.Adho Mukha Paścimottānāsana（面朝下的西方强烈式），183～184

30.Paripūrṇa Nāvāsana（全船式），185～186

31.Viparīta Karaṇī Upaviṣṭa Koṇāsana（倒箭坐角式），186～189

32.Viparīta Karaṇī Baddha Koṇāsana（倒箭束角式），190

33.Svastikāsana Śavāsana（万字符挺尸式），191

调息习练体式

1.Supta Baddha Koṇāsana（仰卧束角式），195～196

2.Mahā Mudrā（大契合法），197～198

3.Adho Mukha Śavāsana（面朝下的挺尸式），199

4.Upaviṣṭa Sthiti（坐立稳定式），椅子，200

5.Upaviṣṭa Sthiti（坐立稳定式），木马，201

6.Svastikāsana（万字符式），靠墙经典版本，202

缓解经期前急性或剧烈腹部疼痛的体式序列

1.Supta Baddha Koṇāsana（仰卧束角式），238

2.Supta Svastikāsana（仰卧万字符式），239

3.Adho Mukha Śvānāsana（下犬式），墙绳，239

4.Prasārita Pādōttānāsana（分脚强烈式），桥式凳，240

5.Uttānāsana（强烈式），高凳，240

6.Uttānāsana（强烈式），木马，241

7.Dwi Pāda Viparīta Baddha Koṇāsana（双脚倒束角式），垫高的倒手杖凳，241

8.Supta Svastikāsana（仰卧万字符式），重复体式2

9.Supta Baddha Koṇāsana（仰卧束角式），重复体式1

10.Śavāsana（挺尸式），两把椅子，91

经期前修复的体式序列

1.Sālamba Śavāsana（有支撑的挺尸式），抱枕，243

2. Setubandha Sarvāṅgāsana（桥形所有肢体式）/Dwi Pāda Viparīta Daṇḍāsana（双腿倒手杖式），交叉抱枕，244

3.Supta Baddha Koṇāsana（仰卧束角式），横向抱枕，244

4.Supta Vīrāsana（仰卧英雄式），横向抱枕，245

5. Matsyāsana（鱼式）/Supta Bhadrāsana（仰卧吉祥式）/ Supta Svastikāsana（仰卧万字符式），245

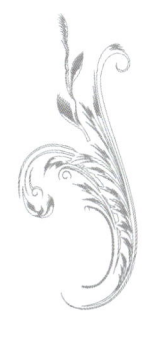

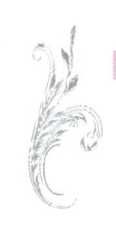

6.Sālamba Śīrṣāsana（有支撑的头部平衡式），双腿分开，墙绳，246

7.Dwi Pāda Viparīta Daṇḍāsana（双腿倒手杖式），手臂向两侧，246

8.Uṣṭrāsana（骆驼式），椅子或犁式盒，247

9.Kapotāsana（鸽子式），椅子或抱枕，248

10.Sālamba Sarvāṅgāsana（有支撑的所有肢体式），椅子，249

11.Setubandha Sarvāṅgāsana（桥形所有肢体式），桥式凳，250

12.Viparīta Karaṇī Upaviṣṭa Koṇāsana（倒箭坐角式），250

13.Śavāsana（挺尸式），250

平衡激素的体式序列

1.Supta Baddha Koṇāsana（仰卧束角式），251

2.Supta Pārśva Padaṅguṣṭhāsana（仰卧侧手抓大脚趾式），251

3.Utthita Pārśva Hasta Pādāṅguṣṭhāsana（站立侧手抓大脚趾式），椅子，252

4.Ardha Candrāsana（半月式），木马或高凳，252

5.Uttānāsana（强烈式），墙绳，253

6.Adho Mukha Śvānāsana（下犬式），墙绳，253

7.Dwi Pāda Viparīta Daṇḍāsana（双腿倒手杖式），桥式凳或三把椅子
 Upaviṣṭa Koṇāsana（坐角式），Baddha Koṇāsana（束角式），254

8.Setubandha（桥形所有肢体式）
Upaviṣṭa Koṇāsana（坐角式），Baddha Koṇāsana（束角式），255

9.Pārśva Sarvāṅgāsana（侧面所有肢体式），256

10.Śavāsana（挺尸式），53

打开并柔软腹部的体式序列

1.Ardha Candrāsana（半月式），257

2.VirabhadrasanaⅡ（战士二式），257

3.Utthita Pārśva Hasta Pādāṅguṣṭhāsana（站立侧手抓大脚趾式），258

4.Supta Pārśva Padaṅguṣṭhāsana（仰卧侧手抓大脚趾式），258

5.Paripūrṇa Nāvāsana（全船式），259

6.Upaviṣṭa Koṇāsana（坐角式），木马，259

7.Baddha Koṇāsana（束角式），木马，259

8.Adho Mukha Śvānāsana（下犬式），双脚垫高，259

9.Uttānāsana（强烈式），伸展带，260

10.Ūrdhva Dhanurāsana（上弓式），双脚垫高，261～262

11.Dwi Pāda Viparīta Daṇḍāsana（双腿倒手杖式），双脚垫高，263～264

12.Sālamba Śīrṣāsana Baddha Koṇāsana（有支撑的头部平衡束角式），墙绳，265

13.Nirālamba Sarvāṅgāsana（无支撑的所有肢体式），265

14.Ardha Halāsana（半犁式），墙绳或椅子，266

15.Setubandha Sarvaṅgāsana（桥形所有肢体式）/Viparīta Karaṇī（倒箭式），267

16.Śavāsana（挺尸式），53

伊娃-琳的修复及拉长体式序列

1.Supta Baddha Koṇāsana（仰卧束角式），T形，273

2.Setubandha Sarvaṅgāsana（桥形所有肢体式），交叉抱枕，275～276

3.Dwi Pāda Viparīta Daṇḍāsana（双腿倒手杖式），有支撑，277～278

4.Sālamba Śīrṣāsana Baddha Koṇāsana（有支撑的头部平衡式），墙绳，279

5.Sālamba Śīrṣāsana I（有支撑的头部平衡一式），280

6.Sālamba Adho Mukha Vajrasana（有支撑的面朝下的雷电式），墙绳或犁式盒，281

7.Prasārita Pādōttānāsana（分脚强烈式），桥式凳和墙，282

8.Ardha Halāsana（半犁式），282

9.Adho Mukha Vīrāsana（面朝下的英雄式），283

10.Nirālamba Sarvaṅgāsana（无支撑的所有肢体式），283

11.Viparīta Karaṇī Sarvaṅgāsana（倒箭所有肢体式），284

12.Urdhva Hasta Daṇḍāsana（手向上的手杖式），284

13.Paripūrṇa Nāvāsana（全船式），V形式，285

14.Śavāsana（挺尸式），53

伊娃-琳的正位及疤痕组织体式序列

1. Setubandha Sarvaṅgāsana（桥形所有肢体式）/Dwi Pāda Viparīta Daṇḍāsana（双腿倒手杖式），交叉抱枕，286

2.Supta Vīrāsana（仰卧英雄式），T形，286～287

3.Supta Pārśva Padaṅguṣṭhāsana（仰卧侧手抓大脚趾式），287

4.Adho Mukha Śvānāsana（下犬式），墙绳，288

5.Sālamba Śīrṣāsana I（有支撑的头部平衡一式），288

6.Supta Baddha Koṇāsana（仰卧束角式），向后倾斜，289～290

7.Utthita Trikoṇāsana（三角伸展式），木马，291～292

8.Utthita Pārśvakoṇāsana（侧角伸展式），木马，292

9.Vīrabhadrāsana Ⅱ（战士二式），木马，293

10.Ardha Candrāsana（半月式），木马，293

11.Utthita Padmāsana（站立莲花式），单腿，294

12.Vīrabhadrāsana Ⅰ（战士一式），墙角，295

13.Vīrabhadrāsana Ⅲ（战士三式），木马和高凳，296

14.Prasārita Pādōttānāsana（分脚强烈式），木马，296

15.Sālamba Pūrvottānāsana（有支撑的东方强烈式），297

16.Dwi Pāda Viparīta Daṇḍāsana（双腿倒手杖式），高凳和桥式凳，298

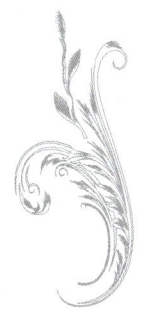

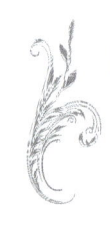

17. Kapotāsana（鸽子式），298～299

18. Pārśva Sarvāṅgāsana（侧面所有肢体式），桥式凳，300

伊娃–琳的经期前体式序列

1. Setubandha Sarvāṅgāsana（桥形所有肢体式）/Dwi Pāda Viparīta Daṇḍāsana（双腿倒手杖式），交叉抱枕，275

2. Matsyāsana（鱼式），Supta Bhadrāsana（仰卧吉祥式）/Supta Svastikāsana（仰卧万字符式），T形，301

3. Adho Mukha Śvānāsana（下犬式），墙绳，288

4. Sālamba Śīrṣāsana（有支撑的头部平衡式），墙绳，279

5. Ardha Candrāsana（半月式），木马，293

6. Pārśvottānāsana（侧面强烈式），墙绳和犁式盒，303

7. Parivṛtta Pārśvakoṇāsana（扭转侧面强烈式），墙绳和犁式盒，303

8. Prasārita Pādōttānāsana（分脚强烈式），桥式凳和墙，282

9. Jānu Śīrṣāsana（膝盖头式），腹部垫毛毯，304

10. Paścimottānāsana（西方强烈式），毛毯和杠铃片，304

11. Nirālamba Sarvāṅgāsana（无支撑的所有肢体式），305

12. Setubandha Sarvāṅgāsana（桥形所有肢体式），抱枕和脚凳，305

伊娃–琳的经期体式序列

1. Supta Vīrāsana（仰卧英雄式），T形，286

2. Matsyāsana（鱼式），Supta Bhadrāsana（仰卧吉祥式）/Supta Svastikāsana（仰卧万字符式），T形，301

3. Supta Baddha Koṇāsana（仰卧束角式），T形，273

4. Dwi Pāda Viparīta Daṇḍāsana（双腿倒手杖式），桥式凳
Daṇḍāsana（手杖式），Baddha Koṇāsana（束角式），Matsyāsana（鱼式）、Bhadrāsana（吉祥式）或Svastikāsana（万字符式），306～308

5. Jānu Śīrṣāsana（膝盖头式），309

6. Trianga Mukha Eka Pāda Paścimottānāsana（三肢面朝单腿西方强烈式），背部凹陷，310

7. Ardha Baddha Padma Paścimottānāsana（半莲花西方强烈式），背部凹陷，310

8. Marīchyāsana I（圣马里奇一式），背部凹陷，311

9. Paścimottānāsana（西方强烈式），背部凹陷，双脚分开，311

10. Pārśva Daṇḍāsana（侧手杖式），312

11. Baddha Koṇāsana（束角式），312

12. Supta Baddha Koṇāsana（仰卧束角式），T形，312

13. Matsyāsana（鱼式），Supta Bhadrāsana（仰卧吉祥式）/Supta Svastikāsana（仰卧万字符式），T形，301

14.Supta Vīrāsana（仰卧英雄式），T形，286

15.Setubandha Sarvāṅgāsana（桥形所有肢体式），桥式凳Daṇḍāsana（手杖式）和Baddha Koṇāsana（束角式），313

16.Śavāsana（挺尸式），53

伊娃-琳的经期后体式序列

见第三章经期后体式序列，下面的体式是序列中需要另外加以改变的体式。

1.Adho Mukha Vīrāsana（面朝下的英雄式），两个抱枕，314

2.Adho Mukha Śvānāsana（下犬式），倒箭盒和伸展带，314

3.Uttānāsana（强烈式），狮式盒和墙绳，315

4.Pārśvottānāsana（侧面强烈式），背部凹陷，砖，316

5.Pārśvottānāsana（侧面强烈式），圆背，手向前，316

6.Pārśvottānāsana（侧面强烈式），圆背，手向后，316

7.Supta Koṇāsana（双角犁式），辅助者支撑，317

8.Paripūrṇa Nāvāsana（全船式），门框，317

伊娃-琳的下背部、颈部及肩部体式序列

1.Śavāsana（挺尸式），椅子，杠铃片，沙袋，318

2.Supta Padaṅguṣṭhāsana〔仰卧（手抓）大脚趾式〕，俯卧变体，319

3.Supta Padaṅguṣṭhāsana〔仰卧（手抓）大脚趾式〕，木马，320

4.Supta Pārśva Padaṅguṣṭhāsana（仰卧侧手抓大脚趾式），320

5.Utthita Hasta Pādāṅguṣṭhāsana（站立手抓大脚趾式），321

6.Utthita Pārśva Hasta Pādāṅguṣṭhāsana（站立侧手抓大脚趾式），322

7.Adho Mukha Śvānāsana（下犬式），墙绳，288

8.Ardha Uttānāsana（半强烈式），墙绳，辅助者，323

9.Bharadvājāsana（巴拉德瓦伽式），椅子，膝部辅助，324

10.Viparīta Pārśva Hastāsana（反转侧手臂式），324

11.Ardha Pārśva Hastāsana（半侧手臂式），325

12.Gomukhāsana（牛面式），仅手臂，326

13.Ūrdhva Daṇḍāsana（向上的手杖式），木马，326

14.Utthita Trikoṇāsana（三角伸展式），木马，291

15.Utthita Pārśvakoṇāsana（侧角伸展式），木马，292

16.Ardha Candrāsana（半月式），木马，293

17.Bhekāsana（蛙式），辅助者，327

18.Vīrāsana（英雄式），328

19.Upaviṣṭa Koṇāsana（坐角式），杠铃片，329

20.Baddha Koṇāsana（束角式），杠铃片，330

21.Daṇḍāsana（手杖式），背部支撑，双脚与髋部同宽，330

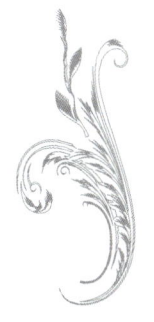

附录C 体式总表

1.Adho Mukha Paścimottānāsana（面朝下的西方强烈式）
　　经期后体式序列，183～184
2.Adho Mukha Śavāsana（面朝下的挺尸式）
　　调息习练体式，199
3.Adho Mukha Śvānāsana（下犬式）
　　经期体式序列，4～5
　　经期超过十天的体式序列，99～100
　　经期后体式序列，136～137
　　太阳致敬式，231
　　缓解经期前急性或剧烈腹部疼痛的体式序列，239
　　平衡激素的体式序列，253
　　打开并柔软腹部的体式序列，259
　　伊娃-琳的正位及疤痕组织体式序列，288
　　伊娃-琳的经期后体式序列，314
4.Adho Mukha Svastikāsana（面朝下的万字符式）
　　经期体式序列，19
　　经期后体式序列，180
5.Adho Mukha Upaviṣṭa Koṇāsana（面朝下的坐角式）
　　经期体式序列，31～32
6.Adho Mukha Vīrāsana（面朝下的英雄式）
　　经期体式序列，15～16
　　经期后体式序列，134～135
　　伊娃-琳的修复及拉长体式序列，283
　　伊娃-琳的经期后体式序列，314
7.Adho Mukha Vṛkṣāsana（面朝下的树式）
　　倒立稳定式，215
8.Ākuñcana in Nirālamba Sarvāṅgāsana（收缩无支撑的所有肢体式）
　　经期后体式序列，176
9.Ardha Baddha Padma Paścimottānāsana（半莲花西方强烈式）
　　经期体式序列，27
　　伊娃-琳的经期体式序列，310

10.Ardha Candrāsana（半月式）

  经期体式序列，10

  站立稳定式，210

  平衡激素的体式序列，252

  打开并柔软腹部的体式序列，257

  伊娃-琳的正位及疤痕组织体式序列，293

11.Ardha Halāsana（半犁式）

  经期后体式序列，161～163

12.Viparīta Sthiti（倒立稳定式）

  经期前习练，214

13.Ardha Pārśva Hastāsana（半侧手臂式）

  伊娃-琳的下背部、颈部及肩部体式序列，325

14.Ardha Supta Koṇāsana（半双角犁式）

  经期超过十天的体式序列，109

  经期后体式序列，175

15.Ardha Uttānāsana（半强烈式）

  太阳致敬式，231～233

  伊娃-琳的下背部、颈部及肩部体式序列，323

16.Baddha Koṇāsana（束角式）

  经期体式序列，35～36

  伊娃-琳的经期体式序列，308

  伊娃-琳的下背部、颈部及肩部体式序列，330

17.Bhadrāsana（吉祥式）[作为Matsyāsana（鱼式）的替代]

  经期体式序列，45

  伊娃-琳的经期体式序列，308

18.Bharadvājāsana（巴拉德瓦伽式）

  经期后体式序列，181～182

19.Bhekāsana（蛙式）

  伊娃-琳的下背部、颈部及肩部体式序列，327

20.Chaturaṅga Daṇḍāsana（四柱支撑式）

  太阳致敬式，231～233

21.Daṇḍāsana（手杖式）

  伊娃-琳的下背部、颈部及肩部体式序列，330

22.Dwi Pāda Viparīta Baddha Koṇāsana（双脚倒束角式）

  经期体式序列，39

  缓解经期前急性或剧烈腹部疼痛的体式序列，241

23.Dwi Pāda Viparīta Daṇḍāsana（双腿倒手杖式）

  经期体式序列，37～38，42

  东方伸展稳定式，223

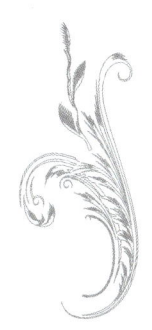

经期前修复的体式序列，246

打开并柔软腹部的体式序列，263～264

伊娃-琳的修复及拉长体式序列，277～278

伊娃-琳的正位及疤痕组织体式序列，298

24.Dwi Pāda Viparīta Daṇḍāsana（双腿倒手杖式），Daṇḍāsana（手杖式），Baddha Koṇāsana（束角式），Matsyāsana（鱼式）、Bhadrāsana（吉祥式）或Svastikāsana（万字符式）

伊娃-琳的经期体式序列，306～308

25.Dwi Pāda Viparīta Padmāsana（双脚倒莲花式）

经期体式序列，40

26.Dwi Pāda Viparīta Daṇḍāsana（双腿倒手杖式），Upaviṣṭa Koṇāsana（坐角式），Baddha Koṇāsana（束角式）

月经过量的体式序列，82～86

平衡激素的体式序列，254

27.Dwi Pāda Viparīta Daṇḍāsana（双腿倒手杖式）Upaviṣṭa Koṇāsana（坐角式），Baddha Koṇāsana（束角式）和Daṇḍāsana（手杖式）

经期超过十天的体式序列，95～96

28.Gomukhāsana（牛面式），仅手臂

伊娃-琳的下背部、颈部及肩部体式序列，326

29.Halāsana（犁式）

经期后体式序列，167～169

30.Jānu Śīrṣāsana（膝盖头式）

经期体式序列，24～25

经期后体式序列，156～158，172

伊娃-琳的经期前体式序列，304

伊娃-琳的经期体式序列，309

31.Kapotāsana（鸽子式）

经期前修复的体式序列，248

伊娃-琳的正位及疤痕组织体式序列，298～299

32.Mahā Mudrā（大契合法）

调息习练体式，197～198

33.Marīchyāsana I（圣马里奇一式）

经期体式序列，28

扭转稳定式，225

伊娃-琳的经期体式序列，311

34.Matsyāsana（鱼式）

经期体式序列，45

经期前修复的体式序列，245

35. Matsyāsana（鱼式），Supta Bhadrāsana（仰卧吉祥式）/Supta Svastikāsana（仰卧万字符式）

　　伊娃-琳的经期前体式序列，301

36. Nirālamba Sarvāṅgāsana（无支撑的所有肢体式）

　　经期后体式序列，164，173～174

　　打开并柔软腹部的体式序列，265

　　伊娃-琳的修复及拉长体式序列，283

　　伊娃-琳的经期前体式序列，305

37. Paripūrṇa Nāvāsana（全船式）

　　经期后体式序列，185～186

　　腹部收缩稳定式，236

　　打开并柔软腹部的体式序列，259

　　伊娃-琳的修复及拉长体式序列，285

　　伊娃-琳的经期后体式序列 317

38. Parivṛtta Adho Mukha Svastikāsana（扭转的面朝下的万字符式）

　　经期体式序列，20

39. Parivṛtta Adho Mukha Vīrāsana（扭转的面朝下的英雄式）

　　经期体式序列，17～18

40. Parivṛtta Pārśvakoṇāsana（扭转侧面强烈式）

　　伊娃-琳的经期前体式序列，303

41. Pārśva Baddha Koṇāsana（侧束角式）

　　扭转稳定式，226

42. Pārśva Daṇḍāsana（侧手杖式）

　　延长过短生理周期的体式序列，121

　　伊娃-琳的经期体式序列，312

43. Pārśva Sarvāṅgāsana（侧面所有肢体式）

　　平衡激素的体式序列，256

　　伊娃-琳的正位及疤痕组织体式序列，300

44. Pārśva Upaviṣṭa Koṇāsana（侧坐角式）

　　经期体式序列，30

　　扭转稳定式，226

45. Pārśva Vīrāsana（侧英雄式）

　　扭转稳定式，227

46. Pārśvottānāsana（侧面强烈式）

　　经期后体式序列，140～141，154～155

　　站立稳定式，212

　　伊娃-琳的经期前体式序列，303

　　伊娃-琳的经期后体式序列，316

47. Parvatāsana（山式）

　　经期体式序列，21～22

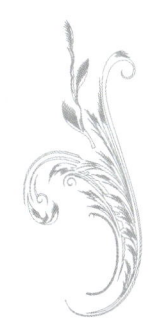

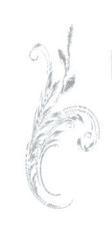

48. Paścimottānāsana（西方强烈式）
    经期体式序列，29
    经期后体式序列，159～160，171
    伊娃 - 琳的经期前体式序列，304
    伊娃 - 琳的经期体式序列，311
49. Pavana Muktāsana（祛风式）
    经期体式序列，52
    缓解经期头痛的体式序列，126～129
50. Pīnchā Mayūrāsana（单尾孔雀式）
    倒立稳定式，216
51. Prasārita Pādōttānāsana（分脚强烈式）
    经期体式序列，11～12
    经期超过十天的体式序列，98
    经期后体式序列，142～144，151
    站立稳定式，213
    缓解经期前急性或剧烈腹部疼痛体式序列，240
    伊娃 - 琳的修复及拉长体式序列，282
    伊娃 - 琳的正位及疤痕组织体式序列，296
52. Pūrva Namaskāra（双手胸前合十）
    太阳致敬式，231～233
53. Sālamba Pūrvottānāsana（有支撑的东方强烈式）
    东方伸展稳定式，219
    伊娃 - 琳的正位及疤痕组织体式序列，297
54. Sālamba Sarvāṅgāsana I（有支撑的所有肢体一式）
    经期后体式序列，170
    倒立稳定式，216
55. Sālamba Sarvāṅgāsana（有支撑的所有肢体式），椅子
    经期超过十天的体式序列，112～113
    经期后体式序列，177～178
    经期前修复的体式序列，249
56. Sālamba Sarvāṅgāsana Baddha Koṇāsana（有支撑所有肢体束角式）
    经期超过十天的体式序列，110～111
57. Sālamba Śavāsana（有支撑的挺尸式）
    经期前修复的体式序列，243
58. Sālamba Śīrṣāsana I（有支撑的头部平衡一式）
    经期超过十天的体式序列，108
    经期后体式序列，145～147
    倒立稳定式，214
    伊娃 - 琳的修复及拉长体式序列，280

59. Sālamba Śīrṣāsana（有支撑的头部平衡式），墙绳

　　经期超过十天的体式序列，101～107

　　经期前修复的体式序列，246

　　打开并柔软腹部的体式序列，265

　　伊娃-琳的修复及拉长体式序列，279

60. Samāśrāyi Baddha Koṇāsana（直立束角式）

　　月经过量的体式序列，80

61. Samāśrāyi Daṇḍāsana（直立手杖式）

　　经期超过十天的体式序列，97

62. Samāśrāyi Upaviṣṭa Koṇāsana（直立坐角式）

　　月经过量的体式序列，76～78

63. Śavāsana（挺尸式）

　　经期体式序列，53

　　月经过量的体式序列，91～92

　　经期超过十天的体式序列，121

　　经期前修复的体式序列，250

　　伊娃-琳的下背部、颈部及肩部体式序列，318

64. Setubandha Baddha Koṇāsana（桥形束角式）

　　经期体式序列，50

65. Setubandha Sarvāṅgāsana，Daṇḍāsana（手杖式）和Baddha Koṇāsana（束角式）

　　伊娃-琳的经期体式序列，313

66. Setubandha Padmāsana（桥形莲花式）

　　经期体式序列，51

67. Setubandha Sarvāṅgāsana（桥形所有肢体式）

　　经期体式序列，48～49

　　经期超过十天的体式序列，114

　　经期前修复的体式序列，250

　　伊娃-琳的经期前体式序列，305

68. Setubandha Sarvāṅgāsana（桥形所有肢体式）/Dwi Pāda Viparīta Daṇḍāsana（双腿倒手杖式），Upaviṣṭa Koṇāsana（坐角式）和Baddha Koṇāsana（束角式）

　　月经过量的体式序列，66～75

　　经期超过十天的体式序列，93～94

　　伊娃-琳的修复及拉长体式序列，275～276

69. Setubandha Sarvāṅgāsana（桥形所有肢体式）/ Viparīta Karaṇī（倒箭式）

　　打开并柔软腹部的体式序列，267

70. Setubandha / Upaviṣṭa Koṇāsana（坐角式）和Baddha Koṇāsana（束角式）

　　平衡激素的体式序列，255

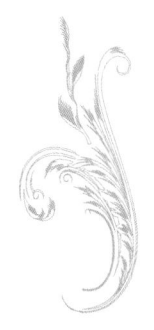

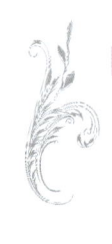

71. Supta Baddha Koṇāsana（仰卧束角式）
    经期体式序列，47
    调息习练体式，195～196
    东方伸展稳定式，220
    缓解经期前急性或剧烈腹部疼痛体式序列，238
    经期前修复的体式序列，244
    平衡激素的体式序列，251
    伊娃-琳的修复及拉长体式序列，273
    伊娃-琳的正位及疤痕组织体式序列（向后倾斜），289～290
    伊娃-琳的经期体式序列，312

72. Supta Koṇāsana（双角犁式）
    经期后体式序列，165～166
    伊娃-琳的经期后体式序列，317

73. Supta Padaṅguṣṭhāsana〔仰卧（手抓）大脚趾式〕
    伊娃-琳的下背部、颈部及肩部体式序列，320

74. Supta Padaṅguṣṭhāsana〔仰卧（手抓）大脚趾式〕，俯卧变体
    伊娃-琳的下背部、颈部及肩部体式序列，319

75. Supta Pārśva Padaṅguṣṭhāsana（仰卧侧手抓大脚趾式）
    经期体式序列，13～14
    平衡激素的体式序列，251
    打开并柔软腹部的体式序列，258
    伊娃-琳的正位及疤痕组织体式序列，287
    伊娃-琳的下背部、颈部及肩部体式序列，320

76. Supta Pārśva Pavana Muktāsana（侧面仰卧祛风式）
    腹部收缩稳定式，237

77. Supta Pavana Muktāsana（仰卧祛风式）
    腹部收缩稳定式，237

78. Supta Svastikāsana（仰卧万字符式）
    经期体式序列，46
    缓解经期前急性或剧烈腹部疼痛的体式序列，239

79. Supta Vīrāsana（仰卧英雄式）
    经期体式序列，43～44
    经期前修复的体式序列，245
    伊娃-琳的正位及疤痕组织体式序列，286～287

80. Svastikāsana（万字符式）
    调息习练体式，202

81. Svastikāsana Śavāsana（万字符挺尸式）
    经期后体式序列，191

82. Tāḍāsana（山式）
    站立稳定式，207

太阳致敬式，231～233
83.Trianga Mukha Eka Pāda Paścimottānāsana（三肢面朝单腿西方强烈式）
经期体式序列，26
伊娃 - 琳的经期体式序列，310
84.Upāśrāyi Baddha Koṇāsana（后仰束角式）
月经过量的体式序列，81
85.Upāśrāyi Daṇḍāsana（后仰手杖式）
经期超过十天的体式序列，98
86.Upāśrāyi Upaviṣṭa Koṇāsana（后仰坐角式）
月经过量的体式序列，79
87.Upaviṣṭa Koṇāsana（坐角式）
经期体式序列，33～34
打开并柔软腹部的体式序列，259
伊娃 - 琳的下背部、颈部及肩部体式序列，329
88.Upaviṣṭa Sthiti（坐立稳定式），椅子
调息习练体式，200
89.Upaviṣṭa Sthiti（坐立稳定式），木马
调息习练体式，201
90.Ūrdhva Daṇḍāsana（向上的手杖式）
伊娃 - 琳的下背部、颈部及肩部体式序列，326
倒立稳定式，215
91.Ūrdhva Dhanurāsana（上弓式）
东方伸展稳定式，222
打开并柔软腹部的体式序列，261～262
92.Urdhva Hasta Daṇḍāsana（手向上的手杖式）
坐立稳定式，228
伊娃 - 琳的修复及拉长体式序列，284
93.Ūrdhva Hastāsana（手臂上举式）
太阳致敬式，231～233
94.Ūrdhva Mukha Śvānāsana（上犬式）
东方伸展稳定式，221
太阳致敬式，231～233
95.Ūrdhva Namaskārāsana（双手上举合十）
太阳致敬式，231～233
96.Ūrdhva Prasārita Pādāsana（双腿上举式）
腹部收缩稳定式，234
97.Uṣṭrāsana（骆驼式）
东方伸展稳定式，222
经期前修复的体式序列，247

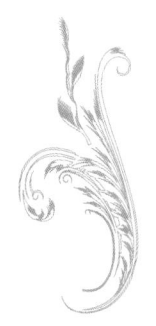

98. Utkaṭāsana（幻椅式）
　　太阳致敬式，231～233
99. Uttānāsana（强烈式）
　　经期体式序列，6～7
　　经期后体式序列，138～139，148，152～153
　　太阳致敬式，231～233
　　缓解经期前急性或剧烈腹部疼痛的体式序列，240
　　平衡激素的体式序列，253
　　打开并柔软腹部的体式序列，260
　　伊娃-琳的经期后体式序列，315
100. Utthita Hasta Pādāṅguṣṭhāsana（站立手抓大脚趾式）
　　伊娃-琳的下背部、颈部及肩部体式序列，321
101. Utthita Padmāsana（站立莲花式）
　　伊娃-琳的正位及疤痕组织体式序列，294
102. Utthita Pārśva Hasta Pādāṅguṣṭhāsana（站立侧手抓大脚趾式）
　　经期体式序列，8～9
　　平衡激素的体式序列，252
　　打开并柔软腹部的体式序列，258
　　伊娃-琳的下背部、颈部及肩部体式序列，322
103. Utthita Pārśvakoṇāsana（侧角伸展式）
　　站立稳定式，209
　　伊娃-琳的正位及疤痕组织体式序列，292
104. Utthita Trikoṇāsana（三角伸展式）
　　站立稳定式，208
　　伊娃-琳的正位及疤痕组织体式序列，291～292
105. Viparīta Karaṇī Sarvāṅgāsana（倒箭所有肢体式）
　　经期后体式序列，179
　　伊娃-琳的修复及拉长体式序列，284
106. Viparīta Karaṇī Upaviṣṭa Koṇāsana（倒箭坐角式）
　　经期前修复的体式序列，250
107. Viparīta Karaṇī Upaviṣṭa Koṇāsana（倒箭坐角式）和Baddha Koṇāsana（倒箭束角式）
　　经期超过十天的体式序列，115～120
　　经期后体式序列，186～190
108. Viparīta Pārśva Hastāsana（反转侧手臂式）
　　伊娃-琳的下背部、颈部及肩部体式序列，324
109. Vīrabhadrāsana Ⅰ（战士一式）
　　站立稳定式，211
　　伊娃-琳的正位及疤痕组织体式序列，295

110. Vīrabhadrāsana Ⅱ（战士二式）

　　站立稳定式，211

　　打开并柔软腹部的体式序列，257

　　伊娃-琳的正位及疤痕组织体式序列，293

111. Vīrabhadrāsana Ⅲ（战士三式）

　　站立稳定式，212

　　伊娃-琳的正位及疤痕组织体式序列，296

112. Vīrāsana（英雄式）

　　坐立稳定式，229

　　伊娃-琳的下背部、颈部及肩部体式序列，328

113. Vṛkṣāsana（树式）

　　站立稳定式，207

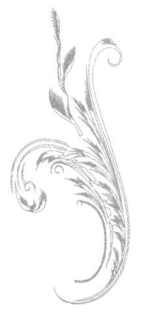

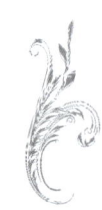

译者后记

> 瑜伽翻译的缘起

第一次以翻译身份进入瑜伽课堂是在 2009 年。在此之前我已经习练瑜伽一年有余，深以为自己练得还不错，因为平日时间比较充裕，时常泡在瑜伽馆里，一天上个两三节课不在话下，觉得再读个 200 小时的教培班，兴许还能做个兼职瑜伽教师呢。我当时在一家颇具规模的培训学校教授少儿英语，收入尚可。走进瑜伽很大一部分原因是平时（周一至周五）比较清闲，需要找个事情折腾一番，选了瑜伽纯属偶然。直到多年之后，在艾扬格大师诞辰 97 周年纪念活动上，听闻艾扬格瑜伽界的前辈伽叔（Jawahar Bengara）如是说：今生遇到瑜伽是因为前世的善缘积累，所以在座的各位一定在前世做了什么好事，这一世才能遇到瑜伽。看来此偶然乃是必然。

在一个平平无奇的下午，我在瑜伽馆里等着下一节莫翰老师的课，老师提前来了，我和他打了招呼，随便聊了几句，他突然问我：愿不愿意做个兼职翻译？我考虑了几秒钟，便欣然应允了。又过了一阵子，老师给我安排了一个简单得不能再简单的面试：在前台的一个角落里，莫翰老师随意讲了一段话让我翻译，赵青老师在旁边听着。全程也就是 10 来分钟的样子。不论如何，我莫名其妙地就算过关了。因为老师的话里有不少瑜伽哲学方面的概念，这对当时的我而言是很陌生的，之所以能过关想来是因为我胆子大，反应还算敏捷，遇到难处也能不慌不忙。

之后我观摩了另外一位翻译的一节课，就走马上任了。当然，我的本职工作是英语老师，瑜伽翻译只有在时间允许的情况下才会进行。于是，我就以一名翻译的身份大摇大摆地走进了悠季瑜伽的高级教培及瑜伽理疗班。那时，艾扬格瑜伽已经进入中国，北京有两个 TTC（师资培训班）正在进行中，分别是开始于 2008 年的 A 组和开始于 2009 年的 B 组，授课老师是法国的梵克老师和西班牙的朱迪老师。时间很快来到了 2010 年的五六月（具体时间记不清楚了）。我获得了翻译艾扬格瑜伽 TTC 的机会，莫翰老师还跟进教室了，说是看看我的反应能力。首次翻译艾扬格瑜伽，最直观的感受是好快！好复杂！好细！过程中肯定遇到过诸多困难，也经历过几次想要当场哭鼻子的境况……我想我的内心还是有股子拼劲儿的，总之每次困难我都挺住了。当然，背后也做了不少功课。梵文体式名也是花了好一番功夫，当年经常拿着两页纸进教室。

这才有了后来亲近艾扬格大师、吉塔和普尚的机会。

与本书的缘分

国内开始接受吉塔亲自教授的女性瑜伽课程应该是在 2012 年的 3 月，那是第一届普纳传承班，当时的艾扬格瑜伽学院（以下简称"学院"）组织了来自全国各地的四十几位习练者奔赴普纳总院学习，为期一个月，想来大家一定收获颇丰，不过我并没有参与那一次的学习，并且至今也没找到首届传承班的课程录音，深感遗憾。时间来到了 2013 年，那一年的 4 月和 6 月我分别翻译了来自澳洲的 Peter Scott 及来自孟买的 Zubin 老师在中国的工作坊，之后学院邀请我担任第二届传承班（2013 年 9 月）在普纳期间的翻译工作，我欣然应允。于是，工作重心开始从英语教学向瑜伽翻译倾斜。

那也是我第一次遇见艾扬格大师、吉塔和普尚，并跟在他们身边翻译他们的话语。虽说在那之前我已经积累了一些艾扬格瑜伽的翻译经验，但那个月还是有那么多的震撼和认知上的冲击。从 2009 年接触艾扬格瑜伽、2010 年翻译艾扬格瑜伽以来，不知是何原因我并没有能够真正进入这个体系，是这一年吉塔的一堂常规女性瑜伽课让我服了气。（注：吉塔的女性瑜伽课开始于 20 世纪 70 年代中后期，即总院成立不久就有了这个课，最初只有女性才能加入，而大部分来上课的女性都是家庭主妇，早晨起来要照顾家人早餐，送孩子上学，等忙完了也就 9 点多了，于是课程安排在上午 9:30 开始。据说，一开始的时候，连艾扬格大师都不能进教室，真乃名副其实的女性课。但后来，艾扬格大师坚持要进入教室，熟悉总院情况的同学都知道，每天上午 9:00 到 12:00 是艾扬格大师在大教室一角的练习时间，征求了上课一众女同学的同意之后，艾扬格大师来了，据说他老人家会从自己的那个角落里时不时地吼几嗓子。再后来，世界各地很多习练者慕名前来普纳，就为了上吉塔的课，于是男性也开始进入课堂学习，等到我们中国团队走进这间教室的时候，100 来人的女性瑜

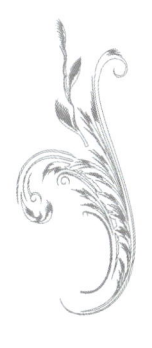

伽课上已经是男女平分秋色的场面了。）那节课吉塔教了 Maha Mudra（大契合法），其间特别讲到了瑜伽中的道德规范（Yama & Niyama），具体课程细节我就不在此处讲了，总之我深受触动。下课之后很多同学都排队向吉塔行礼，场面比以往更显庄重，想必很多现场的同学都如我一样被洗礼了。时至今日，我仍能感受到当时的情感。我就那么自然而然地拜了下去，那一刻我知道：嗯，就是艾扬格瑜伽了。

普纳归来之后，我开始了颇为忙碌的各种课程翻译，2013—2019 年间国内的大型艾扬格瑜伽工作坊大多数都是我翻译的。2014 年的第二届中印瑜伽峰会上，我又翻译了吉塔的所有课程。几年间，普纳之行超过 10 次。艾扬格大师、吉塔、普尚、Abhijata、Rajvi、Birjoo、Father Joe、Jawahar、Zubin、Gloria、Rita Kellar……这些人的名字在艾扬格瑜伽界如雷贯耳，我多次跟在他们身边，将他们的教导翻译给中国的习练者。

而这几年中，我最亲近的老师应该是 Gloria。从 2013 年起，每年跟在老师身边 2~3 个月，其间大部分时间在翻译老师的课，课后跟在老师旁边练习（并进行各种明里暗里的观察），本书的翻译我也听从了老师的安排。当时学院谈下了洛伊丝老师多本作品的中文版版权，除了这本《女性瑜伽习练》外，还有针对肩颈的，针对膝盖的，另外一本是针对癌症患者的，我当时还在进行《光耀生命》的翻译，另有各种口译课程要进行，时间安排很紧张。但这几本书习练部分的讲解细致入微，极具实用性，在翻译上也定是要求极高。另外，洛伊丝老师是一名营养学博士，又是资深的艾扬格瑜伽教师，连吉塔都对她赞誉有加，我很想接受这个挑战。鉴于忙碌的工作安排，我只能选择一本翻译，于是我让 Gloria 老师帮我拿主意，两位老师是多年的好友、同学兼同事，老师毫不犹豫地告诉我要翻译这本《女性瑜伽习练》，于是就这么定了。

翻译过程

整本书的翻译过程算是比较顺利的，经过多年的翻译积累，加上对艾扬格瑜伽习练上的实践，让我对书中内容深感亲切。老师的语言清晰、简练，体现了她自身的语言特色，又很贴合艾扬格瑜伽课堂的诸多气质。总之，我很喜欢这本书，相信中文版的出版肯定会为很多习练者带来帮助。所以我也干劲十足。

需要特别说明的是，我还是太习惯课堂口译了，所以在文字翻译的方式上多少有些生涩，更缺乏专业的翻译技巧。另外，我感觉整本书就是一场大型女性瑜伽工作坊的详尽而科学的记录，我经常有一种课堂翻译的错觉；另外，在键盘上打字总比不上口译来的快速，所以第三章和第四章的一部分内容我尝试对文字进行口译，自己录音，然后让电脑读取出文字，我再对文字进行修改。这个尝试还是有一些心得的，整段部分比较通畅，但是格式以及梵文体式名就需要进行大量改动了。不过看着字数的迅速增长，我有一种别样的喜悦感。当然，为了减少改动量，我肯定会提前进行准备，这也不失为一种提升口译的方法。

比较具有挑战性的地方在于体式名称的翻译，因为作者在书中既给出了梵文名称，又给出了英文名称，这样一来我就不能武断地都采用国内的习惯译法了。另外，很多习练者都知道，有些惯用的中文体式名称确实有待改进，需要更契合梵文名称的含义。每次遇到惯用译名和老师给出的英文译名不同时，我总要在心里进行一下权衡，有时还挺难做出抉择的。后来在翻译最后的附录部分时，老师给出了全书的序列列表，必须要拿定主意了，我决定，有差异的部分全部根据老师给出的英文名称进行翻译。当然，这也是翻译到最后阶段顺利做出的决定，因为一开始采用某种新译法的时候不免读起来有些别扭，但是当这个体式反复出现时，你在嘴里多说几遍，在手下多写几遍之后，会觉得越来越顺；另外，这几处也是这些年的课堂翻译中，老师们提出过的译法，此番终于落实在一本颇具分量的书中，算是迈出了重要一步。

最终比较顺利地完成初稿，开始了接下来的审译、修改阶段。

这篇译者后记写到这里，书的正文编辑正在通读精加工，之后需要再次对稿。这一过程让我印象最深刻的是大连理工大学出版社的刘新彦老师和我进行的两次对稿。我对这个工作流程不是很熟悉，以为会花费大量时间，我心里稍有紧张。之前《光耀生命》的审译部分进行得很慢，有时很长时间才进行一章，甚至一小段都要讨论许久。不过当刘老师如约打来电话的时候，我们谈得很合拍，她还能站在习练者的角度提出她的阅读感受和理解。我们也特别谈到了体式名的中文翻译。果然我所料属实，一开始略感别扭或不习惯的用法，多读几

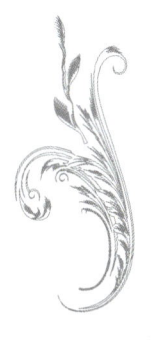

次就会通畅起来，另外有几处新的名称译法也更符合梵文名的含义，这就进一步肯定了这一做法。我们俩第一次对稿用时5个多小时，分上、下午两段进行，完成全书。之后她将讨论中需要我做进一步修改或注释的部分列出表格，安排好时间，准备下一次对稿。这个效率我喜欢。

我想在此处跟大家简要分享几个体式名称的探讨过程。

1.Sālamba Sarvāṅgāsana，国内的习惯名称是"肩倒立"，英文中也经常将其称为"shoulder stand"。但按照洛伊丝老师给出的英文名称直译应该是"有支撑的所有肢体式"。这个名称乍一听来有些别扭，甚至啰嗦。但回顾多年来所经历的重要课堂，重量级的老师们多次强调该体式对整个身体的益处，强调所有肢体的参与。另外，Sarvā 的含义为所有的、整个的、全部的、完整的；āṅgā 意为肢体或身体，所以这个体式理应称作"（有支撑的）所有肢体式"或"（有支撑的）全身式"。

2.Jānu Śīrṣāsana，国内一直将其称为"单腿头碰膝式"。确实，艾扬格大师在《瑜伽之光》一书中讲到，Jānu：膝盖，Śīrṣā：头，一条腿伸直，另一条腿于膝盖处弯曲，双手抓握伸直腿的脚，将头放在（伸直腿的）膝盖上。重量级的老师们多次特别讲解过该体式，这也是坐立前屈体式中较早学习又颇为复杂的一个体式，其习练益处更是不胜枚举。但是现有的中文名称感觉不出体式的重点，若有重点，又似乎是在强调头要接触膝盖。经验丰富的习练者知道弯曲腿的膝盖才难对付，而当膝盖出现不适的时候，若不将弯曲腿的膝盖理顺了，这个体式更是难上加难，甚至无法完成。本书作者将其称为"膝盖头式"，此处指的是弯曲腿的膝盖。这个说法我也在其他几个工作坊上听过，也在现场几次将其翻译成"膝盖头式"，当然还会带着一些解释，此番将其用在书中，与英文一致，也请读者品鉴。

3. Uttānāsana，惯用名称为"站立前屈式"。我们还是分析一下此处的词意，ut 意为审慎、从容的，强烈、剧烈的；tān 意为伸展、延伸、拉长。如此看来，原有的中文名称未能表达出这些含义，只是将体式中的动作进行了略显平淡的描述。洛伊丝老师将其英译为 intense pose，我也就大胆的使用了"强烈式"这一译法。

类似的例子还有几处，不再一一赘述。我想要特别说明的是，所有瑜伽体式都是由梵文命名的，梵文的发音不易掌握，习练者们愿意使用更顺口的中文名，这也合情合理。但是正如吉塔在 2014 年第二届中印瑜伽峰会上所言：我的名字是 Geeta，我不能因为你们发不好这个印度名字的音，就给自己再取个中文名字呀。所以，瑜伽体式名称也一样，这也是瑜伽学生需要学习的内容。当时有学生指出，翻译老师不翻译体式名，我们跟不上，吉塔特意不让我对体式名进行翻译，才有了上述的谈话。也正因为熟练掌握了这些梵文体式名，才让我们能够在各国的艾扬格瑜伽课堂中都能安心，体式名称部分大家是统一的，这课我至少能跟练下来。

最后我想说，本书为实践性的著作，所用语言非常贴合艾扬格瑜伽的课堂用语，所有的讲解都需要在亲身习练中和课堂使用中才能理解。如遇阅读上的阻碍，不妨直接站到瑜伽垫上，让习练解释给你听。

本人学识有限，艾扬格瑜伽习练日浅，若有翻译不当之处，望读者见谅之余不吝赐教，我定当及时修正，以期进步，为大家更好地服务。

希望本书能让中国广大的瑜伽习练者从中受益。

王春明

2021 年 8 月 1 日于北京平谷

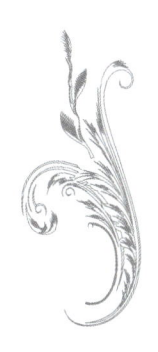